深圳市医疗卫生三名工程（Sanming Project of Medicine in Shenzhen）资助，项目编号 SZSM201612080

风湿免疫疾病中医特色疗法

分册主编　张剑勇　娄玉钤

U0294943

人民卫生出版社

图书在版编目（CIP）数据

风湿免疫疾病中医特色疗法/张剑勇，娄玉钤主编
. —北京：人民卫生出版社，2019
ISBN 978-7-117-28153-9

Ⅰ.①风⋯ Ⅱ.①张⋯ ②娄⋯ Ⅲ.①风湿性疾病–
免疫性疾病–中医治疗法 Ⅳ.①R259.932.1

中国版本图书馆 CIP 数据核字(2019)第 030112 号

| 人卫智网 | www.ipmph.com | 医学教育、学术、考试、健康，
购书智慧智能综合服务平台 |
| 人卫官网 | www.pmph.com | 人卫官方资讯发布平台 |

风湿免疫疾病中医特色疗法

总　主　编：李顺民　　彭立生
分册主编：张剑勇　娄玉钤
出版发行：人民卫生出版社（中继线 010-59780011）
地　　址：北京市朝阳区潘家园南里 19 号
邮　　编：100021
E - mail：pmph @ pmph.com
购书热线：010-59787592　010-59787584　010-65264830
印　　刷：三河市博文印刷有限公司
经　　销：新华书店
开　　本：710×1000　1/16　印张：23
字　　数：425 千字
版　　次：2019 年 3 月第 1 版　2019 年 3 月第 1 版第 1 次印刷
标准书号：ISBN 978-7-117-28153-9
定　　价：59.00 元

打击盗版举报电话：010-59787491　E-mail：WQ @ pmph.com
（凡属印装质量问题请与本社市场营销中心联系退换）

风湿免疫疾病中医特色疗法

主　编　张剑勇　娄玉钤

副主编　李满意　邱　侠　钟　力

主　审　柯新桥

编委（按姓氏笔画排序）

王　辉　王颂歌　李振彬　李满意　杨林江　肖　敏

肖语雅　邱　侠　张剑勇　张燕英　陈小朋　钟　力

娄玉钤　秦　涛　贾军辉　黄　华　谢静静　潘宏伟

学术秘书　谢静静　李满意

人民卫生出版社

《临床常见病中医特色疗法》丛书编委会

学术顾问　邓铁涛　张　琪　张大宁

总 主 编　李顺民　彭立生

副总主编（按姓氏笔画为序）

万力生　曲敬来　张剑勇　李　浩　李惠林　杨志波　周人侨
易无庸　彭力平

常务编委（按姓氏笔画为序）

付文洋　叶永安　刘元献　刘旭生　孙　伟　池晓玲　闫　英
李凡成　李志新　李佳曦　李振彬　汪栋材　邱　侠　陈　生
庞国明　易铁钢　罗毅文　郑　敏　娄玉铃　段　戡　赵恒侠
袁　斌　高　雪　鲍身涛　熊　广　熊　辉　熊益群

编　　委（按姓氏笔画为序）

丁邦晗　于　枫　万晓刚　王　辉　王小琴　王世军　王立新
王爱华　王颂歌　王清坚　王耀献　尹　霖　石　现　石克华
朱　辉　朱莹莹　朱跃兰　朱章志　任永魁　刘　敏　刘文赫
刘心亮　刘彦卿　刘雪梅　刘晴晴　祁爱蓉　孙绍裘　李　全
李伟林　李建明　李满意　李增英　杨　龙　杨洪涛　杨署辉
杨曙东　肖　敏　肖语雅　何升华　何立群　何伟平　余　燕
张　诚　张志玲　张国辉　张佩青　张奕星　张勤修　张燕英
陈　亮　陈小朋　陈争光　陈海勇　武　青　武李莉　范冠杰
林逸民　易海魁　罗欣拉　周小军　郑义侯　封　哲　赵江涛
赵欣欣　胡年宏　钟　力　袁长深　袁晓辉　莫玉霞　莫劲松
钱　芳　高月求　郭艳幸　黄　华　黄　晶　黄肖华　梅祥胜
阎　闯　董彦敏　韩正雪　韩秀丽　鲁艳平　谢　纬　谢　慧
谢静静　熊国良　黎　芳　潘宏伟

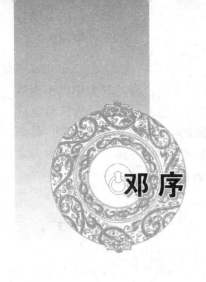

邓 序

近半个世纪来，随着医学科学的飞跃发展，中医药事业在各个领域均有了长足的进步，各种行之有效的（包括传统的以及近年各地不断总结的）特色治疗方法愈来愈受到人们的关注，逐渐成为了我国医疗卫生体系中的重要组成部分。鹏城深圳是我国近年来发展最为迅速的地方，昔日的边陲小镇如今已是国际知名的现代化大都市，是对外改革开放的重要窗口。在短暂的三十余年的发展历程中，这里的政治、经济、文化、科技事业取得了举世瞩目的成就，中医药事业亦伴随着时代的发展而不断涌现出可喜的成果，同样走在了全省乃至全国的先进行列。之所以如此，是因为这里的一大批中青年中医药专家学者为了中医事业，刻苦钻研业务，勤奋工作学习。他们在繁忙的临床之余，认真做好科研、教学工作，乃至著书立说。诸如《内科疑难病中医治疗学》《现代肾脏病学》等大型中医专著相继出版发行，为中医药事业的发展不断添砖加瓦，实是值得称道。

我的学生，广东省名中医、深圳市中医院院长李顺民教授为牵头人，并组织全国各地知名中医药专家集体编著的《临床常见病中医特色疗法》系列丛书乃是众多专著中的一部缩影。综观各个分册所撰内容，充分体现了"详于治疗方法，略于基础理论"组稿原则；所选择内容以体现中医特色治疗方法为主，如各种行之有效的古今经方效方，外治法中之针灸、推拿、敷贴、灌肠疗法等。凡具中医特色，均被详细收录。其间既有全国各地已被中医学界公认的临床防治各科疾病的有效成果，亦有广东以及深圳地方特色的治疗经验；辨证论治是中医治疗疾病的精髓，本套丛书虽然是以介绍临床各科疾病的中医特色治疗方法，但所选特色疗法处处体现了中医辨证论治法则，颇有独到之处。

长江后浪推前浪，深圳中医药事业的良性发展，不但是各级政府高度关注的结果，更离不开一代代中医人的勤奋努力。我深为这些年来全国各地一批又一批的中青年中医学者迅速成长而感到自豪；我深为深圳市中医学界的学子们的辛勤劳动并结出丰硕的成果而激励；我尤其为中医事业后继有人而备感欣慰；我相信，这套由人民卫生出版社出版的《临床常见病中医特色疗法》系列丛书的出版发行，将会成为一部对临床、教学、科研有着重要参考价值的好书。适逢书稿陆续付梓之际，特谨致数语，乐为之序。并推荐给关爱中医药事业的朋友们参考借鉴！

国医大师

2013 年 9 月 25 日于广州中医药大学

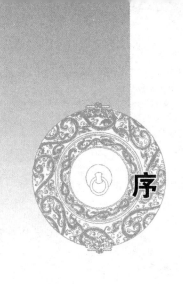

序

　　风湿免疫疾病，简称风湿病，又曰"痹证""痹病"，乃常见病、多发病。其中不少为疑难病，病多缠绵，经久不愈，造成肢体残疾，甚则危及生命，严重威胁人类之健康。随着科学之发展，社会之进步，人们对健康要求之提高，对于风湿病有效治疗方法之探索更显重要。

　　余从医近 70 载，对于痹病之研究，虽小有见地，治患痹者颇多，然每临证因痹致残者，也深感回天乏术，心有愧疚。正谓"人之所病病疾多，而医之所病病道少"，故余多倡导对痹病"杂合以治"。今有深圳市中医院张剑勇、河南风湿病医院娄玉钤等诸君携青年学子，扬中医药之长，广收、精研历代及各家治痹之精华，学习现代名老中医之经验，吸收中医、中西医结合最新之成就，深入临床实践，结合自身之经验体会，以疗效为准绳，而编著洋洋数十万字之《风湿免疫疾病中医特色疗法》，促进中医药学术之发展。风湿病具有致病因素多样、病变部位深浅不一、病理属性复杂之特点，决定了风湿病适合"杂合以治"，而单靠一药一方之治疗，多疗效不彰，难以控制。中医特色疗法正是"杂合以治"之具体体现。祖国医学，博大精深，中医特色疗法是之宝藏，治疗痹病，既行之有效，又无明显毒副作用。

　　吾曾立志，"攻克顽痹"，然余耄耋，虽心有余而力不足矣。本书作者，多为风湿病学科中青年骨干，他们学用一致，继承与发扬同步，勤于实践，勇于创新，余观"攻克顽痹"之志，后继有人，吾心甚慰。兴奋之余，欣然挥毫为序。

娄多峰

于河南风湿病医院

时在癸巳年壬戌月

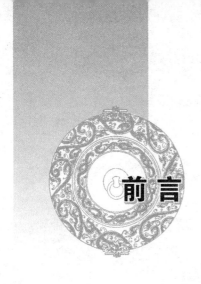

前言

　　《风湿免疫疾病中医特色疗法》是深圳市中医院牵头组织国内有关专家编写的《临床常见病中医特色疗法》系列丛书分册，是群体经验、汗水与智慧的结晶。本书系统地总结了治疗风湿病的中医特色疗法，吸取历代医家治痹之精华、参考国内外相关文献，并结合作者自身的临床经验，呕心沥血，精心打造而成，以指导临床治疗为宗旨。

　　全书从一般概念、病因病机、临床表现、辅助检查、诊断与鉴别诊断、特色治疗及研究述评等多个部分系统介绍了类风湿关节炎、痛风性关节炎、系统性红斑狼疮、干燥综合征、强直性脊柱炎等 20 种风湿病顽疾。各病分别详细阐述，内容丰富，尤其突出中医治疗的特色，包括对每一个病种均较全面地介绍了历代医家之基本治则、辨证论治的基本方药、特色专方、中药成药、单方验方、针灸、外治及其他特色疗法等，都经过了确切的临床验证，各特色疗法阐述的实用性强、简便易行、疗效肯定，各种疗法"杂合以治"，能为那些患疑难杂症的病人解除痛苦。同时对本病目前的中西医治疗的现状进行分析，总结对中医疗效较好的疑难问题的中医治疗方法，对比中西医治疗的优劣，在西医治疗基础上寻找中医治疗的切入点，专家们将辨证论治和整体观念应用的心得体会融入其中，充分发挥中医治疗的优势，中西结合，互为补充，融会贯通，使治疗痹病既行之有效，又无明显毒副作用。

　　本书基本反映了当代常见风湿病中医特色治疗的基本方法，并为临床提供了治疗的具体经验及思维方式，其内容丰富，切实可用，重点突出，是一部较为实用的中医治疗风湿病临床用书，可供从事风湿病临床、教学、科研工作者参考，希望能对提高中医风湿病诊治水平有所裨益，也为广大中医爱好者提供了一本喜闻乐见的读物。

编　者

2017 年 2 月

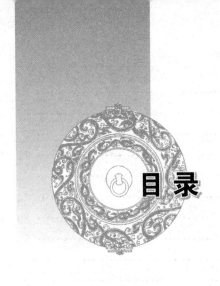

目 录

目　录

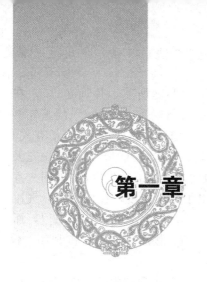

第一章　类风湿关节炎

类风湿关节炎（rheumatoid arthritis，RA）是一种以对称性、慢性、进行性多关节炎为主要表现的自身免疫性疾病。其侵犯的靶器官主要是关节滑膜，滑膜炎可反复发作，而致关节软骨及骨质破坏，最终导致关节畸形及功能障碍。本病可累及多器官、多系统，引起系统性病变，常见有心包炎、心肌炎、胸膜炎、间质性肺炎、肾淀粉样变以及眼部疾患等。RA 多发于 40～50 岁的中年女性，男女发病率之比为 1：3 左右。我国发病率为 0.32%～0.36%。

根据类风湿关节炎的临床表现当属于中医学痹病的范畴，与"历节""顽痹""尪痹"等相似。对于本病，后世医家逐渐完善其理法方药，如宋代《太平圣惠方》《圣济总录》记载大量治疗本病的方药。明·李梴《医学入门》说："顽痹，风寒湿三邪交侵……初入皮肤血脉，邪轻易治；留连筋骨，久而不痛不仁者难治，久久不愈。"强调本病的顽固性。万全《保命歌括》言："须制对症药，日夜饮之，虽留连不愈，能守病禁"，是说本病只要坚持对症用药，即使不能治愈，也能控制病情进展，强调本病治疗的长期性。

近年来，随着中医、中西医结合研究的不断深入，本病无论在基础理论研究，还是临床经验的积累方面，均取得了可喜的成果。中医药治疗本病具有自身优势和特点。

【病因病机】

一、中　医

一般将类风湿关节炎的病因病机概括归纳为正气亏虚、邪气侵袭、痰浊瘀血三个方面，简称为"虚、邪、瘀"。

1. 正气虚弱　即人体精气血津液等物质不足及脏腑经络组织功能失调。

正气亏虚，外邪易侵。《内经》特意强调了"邪之所凑，其气必虚"，在《素问·评热病论》中曰："风雨寒热，不得虚，邪不能独伤人。"故正气不足，诸虚内存，是本病发生的重要内部原因。正虚主要与以下因素有关：①禀赋不足，《灵枢·五变》曰："粗理而肉不坚者，善病痹"，即是说先天腠理不密，肌肉疏松者，邪气易侵，而易致痹病；②劳逸失度，《素问·宣明五气》曰："久立伤骨，久行伤筋"，指出了劳累过度，耗伤正气，气血不足，而伤筋骨致痹；③病后产后，气血大亏，内失荣养，外邪易侵，而致本病。唐·咎殷《经效产宝》曰："产后伤虚，腰间疼痛，四肢少力，不思饮食。"

2. 邪气侵袭　指六淫之邪侵袭人体。《内经》中多次强调了外邪的致病作用，《素问·痹论》曰"所谓痹者，各以其时重感于风寒湿之气"。《素问·评热病论》则有"不与风寒湿气合，故不为痹"。《灵枢·刺节真邪》也有"邪气者……其中人也深，不能自去"。汉·华佗《中藏经》继承并发展了这一观点，增加了"暑邪"致痹，并首次明确了风寒暑湿为痹病的病因，提出"痹者，风寒暑湿之气中于人，则使之然也"，"痹者闭也，五脏六腑感于邪气……故曰痹"。概括的说明风、寒、湿、热邪是痹病发生发展的外部条件。邪气侵袭主要与以下因素有关：①季节气候异常；②居处环境欠佳；③起居调摄不慎。

3. 痰瘀气滞　瘀血痰浊气滞是痹病的一个重要病理变化，故《素问·痹论》说"痹在于脉则血凝而不流"，《素问·调经论》则说"血气不和，百病乃变化而生"。《素问·调经论》中曰："血气与邪并客于分腠之间，其脉坚大。"《素问·五藏生成》说："卧出而风吹之，血凝于肤者为痹。"《灵枢·阴阳二十五人》曰："切循其经络之凝涩，结而不通者，此于身皆为痛痹，甚则不行，故凝涩。"《素问·平人气象论》说："脉涩曰痹。"以上这些是说患痹之人必有"瘀血"存在，而导致气血壅滞，痹阻经脉。《中藏经》曰："气痹者，愁忧喜怒过多……"，强调情志郁滞而致痹。宋·陈言《三因极一病证方论》谓："支饮作痹。"明·方贤《奇效良方》则进一步说："支饮为病，饮之为痰故也。"清·董西园提出的"痹非三气，患在痰瘀"是对此病因的最佳概括。痰瘀气滞主要与以下因素有关：①七情郁滞；②跌仆外伤；③饮食所伤。

正气亏虚、邪气侵袭、痰瘀气滞三者关系密切。正虚是 RA 发病的内在因素，起决定性作用；邪侵是发病的重要条件，在强调正虚的同时，也不能否认在一定条件下，邪气致病的重要性，有时甚至起主导作用；不通（痰瘀）是发病的病理关键。在本病发展变化过程中，病理机制甚为复杂。一般可以出现以下四种情况：①邪随虚转，证分寒热；②邪瘀搏击，相互为患,"不通"尤甚;③邪正交争,虚因邪生,"不通""不荣"并见;④正虚痰瘀,相互为患,交结难解。痹必有虚、痹必有邪、痹必有瘀,凡 RA 患者体内虚邪瘀三者共存,缺一不可。但不同的患者,虚、邪、瘀三者的具体内容不同、程度不同。虚邪瘀三者紧密联系,相互影响,相互为患,互为因果,形成双向恶性循环,即正虚易感邪,邪不祛则正不安;正虚则鼓动气血无力易致瘀,瘀血不祛新血不生则虚更甚;瘀血阻滞则易留邪,邪滞经脉则瘀血难祛。使 RA 的临床表现错综复杂,变证丛生。

本病的病性是本虚标实,正虚(肝肾脾虚)为本,邪实、痰瘀为标。基本病机是素体本虚,气血不足,肝肾亏损,风寒湿邪痹阻脉络,流注关节,痰瘀痹阻。本病初起,外邪侵袭,多以邪实为主。病久邪留伤正,可出现气血不足、肝肾亏虚之候,并可因之造成气血津液运行无力,而风寒湿等邪气侵袭,又可直接影响气血津液运行,如此恶性循环,导致痰瘀形成。痰瘀互结终使关节肿大、强直、畸形而致残,不通不荣并现。病位在肢体、关节、筋骨、脉、肌肉,与肝、脾(胃)、肾等脏腑关系密切。病变后期多累及脏腑,可发展成脏腑痹。

二、西　医

1. 病因　RA 的病因至今尚未完全明确,多数观点认为本病是遗传易感因素、环境因素和自身免疫等各种因素综合作用的结果。研究显示,近亲发病率较高,提示 RA 与遗传相关,HLA-DR$_4$ 抗原和本病相关。

2. 病理　RA 的关节基本病理改变是滑膜炎。早期滑膜充血水肿,有中性粒细胞浸润,稍后则淋巴细胞、巨噬细胞、单核细胞、浆细胞及树枝样细胞浸润,关节腔大量渗液,使关节明显肿大。以后滑膜增生,肉芽组织形成,其中除纤维母细胞和毛细血管增生外、滑膜绒毛变得粗大。由于伴有不同程度的血管炎,滑膜高度增生变厚形成肉芽血管翳。血管翳形成是 RA 的另一重要病理改变。血管翳向关节腔内的软骨面生长,发生粘连。血管翳释放许多炎性介质、多种酶及细胞因子,刺激破坏软骨,对关节软骨、骨、韧带、关节囊和基质的胶原基质产生侵蚀作用。另外,由于软骨受血管翳包裹不能正常与滑液接触,影响其营养代谢,最终使软骨、骨遭到破坏,最终导致关节面融合,发生纤维化,关节错位、畸形、强直。关节附近的肌肉和皮肤逐渐萎缩,骨骼有脱钙和骨质疏松表现。RA 的关节外病理改变主要为血管炎和血管周围炎的结果。由于损伤处有免疫反应物质存在,因而认为血管炎是属于免疫反应性的。在受压或易摩擦部位的皮下或骨膜上,形成所谓类风湿结节。

【临床表现】

一、关节表现

RA常表现为对称性多关节炎、持续性梭形肿胀和压痛，常伴有晨僵。受累关节以近端指间关节、掌指关节、腕、肘、肩、膝和足趾关节最为多见，伴活动受限。最为常见的关节畸形是腕和肘关节强直、掌指关节的半脱位、手指向尺侧偏斜和呈"天鹅颈"样及"纽扣花"样等表现。需细致检查的具体关节包括双手近端指间、掌指关节，双侧腕关节、肘关节、肩关节及膝关节等28个关节，检查内容应包括关节肿胀、触痛、压痛、积液和破坏5个方面。

二、关节外表现

大约有40%的RA患者有关节外表现。关节外表现的出现，常提示患者预后不佳，其致死率较无关节外表现者高，尤其合并有血管炎、胸膜炎、淀粉样变性和费尔蒂（Felty）综合征患者。RA的关节外表现男女发病相当，可见于各年龄段。

1. 类风湿结节 多见于类风湿因子（RF）阳性的患者，其发生率为20%～25%，类风湿结节的出现多反映病情活动及关节炎较重。其表现为位于皮下的软性无定形可活动或固定于骨膜的橡皮样小块物，大小不等，直径数毫米至数厘米，一般数个，无自觉症状，多见于关节隆突部及关节伸面经常受压部位，如肘关节的鹰嘴突、坐骨和骶骨的突出部位、头枕部及手足伸肌腱、屈肌腱及跟腱上。经过积极治疗可短期内消失。

2. 血液系统异常 RA患者可出现正细胞正色素性贫血，在患者的炎症控制后，贫血也可以改善。在病情活动的RA患者常可见血小板增多。当RA患者合并脾肿大以及白细胞减少时需考虑Felty综合征，Felty患者也可出现血小板减少。

3. 肺部病变 RA患者肺部受累很常见，其中男性多于女性。可出现弥漫性肺间质纤维化、肺实质疾病及胸膜炎。肺间质病变是影响患者预后的重要因素，弥漫性肺间质纤维化多发生在晚期病人，出现咳嗽，呼吸困难、气促及右心衰竭表现；X线片可见肺部弥漫性蜂窝状阴影，预后不良。肺实质结节通常无临床症状，多见于RF阳性、滑膜炎较为广泛的RA患者；X线片上可见肺部小结节，可单发或多发。胸膜炎大多临床上没有症状；有症状者可出现胸痛、胸膜摩擦音，可以发生中至大量胸腔积液，胸膜活检可见类风湿结节。

4. 心脏病变　可表现为心包炎、心肌炎、心瓣膜病变等。其中心包炎最常见，常随原发病的缓解而好转。同时 RA 本身也是发生心血管病变的独立危险因素。

5. 眼部病变　常见巩膜或角膜的周围深层血管充血，视物模糊，如干燥性角结膜炎和表层巩膜炎、慢性结膜炎；其他少见的有葡萄膜炎、表层巩膜结节病变和角膜溃疡。

6. 神经系统病变　神经受压是本病患者出现神经系统病变的常见原因。最常见的受累神经有正中神经、尺神经和桡神经。末梢神经损害，指、趾的远端较重，常呈手套、袜套样分布，麻木感，感觉减退，振动感丧失。

7. 其他　部分患者常伴有乏力、低热、食欲减退等症状。RA 可引起肾脏损害，为并发淀粉样病变。但近来认为，既然 RA 是结缔组织病，其本身引起肾小球肾炎也是可能的。

【辅助检查】

一、实验室检查

1. 血常规检查　RA 患者的贫血一般是正细胞正色素性贫血，其程度和 RA 的病情活动度相关；血小板增多；白细胞大多正常，或部分升高。

2. 炎性标志物　RA 患者的红细胞沉降率（ESR）和 C-反应蛋白（CRP）常升高，并且和疾病的活动度相关，其中 CRP 的升高和骨破坏有一定的相关性。

3. 滑囊液检查　滑液中白细胞 $5000 \sim 50\,000/mm^3$，以中性粒细胞为主，占 $60\% \sim 80\%$。葡萄糖浓度较血清减低；黏蛋白凝固试验差，补体水平多降低，类风湿因子多阳性。

4. 自身抗体　目前国内检测的类风湿因子（RF）主要为 IgM 型。RF 阳性占 $70\% \sim 80\%$。RF 并非 RA 的特异抗体，可见于多种疾病中。有些抗体诊断的特异性较 RF 明显提高，并可在疾病早期出现，如抗核周因子抗体（APF）、抗角蛋白抗体（AKA）、抗 RA33 抗体、抗聚角蛋白微丝抗体（AFA）、抗环瓜氨酸多肽抗体（CCP）、抗 Sa 抗体以及抗突变型瓜氨酸波形蛋白抗体（MCV）等。近来发现抗类风湿关节炎协同核抗原抗体（RANA）阳性，是诊断 RA 的一项有力证据，阳性率 15% 左右。

5. 其他免疫学检查　在急性活动期，常可见体液免疫亢进，血清免疫球蛋白 IgG、IgM 及 IgA 大多增高，尤其以 IgG 增高为最明显，IgM、IgA

变化较轻微，补体水平多正常或轻度升高。

二、影像学检查

1. X线　早期关节周围软组织肿胀，骨质疏松，继之出现关节间隙狭窄，关节边缘骨质破坏囊状透亮区；后期关节软骨破坏、侵蚀、关节间隙狭窄、强直和畸形。一般多查手足关节。美国风湿病学会的X线分期标准如下。Ⅰ期：关节或关节面骨质疏松；Ⅱ期：关节面下骨质疏松，偶见关节面囊性破坏或骨质侵蚀破坏；Ⅲ期：明显关节面破坏或骨侵蚀破坏，关节间隙狭窄，关节半脱位等改变；Ⅳ期：除Ⅱ、Ⅲ期病变外，并有纤维性或骨性强直。

2. CT、磁共振成像（MRI）　可发现早期RA滑膜炎及骨质破坏，对本病的早期诊断有重要价值。

【诊断与鉴别诊断】

一、诊 断 标 准

类风湿关节炎的诊断主要依靠临床表现，自身抗体及影像学改变。常用诊断标准为1987年美国风湿病学会（ACR）分类标准，但该诊断标准对于早期RA的敏感性较差。为了提高RA早期诊断率，现多采用2010年ACR和欧洲风湿病防治联合会（EULAR）联合制定的ACR/EULAR类风湿关节炎分类标准。

缓解标准：①晨僵时间不超过15分钟；②无疲乏感；③无关节压痛；④无关节痛，关节活动时无痛；⑤关节或腱鞘无软组织肿胀；⑥红细胞沉降率（魏氏法）低于30mm/h（女性）或20mm/h（男性）。符合5条或5条以上并至少连续2个月者考虑为临床缓解；有活动性血管炎表现、心包炎、胸膜炎、心肌炎和（或）近期无原因的体重下降或发热者，不能认为缓解。

二、类风湿关节炎的分期

1. 活动期　多出现在RA早中期，以实证为主。多表现为关节肿胀、疼痛明显，甚者可伴高热、红斑等，各项炎性指标较高。

2. 缓解期　缓解期多出现在RA的中晚期，以虚证或虚实夹杂为主。关节症状多缓解，但晚期患者可伴关节畸形。

三、鉴 别 诊 断

1. 西医　本病须与系统性红斑狼疮、干燥综合征、系统性硬化症、混合结缔组织病、重叠综合征、皮肌炎或多发性肌炎等疾病相鉴别。另外还应排除强直性脊柱炎、骨关节炎、银屑病关节炎、肠病性关节炎、痛风性关节炎等疾病。

2. 中医　本病应与骨痹、肾痹等相鉴别。

（1）骨痹：两者均可见骨节变形之状。骨痹是以四肢关节沉重、疼痛，甚则强直畸形，屈伸或转动不利为特点，病变部位在骨，涉及脏腑主要在肾。而本病则以关节肿大、变形、僵硬，不能屈伸，筋缩肉卷，身体尪羸，骨质受损为特点，病变部位涉及全身肌肉筋骨关节，主要累及脏腑在肝肾，两者不难鉴别。

（2）肾痹：两者都可见肾虚，病甚可见骨关节肿大僵硬或畸形等。肾痹为骨痹不已，加之肾虚，复感外邪，内舍于肾；或虽无肾虚，但邪舍于肾经及肾之外府，表现以"尻以代踵，脊以代头"之状。而本病是以正气亏虚，外邪侵入肾累及肝为主要特点，表现为关节疼痛，甚则关节肿大变形，倦曲不伸，步履艰难，两者不难鉴别。

【治疗】

RA 目前尚无特效疗法，治疗的目的是保持关节活动和协调功能，在不同的病期采用不同的疗法，并充分个体化。治疗原则是：①抗炎止痛，减轻症状；②控制和减轻病情活动，防止或减少骨关节破坏；③最大限度保持关节功能；④尽量维持病人正常生活和劳动能力。

一、一 般 措 施

1. RA 急性期由于关节明显肿痛，必须卧床休息，症状基本控制后才能逐渐适度活动。

2. 由于本病病程长，容易反复发作，故在调养中要十分注意生活起居。

3. 急性期过后，应逐渐增加活动锻炼，包括主动和被动活动，并与理疗相结合。

4. 在整个病程中，应避免或去除诱因，如寒冷、潮湿、疲劳、精神刺激、外伤及感染等。

5. 饮食应含丰富的蛋白质及维生素，增加营养。适宜的膳食调补，对本病的治疗有益。

二、活动期治疗

活动期多出现在 RA 早中期，以邪实痹为主，治疗以"祛邪通络"为原则，常运用疏风散寒，清热利湿，行气活血等法。

(一) 辨证论治

1. 风寒湿痹

主症：肢体关节疼痛，重着、肿胀、屈伸不利。冬春、阴雨天易作，局部皮色不红，触之不热，遇寒冷疼痛增加，得热痛减，舌质淡，苔白，脉弦。风偏胜者：疼痛游走不定，或呈放射性、闪电样，涉及多个关节，以上肢多见，或有表证；舌苔薄白，脉浮缓。寒偏胜者：痛有定处，疼痛剧烈，局部欠温，得热则缓；舌苔薄白，脉弦紧。湿偏胜者：疼痛如坠如裹，重着不移，肿胀不适，或麻木不仁，以腰及下肢为多见；舌苔白腻，脉濡。

治法：祛风通络，散寒除湿，活血养血。

方药：通痹汤 (《娄多峰论治风湿病》)。当归、丹参、海风藤、独活、钻地风各 18g，鸡血藤、透骨草、香附各 21g。若风偏胜者，加防风 9g，羌活 12g，威灵仙 15g；寒偏胜者，加制川乌、制草乌、桂枝各 9g；湿偏胜者，加薏苡仁、萆薢各 30g；风湿痹阻者，以羌活胜湿汤加减；兼气虚者，加黄芪、白术各 30g；兼阳虚者，加淫羊藿、仙茅各 15g；疼痛部位不同，可加引经药。

本证为邪实痹寒证，多见于 RA 病程的早期，好发于春秋或冬春季节更替之时，多由外感风寒湿之邪，痹阻关节经络所致，病位较浅，多在肌表经络之间，经治后易趋康复。但若体弱，或失治误治易兼见气虚、阳虚之象。患者往往对气候变化敏感，甚则局部肌肉萎缩、关节僵硬等。

2. 风湿热痹

主症：肢体关节游走性疼痛、重着，局部灼热红肿，或有热感，痛不可触，遇热则痛重，得冷稍舒，口渴不欲饮，烦闷不安，溲黄，或有恶风发热，舌红，苔黄腻，脉濡数或浮数。

治法：疏风除湿，清热通络。

方药：清痹汤 (《娄多峰论治风湿病》)。忍冬藤 60g，败酱草、青风藤、老鹳草各 30g，土茯苓 21g，丹参 20g，络石藤 18g，香附 15g。诸药相合，共达疏风除湿、清热通络之目的。若风邪胜者，加防风 9g，羌活 18g，灵仙、海桐皮各 15g；热邪胜者，加生石膏 30g，知母 20g；湿邪胜者，加薏苡仁 30g，萆薢 15g；风热表证者，加金银花 15g，连翘 9g。

本证为邪实痹热证，多见于 RA 病程的早期，多由外感风湿热之邪，或感风寒湿邪郁久化热,痹阻关节经络所致,病位不深,应积极治疗。若治疗不当,热毒炽盛,病邪深入,治疗困难,故掌握病机,及时施治极为重要。

3. 湿热痹阻

主症:肢体关节肿胀、疼痛、重着,触之灼热或有热感,口渴不欲饮,身热,舌质红,苔黄腻,脉濡数或滑数。

治法:清热利湿,活血通络。

方药:当归拈痛汤(《医学启源》)。知母、泽泻、猪苓、白术各20g,当归、人参、葛根、苍术各15g,茵陈、羌活各12g,升麻、防风、黄芩各9g,炙甘草6g。若发热明显者,加生石膏、忍冬藤各30;关节红肿热痛、斑疹隐隐者,加生地、丹皮、元参各20g;关节肿胀明显者,加白花蛇舌草、菝葜各30g,萆薢20g;下肢肿痛明显者,可加川牛膝、木瓜、薏苡仁各30g。

本证是RA临床常见证型之一,多见于RA的活动期,治疗时尤应注重清热除湿,热邪虽可速清,而湿邪难以快除,湿与热相搏,如油入面,胶着难愈,故本证可持续时间较长。若失治误治,病延日久,病邪深入,必然殃及筋骨,而致骨质破坏。本方的特点是祛邪为主,且祛邪不伤正,兼扶正通络。临证根据情况适当加减变化,效果突出。

4. 热毒痹阻

主症:关节红肿热痛,不可触摸,动则疼甚,屈伸不利,肌肤出现皮疹或红斑,高热或有寒战,面赤咽痛,口渴心烦,甚则神昏谵语,溲黄,大便干,舌红或绛,苔黄,脉滑数或弦数。

治法:清热解毒,凉血通络。

方药:清瘟败毒饮(《疫毒一得》)加减。生石膏、生地、犀角(水牛角代替)各30g,桔梗、黄芩、甘草各9g,丹皮、生栀子、知母、玄参各20g,连翘、赤芍各15g,竹叶、黄连各12g。诸药合用,共奏清热解毒,凉血通络之功。若肿痛者,加防己20g,忍冬藤30g,桑枝、苍术各15g;高热神昏谵语者,加安宫牛黄丸;衄血、尿血者,加藕节炭20g,白茅根15g,茜草12g;有痰瘀化热者,加黄柏9g。

本证是RA的急性活动期,此时可配合成药针剂如清开灵注射液、双黄连注射液等清热解毒凉血通络,必要时配合西药如非甾体类抗炎药、糖皮质激素等以"急则治其标"。病情稳定后逐步撤减西药,以中药巩固治疗。

5. 寒湿痹阻

主症:肢体关节冷痛、重着、顽麻,痛有定处,屈伸不利,昼轻夜重,畏冷肢凉,遇寒痛剧,得热痛减,或痛处肿胀,舌质胖淡,舌苔白滑,脉弦紧，弦缓或沉紧。

治法：祛湿散寒，通络止痛。

方药：顽痹寒痛饮（《娄多峰论治风湿病》）。独活、老鹳草、络石藤、黄芪、丹参、鸡血藤各30g，当归、醋元胡各20g，桂枝15g，制川乌、制草乌各9g，甘草10g。全方共奏温经散寒，通络止痛之效。若偏湿者，加薏苡仁30g，防己15g；关节畸形者，加炒山甲9g，乌梢蛇15g，全蝎12g等。

本证为邪实痹寒证，多见于RA病程的早期，好发于春秋或冬春季节更替之时，多由外感风寒湿之邪痹阻关节经络所致，以邪实为主，应积极正确治疗，以免病久体虚，病邪深入。

6. 寒热错杂

主症：肢体关节疼痛、肿胀，自觉局部灼热，关节活动不利，全身畏风恶寒，舌苔黄白相兼，脉象紧数；或关节红肿热痛，伴见结节红斑，但局部畏寒喜热，遇寒痛增，苔黄或白，脉弦或紧或数；或关节冷痛，沉重，局部喜暖，但伴有身热不扬，口渴喜饮；或肢体关节疼痛较剧，逢寒更甚，局部畏寒喜暖、变形，伸屈不利，伴午后潮热，夜卧盗汗，舌质红，苔薄白；或寒痹症状，但舌苔色黄；或热痹表现，但舌苔色白而厚。

治法：益气养血，通经活络。

方药：顽痹尪羸饮（《娄多峰论治风湿病》）。黄芪、桑寄生、制首乌、透骨草各30g，当归、丹参各20g，白术、五加皮各15g，淫羊藿、炒山甲各10g，乌梢蛇12g，甘草9g。全方共奏益气养血，通经活络之效。若偏寒者，加桂枝12g，制川乌、制草乌各9g；偏热者，加败酱草20g，丹皮15g；气虚重者，用黄芪30g；血虚者，加熟地20g；关节畸形者，加全蝎15g；肌肤麻木者，加丝瓜络20g；肌肉瘦削者，加山药30g；纳呆者，加炒山楂、炒麦芽各15g；不寐者，加炒枣仁15g，夜交藤20g；痰瘀互结、留恋病所者，可加破血散瘀搜风之土鳖虫、蜈蚣等虫类药。

本证可见寒热并存，其病机复杂，但非寒热之邪并侵，而多由气血不通，壅滞经脉，形成虚实寒热夹杂、错综复杂的状态，为邪实之痹。治疗扶正祛邪、清热散寒兼顾，但以益气养血，活血通络为主。

以上方药，水煎服，每日1剂；病情严重者，每日2剂。

（二）特色专方

1. 乌头汤　乌头6g，麻黄、芍药、黄芪、炙甘草各9g，白蜜400ml。乌头与蜜先煎，然后以水600ml，煮取200ml，去滓，纳蜜煎中，更煎之，服140ml，日1剂。温经散寒，除湿宣痹。适用于RA寒湿痹阻证，症见关节疼痛剧烈，每逢阴雨天或值冬季频作，遇寒加剧，得温则减，痛处不红不热，恶寒，舌淡苔白或腻或滑，脉弦紧等。运用乌头汤加味治疗RA患者

64 例，对照组 24 例口服雷公藤多苷片，连服 2 个月。结果治疗组在改善关节疼痛、肿胀、晨僵及功能障碍等方面较对照组明显好转（$P<0.01$）。药理研究表明乌头汤有较明显的抗炎镇痛作用。

2. 白虎加桂枝汤　知母 18g，石膏 30～50g，甘草、粳米各 6g，桂枝 9g。水煎服，日 1 剂。清热通络，疏风胜湿。适用于 RA 感寒后日久化热，热象偏重而寒湿未解，或病邪为湿热，但机体阳气偏盛之时，症见关节红肿疼痛，局部畏寒、怕风，口渴喜饮，舌红苔黄腻，脉数有力等。研究表明本方具有镇痛、抗炎、退热的作用。

3. 木防己汤　生石膏 30g，桂枝 18g，木防己、杏仁各 12g，生香附、炙甘草各 9g，苍术 15g。水煎服，日 1 剂。清利湿热。适用于 RA 湿热痹阻证，症见关节红肿疼痛，屈伸不利甚则僵硬、变形。运用加减木防己汤内服治疗类风湿性滑膜炎 216 例，疗程 3 个月，结果显示，临床缓解 144 例，占 66.67%；显效 28 例，占 12.96%；有效 24 例，占 11.11%；无效 20 例，占 9.26%；总有效率为 90.74%。

4. 桂枝芍药知母汤　桂枝、麻黄、知母、防风各 12g，芍药 9g，甘草 6g，生姜、白术各 15g，附子 10g。水煎服，日 1 剂。祛风除湿，温经散寒，滋阴清热。适用于 RA 寒热错杂证，即对于局部或全身辨证寒热不明显，或寒热并存，症见关节局部灼热感而全身畏寒怕风，遇寒疼痛加剧；或关节肿胀畏寒，遇寒加重，但触之局部发热；或上肢热下肢凉，或下肢热上肢凉。张氏运用本方治疗 RA 患者 28 例，对照组 28 例给予甲氨蝶呤治疗，疗程均为 12 周，结果治疗组有效率明显高于对照组，且晨僵时间、关节疼痛指数、关节功能障碍指数、ESR 均明显较对照组降低或减少（$P<0.05$）。

（三）中药成药

1. 雷公藤多苷片　每次 10～20mg，每日 3 次，饭后服。3 个月为 1 个疗程。祛风解毒、除湿消肿、舒筋通络。用于 RA 活动期，风湿热瘀，毒邪阻滞者。有抗炎及抑制细胞免疫和体液免疫等作用。本药有一定毒性，服药期间需定期复查血常规、肝肾功能，有生育要求的患者慎用。

2. 正清风痛宁　有效成分为青藤碱。片剂 20mg，饭前口服，每次 1～4 片，每日 3 次。2 个月为 1 个疗程。针剂每支 2ml，含盐酸青藤碱 50mg，开始每次 25mg，每日 2～3 次，若无不良反应，改为 50mg，可用肌注、局部压痛点、关节穴位、离子导入等方法给药。如出现皮疹，或少数患者发生白细胞减少等副作用时，停药后即可消失。祛风除湿，活血通络，利水消肿。适用于 RA 风寒湿痹证，症见肌肉酸痛，关节肿胀，疼痛，屈伸不利，麻木僵硬等。具有较强的抗炎、消肿、止痛、免疫抑制与调节作用。

3. 寒痹停片　由马钱子（制）、乳香（制）、没药（制）、生地黄、青风藤、川乌（制）、淫羊藿、草乌（制）、薏苡仁、乌梢蛇等组成。片剂 0.3g，成人每次 3～4 片，每日 3 次口服，或遵医嘱。温经通络，搜风除湿，补肾壮阳，消肿定痛。用于本病风寒湿痹，腰膝冷痛，屈伸不利者。

4. 湿热痹片　由苍术、川牛膝、地龙、防风、防己、粉萆薢、黄柏、连翘、忍冬藤、桑枝、威灵仙、薏苡仁等组成。每次 6 片，每日 3 次。祛风除湿，清热消肿，通络定痛。用于 RA 湿热痹阻证，症见肌肉或关节红肿热痛，有沉重感，步履艰难，发热，口渴不欲饮，小便黄等。

5. 香丹注射液　主要成分降香、丹参。20～30ml 加入 5％葡萄糖注射液 250ml 稀释后，静脉滴注，每日 1 次，1 个疗程 10～15 天。扩张血管，增进冠状动脉血流量。用于 RA 血瘀血热者。本药治疗 RA 具有调节免疫、激活 SOD 活性、降低血黏度的作用。

6. 双黄连注射液　主要成分金银花、黄芩、连翘等。静脉滴注，20～30ml 加入 5％葡萄糖注射液或 0.9％氯化钠注射液 250ml 稀释后，静脉滴注，每日 1 次，1 个疗程 10～15 天。清热解毒，适用于本病风湿热痹，发热为主者，可起到加强抗炎和抗病毒作用。

7. 清开灵注射液　主要成分胆酸、珍珠母（粉）、猪去氧胆酸、栀子、水牛角（粉）、板蓝根、黄芩苷、金银花。20～30ml 加入 5％葡萄糖注射液或 0.9％氯化钠注射液 250ml 稀释后，静脉滴注，每日 1 次，1 个疗程 10～15 天。清热解毒，化痰通络，醒神开窍。用于 RA 热毒痹阻者。在退热，止痛，降低红细胞沉降率方面疗效明显。

8. 灯盏花素注射液　主要成分灯盏花素，20～30ml 加入 5％葡萄糖注射液或 0.9％氯化钠注射液 250ml 稀释后，静脉滴注，每日 1 次，1 个疗程 10～15 天。用于本病见有瘀象者。灯盏花素具有抗炎止痛，修复微血管病变，提高某些酶活性，改善微血管通透性，改善微循环和组织代谢等功效。

（四）单验方

1. 鲜生地 90g。水煎服，服 3 日停 3 日。治关节红肿热痛，降红细胞沉降率。除大便稀外，别无副作用。

2. 虎杖根 250g，洗净切碎，浸白酒 750g。泡 15 天后，每次 15ml，每日 2 次，口服。清热解毒，活血通经。治关节炎红肿热痛。

（五）针灸疗法

1. 毫针

（1）辨证取穴：①寒湿痹阻：肾俞、三焦、关元、命门、气海、阴陵泉、三阴交；②风湿热痹：风池、肺俞、脾俞、阴陵泉、三阴交、大椎、曲池、合谷、足三里；③湿热痹阻：肺俞、脾俞、合谷、足三里、阴陵泉、丰隆、三阴交；④热毒痹阻：大椎、曲池、肺俞、合谷、太冲、三阴交、局部点刺放血；⑤寒湿痹阻：肾俞、三焦、关元、命门、气海、阴陵泉、三阴交；⑥寒热错杂：肝俞、肾俞、太溪、风池、合谷、足三里、太冲；⑦气滞血瘀：膻中、太冲、内关、肝俞、肺俞、膈俞、合谷、足三里、血海。

（2）按部位取穴：①颈肩部，风池、颈夹脊、大椎、肩井、肩三针、外关等；②髀部疼痛：环跳、环跳上、居髎、悬钟；③股部疼痛：秩边、承扶、阴陵泉；④膝部，血海、梁丘、内膝眼、外膝眼、阴陵泉、阳陵泉、膝阳关、三阴交、犊鼻、足三里等；⑤双手，合谷、阳溪、神门、阳池、阿是穴等；⑥双足，解溪、昆仑、太溪、三阴交、阿是穴等。

（3）按症状取穴：①疼痛，风胜者游走疼痛：加风池、风门、膈俞、肝俞；寒重者加命门、关元；湿重者加阴陵泉、足三里、丰隆；热重者加曲池、合谷。②肿胀：加脾俞、阴陵泉、丰隆。③发热：加大椎、陶道、曲池。

方法：平补平泻法，针刺得气后留针30分钟，1～2日1次。或适当加用低频脉冲电流10分钟。

2. 耳针　相应区压痛点、交感、神门；方法：强刺激，留针10～20分钟，1～2日1次。

3. 皮肤针　阿是穴（压痛点）及受累关节周围和有关穴位。治法：采用重刺法。按病变部位取穴施治，如膝关节疼痛，可选取足阳明胃经和足太阴脾经叩打，以后再重点叩打梁丘、犊鼻、阳陵泉、膝阳关和阿是穴。方法：一是循经叩打，沿经络循行，由肢体远端向近端，或由近端向远端叩打后，在皮肤上可出现与经络走行一致的红线（皮肤小出血点）；二是重点穴位叩打，即重点叩打受累关节周围的穴位。每日叩打1次。病程较久者加大疗程。适用于RA风邪、热邪较盛或瘀血明显者。

4. 刺血疗法　根据疼痛部位，按经络循行，在局部上取1～2个阿是穴和病灶局部周围处。方法：阿是穴用散刺放血法，病灶局部周围处用围刺放血。均用梅花针重叩刺（叩刺范围略大于火罐口）至皮肤出血后，或用三棱针点刺放血。针后拔罐。关节炎用闪罐法，脊背痛用走罐法。隔日1次，5次为1疗程。适用于RA热盛或瘀血者。研究表明，本法具有改善局部血液循环，促进代谢产物排出，促进炎症、水肿的吸收和消散，调节机体免疫功能等作用。

（六）拔罐与刮痧疗法

1. 拔罐疗法　用镊子夹住乙醇棉球，点燃后在火罐内壁中段绕1～2圈，或稍作短暂停留后，迅速退出并及时将罐扣在病变部位上，须注意操作时不要烧到罐口，以免灼伤皮肤。火罐一般留置5～15分钟，夏季及肌肤薄处时间宜短，以免起泡。病变范围小的部位或压痛点可用单罐法；范围较广泛的可用多罐法；肌肉比较松弛或僵硬以及局部皮肤麻木或功能减退可采用闪罐法。起罐时用一手拿住火罐，另一手将火罐口边缘的皮肤轻轻按下，待空气缓缓进入罐内后，罐即落下，切不可硬拔，以免损伤皮肤。本法适应于 RA 之颈腰部僵硬疼痛、功能受限，肩、膝关节冷痛、沉重，屈伸不利者。与火针相配合可治疗近端指间关节肿胀疼痛；结合临床，配合其他疗法进行综合治疗，可以提高临床疗效，1～3 次即可显效。

2. 刮痧疗法　治疗时，病人取俯卧位，选取边缘光滑圆润的瓷勺或水牛角板，以食油或水为介质，刮取脊背夹脊穴、腘窝处，至出现痧痕为止；然后再令患者取仰卧位，刮取肘关节周围、指关节周围及膝关节前侧，到出现痧痕为止。每日 1 次。活血通络。适用于感受外邪所致 RA。若风寒湿痹则加刮八髎穴，若痰湿痹阻则加刮背部督脉诸穴，手法力度中等，操作范围较广泛。

（七）外治法

1. 中药外洗　二草二皮汤：伸筋草、透骨草、海桐皮、五加皮各 60g。若局部冷痛欠温，皮色淡暗者，加细辛、生川乌、生草乌、桂枝各 30～60g；红肿热痛者，加大黄、芒硝、栀子各 30～60g；刺痛明显者，加苏木、丹参、生乳香、生没药各 30～60g；肿胀明显，按之濡，肢困者，加萆薢、防己各 30～60g；关节坚肿、僵直、顽痰凝结者，加白芥子、半夏各 30～90g。水煎外洗，3 日 1 剂。适用于 RA 的四肢关节病变者。

2. 热熨疗法　是用中药或其他传热的物体，加热后用布包好，放在病变部位上，做来回往返或旋转移动而进行治疗的一种方法。熨法通过皮肤受热使热气进入体内，起到舒筋活络、行血消瘀、散寒祛邪、缓解疼痛等作用。适用于 RA 属于寒痹者，症见关节冷痛，得热则舒怕风怕冷等。本法又可分为砖熨、盐熨、药熨等多种。

（1）砖熨：将砖块放在炉上烧至烫手，用厚布包好，置于患部熨之，治疗部位垫 3～5 层布，以防烫伤。热度降低后可再换 1 块热砖，反复多次。

（2）盐熨：用食盐放于锅内文火炒至热烫，倒一半入布袋内，扎紧袋口，放在疼痛部位来回热熨，待冷后换另一半热盐装入袋中交替使用。每天 1～3 次，每次约 40 分钟。

（3）药熨：大葱白 250g，青盐 250g。将葱白打碎放入炒烫的青盐中，再同炒 1～2 分钟，装入布袋，热熨痛处，药袋冷即更换。每日 2 次，每次 30 分钟。也可根据病情采用其他温经通络、调和气血等具有芳香性味的药物粉末，用热酒、醋等炒热后，以布包或装袋，置患部熨敷，或在患部往返移动，使皮肤受热均匀。温度过低则更换，反复多次。

3. 石蜡疗法 本法适用于由 RA 引起的关节发凉、肿胀、疼痛,颈、肩、腰背部疼痛(肌肉)僵硬、功能受限。治疗前,病变局部要清洗擦净,毛发处涂以凡士林,然后按照规定的方法进行治疗。治疗结束后,除去石蜡。拭去汗液,穿好衣服休息 15～30 分钟,出汗过多的病人应补充盐水饮料或热茶。常用方法有以下几种。

(1)蜡饼敷贴法:取一瓷盘,大小依病变部位的面积而定。盘内铺一层胶布。将石蜡加热熔化,倒入盘内,厚 2～3cm。待表层石蜡冷却凝固后(表层温度为 50～53℃,内层温度为 54～58℃),连同胶布一起取出,敷在患处。也可将熔化的石蜡液倒入无胶布的盘中,待冷却成饼之后,用刀子将石蜡与盘边分开,取出放在患处。然后,盖上油布,再用布单、棉被包裹保温。每次治疗 30～60 分钟,每日或隔日 1 次,20 次为 1 个疗程。本法适用于 RA 病变部位较大者。

(2)浸蜡法:当熔化的石蜡冷却至 55℃时,先在患部涂一层薄蜡,然后让患者的手或足迅速伸入蜡液内,再立刻提起,经反复多次,使病人的手或足部形成 0.5～1.0cm 厚的蜡套,此时,再让病人将手或足放入蜡液内不再提起,进行治疗。每日 1 次,每次 30～60 分钟,20 次为 1 个疗程。本法适用于 RA 四肢关节病变者。

(八)其他特色疗法

1. 臭氧疗法 生物氧化疗法是一种新型的物理介入治疗,是一种非药物治疗,但疗效远超药物,具有安全、高效、可靠、无毒、无副作用的特点,是首个可以代替药物及手术治疗的最新治疗方法。本法适用于 RA 的关节滑膜肿胀治疗。先将病变关节局部消毒,用注射器将臭氧注入病变的关节腔,拔针后针眼用医用输液贴贴敷。1 周 1 次。

2. 物理疗法 RA 早期急性炎症期,临床表现为疼痛及功能受限,可选用:①超短波治疗:每日或隔日 1 次,3～5 次,多个关节可交替进行;②离子导入疗法:每日 1 次,每次 15～30 分钟,20 次为 1 个疗程,可消除炎症,改善症状。

3. 麻醉疗法 可减轻 RA 病变局部疼痛。根据病情可选用星状神经节阻滞、滑膜关节注药疗法、腕管注射疗法、肩锁关节浸润疗法、肩肱关节浸润疗法、腕背侧注射疗法、尺管周围注射疗法、跟腱止点前注射疗法。

三、缓解期治疗

缓解期多出现于 RA 的中晚期,以正虚痹、痰瘀痹为主,多表现为本虚为主或虚实并见。病机特点多为本虚标实、虚实夹杂。故治疗以"扶正为主兼祛邪通络"为原则,标本兼顾,可选用滋补肝肾,益气养血,养阴温阳，健脾益胃等法。

（一）辨证论治

1. 虚热证

主症：四肢关节肿胀、僵硬、疼痛，局部热感，活动不利，发热（自觉发热、五心烦热、头面烘热、骨蒸潮热）或低热不退，颧红，乏力，盗汗，口鼻干燥，咽干咽痛，口干苦欲饮，小便短黄，大便干结，舌质红少津，无苔或薄黄苔，脉细数。

治法：滋阴清热，通经活络。

方药：历节清饮（《娄多峰论治风湿病》）。忍冬藤60g，嫩桑枝、晚蚕沙、土茯苓、萆薢、青风藤、丹参、生黄芪各30g，香附、怀生地、石斛、知母各20g，山栀子12g，防己15g。全方共奏滋阴清热，通经活络之功。若兼风热表证加连翘9g，葛根20g；气分热盛者，加生石膏15g；湿热盛者，加防己12g，白花蛇舌草、薏苡仁、菝葜各30g；伤阴者，加麦冬20g，玉竹15g；若痛不可触近者，加片姜黄9g，海桐皮15g。

2. 虚寒证

主症：肢体关节筋骨冷痛，肿胀，抬举无力，屈伸不利，形寒肢冷，四肢欠温，腰膝冷痛喜温，神疲乏力，男子阳痿，女子宫寒，月经后期，痛经，小便频数色白，舌淡胖，苔白滑，脉沉迟无力。

治法：温阳散寒，通络止痛。

方药：阳和汤（《外科证治全生集》）加味。熟地、黄芪、淫羊藿、丹参各30g，当归、杜仲各20g，鹿角胶15g，肉桂、白芥子、姜炭、制川乌、制草乌各9g，制附片3～9g，麻黄、生甘草各6g。全方共奏温阳散寒，通络止痛之效。若风胜者，加防风9g，羌活、灵仙各20g；寒胜者，加细辛3～5g；湿胜者，加炒薏苡仁30g，萆薢20g，苍术15g；阳虚便溏明显者，加巴戟天、补骨脂各30g。本证临床以妇女产后感邪所致的RA多见，临床上除温阳散寒外，还应益气养血。

3. 肝肾亏虚

主症：四肢关节肿胀、僵硬、疼痛，甚则变形，功能受限，伴头晕眼花、耳鸣，形体消瘦，腰膝酸困不适，失眠多梦，男子遗精，女子月经量少等，舌质红或淡红，无苔、少苔或薄黄苔，脉细数。

治法：滋补肝肾，通经活络。

方药：独活寄生汤（《备急千金要方》）。独活25g，桑寄生、当归、芍药、熟地各20g，茯苓、人参各18g，杜仲15g，牛膝、川芎、秦艽各12g，防风9g，肉桂、甘草各6g，细辛3g。诸药相伍，共奏滋补肝肾，通经活络之功。若寒偏盛者，加细辛3g，麻黄9g，或加制川乌、制草乌各9g；热偏重者，加生石膏 20g，土茯苓、败酱草各 30g，丹皮 15g；风偏胜者，加威灵仙 15g，重用防风 12g；湿邪偏盛者，加防己 15g，蚕沙 12g，五加皮 10g；气虚者加黄芪 30g；关节畸形者，加炒山甲 6g，乌蛇 15g，全蝎 12g；脾虚腹满，食少便溏者，加白术 30～60g，薏苡仁 30g，焦三仙各 9～12g；上肢疼痛明显者，加姜黄、羌活各 15g；阳虚明显者，加附子 9g，淫羊藿 10g，或配服鹿茸。本证多见于 RA 中晚期，骨质破坏者，遵循"缓则治其本"的原则，滋补肝肾，强筋壮骨，抑制骨质破坏。

4. 气血两虚

主症：四肢骨节烦疼，僵硬，变形，肌肉萎缩，筋脉拘急，怕风怕冷，手足发麻，神疲乏力，气短懒言，面色淡白或萎黄，头晕目眩，唇甲色淡，心悸，纳呆，多梦或失眠，常伴见腰膝酸软无力、气短，女子月经量少色淡，延期甚或经闭，舌淡无华或舌淡红，苔少或无苔，脉沉细或细弱无力。

治法：益气养血，通阳蠲痹。

方药：黄芪桂枝青藤汤（《娄多峰论治风湿病》）。黄芪 90g，桂枝 15g，白芍、青风藤、鸡血藤各 30g，炙甘草 6g，生姜 5 片，大枣 5 枚。上药相伍，共奏益气养血，通阳蠲痹之功。若风邪偏盛者，加海风藤 30g；湿邪偏盛下肢为甚者，白芍用量不宜超过 30g，去甘草，加萆薢、茯苓各 30g；寒邪偏盛，冷痛局部欠温，遇寒加重，得温舒者，重用桂枝，加川乌、草乌各 9g，或加细辛 3g；痹久兼痰浊内阻，关节肿大，局部有结节或畸形，色淡暗者，加胆南星、僵蚕各 9g；兼瘀血肢体刺痛，舌质紫暗或有瘀斑者，重用鸡血藤，加山甲珠 9g，赤芍 12g，丹参 30g；气虚甚而乏力少气，倦怠者，可重用黄芪 120g，加党参 15g；伴畏风自汗者，去生姜，减青风藤、桂枝，加防风 9g，白术 15g，或加五味子 10g，牡蛎 20g；血虚心悸，肢体麻木者，重用白芍，加首乌、枸杞各 15g；偏阴血虚者，咽干耳鸣，失眠梦扰，盗汗，烦热，颧红，加左归丸治之；肿胀甚者加白芥子、皂角各 6g。

本证为正虚痹，多见于 RA 晚期，病久耗气伤血者。本方以扶正治本为主，是娄多峰教授在黄芪桂枝五物汤基础上加味而成。临床可根据病情将药物用量加减：如黄芪 90～120g，桂枝 15～30g，白芍 30～60g，青风藤 30～45g，鸡血藤 15～30g，炙甘草 6～9g，大枣 5～10 枚。临床观察，黄芪用 30g 左右，疗效多不明显，用至 90～120g 效果显著，曾在辨证无误的情况下，发现个别病人按方中剂量服 2～3 剂后，出现头胀痛、目赤、或身痛加重，或腹泻等现象，一般 6 剂药后，或配佐药或减量续服，上述反应可逐渐消失，故本方黄芪用量宜从 30g 开始，逐步加大剂量，疗效显著。

5. 气虚血瘀

主症：肢体关节肌肉刺痛，痛处固定不移，拒按，往往持久不愈，或局部有硬结、瘀斑，或关节变形，肌肤麻木，甚或肌萎着骨，肌肤无泽，面淡而晦暗，身倦乏力，少气懒言，口干不欲饮，妇女可见闭经、痛经，舌质淡紫有瘀斑或瘀点，脉沉涩或沉细无力。

治法：益气养血，活血化瘀。

方药：补阳还五汤（《医林改错》）加减。生黄芪 30～60g，当归尾、白术各 15g，赤芍、川芎、茯苓、丹参各 12g，红花、桃仁各 9g，地龙、党参各 10g，升麻、桂枝、甘草各 6g。诸药合用，共奏益气养血，活血化瘀之功效。若偏寒者，加制附子 6g；上肢重者，加桑枝 15g，威灵仙 12g；下肢大关节肿痛者，加川牛膝 15g，川续断、独活各 20g，生薏苡仁 30g；气虚多汗、心悸者，可合生脉散加减。

6. 痰瘀互结

主症：关节肿痛变形，痛处不移，多为刺痛，屈伸不利，或僵硬，局部色暗，肢体麻木，皮下结节，面色黧黑，肌肤失去弹性按之稍硬，或有痰核瘀斑，或胸闷痰多，眼睑浮肿，口唇紫暗；舌质紫暗或有斑点，苔白腻或薄白，脉弦涩。

治法：活血祛痰，行气通络。

方药：化瘀通痹汤（《娄多峰论治风湿病》）加减。当归 18g，丹参、透骨草各 30g，鸡血藤 21g，制乳香、制没药各 9g，香附、延胡索、陈皮各 12g，白芥子 9g，云茯苓 20g。诸药相合，共达活血化痰，行气通络之目的。若偏寒者，加桂枝 12g，制川乌 9g；偏热者，加败酱草 30g，丹皮 15g；气虚者，加黄芪 30g；血虚者，加首乌、生地各 20g；关节畸形者，加炒山甲 9g，乌蛇 18g，全蝎 15g；伴见血管炎、脉管炎患者，合四妙勇安汤以清热解毒，活血养阴，量大力专；臂肘肿胀者，多为淋巴回流阻塞，加莪术，或指迷茯苓丸配以水蛭、泽兰、蜈蚣。本证为痰瘀痹，多见于 RA 中晚期，病程漫长，久病不愈，正气亏虚，多痰多瘀，痰瘀胶结，难以祛除，又加重病情，形成恶性循环。因此化瘀祛痰应与扶正结合起来，痰瘀才能祛除。

以上各证型若关节疼痛甚者，可选用石楠叶、老鹳草、岗稔根、忍冬藤、虎杖、金雀根等；由于本病顽固难愈，非草木之品所能奏效，故可参以血肉有情之物如蕲蛇、乌梢蛇、白花蛇等外达肌肤，内走脏腑之截风要药，及虫蚁搜剔之虫类药。

以上方药，水煎服，每日 1 剂；病情严重者，每日 2 剂。

（二）特色专方

1. 黄芪桂枝五物汤　由黄芪、芍药、桂枝各 9g，生姜 18g，大枣 12 枚等组成。功用益气补血，固表温阳，调和营卫，散寒通脉。适用于 RA 气血亏虚，或日久不愈，脏腑功能衰退，风寒湿之邪乘虚而入，痹阻经络、关节，症见关节肌肉酸痛无力，肢体麻木，筋惕肉弛，肌肉萎缩，少气乏力，心悸自汗，头晕目眩，面色少华，舌淡胖边有齿印，苔薄白，脉细弱等。

2. 热痹清片　由忍冬藤、黄芪、生地、络石藤、制马钱子等组成。功用益气养阴，清热通络，祛风除湿。虚热证为 RA 的常见证型，多见于 RA 中晚期，根据全国名老中医娄多峰教授多年的临床实践及实验研究，创制的热痹清片治疗虚热证 RA，取得了显著疗效。

3. 三藤汤　由忍冬藤 20g，青风藤、海风藤、羌活、独活、怀牛膝、续断、泽泻、泽兰、桑寄生各 15g，淫羊藿、巴戟天各 12g，白僵蚕 10g，地鳖虫 8g 等组成，功用补肝肾，强筋骨，祛风除湿。适用于 RA 晚期肝肾亏虚证。每日 1 剂，水煎服，3 个月为 1 个疗程。

4. 活络通痹汤　由伸筋草、透骨草、丹参各 30g，羌活、独活、秦艽、防风、当归、红花、桂枝、元胡、香附、全蝎、乌梢蛇各 10g，蜈蚣 3 条，三七 3g（冲）等组成。功用舒筋通络，活血化瘀，温经散寒，祛湿消肿，理气止痛。1 日 1 剂，水煎服。亦可将生药加工成水丸，每次 6～8g，1 日 3 次。若患者病程长，身体虚弱，周身倦怠者，加黄芪、党参、熟地、枸杞子；若患者脾虚厌食，服药后腹中隐隐作痛者，加陈皮、白术、鸡内金、焦三仙；若服药后出现腹泻，加白术、云茯苓、诃子、芡实；若服药后出现咽干、舌燥、口渴、唇裂，加元参、知母、黄芩、石斛；若关节肿胀严重，加茯苓、薏苡仁、防己、萆薢以利水渗湿、清热消肿；服药后汗多者，加生龙牡、芡实、麻黄根。

5. 补肾祛寒治尪汤（焦树德经验方）　由川续断、熟地各 12～15g，补骨脂、骨碎补、淫羊藿、赤芍、白芍、知母、牛膝各 9～12g，制附片 6～12g，桂枝 9～15g，独活 10g，威灵仙 12g，麻黄 3～6g，伸筋草 30g，松节 15g，防风、苍术各 6～10g，炙山甲 6～9g 等组成。功用补肾祛寒，化湿疏风，活瘀通络，强筋壮骨，用于肾虚寒盛证者。若上肢关节较重者，去牛膝，加片姜黄、羌活各 9g；瘀血明显者，加血竭 0.7～0.9g（分冲）、皂刺 5～6g，自然铜（醋淬先煎）10g；兼有低热，或自觉肢体，关节发热者，去淫羊藿，加黄柏 10～12g（黄酒浸泡 3 小时后捞出入煎），地骨皮 10g；腰腿痛明显者，去苍术，加桑寄生 15～30g，加重川续断、补骨脂、牛膝的用量；筋挛节曲，肢体蜷缩者，去苍术、防风、松节，加入生薏苡仁 30g，木瓜 9～12g，白僵蚕 6～9g，加重白芍、桂枝用量；服药数十剂或百余剂，病情约已减轻三分之二，将此汤药 5 剂，共为细末，每服 3～4g，1 日 2～3 次，温黄酒或温开水送服。病程既久，故服药亦需较长时间，才能渐渐见效。

（三）中药成药

1. **白芍总苷胶囊** 白芍干燥根中的芍药苷、羟基芍药苷、芍药花苷、芍药内酯苷、苯甲酰芍药苷等具有生理功效成分的混合物，总称白芍总苷。其中，芍药苷的含量占总苷的90%以上。口服，每次0.6g（2粒），每日3次，3个月为1个疗程。本品能改善RA患者的病情，减轻患者的症状和体征，并能调节患者的免疫功能。不良反应为大便次数增多。

2. **尪痹片** 由生地黄、熟地黄、续断、附子（制）、独活、骨碎补、桂枝、淫羊藿、防风、威灵仙、皂刺、羊骨、白芍、狗脊（制）、知母、伸筋草、红花等组成。功用补肝肾，强筋骨，祛风湿，通经络。用于RA晚期，症见久痹体虚，关节疼痛，局部肿大、僵硬畸形，屈伸不利者。口服，薄膜衣片一次4片，一日3次。

3. **益肾蠲痹丸** 由骨碎补、熟地黄、当归、徐长卿、土鳖虫、僵蚕（麸炒）、蜈蚣、全蝎、蜂房（清炒）、广地龙（酒制）、乌梢蛇（酒制）、延胡索、鹿衔草、淫羊藿、寻骨风、老鹳草、鸡血藤、葎草、生地黄、虎杖等组成。功用温补肾阳，益肾壮督，搜风剔邪，蠲痹通络。用于RA症见发热，关节红肿热痛、屈伸不利，肌肉疼痛、瘦削，或关节僵硬、畸形者。研究表明，本药具有抗炎、消肿、镇痛，调节机体细胞免疫和体液免疫作用；能降低滑膜组织炎症、减少胶原纤维沉着、修复关节软骨细胞缺损部位等。饭后口服，每次8g，疼痛剧烈可加至12g，每日3次。

4. **黄芪注射液** 主要成分黄芪。20～30ml加入5%葡萄糖注射液250ml稀释后，静脉滴注，每日1次，1个疗程10～15天。功用益气养元，扶正祛邪，养心通脉，健脾利湿。用于RA气虚、阳虚者。本药治疗RA有提高机体免疫力的作用。

5. **生脉注射液** 主要成分红参、麦冬、五味子。20～30ml加入5%葡萄糖注射液250ml稀释后，静脉滴注，每日1次，1个疗程10～15天。功用益气养阴，复脉固脱。用于RA气阴两虚者。

6. **红花注射液** 主要成分为红花黄色素、红花苷和红花红色素。20ml加入5%葡萄糖注射液或0.9%生理盐水注射液250ml稀释后，静脉滴注，每日1次，1个疗程10～15天。功用活血化瘀、消炎止痛。用于RA有瘀寒征象者。

（四）单验方

1. **蚂蚁制剂** 大黑蚂蚁，烘干研为细末。每次半匙，每日3次，开水冲服；或将蚂蚁粉装入普通的空心胶囊内，每日2～3次，每次服4粒。另外，蚁王粉和蚁王精也是蚂蚁制剂的方便用品。蚂蚁是一种强壮药，含有蛋白质、氨基酸、多种维生素、微量元素等，是一种广谱的免疫增效剂。

能改善 RA 关节疼痛、晨僵，并能消肿，临床上可取得一定疗效。

2. 闹羊花侧根药蛋　鲜闹羊花侧根 500～600g，牛膝、甘草各 60～90g，或加竹鞭笋 60g，鸡蛋 10 个。先将蛋煮熟去壳，把一半药铺在锅底，将蛋放在中层，另一半药盖在蛋上，水加至与药相平，每 1～2 小时加开水一次，熬到第 7 天下午不再加水，把药汁熬干，达到蛋黄微黑即可。每日早饭后蒸服 1 只蛋，10 日为 1 个疗程。疗程间隔 7 天，轻者服 3～4 个疗程，重者服至 9 个疗程。用于 RA 中晚期骨质破坏者。

（五）针灸疗法

1. 毫针　辨证取穴：①虚热证：肺俞、肝俞、肾俞、太溪、照海、阴陵泉、三阴交、曲池、大椎；②虚寒证：肝俞、肾俞、太溪、关元、大椎、命门；③肝肾亏虚：肝俞、脾俞、肾俞、太溪、关元、命门、足三里、照海；④气血两虚：太溪、膈俞、气海、膻中、血海、脾俞、胃俞、足三里、合谷；⑤气虚血瘀：肺俞、脾俞、膻中、血海、合谷、足三里、关元；⑥痰瘀互结：肝俞、脾俞、肾俞、丰隆、阴陵泉、三阴交、合谷、足三里。方法：平补平泻法，针刺得气后留针 30 分钟，1～2 日 1 次。

2. 水针刀　先配制抗风湿合剂（利多卡因针 4ml，正清风痛宁针 50mg，曲安奈德针 50mg，雪莲针 4ml，维丁胶钙针 10ml，维生素 B_{12} 针 1mg，混合后备用）。在患者四肢各关节周围找准肿痛之点，一般为肌腱、关节囊、滑囊、腱鞘等软组织受损处。皮肤常规消毒后，根据四肢关节大小、肌肉厚薄不同，选择大中小型号鹰嘴水针刀，按水针刀垂直进针刀法，水针刀沿肌腱神经血管平行进针，避开神经血管，待患者有酸、胀、沉感时，抽无回血，注入抗风湿合剂 1～4ml，然后行割拉摇摆松解 3～5 下，出针刀，术毕，贴创可贴。针刀隔 3 日 1 次，5 次为 1 个疗程。适用于 RA 关节纤维强直，功能受限者。可配合手法治疗，活动关节，使其恢复屈伸功能。对于病程长、反复发作者，可注射蛇毒注射液 1～2ml，寻骨风注射液 2～4ml，每日 1～2 次，20 次为 1 个疗程。

3. 穴位埋线　由于 RA 病变部位较多，针刺治疗有时标本不能兼顾，此时可以埋线代替针刺，如治本背俞穴以埋线，关节局部治疗配合针刺，以达标本兼治之目的。本法适应证同针刺，但其作用时间比针刺更持久，可达 1 周。埋线有以下 2 种方法。

（1）穿刺针埋线法（注线法）：常规消毒局部皮肤，镊取一段长 1～2cm 已消毒的羊肠线，放置在腰椎穿刺针针管的前端，后接针芯，左手拇食指绷紧或捏起进针部位皮肤，右手持针，刺入到所需深度；当出现针感后，边推针芯，边退针管，将羊肠线埋植在穴位的皮下组织或肌层内，针孔处敷盖消毒纱布。

（2）三角针埋线法（穿线法）：在距离穴位1～2cm处的两侧，用龙胆紫作进出针点的标记。皮肤消毒后，在标记处用2‰的利多卡因作皮内麻醉，用持针器夹住带羊肠线的皮肤缝合针，从一侧局麻点刺入，穿过穴位下方的皮下组织或肌层，从对侧局麻点穿出，捏起两针孔之间的皮紧贴皮肤剪断两端线头，放松皮肤，轻轻揉按局部，使肠线完全埋入皮下组织内。敷盖纱布3～5天。

埋线多选肌肉比较丰满部位的穴位，以背腰部和腹部穴最常用。选穴原则与针刺疗法相同。但取穴要精简，每次埋线1～3穴，可间隔2周治疗1次。

4. 灸法　艾灸通过其温热刺激和艾叶的散寒功效，可达到温经通络、散寒除湿、舒筋活络的作用。适用于RA虚证和寒证等，以怕风怕冷为主要表现者。

（1）一般灸法：取阿是穴、大椎、肩髃、曲池、合谷、风市、足三里、三阴交、绝骨、身柱、腰阳关、肾俞、气海。方法：每次选4～6穴，施艾卷温和灸，每穴施灸10～20分钟，每日1～2次。

（2）箱灸：将整支艾条平均分为7～8份（每份3cm左右），点燃后均匀地放在特制的灸箱内（注意勿与箱边接触，以防点燃灸箱），之后盖好，放置于治疗部位，等艾条燃完后把箱子取下即可。本法多与针刺配合，亦可单独使用，治疗过程中医务人员要多询问病人，防止烫伤。

（3）发泡药膏天灸法：按患病部位选穴。肩关节痛取肩髃、肩髎、肩贞；上肢关节痛取曲池、肩髃、外关、合谷、后溪；肘关节痛取曲池、少海、手三里；下肢关节痛取环跳、阳陵泉、绝骨、足三里；髋关节痛取秩边、环跳；踝关节痛取丘墟、昆仑、太溪；膝关节痛取膝眼、阳陵泉、梁丘、曲泉；全身关节痛取曲池、足三里、外关、阳陵泉、绝骨。任取一种发泡药物研为细末，用开水调和成膏，取制备的药膏如黑豆或绿豆大1粒或若干粒，分别敷于选好的穴位上，外加大小适中的橡皮盖或小纸圆圈（以防发泡大），再用胶布固定，经8～24小时后取下。局部有绿豆大的水泡，过5～7日后水泡自然吸收，无瘢痕，有暂时性色素沉着。每次取1～3个穴位，诸穴交替使用。每隔5～6天在不同穴位上，轮流灸治。一般敷贴3～5次，疼痛消失。除药后局部起泡过大者，可用消毒针挑破，流尽黄水，涂以甲紫溶液。本灸法所治的RA，包括四肢多关节疼痛、肩部风湿痹痛，腰背部风湿痛等多部位，怕风怕冷，遇寒加重者。本法诸发泡药物为干品研末使用；也可用鲜药，将鲜药捣烂如泥膏状，用量、用法均同，其疗效亦相同。

（六）推拿疗法

应用本法治疗 RA，病情早期以和营通络，滑利关节为原则；后期骨性强直者以舒筋通络，活血止痛为原则。

1. 上肢部 ①患者坐势。医者站于一侧，一脚踩凳上，将患肢放在大腿上，用㨰法在手臂内、外侧施治，从腕部到肩部，上下往返。同时适当配合各关节的被动活动。②接上势。从肩部到腕部，上下往返用拿法，重点在肩、肘、腕部配合按揉肩髃、肩贞、肩髎、曲池、尺泽、手三里、合谷、阳池、大陵。③患者坐势，医者坐于前侧。捻、揉腕部及各掌指和指间关节，同时配合适度的摇法。然后再摇肩、肘关节，搓上肢 4～5 次。

2. 下肢部 ①患者俯卧位，医者站于旁。用㨰法施于臀部，向下至小腿后侧。髋、膝、踝关节后面做重点治疗，同时配合髋后伸、外展及膝关节的伸屈被动活动。然后按环跳、居髎、委中、承山。②患者仰卧位。医者站于旁，用㨰法施于大腿前部及内外侧，向下至小腿外侧，沿阳陵泉、足三里穴向下到踝部，同时配合髋关节的外展、外旋被动活动。③接上势。在膝关节周围用㨰法治疗，同时配合按揉膝眼。④接上势。在踝关节周围及足背用㨰法治疗，同时配合踝关节屈伸及内、外翻活动。再捻摇足趾和摇踝关节。然后拿委中，沿小腿后侧向下到跟腱 4～5 次。最后搓下肢，从大腿到小腿。不论上肢或下肢，病变较重的关节，均可加用擦法和热敷，对提高疗效有一定帮助。

（七）其他特色疗法

1. 物理疗法 本法对 RA 患者的康复具有重要的意义。发病后进行物理治疗，有利于保持或恢复肢体功能。常用的物理疗法有：全身热水浸浴法、超短波电疗法、红外线疗法、激光疗法、超声疗法、磁疗法、远红外旋磁仪、综合电磁热治疗仪、穴位磁场贴敷疗法等。

（1）有骨质改变者，理疗的目的是要改善骨、软骨的营养，预防关节强直。可选用：①短波、微波疗法：属高频电疗法，能深部透热，改善血液循环，增强新陈代谢，促进关节病理代谢产物消散，有利于骨与软骨营养；②电疗：具有消炎、镇痛、松解组织的作用，并能促进局部血液循环，改善骨及软骨的营养，每日 1 次，每次 20 分钟，20 次为 1 个疗程；③矿泉水浴疗法：可促进改善关节功能，预防关节强直。

（2）关节强直期：关节功能障碍，严重影响工作及日常生活，可选用热水浴或温泉浴，水温在 40℃左右，时间为 20～30 分钟；药浴法，可加活血通络之中药；对全身关节可用药浴疗法，如能在水中练体操则效果更为理想。

值得注意的是，所有物理因子既可治病也可致病，因此应用理疗时应视病情、机体功能状况掌握剂量和方法。

2. 运动疗法　RA急性期关节炎剧烈疼痛者，或伴有全身症状者应卧床休息；并在休息时注意体位，尽量避免关节受压，以保持关节功能位，防止畸形。在病情允许的情况下，进行被动和主动的关节活动训练，防止肌肉萎缩。对缓解期患者，在不使患者感到疲劳的前提下，多进行运动锻炼，恢复体力，并在康复医师指导下进行治疗。

(1) 保持关节功能：对于关节肿痛明显者，在全身休息的基础上，每天也要活动几下关节，可被动或主动运动，以保持现有的关节功能。

(2) 改善关节功能：对于肌肉萎缩或关节挛缩（非骨性强直）、病情稳定的患者，要尽可能的改善其功能。①肌肉萎缩：可采取肌力练习，包括等张练习、等长练习、短暂最大收缩练习；②关节挛缩：可采用运动锻炼，包括主动运动、被动运动、助力运动。

运动原则与注意事项：①炎症早期，应进行缓慢、平稳、不引起疼痛的主动运动、助力运动或被动运动；②炎症较重，病程较长，一般需用功能牵引法或加热牵引法来争取活动度的增大；并可配合理疗方法等作为辅助治疗；③运动量要由少到多，循序渐进，持之以恒。

3. 手术治疗　RA患者经长期药物治疗，疗效不满意，可以采用滑膜切除术，以截断关节病变的恶性循环。对于晚期关节畸形患者，功能受到障碍，可手术矫正畸形，或置换人工关节等，使患者工作和自理生活的能力有所提高。

四、西药常规治疗

1. 非甾体类抗炎药（NSAIDs）　为治疗RA首选药物。常用的有布洛芬、萘普生、洛索洛芬、双氯芬酸、吲哚美辛、美洛昔康、尼美舒利、塞来昔布等。本类药物可出现不良反应，如消化道溃疡、出血、穿孔，外周血细胞减少，凝血障碍，肝、肾功能损害等。用药需符合以下原则：品种个体化；剂量个体化；只有在一种抗风湿药（NSAIDs）足量使用1～2周无效后才能更改为另一种；应避免2种或2种以上NSAIDs同时服用，因其疗效不叠加，而不良反应增多。

2. 改善病情的抗风湿药（DMARDs）　该类药物发挥作用较慢，临床症状的明显改善需要1～6个月，故又称慢作用药，有改善和延缓病情进展的作用。一般首选甲氨蝶呤（MTX），视病情可用多种DMARDs联合治疗。本类药物不良反应较多，因此用药期间应定期检查血、尿常规及肝、肾功能等。

(1) 甲氨蝶呤（methotrexate，MTX）：口服、肌内注射或静脉注射均有效。常用剂量为每周 7.5～25mg。不良反应有胃肠道症状、口腔炎、皮疹、脱发、骨髓抑制、肝脏毒性、肺间质变等。

（2）柳氮磺吡啶（sulfasalazine，SSZ）：从小剂量逐渐加量有助于减少不良反应，每日 250～500mg 开始，之后每周增加 500mg，直至每日 2.0g，如疗效不明显可增加至每日 3.0g。不良反应有皮疹、骨髓抑制、胃肠道不耐受等，对磺胺过敏者不宜服用。

（3）来氟米特（leflunomide，LEF）：剂量为 10～20mg/d，来氟米特和 MTX 有协同作用。不良反应有腹泻，瘙痒，可逆性转氨酶升高，脱发，皮疹等。

（4）抗疟药（antimalarials）：羟氯喹 200～400mg/d，起效较慢，3～4个月达高峰，至少服 6 个月后才能宣布有效或无效，有效后可减量维持。服药半年左右应查眼底。不良反应有皮疹，腹泻，视网膜毒性等，禁用于窦房结功能不全、传导阻滞者。

（5）艾拉莫德（iguratimod）：是近年新型慢作用抗风湿病药。片剂，1次 25mg（1 片），1 日 2 次，早、晚饭后各 1 次。不良反应有白细胞减少，胃部不适，皮疹，恶心，瘙痒，脱发，失眠，血红蛋白下降等。

（6）其他：①硫唑嘌呤（azathioprine，AZA）：50～150mg/d，症状好转后，渐减量，维持量为 50mg/d。不良反应有恶心呕吐，皮疹，药物热，肝损害，黄疸，白细胞减少等。②环孢素（cyclosporin，CsA）：用于重症类风湿关节炎。剂量 3～5mg/(kg·d)，维持剂量 2～3mg/(kg·d)。主要不良反应有高血压，肝肾毒性，神经系统损害，继发感染，肿瘤以及胃肠道反应、毛多等。

3. 糖皮质激素　治疗 RA 能迅速减轻关节疼痛、肿胀，在关节炎急性发作或伴有重要脏器受累者，可予激素治疗。小剂量糖皮质激素（每日泼尼松 10mg 或等效其他激素）可缓解多数患者的症状，并在 DMARDs 起效前发挥桥梁作用。在治疗时补充钙剂和维生素 D 以防止骨质疏松。关节腔注射激素可减轻关节炎症，但不宜超过 3 次/年。激素不能阻止病情进展，因此不是首选药，且长期使用副作用多，故应严格控制适应证。

4. 生物制剂　抗肿瘤坏死因子-α 拮抗剂治疗 RA 是近年来风湿病领域的重要进展之一。若病情活动期，传统 DMARDs 治疗无效，可考虑使用。现已应用临床的有依那西普（etanercept）、英夫利昔单抗（infliximab）和阿达木单抗（adalimumab），均是通过抑制肿瘤坏死因子-α 来达到控制炎症和病情的目的。若联合 DMARDs 应用效果更好。但价格昂贵，且增加一定感染风险，对于活动性结核患者禁用，病毒性肝炎慎用。

【特色疗法述评】

1. 类风湿关节炎是临床上最为常见的风湿病，其致残率高，危害较大。西医对 RA 的治疗主要有非甾体类抗炎药、慢作用抗风湿药、糖皮质激素以及生物制剂等。但相对于西药长期应用的不良反应，以及经济负担等因素，越来越多的患者选择中医药治疗。近年来，随着中医药的发展，中医药治疗本病的疗效不断提高，治疗方法也不断增多。中医药治疗本病优势明显，既可增强疗效、改善患者生活质量，又能在一定程度上减少和抑制西药引起的副反应。

2. 近年来，中医药治疗 RA 的研究也取得了一定成果。如应用雷公藤治疗本病，疗效肯定，其机制与其抗炎镇痛、免疫抑制、增强肾上腺皮质功能、改善脂质代谢等作用有关。白芍总苷治疗 RA 具有抗炎镇痛、免疫调节、抗氧化作用等。在 RA 活动期可选用秦艽、忍冬藤、荆芥、青风藤、萆薢、昆明山海棠等祛湿清热止痹的药物，可起到镇静抗炎止痛、调节免疫类激素样作用；在疾病后期，选用熟地、山药、山萸肉、砂仁、麦冬、玄参等养阴清热药物，可拮抗激素引起的阴虚内热的表现；同时可选用杜仲、淫羊藿、补骨脂、骨碎补等补肝肾药物以防治激素应用导致的骨质疏松。现代药理研究表明，清热除湿、活血化瘀之品可改善血液循环，调节内分泌紊乱，抑制病原体、抗炎、抗过敏、抗渗出，增强免疫力；通络止痛药具有抗菌、抗病毒、镇痛作用；补气养阴药可调节机体内分泌，提高免疫功能。诸药合用起到抑菌、抗组织变态反应、恢复机体正常生理功能的作用。

3. 对于治疗 RA 成方研究也有进展。研究发现：四物汤治疗本病可改善高黏度的血流，对血小板聚集有拮抗作用。血府逐瘀丸对微循环和血液流变性均有影响，并可增强免疫功能。桂枝芍药知母汤可抑制或控制 RA 病情发展。乌头汤有较明显的抗炎镇痛作用，使 RA 之"滑膜炎"本质可从细胞及分子水平和生理、生化指标的检测结果得到部分证实，从而使中医的治法方药有所依据。

4. 随着中医学的发展，中医药治疗方法日趋多样，除中药内服外，还有针灸、外敷、埋线、穴位注射等方法，均取得了较为肯定的临床疗效。综合治疗是近年来普遍被各位医家认可的诊疗思路，充分体现了标本兼治、治未病的中医学术思想。现代研究表明针灸对免疫有着很强的调节作用，其调节作用可涉及体液免疫、细胞免疫等多个环节，可使异常增高的免疫球蛋白下降，并对 T 细胞亚群、NK 细胞等多种免疫细胞及因子产生影响，达到治疗效果。

5. 中医药治疗 RA 的研究进展很快，也取得了令人瞩目的成果，但仍存在一些有待提高和完善的问题。①中医诊断标准、辨证标准、疗效标准缺乏统一性，给中医治疗本病的客观评价带来了一定的困难，导致治疗的疗效性、可比性和可重复性差。②临床报道大多局限于疗效观察或经验总结；且近期临床疗效观察多，而对于中远期临床效果的观察如 1～2 年或更长的较少；而对于观察指标的选择上，反应抑制滑膜炎症、阻止骨质侵袭这一优势上的指标更少。③临床实验研究尚不够深入，研究设计缺乏严谨性、科学性、规范性；大部分临床资料缺乏对照；缺乏前瞻性强、大样本、多中心、对照盲法试验研究及多中心的循证医学评价。④运用中西医结合方法对本病的中医病因病机研究较少，中医药治疗本病机制的研究也相对较少。⑤对一些有效的复方或单味药的药理研究还不够深入，用中西医结合方法对辨证论治研究较少，不能充分发挥中医药治疗 RA 的优势。⑥对中药剂型和治疗方法的研究较少，仍然是制约中医药应用和推广的重要因素。

6. 今后研究应注重客观性、科学性和可重复性，应结合现代免疫学、遗传学、分子生物学、药理学等多科知识，注重观察临床症状、免疫学指标与基因表达的相关性，检验结果及病情活动指标的相关性；选择观察指标时可增加能反应阻止骨质侵袭的相关的细胞因子、分子水平甚至基因水平的指标以提高研究水平的前沿性。在疗效确切的复方或单味药的基础上进一步深入，科学而严谨地筛选有效成分。剂型的研究应当以方便、高效、低毒为主，以减少长期用药给患者带来的全身性的毒副反应。探索和创新中医药治疗本病的方法，以辨证治疗结合其他疗法的综合提高治疗疗效。注重患者整体状况和生活质量的改善情况。

【主要参考文献】

1. 娄玉铃. 中国风湿病学 [M]. 北京：人民卫生出版社，2001；2089-2110.

2. 吴启富，叶志中. 风湿病中医特色治疗 [M]. 沈阳：辽宁科学技术出版社，2002；34-42.

3. 娄玉铃. 风湿病诊断治疗学 [M]. 郑州：郑州大学出版社，2003；137-157.

4. 中华医学会. 临床诊疗指南·风湿病分册 [M]. 北京：人民卫生出版社，2005；1-10.

5. 娄高峰，娄玉铃. 娄多峰论治风湿病 [M]. 北京：人民卫生出版社，2007；214-218.

6. 王承德，沈丕安，胡荫奇. 实用中医风湿病学 [M]. 第 2 版. 北京：人民卫生出版社，2009；501-517.

7. 娄玉铃. 中医风湿病学 [M]. 北京：人民卫生出版社，2010；299-304，315-321.

8. 北京协和医院. 北京协和医院医疗诊疗常规·风湿免疫科诊疗常规 [M]. 北京：人民卫生出版社，2012：50-54.

9. 张奉春. 风湿免疫科诊疗常规 [M]. 北京：中国医药科技出版社，2012：27-31.

10. 李满意，娄玉铃，杨林江. 娄多峰教授治疗类风湿关节炎经验总结 [J]. 风湿病与关节炎，2013，2 (7)：45-50.

11. 李满意，娄玉铃，贾军辉. 热痹清片治疗虚热型类风湿关节炎 138 例临床报告 [J]. 风湿病与关节炎，2012，1 (2)：45-46.

12. 何羿婷，陈伟，焦树德. 焦树德教授补肾祛寒法治疗尪痹、大偻经验介绍 [J]. 新中医，2004，34 (6)：7.

（娄玉铃　秦　涛）

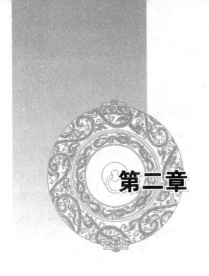

第二章　系统性红斑狼疮

系统性红斑狼疮（systemic lupus erythematosus，SLE）是自身免疫介导的以免疫性炎症为突出表现的弥漫性结缔组织病，血清中出现以抗核抗体为代表的多种自身抗体和多系统累及是系统性红斑狼疮的两个主要临床特征。本病好发于生育年龄女性，多见于 15～45 岁年龄段，女∶男为7～9∶1。

本病因其临床表现多样化，在中医学文献中并无相似的病名，但对其临床表现有类似描述。如对面部红斑及全身皮疹称之为阴阳毒、阳毒发斑、蝴蝶斑、日晒疮、鬼脸斑、面游风、血风疮等。若累及周身，称为"周痹"，而多关节疼痛属于"痹证"，有肾炎、肾功能损害属"水肿"，有肝脏损害属"黄疸""胁痛"，有心脏损害属"心悸"，有胸水者属"悬饮"。红斑狼疮是一个全身性多脏器受损的疾病，很难归于中医学某一独立病证之中，临床时必须根据其主要表现，进行辨证施治。

随着各领域对系统性红斑狼疮基础理论和临床诊断治疗研究的不断深入，其治疗渐达成共识，从疾病的复杂性到治疗过程中许多免疫抑制药不良反应的发生，更领悟到对该病要重视整体治疗。中医学核心是整体观念与辨证论治，对该病的切入点关键是中、西医优势互补。危急重症系统性红斑狼疮治疗需依赖西医西药以挽救患者生命，主要用非甾体类抗炎药、糖皮质激素和免疫抑制剂等药物治疗本病，而轻中度系统性红斑狼疮或稳定期患者可充分发挥中医中药特色，提高患者生存质量和寿命。

【病因病机】

一、中　医

系统性红斑狼疮发病的内因为先天禀赋不足，体质虚弱，加之七情内伤，劳累过度或久病失养，以致阴阳气血失去平衡，气滞血瘀，经络阻隔，毒邪犯脏而致。这是本病的内在基础。外因为感受外邪，饮食失调，药物诱发，外受热毒之邪侵袭，是导致本病发作的外部条件。

1. 先天不足　本病多有先天禀赋不足，阴阳失调，肾阴亏损。女子体阴而用阳，阴常不足，少女、少妇正值气火旺盛之时，多有阴虚内热，外邪乘虚而入，"邪入于阴则痹"，痹阻先在阴分，阴虚为本，如若房事不节，命相火动，水亏于下，火炎于上，阴火消烁，真阴愈亏，病久阴血暗耗，阴损及阳，气阴两虚，时有外感引发，病深则阴阳两虚。

2. 肝肾阴虚　先天肝肾阴虚，阴虚不能制火，以致邪火内生，邪毒又与肝肾不足互为因果，先天阴亏导致后天阳亢，阳亢又进一步灼伤阴津，热毒日盛，阴液益虚，由气入血，致使气血逆乱，阴阳失调。

3. 六淫外伤　风、暑、火、燥等阳邪，阳热亢盛，消灼阴液，是其主要外因，冬春有风寒外袭，由腠理而入，与气血阻滞脉络，化热则伤阴；夏有湿热交阻，盛暑则阳光灼热，暑热由皮肤而入，酿成热毒；秋有燥热伤津，津亏血燥而口眼干燥，瘀滞痹阻则关节酸痛。风寒暑湿燥火，外能伤肤损络痹阻经脉，内能损及气血津液、五脏六腑，无处不至。

本病基本病机是素体虚弱，真阴不足，热毒内盛，痹阻脉络，内侵脏腑。病位在经络血脉，以三焦为主，与心、肝、脾、肾密切相关，可及肺、脑、皮肤、肌肉、关节，遍及全身多个部位脏腑。本病的性质是本虚标实，肝肾阴虚血虚为本，郁热、火旺、瘀滞、积饮为标。本病初病在表，四肢脉络痹阻，先表后里，由表入里，由四肢脉络入内而损及脏腑气血津液。入内由上焦而下，渐至中焦，而后入下焦，由轻渐重，由浅渐深。在表在上焦较为轻浅，入里入下焦病为深重，若表里上下多脏同病，当为重症，如再由下而上，弥漫三焦，五脏六腑俱损，上入巅脑是为危急重症。

二、西　医

本病病因目前尚不十分清楚，一般认为是多因性的，遗传、环境、性激素等多种因素相互作用造成机体免疫功能紊乱与本病发病有关。

1. 遗传因素　系统性红斑狼疮有遗传倾向性及家族发病聚集性。同卵双胎的发病率为40%，而异卵双胎者发病率仅为3%。另外，系统性红斑狼疮患者近亲中本病的发病率高于一般人群中本病的发病率。

2. 环境因素　①日光：日光过敏见于40%的系统性红斑狼疮患者，表现为光照部位出现红斑丘疹，皮疹加重或全身状况恶化等。②感染：某些病毒感染可通过活化β细胞导致自身抗原释放，而启动系统性红斑狼疮或使狼疮复发。③药物：普鲁卡因胺、肼屈嗪、甲基多巴、苯妥英钠、异烟肼、青霉胺、磺胺、金制剂等可使潜在狼疮患者发生临床型的系统性红斑狼疮。

3. 性激素　系统性红斑狼疮好发于育龄期妇女，系统性红斑狼疮动物模型中，NZB/NZO 鼠中，雌性较雄性病情重，用雄激素治疗后可使病情缓解，而雌激素可加重病情。妊娠可诱发狼疮或加重狼疮病情。

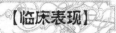

【临床表现】

一、全　身　表　现

系统性红斑狼疮的全身表现缺乏特异性，包括发热、乏力、体重减轻等。在病程中约有80%的患者出现发热，其中多数为高热，体温可持续在39℃，也可为间歇性发热，少数患者出现低热。有80%～100%的患者病程早期出现乏力症状，可早于皮疹、关节肿痛等症状。有60%～70%的患者出现体重下降，病情恶化前体重可迅速下降。

二、皮肤黏膜表现

皮肤表现是系统性红斑狼疮常见的症状。有55%～85%的患者出现皮肤损害，28%的患者皮损早于其他系统损害，常见的皮肤损害有：红斑、光过敏、脱发、雷诺现象、口腔溃疡、荨麻疹、皮肤血管炎等。

三、骨骼肌肉系统表现

1. 关节病变　系统性红斑狼疮的关节病变是疾病活动的表现之一，也是最常见的一种首发症状。研究证实88%～100%的患者可有关节痛或关节炎。关节炎表现为关节肿胀、压痛及活动受限，有时有关节积液。

2. 肌腱、肌肉等软组织病变　10%的系统性红斑狼疮患者出现肌腱端病。表现为附着于骨部位的韧带、肌腱或关节囊的炎症，如跟腱炎、跖筋膜炎及上髁炎等。还有少数患者发生自发性肌腱断裂，如髌下韧带、跟腱等。皮下结节在本病的发病率为5%～7%，多见于关节旁，如鹰嘴及掌指关节伸侧。本病约半数患者出现肌肉症状，可分为炎症性肌病及药物相关性肌炎两种情况。系统性红斑狼疮的炎症性肌病常是轻度至中度，表现为四肢近端肌群肌痛、肌压痛和肌无力。血清肌酸磷酸激酶及乳酸脱氢酶等肌酶升高。肌电图为肌源性损害或无明显异常。

四、肾　脏　表　现

肾脏表现是 SLE 最重要的临床表现之一，几乎所有的 SLE 患者在病程中均可出现肾脏受累，尿毒症是 SLE 患者严重的并发症，也是造成 SLE 患者死亡的重要原因。

五、呼吸系统表现

在 SLE 中，呼吸系统受累相当多见，病变侵及胸膜、肺实质、气道、肺血管和呼吸肌等处，其临床表现可有胸痛、咳嗽、呼吸困难等。约半数系统性红斑狼疮患者出现肺及胸膜病变，主要包括胸膜炎、肺间质纤维化、狼疮肺炎和肺血管病变，出现肺部病变的 SLE 患者往往预后不佳。

六、心血管系统表现

心脏病变是 SLE 最重要的临床表现之一，具有较高的发病率和病死率。心脏受累的发病率为 52%～89%。SLE 可累及心脏各个部分，包括心包、心肌、心内膜及冠状动脉，可有心包炎、心肌炎、心内膜炎及瓣膜损害等病变。心包炎是 SLE 最常见的心脏表现，它可以无症状或有短暂的心包摩擦音，也可以有大量的心包积液，一般是渗出液，很少发展为心脏压塞或缩窄性心包炎，常伴有胸腔积液。

七、神经和精神表现

系统性红斑狼疮有各种各样的神经精神病变。神经系统的各个部分均可受累，临床表现多种多样，癫痫是中枢神经系统受累最常见的一种表现，甚至是许多患者的首发症状。SLE 患者的精神表现包括精神病、情感障碍、器质性脑病综合征、认知损害、药物反应（特别是糖皮质激素）、生物节律紊乱及自主神经系统紊乱等。SLE 患者的精神表现变化迅速，临床上大约有 40% 的患者以抑郁症状为主，25% 表现为躁狂症，5% 为双相性情感障碍，15% 呈精神分裂症或偏执型精神病，还有 10% 的患者出现急进性谵妄。

八、血液系统表现

超过半数系统性红斑狼疮患者在病程中出现血液系统异常，以贫血最多见。几乎所有 SLE 患者在病程的某一时期均可能出现贫血，贫血的轻重与病程和病情的严重程度有关，多数患者为轻度至中度贫血。白细胞减少发生率仅次于贫血。白细胞减少与疾病活动、药物治疗、自身抗体及骨髓功能降低有关。血小板减少可以是 SLE 病情活动的一种临床表现。

九、消化系统表现

消化系统各个部位均可受累，缺乏特征性，可出现食欲缺乏、恶心、呕吐、腹痛或腹泻、急性腹膜炎、胰腺炎、胃肠道出血、肠坏死、穿孔或肠梗阻等。常有轻度至中度肝大或脾大，肝酶升高及黄疸等。

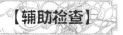

一、一般检查

血常规和尿常规检查对提示本病的血液和肾脏病变有重要意义，红细胞沉降率、血清C-反应蛋白在疾病活动时正常或略增高，而当伴有感染，特别是细菌感染时则迅速增高。

二、免疫学检查

1. 抗核抗体　ANA是系统性红斑狼疮的标准筛选试验，其特异性不强，95％以上系统性红斑狼疮患者出现抗核抗体阳性。抗核抗体滴度与疾病活动性不一定完全平行。

2. 抗双链DNA抗体　对系统性红斑狼疮有特异性。在系统性红斑狼疮活动期，抗双链DNA抗体的结合率高于20％，病情缓解其结合率可下降。

3. 抗Sm抗体　该抗体对系统性红斑狼疮具有特异性，可被认为是系统性红斑狼疮的标记性杭体，但阳性率仅为20％～30％。该抗体与疾病活动无关，仅是诊断标志。

4. 抗核糖体抗体　是系统性红斑狼疮少数胞质抗原的抗体，有一定的特异性。在系统性红斑狼疮的阳性率为10％～25％。如果无其他自身抗体而仅出现抗核糖体抗体时，其抗核抗体往往是阴性的。

5. 抗SSA抗体、抗SSB抗体　在SLE中抗SSA抗体、抗SSB抗体阳性率分别为30％～40％、15％～25％。

6. 抗磷脂抗体APL　SLE患者中抗磷脂抗体的阳性率为20％～50％，与血栓形成有密切关系，其阳性患者易患各种栓塞性疾病、反复流产或血小板减少，是抗磷脂综合征中最主要的病因。

7. 补体　总补体CH50可反映系统性红斑狼疮的临床活动度，补体C3、C4的下降也代表疾病活动。

三、组织活检

1. 皮肤狼疮带试验　取系统性红斑狼疮的活检皮肤应用免疫荧光法进行检查，在表皮和真皮连接处可见免疫球蛋白或补体成分的荧光着色，是颗粒状"条带"，为狼疮带试验阳性。具有诊断参考价值，尤其对无皮疹者。

2. 肾脏活检　对肾脏穿刺组织进行光镜、免疫荧光及电镜检查，有利于诊断和鉴别诊断，对判断狼疮肾炎病理分型，确定治疗及估计预后有帮助。

【诊断与鉴别诊断】

一、诊 断 标 准

目前国际上普遍采用美国风湿病学会（ACR）1997 年修订的系统性红斑狼疮诊断标准，其敏感性和特异性均为 96% 左右。

二、鉴 别 诊 断

1. 西医　本病应与药物性狼疮、类风湿关节炎、结节性多动脉炎、多发性肌炎或皮肌炎、混合性结缔组织病、系统性硬化症等疾病相鉴别。

2. 中医　本病应与日晒疮、药毒、猫眼疮、接触性皮炎等相鉴别。

（1）日晒疮：两者均见皮疹，日晒后加重。但日晒疮多见于夏季，皮疹好发于暴露部位，如额、面颊、颈项、手背和前臂等处，一般 2～3 天可自然消退。本病则好发于青年女性，以盘状红斑多见，皮损好发于面部，尤以两颊、鼻部为著，其次为头项、两耳、眼睑、额角等处，同时伴有关节痛、疲倦乏力、发热等其他症状，两者不难鉴别。

（2）药毒：两者均可见皮疹。但药毒发病前有用药史，皮疹多呈全身性，对称性，且有由面颈部迅速向躯干四肢发展的趋势，皮损形态多样。本病则以面部红斑合并关节、肌肉、骨骼及其他脏腑的病变为特点，两者不难鉴别。

三、SLE 病情轻重程度的评估

1. 轻型 SLE　SLE 诊断明确或高度怀疑，临床病情稳定，SLE 可累及的靶器官（包括肾脏、血液系统、肺脏、心脏、消化系统、中枢神经系统、皮肤、关节）功能正常或稳定，呈非致命性，无明显 SLE 治疗药物的毒性反应。

2. 重型 SLE　包括：①心脏：冠状动脉血管受累，Libman-Sacks 心内膜炎，心肌炎，心脏压塞，恶性高血压；②肺脏：肺动脉高压，肺出血，肺炎，肺梗死，肺萎缩，肺间质纤维化；③消化系统：肠系膜血管炎，急性胰腺炎；④血液系统：溶血性贫血，中性粒细胞减少（白细胞 $4 \times 10^9/L$），血小板减少（$50 \times 10^9/L$），血栓性血小板减少性紫癜，动静脉血栓形成；⑤肾脏：肾小球肾炎持续不缓解，急进性肾小球肾炎，肾病综合征；⑥神经系统：抽搐，急性意识障碍，昏迷，脑卒中，横贯性脊髓炎，单神经炎和（或）多神经炎，精神性发作，脱髓鞘综合征；⑦其他：包括皮肤血管炎，弥漫性严重的皮损、溃疡、大疱，肌炎，非感染性高热有衰竭表现等。

3. 狼疮危象　是指急性的危及生命的重症 SLE，包括急进性狼疮肾炎、严重的中枢神经系统损害、严重的溶血性贫血、血小板减少性紫癜、中性粒细胞缺乏症、严重心脏损害、严重的狼疮肺炎、严重的狼疮肝炎、严重的血管炎等。

【治疗】

一、一 般 治 疗

倡导追求健康生活方式，养成良好的起居饮食习惯，改善居住环境，保持室内空气清新。特别强调在饮食和服用药物上注意忌口。

1. 药物忌口　①提高人体免疫功能的药物：如人参、西洋参、绞股蓝含有人参皂苷，能提高人体免疫功能，但它既能提高人体的细胞免疫，同时又能提高人体的体液免疫，提高免疫球蛋白，使免疫复合物增多，激活抗核抗体，从而加重和诱发 SLE。因此，人参、西洋参、绞股蓝及其复方制剂、药品保健品等均应慎用，一般不宜使用。②能引起光敏感的药物：补骨脂、独活、紫草、紫浮萍、白蒺藜、白芷，这些药物除非对症治疗需要，可以短期使用，但不可常用。③使雌激素增高的药物：紫河车（胎盘）、脐带、蛤蟆油、蜂王浆及含雌激素的避孕药等，因为人体内雌激素增高是 SLE 发病的一个不可忽视的重要因素，故应避免使用。④加重肝肾损害的药物：有些药物对正常的肝肾功能并无影响，但是一旦出现肝肾功能损害的情况，则会因服用而加重病情，如生甘遂、杜仲、佩兰、木通、铁树叶、望江南子、萱草根、苍耳子、川楝子、苦楝根皮、黄药子等，临床应避免使用。⑤一些西药常引发或加重本病：如肼屈嗪、普萘洛尔、氯丙嗪、甲硫氧嘧啶、金制剂、D-青霉胺、苯妥英钠、异烟肼、链霉素、青霉素、磺胺类等，应避免使用。

2. 食物忌口　①温热之品：羊肉、狗肉、马肉、驴肉、鹿肉等，由于性温热，食用后不仅会加重 SLE 患者的内热症状，而且在临床上发现个别患者因此加重和诱发了狼疮的病情，造成不良后果，故不宜食用。辣椒、青椒、大蒜、大葱、韭菜、桂圆等过于热性的食物并不绝对忌口，但不宜多食、常食。②菠菜：传统认为能发疮，现知菠菜能增加狼疮肾炎的蛋白尿和管型，并能引起尿浑浊和尿路结石（草酸盐结晶），故不宜食用。③增加光敏感：香菇、芹菜、草头（南苜蓿、紫云英），能引起光敏感、面部红斑、皮疹，故 SLE 患者不宜食用。④对于长期服用激素而引起高脂血症的患者，应注意少吃脂肪和胆固醇含量较高的食物，如肥猪肉、猪油、猪内脏、鸡油、肥鸭、肥鹅、肥牛肉、羊肉、带鱼、鳗鱼等，含糖的甜食在体内能转化脂肪，也应少食。⑤烟酒：不宜饮酒，也不能随便用药酒或补酒进行治疗，以免加重病情。香烟中烟碱等有害成分能刺激血管壁而加重血管炎，应戒掉。⑥豆类：狼疮肾炎后期肌酐、尿素氮增高的氮质血症，以及尿毒症的患者，应少食或不食豆类制品，以免加重肾脏负担。

3. 生活调理　急性活动期患者应卧床休息，慢性期或病情稳定的患者可适当参加社会活动和工作。注意劳逸结合、适当锻炼，性生活应节制，不能过度疲劳，防止感冒，感冒是诱发和加重 SLE 病情的主要因素之一。有光敏感者，应避免皮肤直接暴露于阳光下。

二、急性活动期治疗

系统性红斑狼疮活动期应遵循规范化的治疗方案，急性发作者，一般表现为热毒炽盛、邪毒攻心、热邪犯脑等，此期中医辨证以邪实为主，不主张单用中药，尤其是伴有系统损害者，但在应用激素及免疫抑制剂治疗的同时，加用中药治疗可起到强化疗效，减轻毒副作用的双重作用。值得注意的是，对重型狼疮患者，主张用方精简，针对患者最主要的问题，各个击破，切不可囫囵吞枣式的顾及多个症状，这样药效不够，不能使药达病处。

（一）辨证论治

1. 气营热盛

主症：高热不恶寒或稍恶寒，满面红赤，红斑红疹，咽干目赤，口渴喜冷饮，尿赤而少，大便干结，气急喘息，关节疼痛。舌红苔黄，脉滑数或洪数。

治法：清热泻火，凉血祛斑。

方药：三石汤合清瘟败毒饮加减。水牛角、生石膏、滑石、生地黄、鲜芦根各30g，玄参、金银花、知母、黄芩、鲜菖蒲、牡丹皮各15g，紫草20g，赤芍10g。高热不退加牛黄粉、羚羊角粉或紫雪散，以加强清热除火之力；关节痛加忍冬藤、桑枝各15g治痹通络，又有清热之力；衄血，尿血加藕节炭、白茅根各10g清热凉血；如有头痛呕吐寒战、舌苔转黄厚，有热毒之象者，加黄连、黄柏、大黄、贯众各10g，板蓝根20g等清热解毒。相当于 SLE 急性发作期，加用中药治疗可增强疗效。

2. 热毒炽盛

主症：发病急骤，高热持续不退或弛张热，烦躁，口渴，面赤，面部或手指新发红斑，关节肌肉疼痛。甚者皮肤紫癜，便血，尿血等，或狂躁谵语、神昏惊厥，小便黄赤，大便秘结。舌质红绛，苔黄，脉弦细数或滑数。

治法：清热解毒，凉血消斑。

方药：十八子克斑汤（《李志铭经验妙方》）。羚羊角粉3g（冲服，或羚羊角丝10g，先煎半小时），白花蛇舌草、生石膏各30g，救必应、野菊花、金银花、生地黄、丹皮、地丁各20g，连翘、赤芍、地龙各15g，桔梗10g。神昏谵语者，可加安宫牛黄丸或紫雪丹1丸，研末冲服；惊厥狂乱者，可加钩藤、僵蚕各15g，或珍珠母30g；面部红斑明显者，可加茜草、红花各15g；鼻衄者，可加白茅根、侧柏炭适量；关节肿痛者，可加海风藤、乌梢蛇、路路通各15g；大便干结者，可加火麻仁30g，或生大黄5～10g（后下）；小便短赤者，可加车前草、泽泻各15g。相当于SLE急性发作期，加用中药治疗可尽快缓解症状，减少西药治疗的副作用。

3. 热郁积饮

主症：胸闷胸痛，心悸怔忡，时有微热，咽干口渴，烦热不安，红斑丘疹。舌红苔厚腻，脉滑数、濡数，偶有结代。

治法：清热蠲饮，利水渗湿。

方药：葶苈大枣泻肺汤合泻白散加减。葶苈子、桑白皮、生石膏、生地黄、生薏苡仁各30g，白芥子、知母、沙参、黄芩、猪苓、茯苓、郁金、枳壳各15g，五加皮20g，杏仁、甘草各10g，大枣10枚。体壮实者可用制甘遂末吞服，以攻遂水饮，得泻即可，不宜多用；发热加板蓝根、大青叶10g加强清热之力；畏冷或白痰多者加桂枝10g以通调水道，反佐化饮；心悸、脉结代加玉竹、五味子、丹参各10g，龙齿20g养心宁神；咳痰加浙贝母、炙百部10g清肺止咳；气急胸闷加炙苏子、瓜蒌皮、川厚朴各10g宽胸顺气。此证型相当于SLE引起心脏损害，表现为心包炎、心肌炎、心瓣膜炎及胸膜炎等，在治疗中可加用中药调节改善患者症状。

4. 脑虚瘀热

主症：头昏头痛，低热不退，口干口渴，甚至神昏谵妄，胡言乱语，躁狂不已，或四肢抽搐，口吐痰涎，皮肤瘀斑。舌质紫暗或有瘀斑，苔黄、脉数而滑。

治法：健脑化瘀，安神定志。

方药：补脑祛瘀方加减。生地黄、何首乌、白蒺藜各30g，枸杞子、麦冬、天麻、蔓荆子、赤芍、泽兰、茯苓、半夏各15g，知母20g，川芎、陈皮、制穿山甲、僵蚕各 10g，甘草 5g。头痛严重加全蝎、蜈蚣，白蒺藜加至 60g；神志不清加安宫牛黄丸；癫痫样抽搐加钩藤、制南星、石菖蒲各 10g。此证型相当于 SLE 引起轻度脑损害，脑电图可以轻度异常改变。

在临床论治中，我们着重强调在疾病的治疗过程中要寻找中医治疗的切入点，在急性期使用大量糖皮质激素、免疫抑制剂的过程中，出现各种副反应的时候，加用中医药治疗，改善患者症状，使患者平稳过渡。具体治疗则需要结合患者年龄、体质、病情及出现的兼夹证等各种状况分别论治。如重型狼疮患者，临床激素治疗量大、疗程长，若出现消化道反应，恶心呕吐、胃痛、腹泻、纳差等，可加用小半夏加茯苓汤调理脾胃，用药如下：茯苓、法半夏、白术、陈皮各 10g，酒黄精、党参各 15g，临床应用效果颇佳，一般 2～3 剂即可改善患者纳差等症状情况。又如在应用免疫抑制剂的过程中，患者常出现月经不调、不孕等，辨证应用中药四物汤及失笑散，用药如下：熟地 15g，桃仁、五灵脂、蒲黄、当归、白芍、川芎各 10g，柴胡 3g，可改善患者月经情况。如出现肝功能有异常，中医辨证可见患者口苦纳呆，两胁胀痛，月经提前，经血暗紫带块，烦躁易怒；或肝脾大、皮肤红斑、瘀斑等，治法可加用大柴胡汤以加强活血养肝，清热退黄，方药如下：柴胡、郁金、知母、猪苓、枳壳、川楝子、泽兰各 15g，生地黄、女贞子、黄芩、败酱草、蒲公英、茵陈各 30g，大黄 10g，甘草 5g，大枣 5 枚。如针对合并胸闷气短、失眠多梦的患者，治以益气养阴，安神宁志，用药如下：天冬、人参、茯神各 15g，黄芪、当归、白芍、丹参、莲子心各 10g，柏子仁、远志各 20g 等。如出现股骨头坏死等，则要提倡活血养血，行瘀通络的治法。总之，在临床辨证中，可见多种情况交织在一起，即使在辨证方面也要掌握主要矛盾，从主要矛盾着手，意虽繁而方药从简。

（二）特色专方

1. 犀角地黄汤（《备急千金方》） 由犀角（现以水牛角代替）、生地黄、赤芍、牡丹皮等组成。清热解毒、凉血散瘀。用于热毒炽盛证，症见：高热，神志时清时昧，面部红斑加深，皮肤青紫瘀点，鼻衄、出血、舌红，苔黄，脉弦数。

2. 紫雪丹（《太平惠民和剂局方》） 由人工麝香、羚羊角、犀角（水牛角代替）、朱砂、滑石，寒水石、磁石、生石膏、玄参、升麻、甘草、青木香、沉香、玄明粉、火硝、黄金、丁香等组成。清热镇痉、开窍。用于狼疮高热或各种感染高热、烦躁，神志不清，语言错乱，舌质红绛，苔黄厚且干。本品为散剂，每次 1.5～3g，吞服。现中成药中去黄金粉。

3. 清营汤（《温病条辨》） 由犀角（现用水牛角代替）、生地黄、玄参、竹叶、金银花、连翘、黄连、丹参、麦冬等组成。清营解毒。用于狼疮或感染引起的高热、神志不清，舌红绛而干。

4. 羚角钩藤汤（《通俗伤寒论》）　由羚羊角、桑叶、川贝母、钩藤、菊花、白芍、竹茹、茯神、鲜生地黄等组成。清肝息风。用于 SLE 脑损害，出现神昏，手足抽搐，头痛且晕，高热不退。

5. 清瘟败毒饮（《疫疹一得》）　由生石膏、生地黄、犀角（以水牛角代替）、黄连、栀子、玄参、黄芩、知母、赤芍、牡丹皮、竹叶、连翘、桔梗、甘草等组成。清热解毒。用于 SLE 血管炎合并溃疡感染。

（三）中药成药

1. 狼疮丸　由金银花、连翘、丹参、赤芍、蒲公英、白鲜皮、桃仁、红花、蜈蚣等17味中药组成。每丸9g，日服2次，持续3～5年。单用狼疮丸者96例，有效率85%，激素加中药者230例，有效率92%，对活动期患者，用狼疮丸和激素治疗3～11个月之后停用激素或减量者，有效率72.6%，比单用激素症状控制快，体力恢复较好，很少出现激素不良反应。

2. 青蒿制剂　对盘状红斑狼疮有一定效果。青蒿蜜丸，每丸10g，每日3次，每次1～2丸。浸膏片，每片0.3g，约含青蒿生药1g，每次3～5片，每日2～3次。

3. 复方金荞片　有清热解毒功效，用治系统性红斑狼疮和盘状红斑狼疮。每片0.6g，每日16～24片，分3次服，4周为1个疗程。

4. 昆仙胶囊　由昆明山海棠、淫羊藿、枸杞子、菟丝子组成，功效补肾通络，祛风除湿。主治系统性红斑狼疮关节肿胀疼痛，屈伸不利，蛋白尿，肢体浮肿，结节红斑，皮肤血管炎等，每粒0.3g，每次2粒，每日3次，口服。

（四）针灸疗法

1. 毫针　SLE 急性期一般以药物治疗为主，但针对热毒炽盛，红斑鲜红者，可配合针刺治疗。常用穴位：大椎、曲池、合谷、委中、十宣、十二井穴。方法：用泻法，针刺得气后留针30分钟，1～2日1次。也可用三棱针点刺出血，皮损局部阿是穴用三棱针散刺出血。

2. 刺络拔罐法　选取皮损局部阿是穴，用三棱针散刺或用皮肤针叩刺出血，刺后拔罐。

（五）外治法

1. 中药外敷　用五倍子粉和密陀僧粉用盐水调敷，直接涂撒在红斑狼疮患者皮肤黏膜有溃疡糜烂处。

2. 中药外洗　用中药熏洗泡足，中药双柏散是深圳市中医院院内制剂，由侧柏叶10g、黄柏5g、薄荷5g、泽兰5g、大黄10g 等组成，具有清热解毒祛湿之功。操作方法：取塑料盆或桶，将双柏散散开放入其中，以开水

3000～5000ml 泡制，待中药溶解。患者可坐于床边，挽起裤腿，两足放于桶边让蒸汽熏足及小腿，待水温 40～50℃时，根据患者耐受程度调节，进行浴足，双足相对搓动，一般 20～30 分钟，待微微汗出为止。

三、慢性缓解期治疗

SLE 缓解期由于机体自身免疫炎症得到控制，组织、器官损伤处于修复或慢性损伤阶段，此期为患者免疫功能低下，中医辨证以正虚为主，应采用以中药为主，西药为辅的中西医结合治疗方案：中药配合小剂量糖皮质激素或免疫抑制药物，以求组织、器官损伤的修复作用。此阶段患者以阴虚内热为最常见，但阴虚内热常与血热、瘀热相互交结。通过中药内服配合外治法等综合治疗，起到巩固疗效、增强机体抵抗力、延缓病情的进一步发展和防止疾病复发的作用。

（一）辨证论治

1. 阴虚内热

主症：长期低热，手足心热，面色潮红而有暗紫斑片，口干咽痛，渴喜冷饮，目赤齿衄，关节肿痛，烦躁不寐。舌质红少苔或苔薄黄，脉细数。

治法：养阴清热，祛湿除痹。

方药：玉女煎合增液汤加减。生地黄、生石膏、生薏苡仁、忍冬藤、虎杖各 30g，麦冬、玄参、黄芩、知母各 15g，川牛膝、白薇、凌霄花各 10g，生甘草 5g。关节痛者加海风藤、秦艽各 15g，乌梢蛇 10g；低热加青蒿、地骨皮各 10g；口干加石斛、鲜芦根各 10g；脱发加何首乌、熟地黄各 10g，制黄精 20g 等。阴虚内热为本病常见证，临证用药不可过用温燥之药以耗津伤液，选药当以护阴为主。二方分别出自《景岳全书》和《温病条辨》，二者合用而辨证加减，功可养阴清热，补泻并投，标本兼顾，使诸症可愈。

我们根据多年的临床经验，研制中药制剂祛斑养阴颗粒治疗 SLE 阴虚内热患者，取得较显著疗效。祛斑养阴颗粒以六味地黄丸为主方，加柴胡、黄芩、益母草、女贞子、僵蚕、八月札而成。六味地黄丸滋肾阴，清虚火，三补三泻，尤适于 SLE 患者。SLE 病程长，久病必瘀，经络不通，加柴胡、僵蚕行气活血，通经络；八月札健脾理气，既可解气郁，又可顾护脾胃；SLE 患者多有面部红斑，上焦有热，以黄芩清上焦之热毒；女贞子补益肝肾。诸药合用，共奏滋阴清热、凉血解毒之功效。临床研究证实祛斑养阴颗粒剂结合西药治疗能维持患者疾病稳定，显著改善轻中度疾病活动度患者生存质量，对高疾病活动度患者生存质量也有一定的作用。还证实了祛斑养阴颗粒是治疗阴虚内热型狼疮的有效药物，结合西药对稳定病情起协同作用，能有效的治疗 SLE，更好控制疾病，提高 SLE 患者生存质量。

2. 瘀热痹阻

主症：手足瘀点累累，斑疹斑块暗红，两手白紫相继，两腿青斑如网，脱发、口糜、口疮、鼻衄、肌衄，关节肿胀疼痛，月经衍期，小便短赤，有蛋白血尿，却无水肿，低热或自觉烘热，烦躁多怒。苔薄舌红，舌光红刺或边有瘀斑，脉细弦、涩数。

治法：清热凉血，活血散瘀。

方药：生地黄散加减。生地黄、红藤、丹参、积雪草、六月雪、接骨木各 30g，玄参、黄芩、川牛膝、鬼箭羽各 15g，知母 20g，川芎 10g。若肌衄鼻衄，血小板减少，加制首乌、茜草、生藕节、生地榆、水牛角各 10g；雷诺现象严重，寒热错杂者，加麻黄 6g，桂枝、红花各 10g 活血通络，温凉并用；闭经加当归、益母草 15g 活血通络；关节肿痛，加忍冬藤、岗稔根各 10g 清热祛风、活血通络；蛋白尿加杜仲、赤小豆各 15g 补肾利水。

3. 气血两亏

主症：面色无华，甲床苍白，气短无力，头昏目眩，皮肤红斑、瘀斑，甚至鼻衄、月经量多色淡。舌质淡苔薄白，脉细弱或沉细无力。红细胞减少为临床突出表现。

治法：益气补血，凉血祛斑。

方药：八珍汤加减。生地黄、熟地黄、何首乌、女贞子、藕节、黄芪各 30g，枸杞子 20g，山茱萸肉、茜草、白术、知母、白芍各 15g，陈皮 10g，生甘草 5g。鼻衄加阿胶、枳壳各 10g，墨旱莲 15g；红细胞减少加当归、鹿角片、阿胶各 10g；血小板减少，加羊蹄根、花生衣各 10g，加重何首乌用量；白细胞减少，加生黄芪、白术、女贞子各 20g。

4. 脾肾两虚

主症：面色不华，但时有潮红，两手指甲亦无华色，神疲乏力，畏寒肢冷时而午后烘热，口干，小便短少，两腿水肿如泥，进而腰股俱肿，腹大如鼓。舌胖、舌偏红或偏淡均有齿痕，苔薄白腻，脉弦细、细数或细弱。

治法：滋肾填精，健脾利水。

方药：济生肾气丸加减。生地黄、熟地黄、生黄芪、黑大豆、石龙芮、脱水草各 30g，麦冬 12g，龟甲、猪苓各 20g，白术、泽泻、赤小豆、大腹皮、枳壳、川牛膝各 15g。面色不华，血红蛋白、白细胞下降加黄芪、女贞子、制何首乌各 20～30g；腰膝酸痛加杜仲、川续断、桑寄生 15g；面部潮红加知母、黄芩各 10g；畏冷舌淡，脉细弱，加桂枝、附子各 6～10g；蛋白尿加猫爪草、金樱子、仙灵脾各 10g；胃纳不振，大便溏薄，加山药、芡实、鸡内金、山楂各 10g；头晕头痛，血压升高者，加菊花、钩藤、白蒺藜、天麻各15g；恶心呕吐，二便俱少者，加大黄、延胡粉、木香、川朴各10g；已出现慢性肾衰竭、氮质血症或尿毒症，必须及时利尿通便也可用桃仁承气汤灌肠。此型脾肾虚衰为发病根本，损及全身脏腑经络，病程缠绵渐进，日久难复，一般见于狼疮肾炎、慢性肾功能不全。

也可用十八子救斑汤（《李志铭经验妙方》）。由熟附子（黑顺片）10～30g（需先煎2小时）、穿山龙、黄芪各30g，牛大力、白术各20g，防风、防己、白豆蔻、山萸肉、丹皮、泽泻各15g，土鳖虫、怀牛膝各10g等组成。有温肾壮阳，健脾利水，化瘀散结之功。全身浮肿明显者，可加猪苓、茯苓各30g，肉桂10g；腹水明显者，可加大腹皮、益母草、车前草各20g，或茯苓皮、黑白丑各20g；胸腹胀满者，可加葶苈子、白芥子各15g，陈皮10g；肝郁胁痛者，可加柴胡10g，白芍、郁金各15g；纳呆食少者，可加藿香、广木香各10g，鸡内金15g；小便不利者，可加益母草、车前草各20g；月经不调者，可加益母草30g，当归、王不留行各15g或当归、川芎、桃仁、红花各10g。

缓解期的治疗中要注意扶正，中药治疗的结果就是要达到调整脏腑的阴阳平衡来恢复人体免疫功能的稳定状态，最大限度的消除抗体，调节免疫功能。尤其在病情控制后，逐渐撤减激素时，一般在泼尼松口服量为10～15mg时，病情常有复发，以中药为主辨证治疗则上升为主导地位，能调节整体脏腑功能，提高机体免疫力，增强防病能力，可使激素顺利撤减至维持量或停服，继续巩固疗效。同时为达到一个稳定状态，就要从解决患者最基本的兼证开始，不能只顾本病而不顾其他兼证，在这一阶段的治疗中，重在一个"顺"字，把所有病症中出现的症状都一一解决，让所有可以诱发疾病发病的"逆"因素消除，即达到一个阴阳平和的状态。如SLE患者需长期甚至终身服药，易伤脾胃，且饮食不节、不洁也可造成本病的发作。因此，在治疗中始终要不忘固护脾胃，不但要告诫SLE患者忌食易使本病发作的辛辣刺激等食物，在治疗上也要注意对脾胃的保护。在治疗时用药尽量精简，勿加重脾胃负担；同时应健脾养胃，遣方时可适当加入神曲、麦芽、陈皮、山楂、鸡内金等；或在患者出现相关胃肠道症状时，及时中药调理，使患者平稳过渡。

（二）特色专方

1. 六味地黄丸（《小儿药证直诀》） 由熟地黄、山茱萸、山药、泽泻、牡丹皮、茯苓等组成。滋阴补肾。用于SLE肾阴不足，虚火上炎。症见面部红斑，口腔溃疡，口眼干燥，耳鸣，腰膝酸软，蛋白尿，舌质偏红，苔薄白，脉细弱。

2. 青蒿鳖甲汤（《温病条辨》） 由青蒿、炙鳖甲、生地黄、知母、牡丹皮等组成。养阴清热。用于狼疮低热不退，盗汗，口干，心烦，颧红，苔薄，质红，脉细数。

3. 龟鹿二仙胶（《医方考》）　由鹿角、龟甲、人参、枸杞子等组成。填补精血，益气壮阳。用于 SLE 红、白细胞减少，蛋白尿，腰酸膝软，乏力少气，月经不调，遗精，苔薄白，舌质淡红或偏红，脉细弱。

4. 十八子平斑汤（《李志铭经验妙方》）　由青蒿 30g，鳖甲、玄参、生地黄、山药各 20g，麦冬、重楼、知母、黄柏、山萸肉、土牛膝、僵蚕各 15g，柴胡 10g 等组成。滋阴潜阳，滋养肝肾，清热除邪，健脾疏肝。用于阴虚内热型 SLE。

（三）中药成药

1. 正清风痛宁缓释片　主要成分为盐酸青藤碱，功效祛风除湿、活血通络、利水消肿，有抗炎及免疫抑制作用，治疗系统性红斑狼疮关节肿痛、蛋白尿、肢体浮肿，每片 60mg，每次 120mg，每天 2 次。

2. 雷公藤多苷片　功效祛风解毒、除湿消肿、舒筋通络，有抗炎及抑制细胞免疫和体液免疫等作用，对 SLE 及盘状红斑狼疮皮肤病变、关节肿痛、蛋白尿、自身免疫性肝炎有一定疗效。每片 10mg，每次 20mg，每日 3 次。

3. 白芍总苷胶囊　是中药白芍的一种提取物，其主要包括芍药苷、羟基芍药苷、芍药花苷、芍药内酯苷及苯甲酰芍药苷等几种成分。用法：每次 2 粒，每日 2～3 次。临床中发现其优势在于可起到稳定病情及护肝降酶的作用，而且副作用较少，偶有软便，减量或停药即可。

（四）针灸治疗

1. 针刺疗法　取穴分为两组。甲组：风池、间使穴，华佗夹脊之胸 3、胸 7、胸 11，足三里穴。乙组：大椎，合谷穴，华佗夹脊之胸 5、胸 9、腰 1，复溜穴。上述两组穴位交替使用，10 次为 1 个疗程，一般连续 3 个疗程。

2. 耳针疗法　针刺心、肺、神门、肾上腺、脑等耳穴。留针 1～3 小时。每隔 3 天 1 次、10～15 次为 1 个疗程。

（五）其他特色疗法

1. 穴位注射　在三叉神经分布部位取穴，每支取 1 个穴位。第 1 支取阳白穴；第 2 支取四白、巨髎、下关穴之一；第 3 支取颊车、大迎、承浆穴之一，每次取上述 3 个穴位加合谷穴，交替使用。均为双侧，隔日 1 次，用 0.25% 普鲁卡因溶液做皮丘注射，然后垂直注入，边推边注射，直至患者觉注射部位麻胀感，每穴位注射普鲁卡因溶液 1～3ml，然后局部按摩。

2. 自血穴位注射　每次取 5ml 一次性注射器，常规消毒后，在肘正中静脉抽取静脉血 3～5ml，随即注入足三里穴，第 1～3 针为每日 1 次，第 4～6 针为隔日 1 次，第 7～10 针为隔 2 日 1 次，足三里交替注射，4 周为 1 个疗程，连续治疗 2 个疗程。

3. 挑治疗法 取大杼（双）、风门（双）、肺俞（双）穴，用 2% 普鲁卡因皮丘局麻，用三棱针刺破皮肤约 0.2cm，继用直圆针挑起肌筋膜，左右摆动以加强刺激，每次挑 1 对穴位，间隔 30～40 天再挑，1～4 次为 1 个疗程。

4. 叩刺 碘伏常规消毒局部皮肤，以皮肤针叩刺华佗夹脊穴，先自上而下再自下而上，反复叩刺，共叩刺 9 次，重手法刺激，出血为度。每周治疗 1 次，疗程为 1 年。

5. 埋线 选肝俞、脾俞、肾俞、胃俞、膈俞、气海俞、三焦俞、关元俞，按以上顺序选穴，每次选两组（4 个），常规消毒局部皮肤，取一段约 1.0cm 长已消毒的 00 号羊肠线，放置在 9 号注射器针头内，用 0.35mm× 50mm 的针灸针剪去针尖作针芯，将羊肠线放入针头内，后接针芯，左手拇、食指绷紧或提起进针部位皮肤，右手持针，刺入约 1.5cm 的深度，左右捻转针体，当出现针感后，边推针芯，边退针管，羊肠线埋填在穴位的皮下组织内，用棉球或纱布压迫针孔片刻，再用纱布敷盖保护创口。每周治疗 1 次，疗程为 1 年。

6. 皮内针疗法 皮肤常规消毒后，用 26 号针顺边缘向中央点刺至微出血，用棉球擦去，再在中央进针使酸感向四周扩散，隔日 1 次。

7. 中药熏洗 选用半枝莲、半边莲、赤芍、青蒿、黄芩、白花蛇舌草、重楼、黄芪、益母草、半夏、白术、红花、杜仲、陈皮等，水煎，熏洗皮肤红斑处。1 日 1 次，7 天为 1 个疗程。

四、西 医 治 疗

1. 轻型 SLE 的药物治疗 轻型 SLE 虽有疾病活动，但症状轻微，仅表现光过敏、皮疹、关节炎或轻度浆膜炎，而无明显内脏损害。药物治疗包括：①非甾体抗炎药（NSAIDs）可用于控制关节炎；②抗疟药可控制皮疹和减轻光敏感，常用羟氯喹 200mg，每日 1～2 次；③小剂量激素：泼尼松 ≤0.5mg/（kg·d）可减轻症状。

2. 重型 SLE 的治疗 治疗主要分两个阶段，即诱导缓解和巩固治疗。诱导缓解目的在于迅速控制病情，阻止或逆转内脏损害，力求疾病完全缓解（包括血清学指标、症状和受损器官的功能恢复），但应注意过度免疫抑制诱发的并发症，尤其是感染、性腺抑制等。目前，多数患者的诱导缓解期需要超过半年至 1 年才能达到缓解，不可急于求成。

（1）糖皮质激素：具有强大的抗炎作用和免疫抑制作用，是治疗 SLE 的基础药。临床用药要个体化，重型 SLE 的标准剂量是泼尼松 $1mg/(kg \cdot d)$，通常晨起 1 次服用（高热者可分次服用），病情稳定后 2 周或疗程 8 周内，开始以每 $1 \sim 2$ 周减 10% 的速度缓慢减量，减至每日泼尼松 $0.5mg/(kg \cdot d)$ 后，减药速度可按病情适当调慢；如果病情允许，维持治疗的激素剂量尽量小于泼尼松 $10mg/d$。在有重要脏器累及的 SLE，乃至出现狼疮危象的情况下，可以使用较大剂量泼尼松 $\geqslant 2mg/(kg \cdot d)$，甚至使用甲泼尼龙（methylprednisolone，MP）冲击治疗，MP 可用至 $500 \sim 1000mg$，每日 1 次，加入 5% 葡萄糖溶液 $250ml$，缓慢静脉滴注 $1 \sim 2$ 小时，连续 3 天为 1 个疗程。

（2）环磷酰胺：是治疗重症 SLE 的有效的药物之一，尤其是在狼疮肾炎和血管炎的患者中，环磷酰胺与激素联合治疗能有效地诱导疾病缓解，阻止和逆转病变的发展，改善远期预后。目前普遍采用的标准环磷酰胺冲击疗法是 $0.5 \sim 1.0g/m^2$ 体表面积，加入生理盐水 $250 \sim 500ml$ 中静脉滴注，每 $3 \sim 4$ 周 1 次，个别难治、危重患者可缩短冲击间期。多数患者 $6 \sim 12$ 个月后可以缓解病情而进入巩固治疗阶段。

（3）硫唑嘌呤：为嘌呤类似物，对浆膜炎、血液系统、皮疹等较好。用法 $1 \sim 2.5mg/(kg \cdot d)$，常用剂量 $50 \sim 100mg/d$，即 $50mg$ 每日口服 $1 \sim 2$ 次。

（4）甲氨蝶呤：二氢叶酸还原酶拮抗药，剂量 $10 \sim 15mg$，每周 1 次，主要用于关节炎、肌炎、浆膜炎和皮肤损害为主的 SLE。

（5）环孢素：对狼疮肾炎（特别是 V 型 LN）有效，可用环孢素每日剂量 $3 \sim 5mg/kg$，分 2 次口服。

（6）霉酚酸酯：霉酚酸酯治疗狼疮肾炎、血管炎有效，能够有效地控制 IV 型 LN 活动。每日剂量 $10 \sim 30mg/kg$，分 2 次口服。用药期间注意感染的出现。

（7）他克莫司：为钙调磷酸酶抑制剂，抑制 T 细胞内钙调磷酸酶，阻断效应 T 细胞的功能，减少 IL-2 和其他细胞因子的合成。选择性阻断成纤维细胞表达 TGF-β1 的合成，具有抗纤维化作用。治疗狼疮肾炎、间质性肺炎有效，特别对于 V 型狼疮肾炎有效，常用剂量 $2 \sim 3mg/d$，分 2 次口服。

3. 血浆置换　血浆置换治疗 SLE 可迅速去除部分自身抗体，以减少自身抗体的致病作用而缓解病情。但该疗法只能短期缓解病情，还应在血浆置换后给予免疫抑制药以维持病情稳定。

4. 大剂量免疫去除和干细胞移植　此种方法还不十分成熟，没有普遍开展。

5. 生物制剂　目前研究的生物制剂主要有利妥昔单抗清除 B 细胞，重构外周血 B 细胞，抑制记忆 B 细胞介导的 T 细胞活化和分化，最终使 SLE 缓解。贝利木单抗是一种抗 BAFF 抗体，可以减少 B 细胞数量，降低疾病活动度。

【特色疗法述评】

1. 对于 SLE 的患者，判断 SLE 的轻、重型有利于准确选择治疗方法及判断预后。轻型 SLE 患者临床症状较轻，未累及各个器官，治疗上以中药为主，酌情加用小剂量糖皮质激素，或羟氯喹或非甾体抗炎药，同时对患者进行 SLE 基础知识的宣教及康复指导，如防紫外线照射。重型 SLE 患者多伴多器官、多系统损害，病情危急，治疗需依赖西药以挽救患者生命，常以大剂量糖皮质激素、免疫抑制剂、免疫球蛋白为主，联合中医辨证治疗。SLE 稳定期由于机体自身免疫炎症得到控制，组织、器官损伤处于修复或慢性损伤阶段，应采用以中药为主、西药为辅的中西医结合治疗方案：中药配合小剂量糖皮质激素或免疫抑制药物，以求组织、器官损伤的修复作用。中医中药特色疗法协调西药治疗，有助于糖皮质激素的撤减，防止停用激素后 SLE 的复发，也减少免疫抑制药物导致的副作用及并发症，发挥中药增效减毒双重作用，提高患者生活质量和延长寿命。

2. SLE 的辨证分型，目前多是医家根据各自的临床经验来辨证，且分型繁多，难以掌握和灵活运用，现在也有学者在进行关于临床分型与实验室指标之间相关性的研究，发现 SLE 的中医证候演变规律与西医微观检查之间存在着一些相关性，与疾病的活动度有一定的相关性，这对我们进一步用中药治疗防治该病提供了参考。

3. 中医治疗 SLE 的特色，不仅仅包括整体观在疾病治疗中的应用，还表现在中医辨证施治的个体化治疗有优势，对易感患者的治疗有优势，对提高机体对激素免疫抑制剂的敏感性并降低其副作用等方面有优势。如对于不同体质、不同发病原因诸如遗传因素、身体健康状况、生活环境、精神性格、饮食习惯、生活方式等的不同，患者在治疗上采取相应的治疗措施，还包括中药方剂的组方、治病方法、治病时机选择等，各因素综合，才能达到最佳治疗效果，缓解治愈患者。还需强调的一点是，中医药在祛除诱因，使疾病顺向发展中起到很大作用，如狼疮患者抵抗力较低，容易受各种病原微生物的感染，急性感染患者常有发热、咽痛、咳嗽、关节痛、尿频等症状。慢性感染或隐性感染的患者则无明显临床症状。而对这些现实，西药用于治疗的武器则是抗生素，抗生素短期使用是必不可少的。但若长期、大量、经常、反复使用，对于狼疮患者常会发生诸如过敏反应、重复感染、产生抗药性等副作用，尤其是抗药性的产生。这样不但使机体抗病力进一步下降，还能使患者常常无药可治。在长期的临床实践中，我们发现中药在这一环节上有着得天独厚的优势，能使患者平稳过渡，不轻易因感冒等状况加重病情。

4. 总体临床疗效方面，中医药具有缓效、稳效、持久、毒副作用少的特点，尤其可以减少西药的毒副作用是中药治疗本病的一大亮点。在缓解期，用中药治疗可稳定病情，预防复发，减少西药用量，防止感染，减少并发症，还可正常妊娠生育，提高患者的生活质量和延长寿命，充分显示出中医药的优势和特点。

5. 中医药治疗 SLE 也存在很多不足。在中药治疗 SLE 中，针对一些有争议性的药物，如紫河车、阿胶等，一般情况下可避免使用。但是根据个人经验，若是狼疮肾炎患者血浆蛋白低下，在给予大量免疫抑制剂的同时，中药可加用此类药物，一般小剂量（5g 左右）使用，可在短期内提高患者血浆蛋白含量，对疾病预后是有显著疗效的。SLE 为慢性病、疑难病，需要长期服药，中药治疗起效慢、服药不方便等不足导致许多患者难以坚持治疗，使患者的依从性大大降低，使疗效明显降低。所以有必要研制出服用方便的免煎剂、胶囊剂和片剂等，提高患者的依从性，进而提高疗效。

【主要参考文献】

1. 蒋明，DAVID YU，林孝义，等. 中华风湿病学［M］. 北京：华夏出版社，2004：865-963.

2. 张乃峥. 临床风湿病学［M］，上海：上海科学技术出版社，1999：206-211，405-432.

3. 陈顺乐. 系统性红斑狼疮［M］. 上海：上海科学技术出版社，2004：250-401，509-522.

4. 蔡辉，姚茹冰，郭郡浩. 新编风湿病学［M］. 北京：人民军医出版社，2007：317-342.

5. 李志铭. 李志铭经验妙方［M］. 深圳：海天出版社，2013：14-26.

6. 朱月玲，范永升. "治未病"在防治系统性红斑狼疮中的应用［J］. 浙江中医药大学学报，2013，37（9）：1141-1142.

7. 张剑勇，高建华，谢静静，等. 祛斑养阴颗粒在系统性红斑狼疮中的减毒增效作用［J］. 风湿病与关节炎，2012，1（1）：27-30.

8. 王志强，宫彩霞，李振彬. 狼疮性肾炎的中医药治疗进展［J］. 中国中医急症，2010，19（5）：843-844.

9. 高建华，张剑勇，何伟珍，等．祛斑养阴颗粒联合糖皮质激素治疗系统性红斑狼疮临床研究［J］．中医学报，2011，26（126）：1223-1225.

10. 娄玉钤．风湿病诊断治疗学［M］．郑州：郑州大学出版社，2003：166-180.

（钟　力）

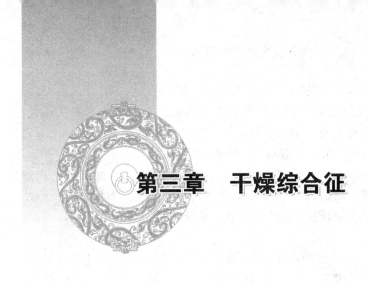

第三章　干燥综合征

干燥综合征（sjogren syndrome，SS）是一个主要累及外分泌腺体的慢性炎症性自身免疫性疾病。临床除有唾液腺和泪腺受损功能下降而出现口干、眼干外，尚有其他外分泌腺及腺体外其他器官受累而出现多系统损害的症状。本病分为原发性和继发性两类。原发性干燥综合征在我国人群的患病率为 0.3%～0.7%，在老年人群中患病率为 3%～4%。发病年龄多在 40～50 岁。也可见于儿童。多见于女性，男女比为 1∶9～20。

根据 SS 的临床特征，可将之归属于中医学痹病范畴，与痹病中的"燥痹"相似，属于疑难风湿病之一。历代医家对其治疗也颇有探究。清·喻昌在《医门法律》中指出："有干于外而皮肤皱揭者，有干于内而精血枯涸者，有干于津液而荣卫气衰"，并提出了辛凉甘润之法。石芾南在《医原》中立"燥气论"专篇，首次为内燥立论。燥痹为当代医家路志正于 20 世纪 80 年代末提出并命名，首见于其《路志正医林集腋》，对本病的病因病机及治疗进行详尽的论述，并提出外燥多兼风热之邪，治当滋阴润燥，养血祛风。

近年来，随着中医、中西医结合研究的不断深入，中医辨证和西医辨病相结合，本病在基础理论研究及临床治疗尤其是中医治疗等经验的积累方面，取得了可喜的成果。

【病因病机】

一、中　医

本病起因多端，机制复杂，病因言燥，非单指六淫之燥，既有外部原因，也有内部因素，涉及多脏器、多系统的病理变化。发病多与先天不足、后天失调、外邪侵袭以及饮食、情志等有关。

1. 先天不足　先天禀赋不足，肝肾亏虚，精血不足，阴津亏耗；或素体为木形之人或火形之人，阴虚体质，内有郁热，血中伏火，多从热化、燥化使阴津亏虚；或先天不足，卫外不固，感受燥邪或风热邪气，使清窍失养，不能濡润筋脉关节、四肢百骸、脏腑而发本病。

2. 后天失调　劳倦过度；或房劳过度，烦劳伤阴；或失治误治，内热津伤；或久病失养，精血内亏；或失血过多；或汗、吐、下后，均可致使津液耗伤，阴血不足而周身筋骨、关节、脏腑等组织失运、失荣，而致本病。

3. 外邪致燥　外邪致燥，并非专指燥邪，与"春初温升""夏热炎炎"及"秋深初凉，西风肃杀"，或"久晴无雨，秋阳以暴"有关，五气均可致燥，风暑燥火四邪为阳邪，阳热亢盛伤津耗液；风寒伤人能化热，风热伤人能化燥，热则耗液，燥则伤津；另外，外感温热毒邪，热毒炽盛，燔灼气血，伤津耗液，血脉瘀阻，也发本病。

4. 情志因素　情志失调，如肝郁化火，或五志过极化火，火热伤津成燥；或情志不遂，气滞血瘀，津液失布而成燥；或思虑劳倦伤及脾脏，营阴受损，机体正常之津液不足，难以为继，也易发为本病。

5. 饮食失调　饮食不节，过食或嗜食辛辣香燥火灸之品，以及膏粱厚味等，湿热内生，损伤脾胃。脾胃虚弱，湿热内蕴，津液不布；或脾胃阴亏，津液乏源；或过用刚烈燥热药物，或服金石药毒，积热酿毒，耗伤阴津，灼津炼液化燥而发本病。

本病所发，为先天禀赋不足，或阴虚或阳亢，津液化生无源，或过食辛燥之品，或感受外邪，多从燥化，或长期情志不遂化火，或因病耗阴失血伤精，津枯液涸，阴虚津液失布，或津少血运滞涩，瘀血内停，津失布达，痹阻脉络，肢体、关节、清窍及脏腑失于濡养，功能受损而致病。基本病机为外感或内生之燥邪导致机体津液化生、运行、敷布失常，五脏六腑及四肢百骸失于濡润滋养。燥邪是发病的关键，津亏是病理基础。其病位在肢体、关节及口、眼、鼻咽等孔窍，与肾、肺、心、脾（胃）、肝等脏腑密切相关。本病多为虚证，或虚实夹杂之证，属本虚标实之候，以阴虚津亏为本，以燥、热、毒、瘀为标。

燥邪延绵日久灼伤津血而成瘀，瘀血阻滞气机，气机升降失常，津布障碍，内燥更甚。瘀燥互用，形成恶性循环。燥邪煎灼阴津，日久损及肾、肺、脾（胃）、肝等脏腑，而脏腑本身病变又使气血津液不足或输布运行失常而致燥。津伤成燥，燥盛伤津，互为因果，致使多系统、多脏器损害，并多为器质性病变，故本病病程长久，缠绵难愈。

二、西　医

SS 的病因目前还不明确，可能与遗传、感染和性激素水平有关。SS 的发病机制是在遗传、感染和性激素等多种因素综合作用下，机体细胞及体液免疫功能异常，B 淋巴细胞高度反应性增生产生大量细胞因子、免疫球蛋白及多种自身抗体（如 ANA、RF 等），导致局部组织炎症损伤。各器官的共同病理为周围淋巴细胞与浆细胞为主的慢性炎性细胞浸润，除泪腺及唾液腺受损外，其他外分泌腺均可受累。

【临床表现】

SS 起病缓慢、隐匿，临床表现多样。

一、局部表现

1. 口干燥症　①有 70%～80% 的患者诉有口干，但不一定是首发症状或主诉，在说话及进食固体食物时需频繁饮水；②舌面光滑、干裂或溃疡；③猖獗性龋齿：牙齿变黑、片状脱落，仅留有残根；④腮腺或颌下腺一过性或慢性、复发性肿大，一侧或双侧肿大，伴有疼痛及压痛；原发性 SS 患者近 50% 有唾液腺肿大，而在继发性 SS 中则少见；⑤口腔黏膜出现溃疡或继发感染。

2. 干燥性角结膜炎　表现为眼干涩、异物感、泪少、畏光、眼易疲劳、视力下降等。

3. 其他　呼吸道、消化道、阴道、皮肤、鼻腔等部位有干燥症状。

二、系统表现

SS 主要引起外分泌腺病变，同时也可引起多种系统性损害，患者可出现全身症状，如乏力、发热等。

1. 皮肤黏膜病变　可表现为双下肢紫癜样皮疹，结节红斑样皮疹，口腔溃疡及雷诺综合征。

2. 关节、肌肉病变　轻度关节疼痛，部分伴肿胀，但关节破坏少见；少数合并肌痛、肌无力。肌酶谱可正常，也可升高，肌电图改变的较少。

3. 消化系统病变　可有肝、脾肿大，黄疸，转氨酶增高，可以引起阻塞性胆管炎及自身免疫性胆管炎，急、慢性胰腺炎及胰腺外分泌功能低下，萎缩性胃炎，吞咽困难等临床表现。也可有小肠吸收功能低下，胃酸减少。

4. 肾脏病变　主要为肾小管病变，少数亦可侵及肾小球。SS 肾小管病变主要在远端肾小管，可导致低钾性周期性麻痹、肾小管酸中毒、肾性尿崩、肾性软骨病及泌尿系结石等相应的临床表现，同时也可出现范科尼综合征。

5. 神经系统病变　可有中枢神经病变及周围神经病变，其源于血管炎，周围神经病变较中枢神经病变多见。周围神经病变主要累及三叉神经及其他感觉神经纤维，出现感觉过敏和感觉缺失，也可累及运动神经，出现运动障碍。中枢神经病变可表现为多发性硬化样表现，也可有癫痫发作、意识障碍，精神症状等。脑脊液检查以蛋白及淋巴细胞增多为主。

6. 呼吸系统与心脏病变　表现为呼吸道干燥、干咳、肺间质纤维化、进行性呼吸困难，肺心病，心包积液，最终引起呼吸衰竭及心力衰竭。

7. 淋巴组织增生　全身多处淋巴结肿大，病理也提示良性增生，称为假性淋巴瘤。假性淋巴瘤也可恶性增生，导致淋巴结及外分泌腺明显增大，质地变硬，向恶性淋巴瘤转化。

8. 血液系统病变　可有全血细胞减少，但骨髓检查正常。

9. 甲状腺病变　SS合并甲状腺疾病特别是慢性淋巴细胞性甲状腺炎导致甲状腺功能减低者并不罕见。

【辅助检查】

1. 眼部

(1) Schirmer（滤纸）试验阳性：即≤5mm/5min（健康人＞5mm/5min）。

(2) 角膜染色阳性：双眼各自的染点＞10个。

(3) 泪膜破碎时间阳性：即≤10s（健康人＞10s）。

2. 口腔

(1) 唾液流率阳性：即15分钟内收集到自然流出涎液≤1.5ml（健康人＞1.5ml）。

(2) 腮腺造影阳性：即可见末端腺体造影剂外溢呈点状、球状的阴影。

(3) 唾液腺核素检查阳性：即涎腺吸收、浓聚、排出核素功能差。

(4) 唇腺活检组织学检查：即在 $4mm^2$ 组织内淋巴细胞灶≥1个者（有50个淋巴细胞聚集则称为1个灶）为阳性。

3. 尿　尿 pH 值多次＞6则有必要进一步检查肾小管酸中毒相关指标。

4. 血常规　可见血小板减少，偶见溶血性贫血。

5. 血清免疫学检查

(1) 抗 SSA 抗体：是本病中最常见的自身抗体，约见于70%的患者。

(2) 抗 SSB 抗体：约见于45%的患者。

(3) 类风湿因子：约见于70%～80%的患者，且滴度较高常伴有高球蛋白血症。

(4) 高免疫球蛋白血症：均为多克隆性，约见于 90% 患者。

(5) 其他：常存在抗核抗体及抗 α-胞衬蛋白抗体等。

6. 其他 肺影像学、肝肾功能测定可以发现相应系统的损害。

【诊断与鉴别诊断】

一、诊 断 标 准

根据 2002 年干燥综合征国际分类（诊断）标准，分为原发性和继发性。

二、干燥综合征的分期

1. 活动期 多以实证或本虚标实为主，多为燥邪侵袭，或热毒、血瘀伤津所致，多表现为关节症状明显。

2. 缓解期 多以虚证为主，多为阴虚而致津液亏少所致，孔窍干燥明显，关节症状缓解。

三、鉴 别 诊 断

1. 西医 本病应与系统性红斑狼疮、类风湿关节炎、硬皮病、伴有口眼干燥症状的其他疾病如糖尿病以及米库利兹病等疾病相鉴别。

2. 中医 主要是与燥病、热痹相鉴别。

(1) 燥病：两者都是由燥邪而致病，都具有皮肤干燥皲裂，口眼干燥，舌干少津，大便干结，毛发不荣等津液亏耗、孔窍干燥等表现。但本病另外还有肢体关节疼痛的痹病表现，而燥病却不一定有肢体关节症状。从广义的燥病来讲，应包括燥痹在内，因此燥痹只是具有肢体关节疼痛的一种燥病。

(2) 热痹：两者都具有肢体关节疼痛等表现。但本病有口干、眼涩等全身孔窍干燥的表现；虽然热痹津液耗伤时也伴有口干咽燥、便干尿赤等热盛津伤的表现，但程度较轻，不像本病全身孔窍干燥，而是以肢体关节红肿热痛、发热等热象为特征。但若热痹失治误治，进一步发展，津液大伤，亦可发为燥痹。

【治疗】

一、一 般 措 施

1. 室内保持一定的湿度，防止六淫外邪的侵害，预防感冒。

2. 睡眠充足，避免劳欲过度；注意休息。

3. 精神舒畅，树立信心，忌急躁大怒，避免长期的恶性情绪刺激。

4. 保持口腔卫生，饭后应漱口或刷牙；注意眼睛卫生，减少摩擦。若口干明显，除经常饮水，保持口腔湿润之外，还可咀嚼口香糖，以刺激唾液分泌。

5. 日常多饮水，少量频服，饮食宜清淡，稀稠结合食用，多喝汤类，多吃新鲜蔬菜与水果；不宜食冷饮；忌食肥甘厚味和辛辣、香燥、烧烤、炙炸之品及烟酒。

二、活动期治疗

SS 活动期多以实证或本虚标实为主，多为燥邪侵袭，或热毒、血瘀伤津所致。治疗以祛邪为主兼养阴。

（一）辨证论治

1. 燥邪犯肺

主症：口鼻干燥，干咳无痰或痰少黏稠，难以咳出，肢体关节疼痛，常伴发热、大便干结，舌质红，苔薄黄而干，脉细数。

治法：清热润燥，宣肺布津。

方药：清燥救肺汤（《医门法律》）加减。生石膏 30g，茯苓、麦冬各20g，黑芝麻 15g，南沙参、北沙参、人参须、阿胶（烊化）、杏仁、枇杷叶各 10g，甘草 6g。若口干多饮者，加知母 10g，天花粉 20g；咽喉肿痛者，加金银花 20g，连翘 15g；发热头痛者，加柴胡、葛根各 10g；痰黏不爽者，加川贝母 10g；大便干结者，加瓜蒌仁、火麻仁各 10g。

本证可见于单纯的 SS 患者，病多发于春夏及秋初，多由外感燥邪或感受风热之邪化燥伤阴而致。肺燥明显，临床突出一个"干"字：干咳、口干、鼻干、咽干、皮毛干燥等。与素体阴虚或因热邪损耗肺阴，肺津不布，失其润燥而成的肺阴虚证有所不同，临床应注意鉴别。治疗用清代喻昌的清燥救肺汤，方中重用石膏以清热润燥，宣肺布津。

2. 阴虚热毒

主症：口干，双目赤涩热灼，咽干咽痛，肢体关节热痛，肌肤红斑，发颐或瘰疬，口苦，口臭，齿龈肿痛，鼻干鼻衄，大便干结，小便黄赤，舌质干红，苔少或黄燥，脉弦细数。

治法：清热解毒，滋阴润燥。

方药：化斑汤（《温病条辨》）加减。石膏、白花蛇舌草、金银花各30g，知母、栀子、生地、赤芍各 15g，麦冬 20g，生甘草、黄芩、玄参各10g，犀角（水牛角代）45g，白粳米 9g。若发热甚者，加鲜芦根 30g；低热缠绵者，加地骨皮、白薇、银柴胡各12g；咽部溢脓者，加蒲公英、紫花地丁各30g，桔梗12g；发颐者，加皂刺10g，蚤休30g；瘰疬者，加浙贝母、夏枯草、连翘各10g；大便干结者，加大黄6g；牙龈肿痛者，加黄连10g。

本证为SS的急性期，多为阴虚燥热之体，感受温热燥毒之邪，重伤津液，清窍失濡所致；肾经"循喉咙，夹舌本"，肾之元阴不足，不能上乘，官窍失养，虚火蕴蒸，故口燥咽干咽痛；热毒搏结于脉络，瘀于肢体，则肢体关节热痛，迫血溢于肌肤，则见红斑；热毒蕴于体内，或情志郁结，郁热内生，火热不能外达而结聚于少阳、阳明之络，气血凝滞，则为发颐或瘰疬；热毒壅滞气血，阻塞泪道，津不能上濡目窍，则目赤热灼；少阳热邪久郁，触犯胃气，而见胆胃蕴热，热迫胆气上溢，则口苦；胃经"入上齿中，还出夹口，环唇"，胃络于龈，胃火循经上扰，气血壅滞，故齿龈肿痛，胃中浊气上逆则口臭；热盛损伤鼻络，则见鼻衄；热盛灼津，肠道失润，尿源不充，则见大便干结、小便黄赤。本证热毒较盛，耗伤阴津，关节症状明显，治以清热解毒，滋阴润燥。方用《温病条辨》的化斑汤加减，全方共奏清热解毒，滋阴润燥之功。可配合应用成药针剂清开灵注射液等，必要时加用西药，以控制病情。

3. 阴虚血瘀

主症：口干目涩，孔窍干燥，肢体关节枯削刺痛，五心烦热，肌肤甲错、瘀斑瘀点，口干但欲漱水不欲咽，两目红赤或有异物感，面色晦暗，痛有定处，腰膝酸软，颧红盗汗，失眠多梦，发干齿枯脱块，大便干结，尿少黄，舌质暗红或有瘀斑点，苔光或薄黄燥，脉虚而涩，或沉、细涩。

治法：养阴润燥，活血化瘀。

方药：桃红四物汤（《医宗金鉴》）合增液汤（《温病条辨》）加减。熟地、石斛、当归、龟甲各15g，赤芍、白芍、川牛膝各10g，桃仁、红花各9g，玄参、鸡血藤各20g，麦冬、细生地各24g，天花粉、女贞子、穿山甲各12g。若气虚乏力者，加黄芪12g；血虚明显者，加阿胶10g，丹参12g；目涩而痛者，加枸杞子、菊花各12g；腮部肿胀疼痛者，加蒲公英30g，僵蚕10g；关节疼痛者，加秦艽10g，桑枝、络石藤各20g。

本证多由燥邪伤阴日久，煎熬津液，渐至气血亏少、干涸，津液枯竭，脉道枯涩，而致血瘀；阴液不足，清窍失于濡润，故口干目涩，两目红赤或有异物感，孔窍干燥；瘀血内阻，故见口干但欲漱水不欲咽，面色晦暗，肌肤甲错，瘀斑瘀点；病程日久，阴血耗伤，血瘀痹阻络脉，加之阴虚失濡，可见肢体关节枯削刺痛，痛有定处；阴虚内热则见五心烦热，颧红盗汗，失眠多梦；阴精不足，故见腰膝酸软，发干齿枯脱块；津液亏虚，则见大便干结，尿少黄。治以养阴润燥，活血化瘀，方用桃红四物汤合增液汤加减，全方共收养阴润燥、活血化瘀之效。

4. 痰浊内结

主症：口眼微干不适，肢体关节疼痛、漫肿、顽麻，颈部自觉胀满，颈或颌下可见串珠状瘰疬，推之难移，常伴咳嗽，胸闷，痰多，舌淡苔白腻，脉弦滑。

治法：化痰软坚，养阴润燥。

方药：海藻玉壶汤（《外科正宗》）加减。海藻、青皮、浙贝母、川芎各10g，昆布、陈皮、半夏、当归、连翘、独活、沙参、麦冬各12g，甘草6g。若胸闷不舒者，加郁金、瓜蒌15g；结块坚硬者，加三棱、莪术各9g，丹参30g，山慈菇10g。

本证多由脾失健运，痰浊内生，或病久痰浊内停，痰浊内结，津不上承，而见口眼干燥；痰浊阻滞经络，而致肢体关节疼痛、漫肿、顽麻，阻滞于颈部，而见腮部肿大。治疗非化痰通络、软坚散结不可。

5. 气滞血瘀

主症：口干舌燥，双目异物感，胁肋胀满，刺痛阵发，面色晦暗，皮肤可见紫色斑丘疹，按之不退色，关节疼痛麻木，腹部不适或可触及癥积包块，腹满而胀，时而作痛，痛有定处，舌淡红有瘀点、瘀斑，脉细涩。

治法：行气活血，润燥通络。

方药：生血润肤饮（《医学正传》）加减。当归、生地黄、熟地黄、天冬、麦冬、五味子、瓜蒌仁、元胡、香附各12g，黄芩、番红花、桃仁、升麻各10g。若肝脾肿大者，加丹参、茜草各15g；腮腺硬肿者，加夏枯草、山慈菇各12g；关节疼痛明显者，加威灵仙20g；肢体刺痛明显者，加苏木、刘寄奴各10g；关节痛甚，肌肤甲错粗糙、瘀斑者，加紫草12g，水蛭6g。

本证可单独存在，但往往与其他各证兼夹出现，治以活血化瘀为主，但同时应兼顾养血生津，才能血行瘀祛。燥瘀互结者宜活血化瘀、养血润燥，方用血府逐瘀汤（《医林改错》）合生脉散（《医学启源》）加减。

以上方药，水煎服，每日1剂；重症每日可连服2剂。

（二）特色专方

1. 竹叶黄芩汤（《备急千金要方》） 石膏、竹叶、茯苓、麦冬、生地、忍冬藤各30g，薏米、丹参各20g，芍药、黄芩、清半夏、西洋参、大黄各9g，甘草、生姜各6g，香附12g。水煎服，日1剂。同时结合现代药理研究成果，配伍针对性较强的中药如乌梅、芦根、天花粉、玉竹等进行治疗，效果颇佳。而且，对于临床伴有口干口苦、眼干等症的风湿病而非SS，运用竹叶黄芩汤加减治疗，亦有佳效。原方治疗"精极实热，眼视无明，齿焦发落，形衰体痛，通身虚热"，今用治疗SS疗效显著。

2. 五花玉女煎　金银花、生石膏、麦冬各 20g，野菊花 15g，生地黄、知母各 12g，天花粉、红花、凌霄花、牛膝各 10g。水煎服，每日 1 剂。运用本方治疗原发性 SS 患者 80 例，总有效率为 90.0%。

3. 二青方　青风藤、沙参、麦冬、鸡血藤各 30g，青蒿、赤芍、白芍、丹参、虎杖各 15g，竹叶 10g，红花 5g。水煎服，每日 1 剂。应用本方治疗原发性 SS 患者 3l 例，总有效率为 93.5%。

4. 津原汤　滑石、薏苡仁、茯苓各 30g，白豆蔻、藿香各 12g，栀子、厚朴、姜半夏各 10g，淡竹叶、炒杏仁、通草各 6g。水煎服，每日 1 剂。用本方治疗原发性 SS 患者 74 例，总有效率为 97.3%。

5. 沙参麦冬汤（《温病条辨》）　沙参、麦冬各 9g，玉竹 6g，生甘草 3g，冬桑叶、生扁豆、天花粉各 4.5g。水 5 杯，煮取 2 杯，日再服。清养肺胃，生津润燥。适用于本病燥伤肺胃阴分，咽干口渴，或热，或干咳少痰者。

6. 猪苓汤加减　茯苓、天花粉各 30g，猪苓、天仙藤各 20g，阿胶（烊化）、滑石、泽泻各 15g。水煎服，每日 1 剂。周学文等运用本方治疗 19 例燥湿兼具，湿郁化燥，燥邪伤阴的患者，显效 6 例，好转 10 例，无效 3 例，总有效率为 84.1%。本方能显著改善三焦气化功能，使津液输布正常而燥证缓解。

7. 玉女甘露汤　玉竹 30g，淮山药、女贞子各 20g，当归、白花蛇舌草各 15g，生晒参 5g（另煎）。水煎服，每日 1 剂。姜黎平应用本方治疗 SS 患者 21 例，显效 8 例，有效 12 例，无效 1 例，总有效率达 95.2%。

8. 助阳和血汤　黄芪、当归、甘草、防风、柴胡各 3g，白芷 2g，蔓荆子 2g，升麻 0.5g。用于眼疲劳，发涩干燥不适者。

（三）中药成药

1. 雷公藤多苷片　具有免疫抑制、抗炎等作用，可使唾液、泪液分泌增加，关节症状减轻，恢复免疫功能异常。每次 10～20mg，每日 3 次，口服，3 个月为 1 个疗程。本药有一定毒性，服药期间需定期复查血常规和肝功能。

2. 白芍总苷胶囊　具有抗炎、止痛、抗应激和免疫调节等作用，能明显改善患者临床症状、体征及免疫指标。每次 0.3～0.6g，每日 3 次，口服，3 个月为 1 个疗程。主要不良反应为大便性状改变。

3. 血府逐瘀丸　由柴胡、当归、地黄、赤芍、红花、桃仁、枳壳（麸炒）、甘草、川芎、牛膝、桔梗等组成。活血逐瘀，行气止痛。用于本病瘀血明显者。研究表明，本方具有改善微循环，增强红细胞变形能力，降低血黏度，增强非特异性和特异性免疫功能等作用。口服，蜜丸 1 次 1～2 丸，胶囊 1 次 6 粒，1 日 2 次，空腹用红糖水送服；口服液每次 20ml，1 日 3

次。忌食辛冷，孕妇忌服。

4. 香丹注射液　主要成分丹参、降香。20～30ml 加入 5%葡萄糖注射液 250ml 稀释后，静脉滴注，每日 1 次，1 个疗程 10～15 天。扩张血管，增进冠状动脉血流量。用于 SS 阴虚血瘀者。本药具有调节免疫、激活 SOD 活性、降低血黏度的作用。

5. 清开灵注射液　主要成分为牛黄、郁金、黄连、黄芩、山栀、朱砂等。30ml 加入 5%葡萄糖注射液 500ml 中静滴，每日 1 次，连用 14 天为 1 个疗程。可增加唾液、泪液分泌，改善红细胞沉降率，对肝细胞的恢复和再生有积极作用，对 SS 的高球蛋白血症也有一定的治疗作用。

（四）单验方

1. 山药汁　生山药 30g，研细末，每早空腹开水送下，晚上临睡前取蜂蜜 60ml，开水冲送。

2. 五汁饮　梨汁、荸荠汁、鲜芦根汁、藕汁（或甘蔗汁）、麦冬汁各适量。和匀，代茶频饮。用于肺胃津伤，口干舌燥者。

3. 莲子心　开水沏，浓淡适宜，每日 2～3 次。可预防口干舌燥。

4. 三紫汤　紫草、紫竹根、紫丹参。煎水口服，每日 2 次。

（五）针灸疗法

1. 毫针　主穴：太溪、三阴交、关元；配穴：肾俞、命门。加减：眼目干涩者，加睛明、攒竹、丝竹空、太冲；目干涩伴视力下降者，加四白、鱼腰、合谷；口干津少者，加地仓、足三里；口干唇燥者，加血海、阴陵泉；口眼干燥属阴虚热毒者，加曲泽、太冲、血海；腮腺肿大者，加太冲、阳陵泉；阴道干涩者，加气海、曲骨；发热者，加肺俞、大椎、合谷等；发热较甚者，加曲池、行间；纳差者，加中脘、脾俞、胃俞等穴。每次选穴 8～10 个，每日 1 次，10 天为 1 个疗程。

2. 耳针　主穴：肾、皮质下、内分泌、神门。加减：口干者，加口；眼干涩者，加眼；腮肿者，加腮、脾；关节痛者，加肝及相应部位；外阴干涩者，加卵巢。针刺留针 30 分钟，其间行针。

（六）外治法

药浴疗法：羌活、独活、两面针、桑寄生各 15g，生川乌、草乌各 12g，白茄根、榕树须各 20g，络石藤、铁树根各 10g，松节 30g，归尾 20g。上药煎汤后浓缩成 250～300ml 药水，另加米黄酒 500g，倒入木桶（盛水约 25 000ml），浸泡 20～30 分钟（水温夏天在 35℃左右，冬天 40～45℃），每周 3 次。熏洗后即用干软毛巾擦干身体，避风寒湿。活血通络，对全身关节起到疏通经络的作用，适用于本病关节疼痛较明显者。

三、缓解期治疗

SS缓解期多以虚证为主，多为阴虚而致津液亏少所致。治疗应遵循"燥者濡之""燥者润之"的原则，扶正养阴，调理脏腑气血阴阳，通达气机。法当滋阴润燥，益气养血、补气生津、益气养血等；同为阴虚津亏，因燥邪所伤脏腑不同，治疗也不同。滋阴润燥应以甘寒凉润为主，慎用苦寒，也不宜过用滋腻之品。

（一）辨证论治

1. 肺阴亏虚

主症：口干鼻燥，肢体关节枯削疼痛，咳嗽少痰，盗汗，咽喉燥痛，声音嘶哑失声，双目干涩，皮肤干燥，心烦、午后低热或手足心热，失眠多梦，大便秘结，舌质红，少苔，脉沉细数，或细数。

治法：滋阴润肺，清热生津。

方药：百合固金汤（《慎斋遗书》）合贝母瓜蒌散（《医学心悟》）加减。百合、沙参各18g，麦冬、熟地、生地、阿胶、当归身、茯苓各12g，天花粉、白芍、桔梗、青果、贝母各9g，瓜蒌、橘红各6g。若咽干咽痛者，加玄参12g，木蝴蝶9g；干咳无痰者，加炙杷叶、百部各12g。

本证多由素体阴虚或因热邪损耗肺阴，肺津不布，失其润燥，或燥邪侵袭，耗伤肺阴所致。肺主皮毛，通调水道，上滋咽喉，肺阴亏虚，鼻窍、声道等上焦失其滋润，故见口鼻干燥、咽喉燥痛，声音嘶哑失声，咳嗽少痰；津亏失濡，故见双目干涩，皮肤干燥，大便秘结；阴精不足，筋骨失养，故见肢体关节枯削疼痛；阴虚内热故见心烦，午后低热或手足心热，盗汗，失眠多梦。治疗以养肺阴、生津液为主，方用百合固金汤合贝母瓜蒌散加减。同时可配合使用成药生脉饮。

2. 心阴亏虚

主症：口眼干燥，唇舌燥裂，心悸、怔忡，肢体关节枯削疼痛，胸闷胸痛，心烦躁扰不宁，惊惕多梦，或忐忑不安，低热，小便短少，唇色发绀，舌红少津，或无苔，或舌光剥，脉细涩，或结代。

治法：滋阴润燥，补心安神。

方药：天王补心丹（《校注妇人良方》）加减。人参、茯苓、玄参、丹参、远志各15g，当归、麦门冬各20g，天门冬、柏子仁、炒酸枣仁各25g，生地黄30g，桔梗9g，五味子5g，朱砂0.3g。若心烦失眠者，加夜交藤30g；烦躁不安甚者，加生龙骨、生牡蛎各15g；小便涩痛不利者，加竹叶、莲子心、车前子各10g；胸闷胸痛者，加瓜蒌、枳壳各12g；夜寐汗出者，加浮小麦30g；舌红燥裂者，加生地、玉竹各20g。

本证多由燥邪伤阴，或五志化火，灼伤心阴所致；心经"上夹咽，系目系"，舌为心之苗，心阴亏虚，津不上承，则唇舌燥裂；津液不濡七窍，则口眼干燥，唇色发绀；心阴亏少，心失所养，心动失常，则见心悸、怔忡，忐忑不安；阴液不足，筋骨肌肉失养，故见肢体关节枯削疼痛；心阴亏虚，脉道枯涩，心血运行不畅，故胸闷胸痛；元阴不足，不能上济于心，神无所寄，心火内动，扰动心神，则心烦躁扰不宁，惊惕多梦；阴虚则见低热，热移小肠则小便短少。治疗滋养心血，润燥生津为主，方用天王补心丹加减，使诸药滋而不腻，补不留瘀。

3. 胃阴亏虚

主症：眼干口燥，肢体关节枯削疼痛，时时饮水，胃脘隐痛，少泪少唾，进干食需水送服，齿浮齿衄，纳呆食少，干呕呃逆，大便干结，舌红少津，或有裂纹，苔薄净，或花剥苔，或镜面舌，脉细，或细数。

治法：益胃生津，养阴润燥。

方药：益胃汤（《温病条辨》）合玉女煎（《景岳全书》）加减。沙参、麦冬、玉竹、天花粉各15g，石斛20g，生地30g，白芍12g，知母、甘草、玄参各10g。若纳呆食少者，加焦三仙各12g，砂仁9g；舌暗者，加丹参20g；大便干结者，加火麻仁、郁李仁各12g。

本证多由各种因素致胃津耗伤所致。脾胃是水液代谢、津液生成、输布的主要脏腑。胃阴亏虚，津液干涸，燥由内生，且脾开窍于口，津亏液少，不能上乘，故见眼干口燥，少泪少唾，进干食需水送服，齿浮齿衄，时时饮水；胃阴亏虚，脾运失常，气血生化乏源，肢体关节失养，且阴亏脉道滞涩，经脉痹阻，故见肢体关节枯削疼痛；脾为胃行其津液，脾气纳运不健，胃失和降，胃气上逆，则干呕呃逆，纳呆食少，胃脘隐痛。治疗则养胃阴、生津液为主，方用益胃汤合玉女煎加减。

4. 肝肾阴虚

主症：口眼干燥，齿齿肿痛，心烦，夜寐欠安，午后潮热，腰膝酸软，纳可，大便偏干，舌红，少苔，脉细数。

治法：滋养肝肾，养阴生津。

方药：增液汤（《温病条辨》）合玉女煎（《景岳全书》）加减。生地黄、玄参、生首乌、鸡血藤、芦根、地骨皮各30g，生石膏、知母、青蒿、百合各15g，麦冬、川牛膝各12g，陈皮、佛手、生甘草各6g。若阴虚火旺者，加牡丹皮20g，白薇15g；大便干结者，加桃仁9g，玉竹15g，火麻仁20g。

本证为SS的常见证型，多由先天禀赋不足，或热邪久羁，灼烁真阴，或久病伤阴而致。明·张介宾《景岳全书》指出："五脏之伤，穷必及肾，虚邪之至，害必归阴。"肝藏血主筋，开窍于目，体阴而用阳；肾为先天之本，主骨生髓，开窍于耳。肝阴亏虚，阴液不足，则口干目涩，胸胁隐痛；肝肾不足，筋骨失养，则见肢体关节枯削疼痛，爪甲枯槁，筋脉挛急；肝血亏虚，肾髓失充，则见头晕目眩耳鸣；肝肾阴虚，相火妄动，则见五心烦热，骨蒸盗汗；腰为肾之府，肾精不足，则腰膝酸软；肾水亏虚，不足以上济于心，则夜寐不宁；肾开窍于前阴，阴液不足则阴道黏膜干涩，冲任失充则女子月经量少；虚火扰动精室，精关不固，则见遗精。当滋阴养液为主，方用六味地黄汤合一贯煎加减。

5. 气虚津亏

主症：孔窍干燥，神疲乏力，肢体关节酸痛，七窍干涩，倦怠嗜卧，腹胀，食少纳呆，心悸气短，汗出，大便不畅或无力；舌质淡红或淡白，边有齿痕，苔少或无苔，脉沉细无力。

治法：补气生津，增液润燥。

方药：补中益气汤（《内外伤辨惑论》）合增液汤（《温病条辨》）加减。幺参30g，麦冬、细生地各24g，黄芪、人参（或党参）、炙甘草各15g，柴胡12g，白术、当归各10g，陈皮、升麻各6g。若心中惊悸不安者，加生龙齿15g，琥珀粉6g；气短汗出者，加五味子5g，浮小麦30g；腰膝酸软者，加炒杜仲、川牛膝各12g。

本证多由久病气虚，或思虑过多，伤及心脾，或情志不舒或温热过耗，耗气伤津所致。气能生津，可化血及津液，气虚则津血亏损，诸窍失养，故见七窍干涩等诸孔窍干燥；脾主四肢肌肉，运化水谷津液，为气血生化之源，脾气亏虚，则水谷精微不能运达周身，则见肢体关节酸痛，神疲乏力，倦怠嗜卧；气虚则血生乏源，心血亏虚，心失所养，见心悸气短；脾气虚，运化无力，则腹胀，食少纳呆。气虚推动无力，且气虚无以生津，故见大便不畅或无力。治疗则补气生津为主，方用补中益气汤合增液汤加减。若见气阴两虚者，宜益气养阴、生津润燥，方宜用生脉散（《医学启源》）合一贯煎（《续名医类案》）加减；若血虚生燥者，宜养血润燥、生津通络，方用二至丸（《医方集解》）合四物汤（《仙授理伤续断秘方》）加减。

6. 血虚生燥

主症：口眼干燥，头晕目涩，肢体关节酸痛，面色无华，唇淡舌干，皮肤干燥，经血稀少，心烦不寐，舌淡苔薄，脉细数。

治法：养血润燥，增液通络。

方药：四物汤（《仙授理伤续断秘方》）加味。熟地黄、枸杞子、阿胶、莲子各15g，白芍、百合、黄芪各20g，当归、川芎、炒枣仁各10g，甘草5g。若眼干涩，视物模糊者，加石斛15g，口燥咽干甚者，加芦根、乌梅各9g；兼有气虚者，加西洋参10g。

本证见于 SS 晚期，阴血耗伤，不能濡养筋脉诸窍，故见孔窍干燥，肢体酸痛，此时补血不忘补气，气血双补，才能生气补血、源源不断。

以上方药，水煎服，每日 1 剂；重症每日可连服 2 剂。

（二）特色专方

1. 玉液汤　由黄芪、山药、玄参各 30g，知母、麦冬、生地黄各 15g，五味子、天花粉、乌梅各 10g，鸡内金、葛根各 16g 等组成。益气生津，润燥止渴。用于口眼干燥症属气阴两虚者。水煎服，1 日服 2 次。

2. 养脾润胃汤（国医大师路志正经验方）　由沙参、麦冬各 12g，炒扁豆、山药、生地各 30g，炒杏仁、玫瑰花各 9g，火麻仁、白芍药各 12g，生谷芽、生麦芽各 18g，甘草 6g 等组成。养脾益胃，生津润燥。适用于本病症见饥不欲食，或食入则痞胀，胃脘嘈杂或隐隐作痛；或呃逆干呕，口燥咽干，心中烦乱，或大便燥结，形体消瘦，甚者四肢无力、肌肉萎缩；舌质暗红或舌质剥裂，苔薄而黄、干而乏津，或无苔，脉细数或细涩者。若胃热燥盛者，加生石膏 20g，中脘痞满者，加丹参 15g；两胁疼痛者，加醋元胡、醋香附、赤白芍各 15g；心烦失眠者，加百合 12g，夜交藤 20g；便干难下者，加炒枳实 9g，生首乌 10g；恶心欲吐者，加竹茹、枇杷叶各 9g，旋覆花 12g；心悸短气者，加太子参、莲子肉各 15g；烦渴甚者，加乌梅 9g，石斛、玉竹 12g；急躁易怒者，加川楝子、醋元胡各 15g；肌肉酸痛者，加地龙、丹参、鸡血藤各 20g。水煎服，日 1 剂。

3. 加味引火汤　由熟地黄 30～120g，巴戟天 9～30g，麦冬 12～20g，茯苓 6～9g，石斛 15～30g，沙参 15～30g，五味子 6～9g 等组成。补肾滋阴润燥，清降虚火。用于肝肾阴虚型，运用本方时熟地黄用量须大，可由 30g 逐渐加至 120g 以滋肾水补真阴，量少不足取效。

4. 健脾益气通阳汤　由生黄芪 30～50g，玄参、白芍各 20g，云茯苓 15g，川桂枝、白术、炒山药、甘草、当归、柴胡、陈皮、炒山甲各 10g，黑附片、炒白芥子各 6g 等组成。健脾和胃，益气通阳。用于治疗脾肾阳虚、气虚津亏证 SS 继发于 RA 者，总有效率为 88.46%。水煎服，每日 1 剂。

5. 养阴清肺汤　由生地、玄参各 30g，麦冬 25g，白芍 20g，牡丹皮 12g，甘草、薄荷各 10g 等组成。合并肺热咳嗽者加川贝母 15g，金银花 30g，连翘、黄芪各 20g 以滋阴降火。用本方治疗 SS 患者 20 例，基本痊愈 10 例，显效 8 例，有效 1 例，无效 1 例。

6. 益气生津汤　由炙黄芪 50g，麦冬 30g，熟地黄 25g，女贞子 24g，党参、北沙参、当归、白芍、生地黄、玄参各 15g，川石斛、炒白术各 12g 等组成。益气生津，养阴润燥。用于气虚津亏者。水煎服，每日 1 剂。用本方加减治疗干燥综合征 12 例，显效 5 例，有效 5 例，无效 2 例，总有效率 83.3%。

（三）中药成药

1. 杞菊地黄丸 由枸杞子、菊花、熟地黄、山茱萸（制）、牡丹皮、山药、茯苓、泽泻等组成。适用于本病肝肾阴虚者。口服，大蜜丸每丸重 9g，每次 1 丸，每日 2 次；浓缩丸每 8 丸相当于原生药 3g，每次 8 丸，每日 3 次。

2. 琼玉膏（《洪氏集验方》） 人参 750g，生地黄 8000g，茯苓 1500g，白蜜 5000g。先以生地捣汁，同蜜熬沸，入人参、茯苓末和匀成膏。每日 2～3 次，每次 10～15ml，开水溶后送下。用于口燥眼干，皮肤干燥者。

3. 桑麻丸（《医级》） 桑叶、黑芝麻（炒）。水丸、小蜜丸，每 250 粒重 30g。滋养肝肾，祛风明目。用于本病肝肾不足，头晕眼花，视物不清，迎风流泪；或肝经虚热，精伤血燥，久咳，便秘，皮肤粗糙。口服，每次 6～9g，每日 2～3 次，淡盐汤或温开水送下。临床应用桑麻丸加减治疗眼干燥症，疗效较好。脾虚湿盛，大便溏稀者不宜用。

4. 参苓白术散（《太平惠民和剂局方》） 由人参、茯苓、白术（炒）、山药、白扁豆（炒）、莲子、薏苡仁（炒）、砂仁、桔梗、甘草等组成。补脾胃，益肺气，利湿止泻。用于本病气虚津亏者。散剂，每袋重 10g。口服，每次 3～9g，每日 2～3 次。

5. 生脉注射液 主要成分红参、麦冬、五味子。20～30ml 加入 5% 葡萄糖注射液 250ml 稀释后，静脉滴注，每日 1 次，10～15 天为 1 个疗程。益气养阴，复脉固脱。用于 SS 气阴两虚者。

（四）单验方

1. 芦根煎剂 鲜芦根 30g，生甘草 6g。加水适量，煎汤代茶，时时饮之。生津润燥。用于气阴两虚者。

2. 玉竹粥 玉竹 20g，粳米 60g。将玉竹洗净煎汤去渣，与粳米共煮粥，放入冰糖适量，稍煮即可，每日 2 次，早晚服用。养阴润燥，生津止渴，主治口干咽燥，烦渴少痰。

3. 仙人粥 制首乌 30～60g，粳米 60g，红枣 5 枚，红糖适量。先将何首乌煎取浓汁，去渣，同粳米、红枣同煮粥，放入适量红糖或冰糖调味，每日 2 次，早晚服用。滋阴补肾，益精血，主治肝肾阴虚所致的头晕目眩，耳鸣眼干，腰膝酸软，心悸便干。

4. 润燥饮 生地、熟地、天冬、麦冬、山药、黑芝麻、肉苁蓉等量，水煎去渣，加牛乳适量口服，用于口干舌燥，皮肤干燥，大便秘结者。

5. 藏青果 冷开水洗净，含在口中，每日 3～5 次，每次 1～2 枚，能增加津液，有利于口燥症状的改善。

（五）其他特色疗法

1. **毫针** 主穴：太溪、三阴交、关元；配穴：肾俞、命门。加减：口眼干燥属肝肾阴虚加肝俞、百会、内关、阴陵泉；属燥伤心脉证加通里、阴郄、神门、后溪、内关、心俞；属燥伤脾（胃）阴证加中脘、足三里、阴陵泉、血海、内关；属燥伤肺气证加尺泽、孔最、内关、肺俞。每次选穴 8～10 个，每日 1 次，10 天为 1 个疗程。

2. **外治法** 眼干较著，用人工泪液滴眼；对眼干无泪的患者，行泪点封闭术，对眼部症状有一定改善；眼炎可用复方黄芩眼药水点眼。皮肤干燥者外用润肤药水。

四、西药常规治疗

西医目前对 SS 的治疗目的主要是缓解症状，阻止疾病的发展和延长患者的生存期。本病治疗包括 3 个层次：①涎液和泪液的替代治疗以改善症状；②增强 SS 外分泌腺的残余功能，刺激涎液和泪液分泌；③系统用药改变 SS 的免疫病理过程，最终保护患者的外分泌腺体和脏器功能。

1. **对症治疗**

（1）口干燥症：减轻口干较为困难，人工涎液的效果很不理想，实用的措施是保持口腔清洁，勤漱口，减少龋齿和口腔继发感染的可能，并且停止吸烟、饮酒及避免服用引起口干的药物如阿托品等。另外患者还可以使用含氟的漱口液漱口，以减少龋齿的发生。

（2）干燥性角结膜炎：根据患者的情况选择使用人工泪液滴眼可以减轻眼干症状，预防角膜损伤，减少眼部并发症。在夜间可以使用含甲基纤维素的润滑眼膏，以保护角膜、结膜，如 1% 的甲基纤维素滴眼，每 2～3 小时 1 次。

（3）肾小管酸中毒合并低钾血症：钾盐的替代疗法用于肾小管酸中毒合并有低钾血症者，有低血钾性瘫痪者宜静脉补钾，缓解期可口服枸橼酸钾或缓释钾片，大部分患者需终身服用。多数患者低血钾纠正后尚可正常生活和工作。

（4）肌肉、关节痛：可用非甾体抗炎药，没必要常规使用改善疾病的抗风湿药物（侵蚀性关节病变罕见），但羟氯喹 6～7mg/(kg·d)，每天最大剂量 400mg，可用于缓解疲劳、关节痛和肌痛等症状，在少见的情况下，可能需要短程使用小剂量糖皮质激素以缓解关节剧痛等症状。

2. **改善外分泌腺体功能的治疗** 当使用涎液或泪液替代治疗效果不满意时，可使用毒蕈碱胆碱能受体激动剂刺激外分泌腺分泌。目前常用的药物有毛果芸香碱等，毛果芸香碱是乙酰胆碱类似物，可刺激胆碱能受体，

对 M_3 受体作用较强，每次 5mg，每日 3 次（每日剂量 10～20mg）可以增加涎液流率。

3. **系统性损害的治疗** 系统损害者应根据受损器官及严重程度进行相应治疗。对于有重要脏器受累的患者，应使用糖皮质激素治疗，对于病情进展迅速者可合用免疫抑制剂。出现恶性淋巴瘤者宜积极、及时地进行联合化疗。

（1）糖皮质激素：对合并有神经系统、肾小球肾炎、肺间质性病变、肝脏损害、血细胞减少尤其是血小板减低、肌炎等要给予糖皮质激素治疗，激素剂量应根据病情轻重决定。剂量与其他结缔组织病治疗用法相同。肾小管酸中毒的患者主要是替代疗法，但如果是新发病例，或者是肾脏病理显示为肾小管及其周围以炎性病变为主的，也可以考虑激素或加免疫抑制剂的治疗，泼尼松剂量为 0.5～1mg/(kg·d)。

（2）羟氯喹：200～400mg/d，可以降低 SS 患者免疫球蛋白水平，也可能会改善涎腺功能。出现关节肌肉疼痛、乏力以及低热等全身症状时，羟氯喹是一个合理的治疗选择。

（3）其他免疫抑制剂和免疫调节剂：对于合并有重要脏器损害者，宜在应用糖皮质激素的同时加用免疫抑制剂，常用的免疫抑制剂包括甲氨蝶呤每周 0.2～0.3mg/kg，硫唑嘌呤 1～2mg/(kg·d)，环孢素 2.5～5mg/(kg·d)，环磷酰胺 1～2mg/(kg·d) 或 4 周 0.5～1g/m²，其中环磷酰胺最常用。对于出现神经系统受累或血小板减少的患者可静脉用大剂量免疫球蛋白，必要时可以重复使用。如果出现由 SS 导致的中枢神经系统病变，应该采用大剂量糖皮质激素静脉冲击治疗，同时应用环磷酰胺。对于合并原发性胆汁性肝硬化的患者应使用熊去氧胆酸治疗。

4. **生物制剂** 自身反应性 B 细胞的异常激活是 SS 发病的重要因素之一。试验表明，使用抗 CD20 和抗 CD22 抗体进行 B 细胞清除治疗可以改善 SS 病情。

【特色疗法述评】

1. 由于 SS 原因未明，西医目前尚无有效的根治方法，主要是对症处理改善口眼诸窍干燥症状，控制和延缓因免疫反应而引起的组织器官损害的进展及继发性感染。

2. 研究表明，一些养阴药物如沙参、麦冬、石斛、枸杞子、玄参、葛根、忍冬藤、知母等可促进唾液腺、泪腺等腺体分泌；一些清热解毒药如黄芩、黄连、土茯苓、大青叶等，可消除腮腺、唾液腺和泪腺的继发感染。

中医认为本病有瘀血存在，而现代研究证实，本病患者有微循环障碍，其腺体堵塞是由免疫复合物和血管炎引起，故在养阴润燥治疗的同时，配以活血通络类中药以治疗免疫复合物和血管炎，使腺体分泌排泄通畅，缓解诸窍干燥症状。研究表明，活血化瘀药物具有扩张血管，改善微循环，改善机体免疫功能。如沈丕安的芦根润燥汤，方中生地含甾醇类和多糖类等，具有抑制免疫功能和提高激素水平，抑制血管炎，促进腺体分泌等多方面的作用；芦根生津力强；金雀根化瘀通络，具有免疫抑制作用，还有益气强壮功效，共奏养阴生津，清热化瘀之功。

3. SS 多呈免疫亢进状态，西医学治疗本病效果不理想，主要是以激素和免疫抑制剂为主，但长期应用，副作用颇多。中医药可以对机体的免疫系统进行整体调节，经用滋阴润燥、活血通络、清热解毒等法治疗，可使阴液得复，热邪得祛，燥毒得除，经络得通，气血流畅，关节肌肉得气血之濡养，正气恢复，顽疾得解，有较稳定的远期疗效。中医药治疗本病疗效肯定，能有效改善症状、体征，运用中西医结合手段调节机体免疫力及各脏腑间的功能，有效防治并发症，增加疗效并降低副作用，改善局部及全身症状，提高患者的生活质量，并取得稳定的近远期疗效。

4. 现代研究表明，针灸对免疫有着很强的调节作用，针灸对免疫的调节作用可涉及体液免疫、细胞免疫的多个环节，可使异常增高的免疫球蛋白下降，并对 T 细胞亚群、NK 细胞等多种免疫细胞及因子产生影响，达到治疗效果。

5. 中医药治疗 SS 有着明显的效果，但是还存在诸多问题：如中医对本病的辨证分型标准尚不统一，难于将微观指标（理化指标）与宏观辨证（临床症状）结合起来，缺乏多中心、大规模、大样本、长时间的研究，因而弄清中医辨证分型的流行病学特点，尚有一定困难。故在今后的研究中，应统一研究标准，采取大样本、长期跟踪治疗与观察，则必能提高其科学性、指导性和实践性。另外，运用现代医学研究中医药治疗机制，研究出高效、稳定的复方制剂，改善给药途径也是值得重视的研究领域。

【主要参考文献】

1. 娄玉铃 . 中国风湿病学 ［M］. 北京：人民卫生出版社，2001：2209-2216.

2. 吴启富，叶志中 . 风湿病中医特色治疗 ［M］. 沈阳：辽宁科学技术出版社，2002：83-90.

3. 娄玉铃 . 风湿病诊断治疗学 ［M］. 郑州：郑州大学出版社，2003：249-258.

4. 王承德，沈丕安，胡荫奇 . 实用中医风湿病学 ［M］. 第 2 版 . 北京：人民卫生出版社，2009：537-538.

5. 沈丕安 . 风湿病中医诊治手册 ［M］. 北京：人民军医出版社，2009：126-133.

6. 娄玉钤 . 中医风湿病学 ［M］. 北京：人民卫生出版社，2010：80-88.

7. 于孟学 . 风湿科主治医生 1053 问 ［M］. 北京：中国协和医科大学出版社，2010：190.

8. 张奉春 . 风湿免疫科诊疗常规 ［M］. 北京：中国医药科技出版社，2012：6-11.

9. 董振华 . 干燥综合征中西医结合的诊治思路与方法 ［J］. 中国中医风湿病学杂志，2006，9（34）：6-8.

10. 张广辉 . 娄玉钤教授运用竹叶黄芩汤加减治疗干燥综合征 ［J］. 世界中西医结合杂志，2010，5（11）：931-932.

11. 沈丕安 . 干燥综合征的病因病机与治疗探讨 ［J］. 风湿病与关节炎，2013，2（6）：42-45.

（李满意　杨林江）

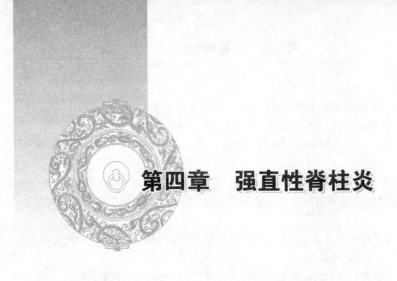

第四章　强直性脊柱炎

强直性脊柱炎（ankylosing spondylitis，AS）是一种以中轴关节慢性炎症为主的全身性疾病。其特点为几乎全部累及骶髂关节；其特征性病理改变为肌腱、韧带附着点炎症。常见症状为腰背僵硬或疼痛，活动后可能缓解；晚期可发生脊柱强直、畸形以至于严重功能障碍。AS 的发病率在各国报道不一，我国患病率初步调查为 0.26%。本病多见于青壮年，现在报告男女比例为 5∶1，女性发病比较缓慢及病情较轻，发病年龄通常在 13～31岁，30 岁以后以及 8 岁以前发病者少见。

根据 AS 的临床表现当属于中医学"肾痹""骨痹""脊痹""腰痛"等范畴。《素问·缪刺论》论述其表现为"脊强反折，不能俯仰"，并提出针刺治疗本病。隋·巢元方《诸病源候论》则提出"背偻"之名，曰："若虚则受风，风寒搏于脊膂之筋，冷则挛急，故令背偻"，并用导引法治疗。宋代《太平圣惠方》记载了大量治疗腰脊强痛的方剂。20 世纪 80 年代焦树德教授将 AS 称为"大偻"，并创制系列经验方治疗本病。

近年来，随着中医、中西医结合对 AS 的研究不断深入，本病的基础研究和临床研究均取得了很大进展，中医药治疗本病具有一定的优势和特点。

【病因病机】

一、中　医

1. 先天不足　先天禀赋不足，肾气亏虚，筋脉失养，而外邪易侵；若兼房室不节、相火妄动，水亏于下，火炎于上，阴火消烁，真阴愈亏；病久阴血暗耗，阴损及阳，时有外感风寒、湿热诸邪，深侵肝肾，筋骨失荣而致本病。唐·孙思邈《备急千金要方》强调说："腰背痛者皆是肾气虚弱。"近代张锡纯《医学衷中参西录》曰："肾虚者，其督脉必虚，是以腰疼。"

2. 感受外邪　风寒湿热等邪由腠理而入，经脉不利，营卫失和，气血阻滞脉络，经脉痹阻，不通则为病。如《素问·痹论》云："所谓痹者，各以其时，重感于风寒湿之气也。"宋·严用和《济生方》曰："皆因体虚，腠理空疏，受风寒湿气而成痹也。"指出了风寒湿邪是本病病因，可由体虚而感受外邪所致。

3. 肾虚督寒　肾主骨生髓，肾气不足，寒湿内盛，兼受寒湿之邪乘虚内侵，内外合邪，使气血运行不畅，不通则痛。因脊柱乃一身之骨主，骨的生长发育又全赖骨髓的滋养，而骨髓乃肾中精气所化生，若肾中精气不足，骨髓空虚，则骨质疏松，酸软无力。督脉"循背而行于身后，为阳脉之总督，督之为病，脊强而厥"，督脉"贯脊属肾"，其为病"脊强反折"，肾虚寒湿深侵，肾气不足，督脉失养，脊骨受损而致本病。《素问·逆调论》曰："肾者水也，而生于骨，肾不生则髓不能满，故寒甚至骨也……病名曰骨痹，是人当挛节也。"

4. 痰瘀气滞　跌仆闪挫损伤经脉气血，瘀血内阻；或长期体位不正，腰部用力不当，摒气闪挫，或郁怒伤肝，气滞血瘀，阻塞经络；或脾失运化，痰浊内生；气血阻滞于背部经络，腰脊失气血濡养而发生本病。

本病基本病因病机是先天禀赋不足或后天调摄失调，房室不节、惊恐、郁怒、病后失调等，而致肝肾亏虚，督脉失荣，风寒湿等邪乘虚侵袭，深入骨骱、脊柱；病久肝肾精血亏虚，使筋挛骨弱而邪留不去，渐致痰浊瘀血相互胶结而成。故虚、邪、瘀是对本病病因病机的高度概括。虚、邪、瘀三者关系密切，痹必有虚、痹必有邪、痹必有瘀，凡 AS 患者体内虚邪瘀三者共存，缺一不可。但不同的患者，虚邪瘀三者的具体内容、程度不同。虚邪瘀三者紧密联系，相互影响，相互为患，互为因果，形成双向恶性循环。本病初起，外邪侵袭，多以邪实为主；病久邪留伤正，可出现肾督亏虚、痰瘀互结，而成虚证或本虚标实之证。病位在脊柱、筋骨、关节，与肝、肾等脏腑关系密切。病变后期可累及脏腑。

二、西　　医

AS 的病因及发病机制至今未明，目前一般认为是由于患者存在遗传易感因素，在某些环境因素触发下致病。已证实，本病的发病与 HLA-B$_{27}$ 密切相关，并有明显家族发病倾向，此外，环境因素也参与了 AS 的发病。AS 的病理包括附着点炎和滑膜炎。关节囊、肌腱、韧带的骨附着点炎症又称肌腱端炎，是本病的主要病理特点，初期以淋巴细胞、浆细胞浸润为主，伴少数多核白细胞。炎症过程引起附着点的侵蚀，进而肉芽组织形成，最后受累部位钙化，新骨形成。在此基础上又发生新的附着点炎症、修复。如此多次反复，使整个韧带完全骨化，形成骨桥或骨板。中轴关节病变的病理基础是由于脊柱周围韧带的慢性炎症使韧带硬化，骨赘形成并纵向延伸，在两个相邻的椎体间连接形成骨桥。椎间盘纤维环与骨连接处的骨化使椎体变方，脊柱呈"竹节状"。AS 的滑膜炎典型表现为滑膜细胞肥大和滑膜增生，有明显的淋巴细胞和浆细胞浸润。AS 的滑膜炎浆细胞浸润以 IgG 型和 IgA 型为主。关节外病变如虹膜睫状体炎、主动脉根炎、心传导系统异常、上肺纤维化和空洞形成、马尾综合征以及前列腺炎等，其病理变化分别为睫状体和睫状突、主动脉根和主动脉瓣、房室结、肺间质、蛛网膜，以及精曲小管、前列腺等处的纤维结缔组织结构炎症。

【临床表现】

一、关 节 表 现

1. 炎性腰背痛　腰痛或不适是 AS 最常见的症状，发生率为 90％左右。其发生隐匿，常为隐痛，难以定位。开始时常感觉疼痛或不适，部位在臀深部，疼痛严重者常位于骶髂关节，有时可放射至髂嵴或大腿后侧。疼痛可因咳嗽、喷嚏或其他牵扯腰背的动作而加重。开始腰背疼痛可为单侧或间歇性，以后逐渐进展为双侧、持续性伴僵硬。35％～57％的病人一开始就出现腰痛、僵硬。夜间痛可影响睡眠，严重时可使病人在睡眠中痛醒，甚至要下床活动后才能重新入睡，为病情活动的指征之一。有的病例腰痛不适症状比较轻微，可能仅感到腰部僵硬或肌肉酸痛，或为椎旁压痛，即韧带肌腱骨附着点炎症。本病腰痛休息不能缓解，活动反而能使症状改善，此为炎症性腰痛与机械性腰痛的鉴别要点之一。

2. 晨僵　也是 AS 常见的早期症状之一。早起腰部僵硬，活动后可以缓解。晨僵也是病情活动指标之一，病情严重者夜间会因僵痛而醒，僵硬可持续全天。除活动外，热敷、热水浴也可使晨僵缓解。

3. 外周关节炎　75％以上病例病程中出现外周关节症状，作为首发症状出现者占 43％。受累部位以髋、膝、踝等下肢大关节多见，也可累及肩、腕等上肢大关节，少数指、趾等小关节受累。非对称性、少数关节或单关节，及下肢大关节的关节炎为本病外周关节炎的特征。髋关节受累占 17％～36％，表现为局部疼痛，活动受限，屈曲挛缩及关节强直，其中大多数为双侧。

4. 肌腱端炎　即肌腱韧带骨附着点炎症，为 AS 的特征性病理变化，也可以是部分患者的主要表现。由于胸肋关节、柄胸联合等部位的附着点炎症，可出现胸痛，咳嗽或喷嚏时加重；由于吸气时胸廓扩展受限，故早期病例也可出现轻、中度胸廓活动度降低。肌腱附着点病变也可见于脊椎骨突、髂嵴、大转子、坐骨结节、胫骨结节和足跟等部位，而作为本病早期表现。

5. 骶髂关节炎　骶髂关节炎是 AS 的特征之一，局部疼痛或者压痛明显。放射学上出现骶髂关节炎是 AS 的分类诊断标准中最重要的条件，并且有特别高的特异性。但放射线显示骶髂关节炎往往需要 2～5 年的时间，不利于早期发现和诊断。因此对于怀疑本病早期者可以选择更敏感的 CT 和磁共振成像（MRI）。

6. 脊柱强直　随着病情进展，整个脊柱可发生自下而上的强直：先是腰椎前凸曲线消失；进而胸椎后凸而呈驼背畸形；随着颈椎受累，颈椎活动受限，此时病人体态变为头向前俯、胸廓变平、腹部突出，呼吸靠膈肌运动，最后脊柱各方向活动完全受限，行走时只能看见前面有限的一段路面。

二、关节外表现

AS 作为一种全身性慢性炎症性疾病，还可累及其他器官。

1. 全身症状　AS 的全身表现轻微，少数有发热、疲倦、消瘦、贫血或其他器官受累。一般来说，以中轴关节症状为主者全身症状较轻；而外周关节受累明显者全身症状则比较突出。

2. 眼部病变　主要为急性葡萄膜炎（急性虹膜炎），25%～30% 的患者可在病程中出现；部分病例虹膜炎先于 AS 发病。多为急性发作，常单侧发病或双侧交替。主要症状有眼痛、流泪、畏光、视物模糊等；反复发作可致视力障碍。体检可见角膜周围充血、虹膜水肿。如虹膜粘连，则可见瞳孔收缩，边缘不规则。

3. 心血管表现　心血管受累少见，主要包括升主动脉炎、主动脉瓣膜下纤维化、主动脉瓣关闭不全、二尖瓣脱垂以及二尖瓣关闭不全、心脏扩大、房室传导阻滞和束支传导阻滞、扩张型心肌病和心包炎等。其危险性随着年龄、病程以及外周关节炎的出现而增加。

4. 肺部表现　为 AS 后期所常见，一般发生于病程 20 年以上者。临床可无明显症状，也可有咳嗽、咯痰、气短以至咯血。随着病变发展，胸廓活动受限，可出现双上肺尤其是肺尖纤维化、囊性变、甚至空洞形成，肺功能进一步受损。

5. 神经系统表现　神经系统症状来自压迫性脊神经炎或坐骨神经痛、椎骨骨折或不完全脱位以及马尾综合征，后者可引起阳痿、夜间尿失禁、膀胱和直肠感觉迟钝、踝反射消失。本病脊柱强直以后，一般都并发严重的骨质疏松，因此十分容易发生骨折。脊椎骨折以颈椎最易发生，尤以5～7颈椎多见，是死亡率最高的并发症。病人外伤后出现颈、背痛或肢体麻木症状者，应考虑脊柱骨折的可能。自发性寰枢椎前脱位表现为枕部疼痛，可伴或不伴脊髓压迫症状。慢性进行性马尾综合征为AS后期罕见而重要的并发症。

6. 肾损害　AS肾损害较少见，主要为IgA肾病和肾淀粉样变。

三、体　征

骶髂关节和椎旁肌肉压痛为本病早期阳性体征。随后可见腰椎前凸消失，脊柱各个方向运动受限，胸廓扩展范围缩小及颈椎后突。修订的Schober试验系测量髂后棘水平以上垂直距离10cm处的脊柱前屈度，和腋中线上任何20cm距离的脊柱侧弯度。前屈和侧弯达到5～10cm为正常。测量前屈时指尖到地面的距离只反映总的适应性和髋部状态，不能代表脊柱本身的运动。检查胸廓扩张范围在第4肋间隙水平测量，小于2.5cm为异常。正常人立正姿势，后枕部应贴近墙壁，而无间隙，本病发展到颈或胸椎畸形者枕壁间隙增大至数厘米以上。骶髂关节炎的检查包括骶髂关节定位试验、压迫试验、侧压试验、"4"字试验等。

【辅助检查】

一、一 般 检 查

AS活动期可有轻度的白细胞升高，红细胞沉降率增快，C-反应蛋白增高，血清IgA可轻中度增高。类风湿因子一般阴性。

二、HLA-B$_{27}$ 检查

90%左右AS患者HLA-B$_{27}$阳性，对诊断有重要参考价值。但是单凭HLA-B$_{27}$阳性也不能诊断本病。

三、放射学检查

本病放射学检查甚为重要，包括普通X线、CT扫描和磁共振扫描（MRI）。

1. X线检查　骨盆正位相：所有AS均存在骶髂关节炎，且骶髂关节为本病最常受累部位，故临床凡疑似AS者，均需摄骨盆正位相。按AS的

纽约标准，X线骶髂关节炎分5级：0级：为正常；Ⅰ级：骶髂关节出现可疑的模糊；Ⅱ级：骶髂关节边缘模糊，可见局限性侵蚀、硬化，关节间隙轻度变窄；Ⅲ级：骶髂关节边缘模糊不清，关节面明显侵蚀、硬化，关节间隙不均性狭窄或消失；Ⅳ级：骶髂关节完全性关节融合或强直，伴残存的关节面区硬化。

2. CT检查　CT分辨力高，有利于发现骶髂关节轻微的变化，适于AS的早期诊断。一般说，40岁以下的病人，典型骶髂关节炎的CT表现包括骶骨端软骨下骨硬化、单或双侧关节间隙＜2mm、软骨下骨侵蚀以及关节部分或完全强直等。30岁以下的正常人，骶髂关节一般是对称的，而30岁以上则有77％不对称，40岁以上则有87％不对称。近年迅猛发展的CT介入技术，能准确达到病变部位，探针直接达到骶髂关节采取标本，不但有利于早期诊断，而且能达到病理诊断的目的。

3. 磁共振检查　比CT更早发现的早期的骶髂关节炎，适于早期骶髂关节炎的诊断。

【诊断与鉴别诊断】

一、诊 断 标 准

诊断标准多用1984年美国风湿病学会（ACR）强直性脊柱炎分类标准。另外，要重视CT及磁共振（MRI）对骶髂关节的检查。如果CT或MRI显示双侧骶髂关节Ⅱ级改变者，同样具有以上诊断标准的价值。

二、鉴 别 诊 断

1. 西医　本病应与类风湿关节炎、椎间盘突出、机械性腰背痛、结核、弥漫性特发性骨肥厚（DISH）综合征、髂骨致密性骨炎，以及与骶髂关节炎相关的其他脊柱关节病如银屑病关节炎（PsA）、赖特综合征（RS）等相鉴别。

2. 中医　本病应与背痹、经筋痹等相鉴别。

（1）背痹：两者均可表现"腰脊背相引痛"之症状。但本病多为"督脉之病，脊强反折"，与肾脏关系密切，且疼痛部位多固定在督脉腰椎脊柱两旁。而背痹局限于背部，并可连及肩臂，出现肩胛不舒现象。故不难鉴别。

（2）经筋痹：两者都可出现脊部疼痛。脊部经筋痹疼痛多发生在督脉经筋走行之上，疼痛范围局限，病变部位较脊痹少，多固定不移，有明确的压痛点。而本病疼痛多为整个脊柱及两侧疼痛，也伴发脊部经筋痹，且两者发病病因亦不相同，不难鉴别。

【治疗】

一、一般治疗

1. 对病人进行疾病知识教育，调动其主动参与各项治疗。

2. 帮助病人了解药物的作用和可能发生的副作用，并指导病人正确用药。

3. 站立时尽可能保持挺胸、收腹和双眼平视的姿势，坐位亦应保持胸部直立位；睡硬板床，仰卧位，避免促进屈曲畸形的体位；枕头要低，出现上胸椎及颈椎受累，应停用枕头。

4. 保持精神愉快，树立与疾病作斗争的信心。

5. 调整饮食，忌食辛辣之品，戒烟酒，多食易消化食物，同时可根据病情配合食疗。

二、中 医 治 疗

（一）辨证论治

1. 邪痹督脉

主症：腰脊强硬疼痛，遇寒受风加重，肢体困痛或游走痛，下肢关节肿痛发凉或顽麻，得热则舒，阴雨天加重，身困重着，纳少便溏，或泄泻，小便清长，舌淡苔白，脉弦滑。

治法：祛风散寒，除湿通络。

方药：强脊宁一号汤（《娄多峰论治风湿病》）。独活 12g，威灵仙、千年健、钻地风、川牛膝各 10g，木瓜 15g，白芍、生地、薏苡仁、丹参各 20g，香附 15g，甘草 9g。若寒邪较重者，加制川乌、制草乌各 9g，制附子 6g，桂枝 12g，淫羊藿、巴戟天各 20g；湿邪较重者，加白术 20g，菝葜 25g。

本证见于 AS 早期，多由汗出当风，久居湿地，风寒湿之邪侵袭督脉所致。外邪侵袭，痹阻督脉，而出现腰脊僵痛，遇风寒加重等。明·王肯堂《证治准绳》曰："脊痛项强，腰似折，项似拔，冲头痛，乃足太阳经不行也。"本证风寒湿之邪客于太阳经脉，经气不畅，故肢体游走疼痛，身重；腰脊部位脉络循行气血不通，不通则痛，故腰脊疼痛，难以转侧。此时以邪实为主，治当祛邪通络，及时祛邪外出，以免外邪内陷，侵蚀骨质。

2. 湿热痹阻

主症：腰背、双髋关节酸困疼痛，下肢关节肿胀沉重，灼热疼痛，动则痛甚，身热不扬，头身困重，低热，汗出，咽痛，口干苦多饮或渴不欲饮，口黏腻，小便不利，舌质红，苔黄腻，脉弦滑数或濡数。

治法：清热利湿通络。

方药：四妙散（《丹溪心法》）合宣痹汤（《温病条辨》）加减。牛膝、苍术、白术、防己各15g，黄柏、连翘、半夏、栀子各12g，薏苡仁、滑石、老鹳草各20g。若关节肿胀明显者，加茯苓、泽泻各15g；热盛伴发热者，加石膏30g，知母、金银花各20g，蒲公英15g；湿邪胜者，加土茯苓30g，萆薢20g；局部沉困，肿胀突出红热者，加肿节风20g，大黄9g。

本证多见于AS活动期。多由久居湿热之地，或于潮湿、闷热之环境中长期工作，湿热之邪侵袭，或感风寒湿等邪郁久化热所致。治疗清热利湿为主，一般下肢的外周关节肿痛明显，加用引经药。

3. 热邪痹阻

主症：腰背僵痛，关节红肿热痛，屈伸不利，动则痛甚，高热皮疹，面赤咽痛，口渴心烦，口干苦，大便干，小便黄，舌质红或紫，苔黄厚，脉洪数。

治法：清热通络。

方药：清痹汤（《娄多峰论治风湿病》）加减。忍冬藤60g，败酱草、青风藤、老鹳草、生黄芪、丹参各30g，香附、怀生地、石斛、知母各20g，络石藤18g，山栀子12g。若兼风热者，加连翘12g，葛根15g；气分热胜者，加生石膏、知母各20g；热入营血者，加生地30g，丹皮20g，元参18g；湿热胜者，加防己15g，白花蛇舌草25g；心烦口渴者，加生石膏15g，淡竹叶、天花粉各12g。

本证多见于AS急性活动期。多由感受热邪，或感受风寒湿邪从阳化热，或郁久化热所致。患者热象明显，疼痛加重，此时可配合清开灵注射液等清热解毒之针剂，必要时加用西药以"急则治其标"，病情稳定后，中药巩固治疗。

4. 肝肾亏虚

主症：腰背僵痛，颈项强直，关节功能受限，头晕目眩、耳鸣，形体消瘦，腰膝酸软，目涩，失眠多梦，男子遗精，女子月经量少，舌质红或淡红，少苔或薄黄苔，脉细数或弦细。

治法：滋补肝肾，强筋壮骨。

方药：肾痹汤（《娄多峰论治风湿病》）。熟地、首乌、淫羊藿、桑寄生、川断、丹参各20g，杜仲、地龙各15g，川芎、红花各12g，菝葜、金毛狗脊各 30g。若舌红少苔脉数者，加生地、元参各 20g；遇冷加重、得温则减者，加制附片 5g，桂枝 15g；髋、膝、踝关节肿痛者，加川牛膝、木瓜各 15g；肩及颈项部疼痛者，加威灵仙、羌活各 12g，葛根 20g，姜黄 10g。

本证为 AS 的常见证型，多见于 AS 的中后期。多为肝肾不足，精髓亏损所致。肾在体主骨，藏真阴而寓元阳，为先天之本。肝在体为筋，体阴而用阳，司全身筋骨关节之屈伸。痹久伤阴，而致肾水亏虚，水不涵木，木火消灼阴津，督脉失养，则见脊部酸痛；腰为肾之府，肾阴不足，则见腰膝酸软；肝肾亏虚，脉络不荣，血脉不通，气血凝聚，则关节肿胀变形；昼为阳，夜为阴，邪入于阴，正邪相争，故昼轻夜重；肝肾阴虚则生内热，故潮热盗汗，关节烦疼，精神不振；肾水亏损，精髓不充，水不涵木，故见头晕目眩。治疗当滋补肝肾，强筋壮骨，抑制骨质破坏。娄多峰教授根据多年的临床实践及实验研究研制的舒督丸治疗本证 AS，疗效显著。舒督丸由桑寄生、狗脊、怀牛膝、骨碎补、络石藤、三七、乳香等组成。口服，每次 3～5g，每日 3 次。功用滋补肝肾，舒筋壮骨，祛风除湿，活血通络。研究证实了虚邪瘀理论指导下的治疗组方原则的科学性：如果把舒督丸的抗炎镇痛作用看作祛邪、通络的话，那么舒督丸具有滋补肝肾扶正为主的同时，还兼有祛邪通络的作用。证实了本方具有"扶正勿碍祛邪，祛邪勿伤正气"的功能。

5. 肾虚督寒

主症：颈强，腰背僵痛，酸困不适，畏冷肢凉，四肢不温，得热则舒，面色㿠白，倦怠乏力，食少或纳呆，腹部冷痛，便溏或泄泻或完谷不化，小便不利或浮肿少尿，阳痿带下，舌淡胖，苔白滑，脉沉迟无力。

治法：温脾肾，壮督脉，通经络。

方药：强脊宁二号汤（《娄多峰论治风湿病》）。淫羊藿、何首乌、桑寄生、川牛膝、独活、丹参、鸡血藤、白芍各 30g，当归、木瓜、威灵仙各 20g，甘草 10g，黑豆 60g，黄酒 100ml。若寒邪偏胜者，加制川乌、制草乌各 9g；湿邪偏胜者，加萆薢 15g，白术 20g；热邪胜者，去独活、川断，加败酱草、忍冬藤各 30g，知母 20g；瘀血痛剧者，加制乳香、制没药各 9g，醋元胡 15g。

本证多见于 AS 的中后期。多为素体亏虚，肾阳不足累及督脉。督脉与足太阳经在风门交会，辅助太阳经起卫外作用。督脉通，卫阳振，腠理致密，邪不能犯。肾气不足，风寒湿邪乘虚而入，郁而不化，致督脉气血凝滞，经脉痹阻，故脊督冷痛，畏寒肢冷；寒主收引，气血凝滞不通，不通则痛，故怕冷恶寒，晨起僵痛；督寒则遇温痛减，酸楚重着。治疗以补肾壮督为主。方中黑豆、黄酒为补肾之良品，可单独长期服用。娄多峰教授研制的骨痹舒片治疗本证 AS，取得了显著疗效。骨痹舒片由桑寄生、骨碎补、制何首乌、田三七、络石藤、制马钱子等组成。每片 0.3g，口服，每次 3～8 片，每日 4 次。功用补肾壮督蠲痹，活血通络。

6. 气血两虚

主症：腰背强直僵痛，形体消瘦，神疲乏力，气短懒言，面色淡白或萎黄，头晕目眩，唇甲色淡，心悸，多梦或失眠，月经量少色淡，延期甚或经闭，舌淡，苔少或无苔，脉沉细，或细弱无力。

治法：益气养血，滋阴通络。

方药：黄芪桂枝青藤汤（《娄多峰论治风湿病》）。黄芪 60g，桂枝 15g，白芍、青风藤、鸡血藤各 30g，炙甘草 6g，生姜 5 片，大枣 5 枚。若阳虚畏寒者，加附子 6g，淫羊藿 20g，或配服鹿茸；脾虚腹满，食少便溏者，加白术、薏苡仁各 30g，焦三仙各 12g；肾虚腰膝酸软者，加桑寄生 30g，杜仲、川断各 15g；项颈部疼痛明显者，加葛根 30g；下肢痛甚者，加川牛膝、木瓜各 20g；痹久兼痰浊内阻，关节肿大，局部有结节或畸形，色淡暗者，加南星、僵蚕各 9g；兼瘀血肢体刺痛，舌质紫暗或有瘀斑者，重用鸡血藤，加山甲珠 9g，赤芍 12g，丹参 30g。

本证见于 AS 晚期，病久耗气伤血者。本方以扶正治本为主，是在黄芪桂枝五物汤基础上加味而成。临床可根据病情将药物用量加减：如黄芪 90～120g，桂枝 15～30g，白芍 30～60g，青风藤 30～45g，鸡血藤 15～30g，炙甘草 6～9g，大枣 5～10 枚。本方黄芪用量宜从 30g 开始，逐步加大剂量，疗效显著。

7. 瘀血痹阻

主症：腰背僵痛，关节肿胀、皮色暗淡，僵痛，尤以夜间为甚，呈针刺样疼痛，痛处不移，肌肤紫黯，面色黧黑，妇女经闭或者反复出血不止，见于手术或明显外伤后，舌质紫暗，或者有瘀斑瘀点，脉细涩弦。

治法：活血通络，强肾壮骨。

方药：化瘀通痹汤（《娄多峰论治风湿病》）。当归 18g，丹参、透骨草各 30g，鸡血藤 21g，制乳香、制没药各 9g，元胡、香附各 12g。若偏寒者，加桂枝 12g，制川乌、制草乌各 9g，细辛 3g，淫羊藿 25g，巴戟天 30g；偏热者，加败酱草 30g，丹皮 25g；气虚者，加黄芪 30g；血虚者，加制何首乌 30g，生地 20g；关节畸形者，加炒山甲 9g，乌梢蛇、全虫各 15g。

本证多见于 AS 中后期。脊痹日久，督脉阻滞，气血运行不畅致瘀血阻滞；或素体虚弱，突然跌仆外伤致瘀血内阻；或由情志不畅，肝郁气滞，瘀血阻络，血瘀不通而痛故腰背部刺痛，痛有定处；血瘀不散，实邪聚集，故痛处不移；血瘀气滞，连及督脉，若气滞通畅则脊痛减轻，故可时轻时重。舌质暗有瘀斑，苔薄，脉涩弦皆为瘀血痹阻之征。本证可单独存在，但多与其他各证兼夹出现，所以在每个证型治疗中，都要顾及"活血化瘀"，只是程度不同而已。

8. 痰瘀互结

主症：腰背僵硬疼痛，颈强，关节肿大刺痛，或肢体麻木，皮色暗淡，肌肤紫黯，面色黧黑，皮肤无泽，按之稍硬，胸闷痰多，舌质紫暗，或有瘀斑瘀点，苔薄白或腻，脉弦涩。

治法：活血化瘀，祛痰通络。

方药：腰痹汤（《娄多峰论治风湿病》）加减。当归、鸡血藤、桑寄生、地龙、白芍各30g，透骨草、老鹳草各24g，独活、川断各18g，茯苓、狗脊各20g，白芥子10g，香附、醋元胡各15g，半夏、陈皮各9g。若寒邪偏胜者，加制川乌、制草乌各9g；湿邪偏胜者，加萆薢15g，薏苡仁30g，白术20g；热邪胜者，去独活、川断，加败酱草、忍冬藤各30g，知母20g；瘀血痛剧者，加制乳香、制没药各9g；肾阳虚者，加淫羊藿30g，制附子12g；痰浊明显者，加制南星12g。

本证多见于AS晚期，颈强腰僵，功能受限。本病病程漫长，病久不愈，多痰多瘀，痰瘀胶结，难以祛除，又加重病情，形成恶性循环。因此化瘀祛痰应与扶正结合起来，痰瘀才能祛除。

以上方药，水煎服，每日1剂；重症每日可连服2剂。

（二）特色专方

1. 杜仲丹参酒（《外台秘要》）　杜仲、丹参各60g，川芎30g，白酒2000ml。将上药共捣碎末，用白夏布袋盛之，置入净器中，加白酒浸泡，封口，14日后开启，即可饮用。每日2次，每次10～15ml，亦可随时随量饮，但勿过量致醉。补肝肾，强筋骨，活血通络。适用于本病腰脊酸困，筋骨疼痛，足膝萎弱，小便余沥者。

2. 解痉舒督汤　由葛根、白芍、生黄芪、威灵仙各20g，山慈菇、鹿衔草、乌梢蛇、生甘草各10g，薏苡仁30g，蜈蚣2条等组成。柔肝舒筋，解痉止痛。水煎服，每次150ml，每日2次，餐后口服。3个月为1个疗程。应用本方治疗AS患者30例，总有效率80%。

3. 理肝养筋汤　由宽筋藤、枸杞子、大枣各15g，当归、桑寄生、鸡血藤、柴胡、葛根、骨碎补、木瓜各10g，五加皮、羌活各6g等组成。养筋通络，补血理肝，兼以补肾强骨。适用于AS肝肾亏虚证。水煎服，分两次于上午、下午两餐饭之间服用，4周为1个疗程。有报道用本方治疗AS患者20例3个疗程后，在脊背疼痛、腰背晨僵、腰脊活动度等症状及实验室指标方面均有显著疗效。

4. 通痹汤　由金银花30g，土茯苓、独活、川牛膝、续断、白芍、赤芍各20g，杜仲12g，红花、土鳖虫各10g，水蛭6g等组成。若外感风寒重者，加羌活；关节肿痛症状明显者，加猫爪草；颈项部疼痛或活动不灵活者，加葛根。水煎2次取汁，1日2次，饭后30分钟口服，3个月为1个疗程。用本方治疗AS患者45例，总有效率93.3%。

5. 阳和汤加减　由熟地20g，鹿角片、桂枝、白芥子、桑寄生、狗脊、桃仁各10g，麻黄6g，蜈蚣3条等组成。水煎服，每日1剂，分2次口服。1个月为1个疗程。适用于AS寒湿痹阻证。应用本方治疗AS患者20例，连服2个疗程，在红细胞沉降率和C-反应蛋白的改善、临床症状的缓解、疼痛评分指标（VAS）等变化方面均有较好疗效。

6. 补肾强督治偻汤（国家名老中医焦树德经验方）　由骨碎补、川续断各18g，川牛膝、淫羊藿、羌活、补骨脂各12g，熟地15g，金狗脊30g，鹿角胶6～9g，独活10g，杜仲20g，炙麻黄6g等组成。主治本病肾虚督寒证。寒甚疼重者，加制川草乌各6g，舌苔白厚腻者，去熟地，加苍术10g，炒白芥子6g，茯苓10～20g；大便溏软者，减羌活、川牛膝用量，加茯苓20g，白术12g；久病关节强直，不能行走者，可加透骨草、寻骨风各15g，自然铜6～9g（先煎）。

（三）中药成药

1. 益肾通督片　由狗脊、菟丝子、骨碎补、枸杞子、生熟地、猪脊髓、牛脊骨、鹿角胶、水蛭、炒白芥子等组成。益肾通督，温阳止痛。用于肾虚督寒证。每次4片，每日3次，饭后服。

2. 壮腰健肾丸　由狗脊（去毛）、金樱子、黑老虎、桑寄生、鸡血藤、千斤拔、牛大力、菟丝子、女贞子等组成。壮腰健肾，祛风活络。用于AS肾亏腰痛，风湿骨痛，膝软无力，神经衰弱，小便频数，遗精梦泄者。大蜜丸，每丸生药6g，口服，每次1丸；小蜜丸每次3.5g，每日2～3次，温开水送下。

3. 益肾蠲痹丸　由骨碎补、熟地黄、当归、延胡索、寻骨风、仙灵脾、鹿衔草、肉苁蓉、蜂房、蜈蚣、蕲蛇、广地龙、甘草、鸡血藤、地鳖虫、僵蚕、蛞蝓、炮山甲、全蝎等组成。温补肾阳，益肾壮督，搜风剔邪，蠲痹通络。用于AS肾虚督寒证。水丸，袋装，每袋8g。口服，1次8g，疼痛剧烈可加至12g，每日3次，饭后温开水送服。

4. 雷公藤多苷　雷公藤制剂，是疗效肯定的、独特的抗风湿药，单独或者联合其他药物治疗AS有效。片剂，20mg，每日3次，病情控制后减至每次10mg，每日3次维持。副作用包括胃肠道症状，白细胞降低，女性闭经（个别功能失调性子宫出血），皮疹或色素沉着等。由于本品对生殖细胞的影响，拟生育者宜暂缓使用。

5. 白芍总苷胶囊　主要成分是白芍干燥根中的芍药苷、羟基芍药苷、芍药花苷、芍药内酯苷、苯甲酰芍药苷等具有生理功效成分的混合物，总称白芍总苷。其中，芍药苷的含量占总苷的90%以上。本品能改善AS患者的病情，调节患者的免疫功能。口服，1次0.6g（2粒），每日3次，3个月为1个疗程。不良反应为大便次数增多。

6. 正清风痛宁　主要成分是盐酸青藤碱。祛风除湿，活血通络，消肿止痛。用于AS风寒湿痹证，症见肌肉酸痛，关节肿胀、疼痛，屈伸不利，麻木僵硬等。片剂：黄色肠溶衣片，每片含盐酸青藤碱20mg，初服每次1～2片，每日3次，若无不良反应，三天后增至3～4片；针剂：每支2ml，含盐酸青藤碱50mg，开始每次25mg，每日2～3次，若无不良反应，改为50mg，可用肌注、局部压痛点、关节穴位、离子导入等方法给药。如出现皮疹，或少数患者发生白细胞减少等副作用时，停药后即可消失。

7. 黄芪注射液　主要成分黄芪。20～30ml加入5%葡萄糖注射液250ml稀释后，静脉滴注，每日1次，10～15天为1个疗程。益气养元，扶正祛邪，养心通脉，健脾利湿。用于AS气虚、阳虚者。本药有提高机体免疫力的作用。

8. 香丹注射液　主要成分丹参、降香。20～30ml加入5%葡萄糖注射液250ml稀释后，静脉滴注，每日1次，10～15天为1个疗程。扩张血管，增进冠状动脉血流量。用于AS血瘀血热者。

9. 生脉注射液　主要成分红参、麦冬、五味子。20～30ml加入5%葡萄糖注射液250ml稀释后，静脉滴注，每日1次，10～15天为1个疗程。益气养阴，复脉固脱。用于AS气阴两虚者。

（四）针灸疗法

1. 毫针

（1）辨证取穴：①邪痹督脉：主穴：肾俞、三焦、关元、命门、气海、阴陵泉、三阴交；②湿热痹阻：风池、肺俞、脾俞、阴陵泉、三阴交、大椎、曲池、合谷、足三里；③热邪痹阻：肺俞、大椎、曲池、合谷、太冲、三阴交、局部点刺放血；④肝肾亏虚：肝俞、脾俞、肾俞、太溪、关元、命门、足三里、三阴交、照海；⑤肾虚督寒：脾俞、肾俞、关元、命门、太溪、三阴交、阴陵泉；⑥气血两虚：太溪、膈俞、气海、膻中、血海、脾俞、胃俞、足三里、合谷；⑦瘀血痹阻：膈俞、血海、气海、膻中、合谷、太冲、足三里；⑧痰瘀互结：肝俞、脾俞、肾俞、丰隆、阴陵泉、三阴交、合谷、足三里（双）。

风胜者，加风池、膈俞；寒重者，加命门、关元；湿重者，加阴陵泉、足三里、丰隆；热重者，加曲池、合谷；腰背僵硬明显者，配合火罐、推拿；腰背痛甚者，可用透针法；若患者体位不可兼顾者，可用配合穴位埋线治疗。

（2）按部位取穴：①颈肩部，风池、颈夹脊、大椎、肩井、肩三针、外关、四五穴等；②脊背部，督脉、膀胱经、华佗夹脊循经取穴：身柱、筋缩、腰阳关、肝俞、脾俞、肾俞、大椎、命门；③腰髋部，环跳、秩边、委中、承扶、命门、腰阳关等；④髀部疼痛：环跳、环跳上、居髎、悬钟、秩边、承扶、阴陵泉；⑤膝部，血海、梁丘、内膝眼、外膝眼、阴陵泉、阳陵泉、膝阳关、三阴交、犊鼻、梁丘、足三里。

（3）按症状取穴：①游走疼痛加风门、膈俞、肝俞；②肿胀：加脾俞、阴陵泉、丰隆；③发热：加大椎、陶道、曲池；④盗汗：加阴郄、后溪；⑤失眠多梦：加神门、大陵；⑥食欲不振：加脾俞、中脘、足三里；⑦胃脘部不适：加胃俞、梁丘、足三里。

（4）背强直，人中、风府、肺俞针之。背肩酸疼，风门、肩井、中渚、支沟、后溪、腕骨、委中针之。背痛连群，五枢、昆仑、悬钟、肩井、胛缝针之。背连胛疼，昆仑、绝骨、肩井。背痛，经渠、丘墟、鱼际、昆仑。背内牵痛不得屈伸，合谷、复溜、昆仑。

（5）脊背强痛，取华佗夹脊穴。治疗时先从华佗夹脊穴的起点（第一胸椎棘突下旁开半寸），用拇指向下按压滑动，找出敏感点，然后用1.5～2寸毫针向脊椎方向斜刺，待出现电击样或胀麻感时停止进针，施手法加强针感。然后在对侧敏感点用上法针刺，再在两针刺穴位上拔火罐20分钟。

2. 梅花针　取穴：阿是穴周围，腰骶部膀胱经线。方法：轻叩，以局部皮肤红晕为宜。叩后可拔火罐。适于用AS腰背僵硬明显者。

3. 耳针　取穴：腰椎、骶椎、肾、内分泌、肾上腺。处方可根据具体病变部位加减。方法：①每次选2～3穴，用中强刺激捻转数秒钟后，留针20～30分钟。留针期间，每隔10分钟捻转1次，每日或隔日治疗1次；②耳穴压豆，每次取6～7穴，用磁珠或者王不留行贴压，每次48个小时，双耳交替取穴，10次为1个疗程。

4. 埋针　取穴：阿是穴。常规消毒局部皮肤，用镊子镊取皮内针，垂直肌纤维方向45°斜刺，活动无痛感，胶布固定，留针1～2天，2个小时揉按1分钟，取下后隔日再埋，3次为1个疗程。本法主要治疗AS的肌腱端炎引起的局部疼痛。

5. 水针刀（小针刀）　先配制强痛液（利多卡因4ml，维丁胶钙注射液20ml，马钱子注射液2ml，骨宁注射液10ml，维生素B_1 1000μg，混合后备用）。结合X线片或CT所示，让病人俯卧治疗床上，在驼背的最高点旁开脊柱顶线 1.5cm 左右，两个椎体的间隙处选择两点，取马蹄水针刀与扁圆刃水针刀，按水针刀斜行进针刀法，先和人体纵轴平行进针，深度到达横突骨面时，转动刀锋，使刀口方向和横突平行，进行摸索性切开横突间肌和横突间小韧带，手术时要注意病人的反应，如出现酸、胀感时，注入强痛液 3～5ml，继续手术，直至针下有切开松动感时出针刀，压迫针孔片刻，待不出血为止。水针刀松解术，每隔 2 天进行 1 次，每次可选择 4～6 个松解点，从最高驼峰向上下脊柱两端延伸松解。如此方法，隔 3 天施术 1 次，一般 8～12 次手术松解完毕。本法常用于 AS 引起的肌腱韧带的挛缩、肌腱端炎引起的疼痛，亦可用于关节功能障碍的康复治疗。

6. 穴位埋线　取穴同针灸，并可与针灸联合应用，若主穴与配穴因体位等原因不能兼顾者，可用穴位埋线治疗主穴，针刺配穴随症状加减。方法：常规消毒局部皮肤，镊取一段 1～2cm 已消毒的羊肠线，放置在腰椎穿刺针（一次性埋线针）针管的前端，后接针芯，左手拇食指绷紧或捏起进针部位皮肤，右手持针，刺入所需的深度；当出现针感后，边推针芯，边退针管，将羊肠线埋植在穴位的皮下组织或肌层内，针孔处覆盖创可贴。穴位分 2 组，交替取穴，10 日 1 次，2 次为 1 个疗程。适用于 AS 腰背僵痛者。

7. 灸法

(1) 取穴同毫针：常用艾条灸、艾炷灸、温针灸、温灸器灸。每次选 3～5 穴，灸 10～20 分钟或 5～7 壮，每日 1 次，10 次为 1 个疗程，间隔 2～3 天行第 2 疗程。适用于肾虚督寒证、寒湿痹阻证等怕冷畏寒者。

(2) 隔姜蒜督灸：治疗前准备：①督灸粉 3g，由斑蝥、丁香、麝香、肉桂等组成。②制作姜蒜泥：购买新鲜生姜、大蒜各 500g，洗净，切丁，粉碎机打碎为泥待用。③制作艾炷：将艾绒搓成 39 个三棱锥形艾炷，艾炷直径如病人的中指中节直径，长如病人的小指指节。④其他：桑皮纸（宽 10cm、长 40cm），75％酒精棉球等。操作步骤：①体位：令患者裸背俯卧于治疗床上；②取穴：大椎穴至腰俞穴的督脉端，医者用拇指指甲沿脊柱（督脉）凸处按压"十"字痕迹；③消毒：75％酒精棉球自上而下沿脊柱常规消毒 3 遍；④涂汁：沿脊柱凸部"十"字痕迹涂抹姜蒜汁；⑤撒督灸粉：沿脊柱凸部"十"字痕迹撒督灸粉，呈线条状；⑥敷桑皮纸：将桑皮纸敷盖在药粉上面；⑦铺介质：把姜蒜泥牢固地铺在桑皮纸中央，压实，要求底宽 3cm、高 2.5cm、顶宽 2.5cm、长为大椎穴至腰俞穴的长度，状如梯形；⑧放置艾炷：在姜蒜泥上面放置三棱锥形艾炷，首尾紧密相连，状如蛇形；⑨点燃艾炷：点燃艾炷的上、中、下三处；烧透第一炷换第二炷，点燃上、中、下及四分之一处；燃毕换第三炷，点法同第一炷，任其自燃自灭；⑩移去介质：灸完 3 壮后取下姜蒜泥，用湿热毛巾轻轻擦净灸后药泥及艾灰。适用于 AS 寒湿痹阻证。

8."伏九贴"配合针刺 取大椎、膈俞（双）、脾俞（双）、肾俞（双）、腰阳关、关元、筋缩穴。自制伏九贴药粉，以鲜姜汁调和为糊，外敷于上述穴位，以医用粘膏固定。嘱患者第 1、第 2 次贴敷后 6 小时（儿童 2 小时）左右，如感皮肤灼热疼痛，即刻取下药贴，以免发泡影响下次治疗；第 3 次贴敷后，可适当延长贴敷时间，如能接受发泡则效果更佳。贴敷后，嘱患者禁烟酒，忌食生冷、辛辣、鱼虾、羊肉等发物。针刺取夹脊穴，从第 1 胸椎至第 5 腰椎，隔日左右交替取穴，针尖刺向椎体，以患者有酸胀感为度，施以高频捻转手法，隔日 1 次。三伏的初伏、中伏、末伏和三九的一九、二九、三九各进行贴敷 1 次。

（五）外治法

1. 药袋热敷 山柰、羌活、独活、川芎、白芷、徐长卿、青木香、苏木、桂枝、当归、制乳香、制没药、细辛各等分，冰片少许。上药共研细末，与淘洗干净的细砂 2 份拌匀，在锅内炒热或加热，装入布袋内。放在病患处，留置 0.5～1 小时，每日 1 次，10 日为 1 个疗程。温经散寒，祛瘀止痛。适用于 AS 肾虚督寒者。

2. 敷脐疗法 乌桂散：制川乌、制草乌各 6g，桂枝、山茱萸、干姜、公丁香各 9g，藿香、白芷各 12g，细辛 5g，麝香 0.3g。上药共研粗末，用醋拌湿，敷于脐部，每次 6～10g，根据情况 2～3 天更换 1 次。祛风寒，通络止痛。适用于 AS 背部僵硬，疼痛剧烈，活动困难者。

3. 温经通络膏（《中医伤科学讲义》） 乳香、没药、麻黄、马钱子各 250g。上药共为细末，饴糖调敷背部痛处。适用于 AS 寒湿伤筋，胸椎骨节酸困疼痛，筋脉不利者。

（六）其他特色疗法

1. 拔罐疗法

（1）一般拔罐法：取穴：足太阳膀胱经的大杼至肾俞，督脉的大椎至命门、阿是穴、委中。根据病人的体型，选择大小适当的火罐，在背部涂适量润滑油，用闪火法将罐拔于背部，沿着膀胱经和督脉的穴位，轻轻地来回推拉火罐，至皮肤出现红色瘀血现象为止，重点在背部压痛点处走罐。然后在委中穴拔火罐，留罐 10～20 分钟，以局部出现瘀血为止。每周治疗 1 次，8 次为 1 个疗程。适用于 AS 腰背僵痛、瘀血痹阻者。

（2）拔罐配合局部针刺：取穴：华佗夹脊穴、背俞穴、阿是穴。根据病人的疼痛部位，选择相应节段的华佗夹脊穴或背俞穴及阿是穴，用 1～1.5 寸的毫针刺之（注意背部的穴位不宜针刺过深，以免造成气胸），施用平补平泻的手法，取得针感后，加电脉冲刺激 20 分钟，起针后，在背部疼痛部位拔火罐数个，留罐 10~15 分钟，待皮肤出现红色瘀血为止。每周治疗 3 次，12 次为 1 个疗程。适用于 AS 痰瘀互结，腰背僵痛者。

（3）拔罐配合放血法：取穴：阿是穴。患者取俯卧位，在背部疼痛最明显处寻找压痛点及阳性点（皮下按之有结节或索条状物），用三棱针在压痛点处点刺，或用小针刀迅速刺入阳性点，顺着肌肉的走行拨离阳性结节及索条状物 1~3 下，然后用闪火拔火罐，拔出血量 1~3ml，起罐后擦净皮肤上的血迹，每个阳性点注射维生素 B_{12} 注射液 2ml。每次选择 3~5 个穴位，每周治疗 2~3 次，10 次为 1 个疗程。适用于 AS 热邪痹阻、痰瘀互结等腰背僵痛者。

（4）药物拔罐法：取穴：病变局部。防风、防己、川椒、秦艽、穿山甲、乳香、没药、独活、桑寄生、青风藤、海风藤、透骨草各 30g。用纱布包好，放入锅内，加水 3000ml，文火煎 30 分钟至药性煎出。将竹罐放入药中，煮 5~10 分钟，用镊子夹出竹罐，甩去药液，迅速用干毛巾捂住罐口，以便吸去罐口的药液，降低罐口的温度，保持罐内的热气，然后趁热立即将竹罐扣于疼痛部位，手持竹罐稍加按压 1 分钟，待竹罐吸牢于皮肤即可。留罐 10~20 分钟，至皮肤出现瘀血现象为止。每日 1 次，10 次为 1 个疗程。适用于 AS 寒湿痹阻所致腰背僵痛者。

2. 推拿疗法　推拿常配合中药治疗，以控制病情的发展，保护脊柱功能。对晚期发生畸形和脊柱僵硬，骨质疏松的患者，治疗时严防手法粗暴，以免发生骨折。

（1）一般推拿方法：本法治疗 AS，早期以和营通络，滑利关节为原则，后期骨性强直者以舒筋通络，活血止痛为原则。具体操如下。①患者俯卧，上胸部及大腿前分别垫 2~3 个枕头，使前胸及腹部悬空，两手臂屈肘置于头前。医者站于旁，在患者腰背部沿脊柱及两侧，用㨰法上下往返治疗，同时另一手掌在背部沿脊柱按压，按压时要配合病人呼吸，当呼气时向下按压，吸气时放松。②接上势，用指按法按压脊柱两侧膀胱经及臀部秩边、环跳、居髎等穴。③患者仰卧，用㨰法治疗髋关节前部，配合髋关节的外展、外旋被动活动，再拿大腿内侧肌肉和搓大腿。④患者坐势，医者站于后方，用㨰法施于颈项两侧及肩胛部，同时配合颈部左右旋转及俯仰活动，然后按揉或一指禅推颈椎两侧，上下往返数次，再拿风池及颈椎两侧到肩井。⑤接上势，嘱患者两肘屈曲，抱于后脑枕部，两手指交叉握紧。医者站于背后，以膝部抵住患者背部，再以两手握住患者两肘，做向后牵引及向前俯的扩胸俯仰动作。在进行这种被动活动时，患者要配合呼吸运动（前俯时呼气，后仰时吸气）。俯仰 5~8 次。⑥患者坐势。将腰背暴露，上身前俯，医者站于旁，用肘压法施于脊椎两旁。再直擦背部督脉及两侧膀胱经、横擦骶部，均以透热为度，可加用热敷。

（2）特殊推拿手法：又分以下几种：①麻醉手法：术者用拇指或食、中指位于支配肢体、关节的神经和穴位处，给予适当的力量在神经根支及穴位处进行按揉，每次 10～30 秒，当患者肢体感到有酸麻胀为度，起到麻醉止痛作用。②缓解疏筋：根据患者的部位不同，选择不同的手法，术者用拇指、手掌及前臂位于患处施术。其力量由小到大（病人能接受），结束时由大到小。其顺序由肌肉、韧带的走行自上而下反复数遍即可。达到缓解肌痉挛、消肿止痛、改善血液循环之效。③拨离伸展：术者拇指或食中指位于肢体和关节粘连处，用适当力量在患部进行拨离，自上而下反复进行数遍，达到拨离粘连，松解肌纤维和活血化瘀的目的。④转动：术者用双手分别持握患肢上下关节，用适当的力量和范围进行屈伸及旋转运动，旋转的范围由小逐渐加大，结束时由大到小，反复数次即可。此目的在于剥离组织间的粘连，松解关节，加强肌力，扩大关节间隙，促进功能恢复。

（3）推拿配合点穴法：具体如下：①推拿法：患者俯卧，先将脊柱拔伸，再自肩部起循脊柱两旁自上而下揉按，过承扶穴则改用揉捏，下至殷门、委中、承山穴，重复 3 次。然后提腿扳动，摇晃拔伸数次，再在脊柱两旁自上而下推拿揉捏，轻轻叩击腰部并揉按数次。按摩后腰部适当制动，卧硬板床，待症状减轻后再进行腰肌锻炼。②点穴法：按摩的同时可用分筋手法点按肾俞、志室、大肠俞、命门、阳关、委中、环跳等穴，以及寻找局部压痛点由上往下逐个进行点穴按摩。

3. 石蜡疗法　将医用石蜡装在蜡疗机内，使蜡完全熔化，然后盛到托盘内，让它冷却。为了使蜡块表层与底层同时凝固，可以往盘内加些冷水，水比蜡重，沉入盘底。等到表层与底层的蜡差不多凝固后，把水倒掉擦干，在桌上或床上铺一块塑料或橡皮布，把蜡块倒在布上，并裹住放在病变部位；外用毛毯保温，30～60 分钟，然后把石蜡剥下可反复使用。每日 1 次，每次 40 分钟，10 次为 1 个疗程。适用于 AS 寒湿痹阻、脾肾阳虚、瘀血痹阻等证颈腰背僵痛者。本法的透热作用可深达皮下组织 0.2～1cm，具有促进小血管扩张、改善血液循环、代谢和缓解肌肉痉挛的作用。随着局部涂敷石蜡温度的下降，体积可逐渐缩小 10%。因此，蜡疗对局部又有柔和的机械压迫作用，从而防止组织内淋巴液和血液渗出，对关节具有消炎、止痛和消肿作用。

4. 臭氧疗法　适用于 AS 髋、膝等外周关节病变的治疗。应用注射器将臭氧注入病变的关节腔，拔针后针眼医用输液贴贴敷。1 周 1 次。臭氧被注射进关节腔后，与关节滑膜接触，减轻炎症，消除炎症，抑制关节滑膜的炎症和渗出，消除关节积液；同时还可诱导抗氧化酶的产生，使间质细胞和关节软骨合成增多，刺激软骨和纤维原细胞增殖，注射后直接作用于神经末梢并抑制中间神经元的释放及脑啡肽等物质，从而达到镇痛的作用。

5. 牵引疗法　适用于 AS 在关节突间关节及各韧带尚未骨化、呈现中度或重度畸形，病情相对稳定时。本法分为脊柱牵引和下肢牵引，脊柱病变明显者可应用脊柱牵引法，主要是背部和腰部功能受限，在医师指导下应用牵引机床牵引；若颈部病变，在医师指导下应用颈部牵引。如髋、膝等下肢大关节功能受限时可用下肢皮肤牵引法：患者仰卧位，头颈、背部及下肢适当加垫，将床脚抬高约 20cm，在其每侧下肢悬吊重量约 5kg 的重物，在患者可耐受前提下，每次坚持约 30 分钟，每日进行 3 次，并逐渐撤除垫物；牵引 2～3 周后，若无明显效果，则应停用此法。

6. 运动疗法　本法治疗 AS 的目的是取得和维持脊柱的最佳位置，增强椎旁肌肉和增加肺活量，其重要性不亚于药物治疗。运动疗法包括以下 3 大类型：①维持胸廓活动度的运动，如深呼吸、扩胸运动等；②保持脊柱灵活性的运动，如颈、腰各个方向的运动、转动等；③肢体运动，种类繁多，最简单如散步、俯卧撑等。游泳是最好的全身锻炼，值得采用。但有些运动对 AS 患者不宜，例如跑步、竞技体育应避免。运动可能增加疼痛，但如经过短期休息即能缓解，应视为正常，不必终止。如运动后新增加的疼痛持续 2 小时以上，或运动所致疲劳、不适难以恢复，则说明运动过度，应适当调整运动量、运动类型或暂行休息。定期测量身高，保持身高记录是防止不易发现的早期脊柱弯曲的一个好措施。对疼痛或炎性关节或其他软组织选择必要的物理治疗。

7. 物理疗法　本法对 AS 患者的康复具有重要的意义。发病后较早地和长期地进行康复理疗，有利于保持或恢复肢体功能。常用的物理疗法有：全身热水浸浴法、超刺激电疗法、短波电疗法、音频电疗法、微波电疗法、超声疗法等。要根据其病理过程及不同病期，采取不同的方法。

(1) 早期急性炎症期：临床表现为疼痛及功能受限，可选用以下物理疗法。①紫外线治疗：每日或隔日 1 次，3～5 次。多个关节交替进行均可。②水杨酸离子导入疗法：每日 1 次，每次 15～30 分钟，20 次为 1 个疗程。

(2) 有骨质改变者：理疗的目的要改善骨、软骨的营养，预防关节强直。①短波、微波疗法：属高频电疗法，能深部透热，改善血液循环，增强新陈代谢，促进关节病理代谢产物消散，有利于骨与软骨营养。②音频电疗：具有消炎、镇痛、松解组织的作用，并能促进局部血液循环，改善骨及软骨的营养。每日 1 次，每次 20 分钟，20 次为 1 个疗程。③温泉或矿泉水浴疗法：可促进改善关节功能，预防关节强直。

（3）关节强直期：关节功能障碍，严重影响劳动及日常生活，可选用热水浴或热疗，水温在 40℃左右，时间为 20～30 分钟。药浴法，加中药乳香、没药、冰片、苍术、白芷、五加皮等，加工成粗末浸溶。对全身关节可用药浴疗法，如能在水中练体操则效果更为理想。

值得注意的是，所有物理因子既可治病也可致病，因此应用理疗时应视病情、机体功能状况掌握剂量和方法。

三、西药常规治疗

1. 非甾体抗炎药　可迅速改善腰背部疼痛和僵硬，减轻关节肿胀和疼痛，以增加活动范围，是首选药物。虽然种类繁多，但对 AS 的疗效大致相当，其中吲哚美辛的疗效尤为显著，可作为首选药物：每次 25mg，每日 3 次，饭后即服。其他可选用的药物如阿西美辛、双氯芬酸、萘丁美酮、美洛昔康、依托度酸、塞来昔布等。抗炎药的不良反应中较多的是胃肠不适，少数可引起溃疡；其他可见肝、肾损伤，血细胞减少，水肿，高血压等。在用药过程中应始终注意监测药物不良反应并及时调整。

2. 柳氮磺吡啶（SSZ）是目前应用最为广泛的药物之一，可改善 AS 的关节疼痛、肿胀和僵硬，特别适用于改善 AS 患者的外周关节炎。一般以每次 0.25g，每日 3 次开始，以后每周递增 0.25g，直至每日 2～3g 维持，或根据病情，或患者对治疗的反应调整剂量和疗程，维持 1～3 年。为了弥补柳氮磺吡啶起效较慢及抗炎作用欠强的缺点，通常选用一种起效快的抗炎药与其并用。本品的不良反应包括消化系症状，皮疹，血细胞减少，头痛，头晕以及男性精子减少等，因此建议定期复查血常规。磺胺过敏者禁用。

3. 甲氨蝶呤（MTX）　活动性 AS 患者外周关节炎明显时可采用 MTX，通常以 7.5～10mg，口服或注射，每周 1 次，个别重症者可酌情增加剂量，疗程半年至 3 年不等。同时，可并用 1 种非甾体抗炎药。本药的不良反应是治疗中必须注意的问题，包括胃肠不适，肝损伤，肺间质炎症和纤维化，血细胞减少，脱发，头痛及头晕等，故用药前后应定期复查血常规、肝功能及其他有关项目。

4. 糖皮质激素　不提倡长期大量使用，只有少数病例即使用大剂量抗炎药也不能控制症状时，或外周关节病变严重、眼部受累时才考虑短期小剂量使用。

5. 生物制剂　抗肿瘤坏死因子-α 用于治疗活动性或对抗炎药治疗无效的 AS。应用较多的有伊那西普（etanercept）、英夫利昔单抗（infliximab）和阿达木单抗（adalimumab），均是通过抑制肿瘤坏死因子-α 来达到控制炎症和病情的目的。使用本类药物时要排除肝炎、结核等活动性感染。

6. 其他药物　一些男性难治性 AS 患者应用沙利度胺（thalidomide，反应停）后，临床症状和红细胞沉降率及 C-反应蛋白均明显改善。该药具有免疫调节作用。用法：50mg，睡前口服，每日 1 次，每 1～2 周增加50mg，直至 150mg/d。本品的不良反应有嗜睡，口渴，血细胞下降，肝酶增高，镜下血尿及指端麻刺感等，以及对胎儿有不良反应。因此对选用此种治疗者应做严密观察，在用药初期应每周查血、尿常规，定期查肝、肾功能。

【特色疗法述评】

1. 强直性脊柱炎是临床上最为常见的风湿病之一，致残率高，危害较大。目前，西医对本病的治疗主要有非甾体类抗炎药、慢作用抗风湿药、糖皮质激素以及新型药物如生物制剂等，对当前 AS 的治疗也发挥了重要作用。但相对于西药长期应用的副作用，以及经济负担等因素，使越来越多的患者选择中医药治疗。近年来，随着中医药的发展，中医药治疗本病的疗效不断提高，治疗方法也不断增多。

2. 近年来，中医药治疗 AS 的研究也取得了一定成果。如研究发现，中医药治疗 AS 对细胞因子影响具有一定作用。运用雷公藤治疗 AS 临床疗效基本得到肯定，其治疗 AS 有效地机制与其抗炎镇痛、免疫抑制、增强肾上腺皮质功能、改善脂质代谢等作用有关。白芍总苷药理和临床研究表明，治疗 AS 具有抗炎镇痛、免疫调节、抗氧化作用等。另有研究表明，淫羊藿具有抗炎镇痛、调节免疫，改善骨质疏松的作用。

3. 随着中医学的发展，中医药治疗 AS 的方法日趋多样，除中药内服外，还有针灸、外敷、埋线、穴位注射等多种综合治疗方法，在临床上均取得了较为肯定的疗效。综合治疗是近年来普遍被各位医家认可的诊疗思路，充分体现了标本兼治、治未病的中医学术思想。另外，对于中西医结合治疗 AS，要"抓好早期治疗、控制中期发展、改善晚期症状，矫治障碍关节"的原则。通过中医辨证和西医针对性治疗从而达到以下目的：合理使用中西药物，达到协同作用从而最大限度地发挥药物作用，提高临床疗效；通过中药调理以减轻或消除西药的毒副作用；扩大不同药物的治疗范围；促进药物的吸收，加速药物起效时间；减少副作用较大的中药或西药用量；缩短疗程提高生活质量。

4. 尽管众多医家对本病的病因病机有了更深的认识，中医药治疗本病也取得了令人瞩目的进展，但仍存在一些有待提高和完善的问题。如临床报道大多局限于临床疗效观察或临床经验总结；缺乏统一的疗效评价标准；

对一些有效的复方或单味药的药理研究还不够深入；缺乏前瞻性强、大样本、多中心、对照盲法试验研究等。因此，在以后的中医药研究中，应结合现代免疫学、遗传学、分子生物学、药理学等多科知识，注重观察临床症状、免疫学指标与基因表达的相关性，检验结果及病情活动指标的相关性；对文献进行挖掘，对 AS 的治疗进行循证医学的系统评价；对疗效确切的复方或单味药进一步深入研究，科学而严谨的筛选有效成分，得出综合可靠地结论；注重患者整体状况和生活质量的改善情况，等等。总之要突出中医优势，发挥中医药特色，提高 AS 的临床疗效，使中医药治疗 AS 前景更为广阔。

【主要参考文献】

1. 娄玉钤 . 中国风湿病学 ［M］. 北京：人民卫生出版社，2001：2266-2291.

2. 吴启富，叶志中 . 风湿病中医特色治疗 ［M］. 沈阳：辽宁科学技术出版社，2002：156-163.

3. 娄玉钤 . 风湿病诊断治疗学 ［M］. 郑州：郑州大学出版社，2003：304-320.

4. 中华医学会 . 临床诊疗指南·风湿病分册 ［M］. 北京：人民卫生出版社，2005：21-27.

5. 娄高峰，娄玉钤 . 娄多峰论治风湿病 ［M］. 北京：人民卫生出版社，2007：218-221.

6. 王承德，沈丕安，胡荫奇 . 实用中医风湿病学 ［M］. 第 2 版 . 北京：人民卫生出版社，2009：693-705.

7. 娄玉钤 . 中医风湿病学 ［M］. 北京：人民卫生出版社，2010：216-221.

8. 北京协和医院 . 北京协和医院医疗诊疗常规·风湿免疫科诊疗常规 ［M］. 北京：人民卫生出版社，2012：85-87.

9. 张奉春 . 风湿免疫科诊疗常规 ［M］. 北京：中国医药科技出版社，2012：39-46.

10. 焦树德 . 大偻（强直性脊柱炎）病因病机及辨证论治探讨（下）［J］. 江苏中医药，2003，24（2）：1-3.

11. 李坚，李满意 . 娄玉钤教授治疗强直性脊柱炎经验 ［J］. 风湿病与关节炎，2013，2（2）：55-57.

12. 王丹，纪伟 . 中医药对强直性脊柱炎细胞因子影响研究 ［J］. 辽宁中医药大学学报，2013，15（4）：126-128.

（娄玉钤　潘宏伟）

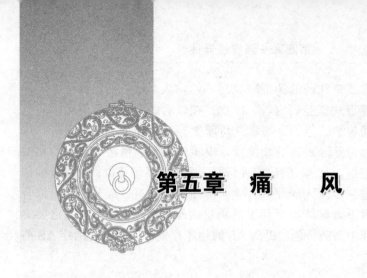

第五章　痛　风

痛风是由嘌呤代谢紊乱引起血尿酸升高，单钠尿酸盐沉积，从而引起组织损伤的临床综合征。随着生活水平的提高和生活方式的改变，痛风的患病率呈逐步上升的趋势。据流行病学调查，痛风在中国的患病率为3.6‰～5.3‰，而且南方和沿海经济发达地区高尿酸血症和痛风的患病率较同期国内其他地区高。痛风男性多发，男女比例约为20∶1，本病分为原发性和继发性两类，其中原发性痛风占绝大多数。

古今医家对痛风的病名归属多有分歧，与中医学的"历节""痹证""脚气""痛风"相类。痛风的治则，元·朱丹溪《丹溪心法》云："又有痛而痛有定处，其痛处赤肿灼热，或浑身壮热，此欲成风毒，宜败毒散。"提出治宜清热化湿，凉血解毒。明·王肯堂《古代医统正脉全书》认为："湿热甚者，宜燥湿清热"，已经认识到清热利湿是痛风的治法之一。

对于痛风急性发作，通过秋水仙碱、非甾体抗炎药或激素等药物，一般能较好地控制住。但是，药物的副作用使治疗存在局限性，且难治性痛风、无症状性高尿酸血症、痛风间歇期或慢性期，以及痛风合并冠心病、消化道出血等疾病，如何选择合适的治疗方案，权衡药物的治疗作用与不良反应，都是临床中比较棘手的问题。鉴于此，在痛风急性期中西医结合治疗，缓解期中医特色疗法，将中医药的整体治疗，平衡阴阳与西医抗炎镇痛相结合，既提高了疗效，又避免了西药的毒副作用，充分发挥了中医药治疗痛风"减毒增效"的优势。

【病因病机】

一、中　医

历代医家对痛风病因的认识，多认为风、寒、湿、热为主因，或过食肥甘，痰湿内生所致；痛风的病机责之于风、湿、痰、瘀等阻滞经络。本病病因主要有三个方面。

1. 内因 主要是先天禀赋不足和正气亏虚。禀赋不足，肝肾亏损，精血不足则筋骨经脉失养，或肾司二便功能失调，湿浊内聚，流注关节、肌肉，闭阻经脉，均可形成痹痛；禀赋不足，阴阳失衡则累及其他脏腑，主要累及脾，使之运化失调，尤其对厚味、酒食运化不及，致痰浊内生，凝滞于关节，或化源不足，气血无以充养关节经脉，亦可导致痹病。正气亏虚，可为素体虚弱，亦可由其他疾病内耗，产后气血不足，或劳倦、饮食、情志所伤，或过服某些化学药物所致。

2. 外因 主要是感受风、寒、湿、热之邪。由于居处潮湿，劳作环境湿冷，或水中作业，或冒雨涉水，或阴雨、暑湿天气缠绵，或汗出当风、汗出入水中等原因，在正气不足，卫外不固之时，风寒湿热之邪，即可入侵人体筋脉，留着于肢体、筋骨、关节之间，闭阻不同，发为本病。由于感邪不同，或邪气偏盛而形成不同的、相应的痹证。

3. 诱因 主要是在正虚邪侵，或邪滞经脉之时，复加过度劳累，七情所伤，内耗正气；或饮食不节，醇酒厚味，损伤脾胃，内生痰浊愈甚；或复感外伤，或手术，或关节损伤等，均可加重经脉痹阻、气血运行不畅而诱发本病。

其病位初期表现在肢体、关节之经脉，继则侵蚀筋骨，内损脏腑。其实，本病在出现症状之前，即有先天肝肾不足和脾运失司，不可忽略。本病的性质是本虚标实，以肝肾亏虚，脾运失调为本，后及他脏，以风寒湿热、痰浊、瘀血闭阻经脉为标。

二、西 医

1. 痛风分为原发性痛风和继发性痛风两大类。原发性痛风：由先天性嘌呤代谢紊乱引起，有以下两种情况：①多基因遗传缺陷使肾小管尿酸分泌功能障碍，尿酸排泄减少，导致高尿酸血症；②特异性酶缺陷：此型痛风极为少见，主要为嘌呤代谢途径中的有关酶的缺陷致嘌呤生成增多，血中尿酸累积而致痛风。痛风约90％为尿酸排泄减少，而不超过10％患者尿酸产生过多。继发性痛风：继发于其他疾病，病因多较明确。①继发（伴发）于其他先天性代谢紊乱疾病，如糖原累积病Ⅰ型；②继发于其他疾病，如慢性肾脏疾病、血液病、多发性骨髓瘤、癌肿化疗与放疗时引起核酸转换增加，致尿酸产生过多；③药物如利尿剂、阿司匹林、抗结核药物、环孢素A、吡嗪酰胺等。

2. 痛风急性发作的机制十分复杂。总的来说，发病机制是尿酸生成过多或尿酸排泄减少导致尿酸盐沉积，从而引发的炎症反应。随着分子生物学和免疫学的进展，发现在急性痛风过程中炎症细胞、免疫球蛋白和细胞因子伴随着炎症反应发生系列免疫功能变化。

【临床表现】

痛风可分为无症状期、急性期、间歇期和慢性期四期。首次发作后，经过数周甚至更长的无症状间歇期，出现第二次发作，以后关节炎发作频繁，久之出现关节畸形，痛风石和肾脏的慢性病变。

一、无症状性高尿酸血症

患者无临床症状，只是血清尿酸水平增高，有几年甚至十年以上才出现症状者，甚至可以终身不出现症状。

二、关 节 病 变

1. 急性期　起病急骤，一般在夜间突然发作，常侵犯下肢，半数以第 1 跖趾关节为首发部位，其他发病关节依次有足背、踝、足跟、膝、腕、掌指关节等。局部红肿灼热，压痛明显，关节活动受限，患者甚至出现不能站立或行走。疼痛于 24～48 小时达到高峰，轻者几小时内缓解，或持续1～2 天。重者发作可持续几天到数周。

2. 间歇期　多数患者数月发作一次。急性痛风性关节炎缓解后，常在一年内复发。通常病程越长，发作越频，病情越重。

3. 慢性期　多见于未经治疗或治疗不规则的患者，随着急性期发作次数的增多，病程的迁延，尿酸盐在关节内外和其他组织中的沉积逐渐增加，受累关节逐渐增多，关节炎症也逐渐演变成慢性，最终导致关节畸形。

三、痛 风 石

痛风石又称痛风结节，是病程进入慢性的标志。痛风石数量越多，表明高尿酸状态越严重。痛风石以关节软骨及其周围多见，好发于外耳，尤以耳轮、对耳轮多见，其次为尺骨鹰嘴、趾跖关节、指间关节等。其特征为突出表皮的类圆形结节，数目和大小不等，小的如砂粒，大的可如鸡蛋，质地柔软。痛风石逐渐增大后，其外表皮肤可能变薄溃破，形成窦道，破溃后可排出白色晶状液体，经久不愈。

四、肾 脏 病 变

20％～40％痛风患者伴有肾脏病变。常见有：①尿酸盐肾病，最初为夜尿增多，尿比重下降等肾小管受损之表现，蛋白尿可有可无，早期呈间隙性的轻度小管性蛋白尿，后期也可呈持续性的中度小球性蛋白尿，有时伴镜下血尿，10～20 年后出现氮质血症；②尿酸性尿路结石：发生率为20％～25％，且与血尿酸水平呈正相关，其中一半在痛风发作之前已得结石，临床可出现肾绞痛、血尿（肉眼或镜下），甚至急性肾衰竭。

五、并 发 症

痛风常伴肥胖症、高脂血症、糖尿病、高血压病、动脉硬化、冠心病、尿路感染和肾衰竭等。

【辅助检查】

一、血尿酸测定

采用尿酸酶法测定。男性≥416μmol/L（7mg/dl）；女性≥357μmol/L（6mg/dl）为高尿酸血症。缓解期、部分急性发作期的血尿酸水平可低于上述标准。

二、尿 酸 测 定

了解尿酸排泄情况，可将痛风或高尿酸血症分为产生过多型和排泄不良型，有助于治疗药物的选择。

1. 产生过多型　在一般饮食状况下 24 小时尿中尿酸含量超过4.75mmol/d（800mg）；若低嘌呤饮食 5～7 天之后测量，超过 600mg/24h，尿液为尿酸生成过多，这时应选用抑制尿酸生成的药物为主。

2. 排泄不良型　若低嘌呤饮食 5～7 天之后测量，90％原发痛风患者尿尿酸小于 600mg/24h。这是尿酸盐排泄不足，此时可主要选用促进尿酸排泄的药物。

三、X 线摄片检查

早期急性痛风性关节炎仅见关节周围软组织肿胀，病程多年者，受累关节附近的骨质可有穿凿样、虫蚀样、蜂窝状或囊状透亮缺损，边界清晰，周边骨密度正常或增高，这是由尿酸盐侵蚀骨质所致，为痛风的 X 线特征。

四、滑液及痛风石检查

1. 关节腔穿刺　急性发作期关节腔穿刺，取关节液进行偏振光显微镜检查，可发现尿酸盐结晶（呈针形）在白细胞内或外游离，有弱折光现象（双折光现象）。

2. 关节液常规检查　关节液中白细胞计数增高，以中性粒细胞为主，达到 20 000～100 000/mm³，外观浑浊。

3. 痛风石活检　穿刺活检痛风石内容物，含有尿酸盐可以鉴定；或做特殊的紫尿酸铵（murexide）试验定性，如为尿酸盐则呈蓝色。还可做紫外线分光光度计测定及尿酸酶分解测定。

五、其他检查

1. 发作期白细胞总数可增高，红细胞沉降率加快，C-反应蛋白阳性。晚期尿中常有蛋白，血尿素氮及肌酐升高。

2. 肾 B 超探测、尿常规、肾功能和肾活检等检查，以了解痛风肾脏病变情况。

【诊断与鉴别诊断】

一、诊 断 标 准

目前采用 1977 年美国风湿病协会提出的痛风诊断标准。

二、痛风的分期

痛风的自然病程分为四个阶段。

1. 无症状性高尿酸血症　是指血清尿酸盐水平升高，但尚未发生痛风。大多数患者可终生无症状，但向急性痛风转变的趋势随血清尿酸盐浓度升高而增加。当痛风性关节炎首次发作或发生尿酸性肾结石时，提示无症状性高尿酸血症期结束。大多数情况下，这发生在高尿酸血症持续至少 20 年之后。

2. 急性期　起病急骤，85%～90% 的首次发作累及单关节，最常见的受累部位是第 1 跖趾关节。首次发作累及多关节者仅为 3%～14%。一般在夜间突然发作，常侵犯下肢，但最终可累及四肢任何关节，其他受累关节依次有足背、踝关节、足跟、膝关节、腕关节、手指和肘关节。发作数小时内，受累关节即出现红、肿、热及明显的压痛。全身炎症表现包括白细胞增多、发热及红细胞沉降率增快。早期发作时 X 线通常仅显示软组织肿胀。轻者几小时内缓解，或持续 1～2 天。重者发作可持续几天到数周。缓解后症状消失，进入痛风间歇期。

3. 间歇期 是指两次痛风发作之间的时期。大多数患者在 6 个月到 2 年内出现第 2 次发作。未经治疗的患者痛风发作频率通常随时间推移而增加。以后的发作很少骤然发生，累及多关节，严重程度更高，持续时间更长，缓解更慢，但仍可完全缓解，发作间期尽管体格检查未发现痛风石，但 X 线仍可出现改变。12.4%～90%的痛风间歇期患者关节滑液中可检出单钠尿酸盐晶体，常伴有滑液白细胞轻度增多，提示即使在间歇期关节内晶体也可能对关节造成损害。

4. 慢性期 患者最终将进入慢性多关节炎性痛风期而无间歇期。据报道从首次发作到进展为慢性关节炎的间隔期为 3～42 年，平均 11.6 年。首次发作 10 年后，约半数患者仍未出现明显的痛风石，其余大部分患者仅有少量晶体沉积。首次发作 20 年后，无痛风石的患者只占 28%，2%的患者出现严重的残疾。痛风石可沉积在身体的不同部位，可引起手指、手、膝或足的不规则、非对称性、较孤立的肿大；也可沿前臂尺侧沉积，形成鹰嘴滑膜的囊性膨胀；沉积在耳郭或跟腱形成梭行肿胀。痛风石表面的皮肤张力大、透亮、菲薄，可发生破溃并排出白色、糊状的尿酸盐结晶组成物。随着痛风石的形成，可出现典型放射学改变，尤其是伴硬化和突出边缘的骨质侵蚀。

三、鉴 别 诊 断

1. 西医 本病须与类风湿关节炎、化脓性关节炎与创伤性关节炎、蜂窝组织炎、假性痛风等疾病相鉴别。

2. 中医 本病应与行痹、痛痹相鉴别。均有肢体关节疼痛时轻时重，但痛风可在某一阶段无任何症状，而行痹以肢体关节走窜疼痛，痛无定处，有时兼有寒热为特点；痛痹以遍身或局部关节疼痛，痛有定处，得热稍缓，遇冷则剧为特点。

【治疗】

一、一 般 治 疗

注意保暖；饮食控制"八字方针"：动物内脏、海鲜、啤酒。严格限制饮食中嘌呤的摄入；多食蔬菜、水果等碱性食物，使尿液趋于碱化，对治疗有利；大量饮水，保证液体摄入量维持在每天 2000ml 以上，促进尿酸的排出。

二、无症状性高尿酸血症期治疗

对于无症状期高尿酸血症，是否有治疗的必要性，治疗标准的确定等问题，目前国内外也有相应的指导意见，主要是根据尿酸水平而定。但是，高尿酸血症与代谢综合征（糖尿病及胰岛素抵抗、肥胖、高血脂、高血压）均存在显著的相关性。有研究表明，高尿酸血症是 2 型糖尿病发生发展的独立危险因素，与冠心病患病率及死亡风险的增加存在显著相关性，也是心力衰竭、缺血性卒中发生及死亡的独立危险因素。此外，随着血尿酸的增高，慢性肾病、糖尿病肾病的患病率显著增加，而生存率下降。血尿酸升高也是痛风发生最重要的生化基础和最直接的病因，高尿酸血症与痛风的发生与反复发作及关节破坏、肾功能受损等密切相关。

若按中医进行治疗，又无证可辨，属中医学中之所谓"隐证"，治疗颇为棘手。那么以何思路进行治疗？

根据无症状期的具体情况，提出微观辨证，即以中医辨证方法思路对疾病信息，如化验结果、病理检验报告等进行辨证。患者尿酸高于常人，从中医辨证角度看，凡物质过盛积蓄，即是实证，故可辨为邪实之证。其次，体中物质，适度则为正常；多余则为邪、为浊，按此辨证思路，对于过盛之尿酸，似可定性为浊邪。既然是浊邪实邪稽留，那么遵《黄帝内经》"留者攻之""客者除之""盛者夺之"之旨，当以泄浊渗利为法以治之，用药可选防己、薏苡仁、泽泻、蚕沙、萆薢、木瓜等。此思路可看作是传统四诊在微观领域的延伸，是以中医辨证思维方法对微观疾病信息的处理。

还可参照病因进行治疗，即中医理论中的辨证求因，痛风的主要原因之一是饮食不节，嗜食膏粱厚味，肥甘酒酪，久则呆脾害胃，酿湿生浊化热，据此在无症状期可以健脾和胃，渗湿祛浊，清热通经之法治之，可以选用白术、茯苓、薏苡仁、黄柏、苍术、牛膝、威灵仙、土茯苓、泽泻等药。

中医学还强调体质对致病因素及疾病的易感性，针对患者之体质特点，积极进行调整，亦可起到改善体质，预防发作的作用。对于脾虚湿盛者，当以健脾渗湿，方选四君子丸合五苓散加减，药物可选：党参、黄芪、白术、茯苓、桂枝、白豆蔻、防己、猪苓、薏苡仁等。对于偏肾阳虚者，可选济生肾气丸加减；对于偏肾阴虚者，可选六味地黄丸化裁；痰阻血瘀者，可选丹参、炮穿山甲、制乳香、制没药、路路通、泽兰、法半夏、陈皮、苍术、白芥子、制天南星、夏枯草、海藻等。

当然，健康的生活方式也是预防高尿酸血症的重要手段，2013年高尿酸血症和痛风治疗专家共识中也强调鼓励患者重视生活方式的改变（包括健康饮食、戒烟酒、坚持运动和控制体重）等，这与中医"治未病"的理论也是相符的。

在目前临床对高尿酸血症研究及治疗经验较少的情况下，具体治疗方法，可借鉴历代医家治疗痛风病的辨证思路及验方，为临床治疗无症状高尿酸血症提供广阔的思路与方法。

1. 补肾以利水泄浊　高尿酸血症是机体代谢功能紊乱所致的尿酸产生过多或排泄减少的代谢性疾病。《素问·逆调论》指出"肾者水脏，主津液"，肾虚则气化功能失调，开合失司，水湿内停，以致痰湿浊毒积聚体内，不能排出体外，积聚体内即成"浊毒"，故应补肾以利水泄浊，可用熟地补肾益精填髓；牛膝补肝肾、强筋骨；桑寄生补肝肾，强筋骨，祛风湿，止痹痛。

2. 健脾以除湿泄浊　饮食不节是无症状高尿酸血症的主要病因之一，嗜食膏粱厚味，日久则损伤脾胃，脾失健运，则清阳不升，浊阴不降，助湿生痰，痰浊内聚，故患者虽无明显不适症状，但常体型肥胖，便溏，舌质胖大，故临床可用白术补气健脾、燥湿利水；薏苡仁健脾利水、渗湿排浊。

3. 利湿排毒泄浊　利湿排毒是治疗高尿酸血症的治标之法。湿邪浊毒已成，需使邪有出路，利水渗湿可使湿浊毒邪随小便而出，减少浊毒对机体的损伤，故临床可选用土茯苓解毒除湿、通利关节；茯苓、泽泻、萆薢、车前草、金钱草利尿渗湿化浊；苍术、黄柏、秦皮、厚朴燥湿泄浊。

4. 活血化瘀泄浊　高尿酸血症病情迁延，痰湿内阻，日久则影响气血运行，瘀血内生，痰瘀互阻，故临床应注意活血化瘀药的应用，可应用丹参活血养血；鸡血藤补血活血、通络止痛；桃仁、红花活血化瘀。

综上所述，在中医理论的指导下，临床规范无症状高尿酸血症的中医辨证治疗，发挥中医药优势，防患于未然，降低高尿酸血症，往往能取得很好的临床效果。

三、急性发作期治疗

痛风急性发作期的中医病因病机，因感受潮湿，或饱餐饮酒等湿热之品，或在劳累、创伤或感染体虚情况下，外湿引动内湿，湿浊中阻，郁久化热，湿热搏结，流注关节，发为痛风。所以很多医家都以湿热立论，治疗多以湿热痹证辨治。"急则治其标"，治疗以祛邪为主，本阶段当重在以清热通络，祛风除湿为主，以阻止病情发展。

（一）辨证论治

1. 湿热蕴结

主症：局部关节红肿热痛，发病急骤，病及一个或多个关节，多兼有发热、恶风、口渴、烦闷不安或头痛汗出，小便短黄，舌红苔黄，或黄腻，脉弦滑数。

治法：清热利湿，通络止痛。

方药：四妙散加减。黄柏20g，苍术、牛膝、薏苡仁、萆薢各15g，威灵仙、忍冬藤、山慈菇各10g，甘草6g。关节红肿明显加忍冬藤20g、生石膏10g；尿血加白茅根、小蓟各10g；尿路结石加金钱草、海金沙各10g；神疲乏力、头晕明显，加制首乌20g、枸杞10g。

我们根据多年的临床实践，自创痛风泰颗粒治疗痛风湿热痹阻证，取得了较显著的疗效。痛风泰颗粒组成：山慈菇10g、土茯苓45g、秦艽15g、川萆薢30g、赤芍10g、山茱萸6g、川牛膝10g。功能清热利湿，解毒化浊。

在中医理论的指导下，参照现代中药药理研究组方加减用药，往往能取得很好的临床效果。近年来大量的临床观察及实验研究表明，中医药治疗在改善症状方面具有一定的优势，且安全性较大，痛风急性期主要的病机是湿热蕴结，湿热阻滞，经络闭塞不通，不通则痛，故清热利湿是其治疗关键。因此，此期强调清利，使各种浊邪有出路，邪去正自安。参照目前相关现代药理学研究，黄柏、土茯苓、薏苡仁、车前子、泽泻、萆薢等清热泄浊、健脾利湿药，多具有抗炎、解热、镇痛作用，还能增强肾血流量或增加尿量而促进尿酸排泄；薏苡仁与黄柏配合时，效用有增强趋势，生品的急性抗炎作用最强，还能降低毛细血管通透性，改善病灶局部酸性环境，利于痛风石溶解；威灵仙、秦艽亦能溶解尿酸结晶，解除尿酸疼痛；苍术、木瓜能消关节肿胀。牛膝、赤芍、当归、地龙等活血化瘀药，不仅可缓解血管痉挛，且能抗血小板聚集、保护血管内皮，改善微循环。络石藤和虎杖能通过抑制尿酸合成酶黄嘌呤氧化酶的活性，减少尿酸的生成，使血清尿酸水平下降；豨莶草含有生物碱，能中和尿酸，改变尿 pH 值，促进尿酸排泄。当归、地龙尚可抑制尿酸合成，地龙还能促进尿酸排泄。苍术、萆薢、忍冬藤等有降低血脂作用，黄柏、薏苡仁、地龙有降压作用，可治疗痛风合并高脂血症、高血压病等。甘草益气和中、调和诸药，有类肾上腺皮质激素作用，可抗炎、抗变态反应，增强机体对有害刺激的抵抗力。

2. 瘀热内郁

主症：关节红肿刺痛，局部肿胀变形，屈伸不利，肌肤色紫，按之稍硬，病灶周围或有块瘰硬结，舌质紫暗或有瘀斑，苔薄黄，脉细涩或沉弦。

治法：活血化瘀，凉血养血，化痰通络。

方药：痛风汤加减。赤芍、白芍各 30g，炙甘草、桂枝、地龙、全蝎各 10g，生黄芪 15g，白芥子 12g，穿山甲 5g。湿浊重者加健脾化浊之品，如薏苡仁 20g、土茯苓 30g 等；热盛者，加忍冬藤 20g、连翘 10g、黄柏 10g 等；肿痛甚者，可加乳香、没药、秦艽、桑枝、全蝎各 10g；关节周围有红斑者，可加生地黄、赤芍各 10g；下肢痛甚者，可加牛膝、木瓜各 10g 等。

3. 寒湿痹阻

主症：关节疼痛，肿胀不甚，局部不热，痛有定处，屈伸不利，或见皮下结节或痛风石，肌肤麻木不仁，舌苔薄白或白腻，脉弦或濡缓。

治法：温经散寒，除湿通络。

方药：乌头汤加减。制川乌、黄芪、白术各 15g，白芍 20g，麻黄、白芥子、炮山甲、当归、川牛膝、三七各 10g，薏苡仁 30g，细辛、甘草各 6g。寒邪偏盛者，可加用温经散寒之品，如制草乌、制附子 10g；湿邪偏盛者，可加用渗湿通络之品，如防己、萆薢各 20g；双下肢结节或痛风石者，可加用祛痰、化石通络之品，如天南星、金钱草、炒白芥子、僵蚕各 10g 等。

以上方药，水煎服，每日 1 剂。

（二）特色专方

1. 桂枝芍药知母汤（《金匮要略》）　由桂枝、知母、防风各 12g，白芍、牡丹皮各 18g，麻黄 6g，生姜、白术各 15g，附子、生甘草各 10g，薏苡仁 30g，石膏 45g 等组成。水煎服，6 剂，每日 1 剂，水煎 2 次，合并分 3 次服。此方乃治历节病之方。原文曰："诸肢节疼痛，身体魁羸，脚肿如脱，头眩短气，温温欲吐，桂枝芍药知母汤主之。"痛风虽不能等同于历节病，但两者的病因相同，症状亦类似。故可用历节病之方为主治疗痛风，此异病同治之理也。

2. 丹溪痛风方　此方是朱丹溪治疗痛风的名方，由南星（姜制）、苍术（泔浸）、黄柏（酒炒）各 60g，川芎、神曲（炒）各 30g，白芷、桃仁、防己各 15g，威灵仙（酒拌）、羌活、桂枝各 9g，红花（酒洗）4.5g，龙胆草 1.5g 等组成。上为末，曲糊丸梧子大，每服一百丸。空心，白汤下。现代研究表明，痛风在发病过程中多伴有炎性反应，血尿酸增高，而川芎、防己、威灵仙、桃仁、红花、南星有抗炎解热镇痛作用，苍术、黄柏、龙胆草有抗炎作用，并能降血尿酸，这可能是该方治疗痛风取效的原因之一。

3. 清热泄浊化瘀汤　由土茯苓、生薏苡仁、车前子、威灵仙各 30g，苍术、萆薢、泽兰、泽泻各 15g，黄柏、红花、赤芍、当归尾各 10g 等组成。此方为北京朝阳区中医院经验方，用于治疗湿热瘀阻型痛风效果颇佳。每日 1 剂，水煎 300ml，分早晚服。现代药理研究表明，土茯苓、萆薢、生薏苡仁、地龙、车前子、苍术等能促进尿酸排泄；威灵仙能溶解尿酸并解除尿酸引起的疼痛。

4. 宣痹汤（《温病条辨》） 由防己、杏仁、滑石、薏苡仁各 15g，连翘、山栀、半夏（醋炒）、晚蚕沙、赤小豆皮各 9g 等组成。清热通络，祛风除湿。用于湿热蕴结证。每日 1 剂，14 天为 1 个疗程。

5. 当归拈痛汤（《兰室秘藏》） 由当归、白术、苍术、党参各 15g，黄芩、苦参、羌活、防风、知母、泽泻、猪苓各 10g，葛根 30g，甘草 6g 等组成。清热利湿，活血祛瘀。对湿热蕴结，瘀血阻络之痛风性关节炎确有较好疗效。湿浊甚者加薏苡仁 30g，藿香 10g 利水渗湿；关节肿胀疼痛甚者加蜈蚣、全蝎各 6g，热邪甚者加生石膏 30g 清热泻火。

6. 十八子仙姑饮（《李志铭经验妙方》） 由山慈菇、苍术、黄柏、牛膝各 15g，威灵仙、土茯苓、薏苡仁、金钱草各 30g，地龙 10g，百合、丹皮、萆薢各 20g 等组成。用于治疗痛风湿热证，在临床应用中也屡获良效。

（三）中药成药

1. 护肾痛风泰冲剂 由土茯苓、萆薢、薏苡仁、山茱萸、秦艽、独活、赤芍、鳖甲、葛根、威灵仙、地龙、川牛膝、杜仲、防风、丹皮等组成。具有清热利湿、益肾透邪、解毒化浊之功。此药为深圳市中医院院内制剂，用于痛风、痛风性肾病之肾虚湿热证。其剂型为颗粒剂，每袋 20g，每次 20g，每日 2～3 次。

2. 痛风定胶囊 由秦艽、黄柏、延胡索、赤芍、川牛膝、泽泻、车前子、土茯苓等组成，具有清热祛风除湿，活血通络定痛之功。每次 4 粒，每日 3 次。现代药理研究发现，黄柏能抑制 TNF-α 等细胞因子的产生和分泌，从而抑制免疫反应，减轻炎症损伤。

3. 复方伸筋胶囊 由虎杖、伸筋草、三角风、香樟根、见血飞、大血藤、茯苓、泽泻等组成，具有清热除湿，活血通络之功。用于湿热瘀阻证。每次 4 粒，每日 3 次。

4. 复方痛风胶囊 由苍术、黄柏、当归、川牛膝、生苡仁、土茯苓、鸡血藤、赤芍、萆薢、蚕沙、当归、水蛭、地龙等组成，每次 5 粒，每日 3 次。临床证明该胶囊具有抗炎、镇痛、活血、消肿和降低血尿酸的作用。

5. 如意珍宝丸 由珍珠母、沉香、石灰华、金礞石、红花、螃蟹、丁香、毛诃子（去核）、肉豆蔻、豆蔻、余甘子、草果、香旱芹、檀香、黑种草子、降香、荜茇、诃子、高良姜、甘草膏、肉桂、乳香、木香、决明子、水牛角、黄葵子、短穗兔耳草、藏木香、人工麝香、牛黄等组成，有清热、醒脑开窍、舒筋通络之功。每次 4～5 丸，每天 2 次。观察如意珍宝丸治疗急性痛风性关节炎的临床疗效，发现可明显降低关节肿痛指数、血尿酸，并可改善尿素氮、肌酐。

6. 红花注射液　红花注射液是从红花中萃取的有效成分，其主要成分为红花黄色素、红花苷和红花红色素。有活血化瘀、消炎止痛作用，对防治痛风及其并发症都具有一定的作用。用法：红花注射液 25ml 加入 5％葡萄糖注射液或 0.9％生理盐水注射液 250ml 稀释后，静脉滴注，每日 1 次，疗程为 5 天。

7. 灯盏花素注射液　现代药理研究表明：灯盏花素具有抗炎止痛，修复微血管病变，提高某些酶活性，改善微血管通透性，改善微循环和组织代谢等功效，在痛风性关节炎急性发作能较快和有效地抑制局部急性炎症。用法：灯盏花素注射液 40ml 加入 0.9％氯化钠溶液 250ml 中静脉点滴，每日 1 次，疗程为 2 周。

（四）针灸疗法

痛风急性发作期，需尽快控制症状，针灸治疗在一定程度上对缓解症状有较显著的效果，包括普通针刺、温灸、火针、电针、刺络放血等多种方式，可单用或多种方式联合应用。

1. 体针

（1）取穴：主穴：第 1 组：足三里，阳陵泉，三阴交；第 2 组：曲池。配穴：第 1 组：内踝侧取太溪、太白、大敦；外踝侧取昆仑、丘墟、足临泣；第 2 组：合谷。

（2）操作方法：病变在下肢，主穴与配穴取第 1 组，病变在上肢则取第 2 组。以主穴为主，根据部位酌加配穴，以 1～1.5 寸 30 号毫针刺入，得气后采用提插捻转补泻手法，急性期发作期用泻法，缓解期用平补平泻法，均留针 30 分钟，每隔 10 分钟行针 1 次，每日或隔日 1 次，10 次为 1 个疗程，疗程间间隔 3～5 天。

2. 火针点刺放血治疗　选取患病关节局部高度肿胀、充盈、青紫的脉络上，用 12 号一次性注射针头在酒精灯上烧至通红时对准部位速刺疾出，深度为 0.3～1.0 寸。务必点刺准确，一针到位每次总出血量控制在 50ml 以内。关节局部肿胀明显者，可在患部散刺 1～3 针，使炎性渗出物排出。轻症每周 1 次，重症 2 天 1 次，一般 1～2 次症状可迅速得到控制，以 2 次为 1 个疗程。

3. 电针治疗

（1）取穴：足三里、三阴交、阿是穴。

（2）操作方法：患者取仰卧位，病变局部皮肤常规消毒，用毫针快速进针，直刺足三里、三阴交，均用捻转补法，使其针感传导，令足三里和三阴交构成回路，用电针治疗仪给予电刺激。刺激参数：频率为100Hz，刺激开始的电流强度为0.5mA，10分钟后增至1mA，又10分钟后增至2mA，共刺激30分钟。同时用毫针刺激局部阿是穴，以泻法为主。每日1次，6天为1个疗程。

4. 电针加艾条温和灸

（1）取穴：主穴取患侧足三里、三阴交、阳陵泉、公孙、八风、阿是穴。湿热痹阻证配曲池（双）、阴陵泉（双）；瘀热内郁证配血海（双）、合谷（双）；肝肾阴虚证配肾俞（双）、太溪（双）。

（2）操作方法：患者取仰卧位，所取主配穴、所用针具及医者手指经常规消毒，将针刺入穴位得气后，再将针柄与电针治疗仪导线连接，选连续波中频率，电流以患者能耐受为度，留针30分钟出针并泻八风穴。出针后点燃纯艾条1支，分别在上述施针穴位上施温和灸（每穴10分钟），艾火距穴位约1寸，以施灸部位局部潮红又不产生灼痛为度。上述治疗每天1次，10天为1个疗程。

5. 红外温针　患者取坐位，使用红外线治疗仪距离患肢足部30~50cm（根据患者感觉调节，以发热但不发烫为宜）灸疗5分钟后，继续灸疗并取太冲、中封、太白、公孙、大钟，用1.5寸不锈钢针灸针，指切法行缓慢小幅度的提插捻转，得气后留针10分钟，出针时摇大针孔，让针孔处流出暗红血液微量。每日1次，2周为1个疗程。

6. 局部放血　对患病关节肿胀最明显部位用龙胆紫标记，进行常规消毒铺巾，用1%利多卡因注射液1ml局部麻醉后，用10ml注射器穿刺。患者取仰卧位，以患病关节肿胀最明显部位为进针点，用10ml注射器垂直表皮快速进针，拔除注射器，尽量挤出放血，挤尽后用无菌棉球压迫止血，创可贴覆盖盖患处。减少或限制患肢负重，并配合科学锻炼。每3日治疗1次，共治疗2次，治疗持续1周。

（五）其他特色疗法

1. 中药外敷　辨证选用中药外敷法，湿热蕴结证，酌情选用清热除湿、宣痹通络之品，如仙柏散；寒湿痹阻证，酌情选用祛风散寒除湿、温经通络药物，如寒痹散外敷，4~6小时，每天1~2次。仙柏散、寒痹散均为深圳市中医院院内制剂。也可用金黄膏外敷关节肿痛处，适用于痛风属风湿热痹者，2~3天换药1次，10天为1个疗程。也可将中药捣碎外敷，如冰黛散是将冰片、青黛各20g，研细末，用食醋调匀后外敷于红肿关节处，每次敷6~8小时。每天1次，治疗10天为1个疗程。

2. 中药熏洗　辨证选用中药熏药或熏洗治法，中药煎汤外洗，湿热蕴结证，酌情选用清热利湿，通络止痛药物；脾虚湿阻证，酌情选用健脾利湿，益气通络药物；寒湿痹阻证，酌情选用温经散寒，除湿通络药物；痰瘀痹阻证，酌情选用活血化瘀，化痰散结药物。

3. 穴位药物注射法　选择 1 种注射液：当归注射液、丹参注射液、灯盏花注射液、正清风痛宁注射液等，注射相关穴位，注射穴位为病变部位附近的穴位，如：外关、合谷、八邪、足三里、阳陵泉、昆仑、照海、八风；配合选用肿痛关节部位的阿是穴，每日或隔日 1 次，5～7 次为 1 个疗程。

4. 拔罐　疼痛部位用 3～5 个火罐，每次留罐 5 分钟。痹痛化热者不宜。

四、间歇期治疗

痛风间歇期是症状发作后的缓解阶段，痛风急性发作缓解后，一般无明显后遗症状，有时仅有发作部位皮肤色素加深，呈暗红色或紫红色，脱屑，发痒，称为无症状间歇期。多数患者在初次发作后出现较长的间歇期，但间歇期长短差异很大，随着病情的进展间歇期逐渐缩短，如果不进行预防，每年会发作数次，症状持续时间延长，以致不能完全缓解，且受累关节增多，甚至关节周围滑囊、肌腱、腱鞘等处尿酸盐沉积，症状渐趋不典型。本期多无明显临床症状，有的患者仅表现为血尿酸浓度增高。

对于痛风间歇期主张继续治疗。急性痛风控制后，应积极控制血尿酸，但需权衡获益和长久用药可能出现的不良反应。我们在临床治疗过程中，认为导致痛风的始动因素即嘌呤代谢失常引起的高尿酸血症不可能随着临床症状控制而消失，根据中医"既病防变"的思想，认为间歇期予以综合性防治措施是减少复发、减轻病情的关键环节。

防治措施是综合性的，包括饮食治疗、心理治疗及药物治疗 3 个方面。饮食治疗是指低嘌呤饮食和鼓励饮水。低嘌呤饮食，是饮食中应适当控制蛋白质和脂肪的摄入；鼓励饮水，是指健康状况允许时尽量饮水促进尿酸从尿液中排出，保障每日尿量 2000ml 左右，特别要注意晨起及晚餐前的饮水，白开水即可，禁用酒类和含糖饮料等。另外，心理治疗十分重要。主要在于克服患者只求止痛不顾治本的心态，消除悲观失望或一味大量服药的错误心态，以使患者保持良好的心理素质，更好与医生配合。至于药物治疗，须在医生指导下应用。再次，要治疗并发症。因为痛风多发于老年人，此时正值高血压、糖尿病、高脂血症等疾患的高发年龄段，而这些疾病又对痛风的发生与发展有明显影响，因此，必须在痛风间歇期注意治疗这些并发症。间歇期的药物治疗，考虑西药的不良反应很难避免，降尿酸药物的品种及剂量需要根据血尿酸水平及有无并发症等情况不断调整，因此，我们提出在间歇期需强调只是适当干预，不可用药过猛，尽可能发挥中医药治疗的优势，将西药的应用减到最少。

间歇期患者多因嗜食肥甘厚味过量，或作息失常，久之损伤脾肾，脾之运化、转输及肾之蒸化开阖功能障碍，不能胜任升清降浊之职，湿浊滞留。或遇饮食、劳倦诱发，湿浊从热化，湿热搏结，流窜于筋骨，注于关节，又导致复发。故本期应从"脾肾"论治，培补先后天，增强机体利湿泄浊之力。治宜健脾益肾，辅以利湿泄浊、活血通络。

（一）辨证论治

1. 痰瘀痹阻

主症：关节疼痛反复发作，日久不愈，时轻时重，或呈刺痛，固定不移，关节肿大，甚至强直畸形，屈伸不利，皮下结节，或皮色紫黯，舌质紫暗或有瘀斑，脉弦或沉涩。

治法：活血化瘀，化痰散结。

方药：桃红饮合二陈汤加减。桃仁、红花、川芎、茯苓、威灵仙各10g，当归15g，制半夏、陈皮、甘草各6g。皮下结节，可加天南星、白芥子各10g；关节疼痛甚者，可选用乳香、没药、延胡索各10g；关节肿甚者，适当加防己、土茯苓各20g，滑石10g；关节久痛不已，加全蝎、乌梢蛇、炮山甲各10g；久病体虚，面色不华，神疲乏力，加党参、黄芪各20g。痛风反复发作者，见痛风石沉积、增大，关节僵硬，多表现为痰瘀痹阻。治疗时，宜选用虫类药，化痰通络止痛。

2. 脾虚湿阻

主症：无症状期，或仅有轻微的关节症状，或高尿酸血症，或见身困倦怠，头昏头晕，腰膝酸痛，纳食减少，脘腹胀闷，舌质淡胖或舌尖红，苔白或厚腻，脉细或弦滑等。

治法：健脾利湿，益气通络。

方药：防己黄芪汤加减。黄芪、白术、薏苡仁各15g，防己、桂枝、独活、羌活各12g，防风9g，当归、淫羊藿各10g，萆薢、土茯苓各20g，细辛、甘草各6g。关节重着、肌肤麻木不仁者，加用防己、薏苡仁、苍术、鸡血藤各20g；腰膝酸痛者，可加用川断、补骨脂、肉苁蓉各10g；疼痛较明显者，可加全蝎、乌梢蛇各10g等。

在痛风间歇期治疗中，注重从"脾肾"论治，"脾主四肢肌肉百骸"，病位在表为关节、滑膜及附属组织，在脏腑以脾虚为主的一组病症。"脾为生痰之源"，"痰为湿聚"，脾虚健运失司，气血生化不足，湿聚痰凝，复感风寒湿邪，寒痰湿浊瘀血痹阻，不通不荣而发痹病。临床常选黄芪、白术、苡仁等益气健脾之品，"扶正不碍邪"，以绝生湿聚痰成痹之源。

以上方药，每日 1 剂，可长期服药，预防痛风复发。

（二）**特色专方**

1. 祛浊通痹方　由土茯苓、川草薢，炒薏苡仁各 30g，玉米须、桑寄生各 15g，豨莶草、延胡索各 18g、姜黄、佛手各 12g 等组成。分清泌浊，运脾舒肝，用于痛风痰瘀痹阻证。相关临床研究显示间歇期治疗 12 周后血尿酸水平明显低于治疗前，血尿酸下降百分比及关节肿痛、复发次数明显优于对照组。

2. 茵连痛风颗粒　由茵陈蒿、金钱草、白术、茯苓、土茯苓、泽兰、秦艽等组成。利湿降浊，用治痛风性关节炎间歇期，能有效地控制血尿酸水平，预防急性发作，减轻不良反应。

3. 七君汤　由三七 6g（研磨服），人参 10g，茯苓、白术、土茯苓、天竺黄、金钱草、玉米须各 15g，滑石 18g，薏苡仁 25g 组成。健脾化痰、渗湿通络，用于痛风脾虚湿阻证。

（三）**针灸疗法**

毫针针刺合谷、曲池、尺泽、外关、阳池、阴陵泉、犊鼻、丰隆、血海等穴。用泻法或平补平泻法，每日 1 次或间隔 1 次，5～7 日为 1 个疗程。

（四）**其他特色疗法**

1. 外用药酒方　生川乌、生草乌、全当归、白芷、肉桂各 15g，红花 10g，白酒 500ml，浸泡 24 小时后去渣取酒，再加入 10 瓶风油精装瓶中。用时涂于患处，每日数次，10 天为 1 个疗程，主治痛风关节疼痛。

2. 樟木屑洗方　樟木屑 1.5～2.5kg，置急流水中煮开，趁热浸洗，每次 40 分钟，每日 1 次，连洗 7～10 次。主治痛风关节疼痛。

3. 中频脉冲电治疗　正清风痛宁注射液等离子导入，穴位为病变部位附近的穴位，如外关、合谷、八邪、足三里、阳陵泉、昆仑、照海、八风；配合选用肿痛关节部位的阿是穴，每日或隔日 1 次，5～7 次为 1 个疗程。

五、慢性期治疗

痛风慢性期临床特点为关节症状持续不能缓解或者痛风石形成。尿酸盐反复沉积使局部组织发生慢性异物样反应，沉积物周围被单核细胞、上皮细胞、巨噬细胞包绕，纤维组织增生形成结节，称为痛风石。痛风石多在起病数年后出现，是病程进入慢性的标志，可见于关节内、关节周围、皮下组织及内脏器官等。典型部位在耳郭，也常见于足趾、手指、腕、踝、肘等关节周围，当痛风石发生于关节内，可造成关节软骨及骨质侵蚀破坏、反应性增生，关节周围组织纤维化，出现持续关节疼痛、肿胀、强直、畸形。慢性期症状相对缓和，但也可有急性发作。关节持续疼痛、肿胀、屈伸不利或者痛风石形成往往是此时患者就诊时最痛苦的主诉，因此抑制关节局部炎症，减少关节肿痛程度，降低血尿酸水平，从而保护关节功能，提高生活质量是痛风慢性期临床治疗的主要目的之一。

本期患者病程缠绵反复，肿痛时有发作，不能自行缓解。患者肝肾亏虚，体内湿邪、痰浊、瘀血，阻滞经络、筋骨、关节，造成关节疼痛或肿胀，甚则形成痛风石，出现关节变形，活动受限。

（一）辨证论治

1. 肝肾亏虚、痰瘀互结

主症：关节疼痛，或肿胀，变形，屈伸不利，时缓时急，昼轻夜重，腰膝酸软，或痛不能忍，头晕耳鸣，神疲乏力。活动受限，跖趾、踝、腕、手指、肘、耳郭等处可见痛风石，舌质暗或红，苔薄黄，脉弦滑或沉细涩。

治法：补益肝肾、化痰软坚、活血通络。

方药：独活寄生汤合桃红四物汤加减。独活、当归、桃仁、红花、生地、白术、补骨脂、苍术、浙贝母各 10g，桑寄生、炒杜仲、炒薏苡仁各 20g，怀牛膝、威灵仙各 12g，川续断、骨碎补、青风藤各 15g，穿山甲 9g。活动障碍可加伸筋草 20g，络石藤 30g，鸡血藤 30g；而一旦痛风石形成，加用金钱草 30g，鸡内金 15g，山慈菇 20g 等祛痰软坚、散结通络之品；血尿酸高者加萆薢 20g。

2. 气血两虚

主症：倦怠乏力，短气自汗，食少便溏，多痰或饭后腹胀，面色苍白，指甲、目眦色淡，头晕心悸，舌淡，根部苔厚腻，脉细弱。

治法：行气养血。

方药：圣愈汤加减。黄芪 30g，党参、山药各 15g，熟地黄、白芍各 12g，当归、白术、川芎各 10g。夹风湿者，可酌加羌活、防风、豨莶草、桑枝各 10g；夹湿热者，加酒炒黄柏 10g；夹痰浊者，加制南星 15g；病久肾阴不足者，加龟甲 10g，肉苁蓉、怀牛膝各 15g。

以上方药，每日 1 剂，可长期服药，以预防复发。

（二）中药成药

防风祛痹丸　由黄芪、人参、当归、防风、川芎、白芷、僵蚕、全蝎组成。祛瘀化痰、益气养血，适用于痛风慢性期痰瘀痹阻兼气血两虚证。每次 6g，每日 3 次，临床研究发现可降低痛风慢性期关节疼痛 VAS 评分及血尿酸水平，改善关节功能，并可降低痛风慢性期中医证候积分，疗效优于别嘌醇和安慰剂，安全性较好。

（三）针灸疗法

1. 毫针　针刺脾俞、肾俞、足三里、大椎等穴，用补法或平补平泻，留针 15~20 分钟，并可加用灸法，每日 1 次，7~10 日为 1 个疗程。

2. 耳针 取相应区压痛点，交感、神门、内分泌、肾、脾等穴，针刺为每日或隔日 1 次，或以王不留行籽贴压，7 次为 1 个疗程。

(四) 其他特色疗法

穴位注射：采用当归注射液，于足三里、环跳、曲池等穴位 1~2ml，隔日 1 次，7~10 日为 1 个疗程。

六、西药常规治疗

(一) 无症状性高尿酸血症期治疗

发现高尿酸血症应该提出以下问题：①高尿酸血症的病因是什么？②是否伴随其他疾病？③是否存在高尿酸血症导致的组织或器官损害？④若存在上述情况，应该如何处理？强烈建议明确高尿酸血症的病因及处理相关的伴随情况如肥胖、高脂血症、酗酒，尤其是高血压。非诺贝特和氯沙坦具有中度促进尿酸排泄的作用，因而可能分别适合于治疗高尿酸血症患者伴有高甘油三酯血症或高血压病。

(二) 急性发作期

1. 非甾体类抗炎药 疼痛剧烈时可首选。强调尽早运用，不宜长期服用，症状缓解后减量。常见的副作用是胃肠道症状等。

2. 秋水仙碱 如需使用应尽早使用，大部分患者于用药后 24 小时内疼痛可缓解。秋水仙碱治疗剂量与中毒剂量非常接近，这也限制了秋水仙碱的临床应用。临床常采用的方法是一种非甾体类抗炎药配合小剂量使用秋水仙碱，每次 0.5mg，每日 3 次，可以明显减低秋水仙碱的副作用，治疗过程中要复查血常规、肝肾功能等。

3. 肾上腺糖皮质激素 在上述药物效果不佳时采用，能够迅速缓解急性发作，但停药后易有反跳。

(三) 间歇期和慢性期

1. 促尿酸排泄药 适用于血液中尿酸增高，肾功能尚好者。服用此类药物需白天使用，并喝充足水分，同时服碳酸氢钠每日 3~6g，促进尿酸由肾脏排泄。肾功能不全，或已有肾结石者慎用。临床常用苯溴马隆：每日 25~50mg，每日 1 次，早上服用。毒性作用轻微，对肝肾功能影响较小。

2. 抑制尿酸生成 适用于尿酸生成过多，血尿酸显著升高或不适合使用排尿酸药物者。常用别嘌醇，用法：每次 50~100mg，每日 2~3 次，每日最大剂量低于 600mg。副作用有剥脱性皮炎、药物热、消化道反应、白细胞及血小板减少，甚至肝肾功能损害。最新药物非布司他片，用法：每次 40~120mg，每日 1 次，比别嘌醇效果好而副作用小。

3. 碱化尿液　使用碱性药物，如小苏打片以碱化尿液，有利于尿酸排泄。调节尿 pH 值在 6.2～6.8。不宜使用抑制尿酸排泄的药物如利尿剂、阿司匹林等。

【特色疗法述评】

1. 目前，对于痛风的常规治疗仍以西药为主，通常选用秋水仙碱、非甾体抗炎药、激素、苯溴马隆、别嘌醇等。这些药物以不同的作用机制达到缓解或治疗痛风的目的。但越来越多的临床观察发现它们都具有一定的毒副作用，尤其是在痛风合并其他疾病时，常规西药的运用受到了极大的限制。如痛风急性发作合并消化道溃疡甚至出血，则出现患者无药可用，类似的情况，在临床工作中也经常碰到。鉴于此，我们大可发挥中医药治疗的优势，依照"急则治其标，缓则治其本"的原则，分期论治。急性期则以多种方法综合治疗，中药汤剂、中药熏洗、中药外敷、针刺疗法、局部刺络放血等等，尽快改善患者症状；无症状高尿酸血症期、间歇期及慢性期则治其本，从根本上消除痛风发生的原因，减少复发。

2. 中西医结合治疗，将中医药的整体治疗、平衡阴阳与西医抗炎镇痛相结合。在临床工作中，中医的精髓在于辨证论治，同时又可辨症论治，根据患者不同的兼夹症，随时调整中药药味及剂量，既提高了疗效，又可避免了西药的毒副作用，充分发挥了中医药治疗痛风"减毒增效"的优势。

3. 根据中医理论、阅读大量文献，结合大量临证实践中的体会，认为"虚、浊、热、瘀"是痛风发生发展的病机关键。在大量的临床实践中，归纳、发现痛风每一期患者共同的中医证候特点，从而提出对应痛风的每一分期，分型辨治痛风的思路。痛风性关节炎急性发作期中医辨证属"湿热痹阻证"，间歇期从"脾肾"论治，慢性痛风石病变期中医辨证属"肝肾亏虚、痰瘀互结证"。对大量临床病例的总结，对临床治疗痛风确有裨益。

4. 将中医治法与西医理论相结合，使中医治法有理可依。按中医理论，湿热蕴久则生瘀，致血涩结滞，化为浊瘀，因此浊瘀也是痛风急性发作中较常见的类型，朱良春教授依据该病的特征而称之"浊瘀痹"，并创立泄浊化瘀大法，不但可以解除痹痛，而且能够改善人体内环境，促进血液循环，排泄和降低尿酸。痛风之"浊瘀"本质可与尿酸水平过高相联系，即大量尿酸盐沉积。有大量临床研究证实采用泄浊化瘀之方药治疗后，能够明显降低血尿酸指标，从中西角度支持"浊瘀"学说。也可积极参考西医学对本病之认识及对中药药理之研究，选取适当的中药组方治疗。如研究发现：土茯苓、萆薢、晚蚕沙可降低血尿酸；威灵仙、秦艽能溶解尿酸结晶并解除尿酸疼痛；生薏苡仁、泽泻、车前子、茯苓、地龙能增加尿酸排泄；泽兰、桃仁、当归可抑制尿酸合成；百合、山慈菇等有秋水仙碱样作用，抑制白细胞趋化，从而减轻痛风性关节炎的炎性反应。临床上可根据具体情况在上述药物中选用适合者组方。这是一种参考西医学研究成果的方法，但运用时要考虑患者体质，结合前期辨证，而不宜单纯以西医学思路运用。在此基础上，可提出将西医学与中医学相结合，提出在分期辨证下进一步辨证论治。如西医学认为，高尿酸血症是痛风的重要生化基础，而降低血尿酸是痛风治疗的关键；中医认为高尿酸实属痰、瘀、浊、毒等病理产物，而其病理在于脏腑运化功能受损使湿浊等代谢产物堆积，故利湿泄浊为重要治疗手段之一。

5. 中医药防治痛风存在着很大优势，可达到"未病先防，既病防变"的目的。但是在内治外治方面都存在着不足，如痛风的辨证分型不一致，疗效评定标准不一，难以客观地评价疗效；临床报道虽多，却多缺乏对照组，且样本量较少，使研究结果的客观性、准确性、重复性及可信度受到影响。因此，从中医学角度出发，开展痛风的临床流行病学及证候治疗学研究具有学术价值和指导意义；在治疗方向上，中医药对痛风的治疗有着很好的疗效，治疗方法也有其多样性、针对性。因此，可在全国范围内进行样本收集，建立患者电子档案，实行资源共享，对患者信息进行综合分析，寻找具有普遍适用性及临床特色的疗法，并积极推进大规模的临床试验。

【主要参考文献】

1. 王承德，沈丕安，胡荫奇. 实用中医风湿病学 [M]. 第 2 版. 北京：人民卫生出版社，2009：434-439.

2. 菲尔斯坦（美）. 凯利风湿病学 [M]. 粟占国，唐福林，译. 北京：北京大学医学出版社，2011：1599-1616.

3. 邱侠，张剑勇，陈德黎，等. 痛风泰颗粒对痛风兔 IL-1β、IL-8 的影响 [J]. 中外医学研究，2009，7（8）：30-32.

4. 张剑勇，邱侠，刘题章，等. 痛风泰颗粒剂治疗急性痛风性关节炎患者的临床研究 [J]. 中外健康文摘，2010，7（30）：308-310.

5. 孔令昭. 痛风治疗心得 [J]. 中国中医急症，2011，20（7）：1077-1078.

6. 王建明，张艳珍. 阎小萍. 结合西医分期分型辨治痛风初探 [J]. 环球中医药，2012，5（4）：307-309.

7. 李明波，杨强，陈小英. 红花注射液治疗急性痛风性关节炎的临床研究 [J]. 中国医药科学，2011，1（8）：123-124.

8. 何颖，符文彬. 符文彬教授运用眼针结合巨刺法和远道刺法治疗急性痛风性关节炎的临床经验 [J]. 广州中医药大学学报，2011，28（5）：541-543.

9. 胡阳广，罗丽飞. 桂枝芍药知母汤对急性痛风性关节炎患者血浆炎症因子的影响 [J]. 中国中医急症，2013，22（2）：286-287.

10. 李志铭. 李志铭经验妙方 [M]. 深圳：海天出版社，2013：48-59.

（张剑勇　谢静静）

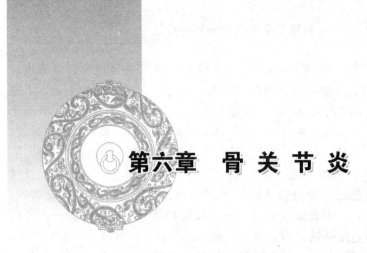

第六章 骨关节炎

骨关节炎又称增生性关节炎、肥大性关节炎、退行性关节炎或骨关节病，是一种关节软骨的非炎症性退行性变，并在关节边缘有骨赘形成。临床以关节疼痛、活动受限和关节畸形为主要表现。骨关节炎根据其病因可分为原发性骨关节炎和继发性骨关节炎。好发于负重大、活动多的关节，如膝、手、髋、脊柱等。骨关节炎发病率较高，是最常见的风湿性疾病之一。流行病学调查显示，女性发病率高于男性，分别为 2.59/1000 和 1.71/1000，尤其是绝经后妇女更多见。年龄与骨关节炎密切相关，年龄越高，发病率越高。40 岁人群的患病率为 10%～17%；60 岁以上的人口中，50%的人群在 X 线上有骨关节炎表现，其中 35%～50%有临床表现；75 岁以上的人口中，80%以上的人可有骨关节炎症状。该病的致残率可高达 53%。

骨关节炎在中医学称之为"骨痹"，"病在骨，骨重不可举，寒气至，骨髓酸痛，名曰骨痹"。其记载首见于《素问·长刺节论》中，认为是一种寒湿病。《张氏医通》曰："骨痹者，即寒痹痛痹也，其症痛苦攻心，四肢挛急，关节浮肿"。详细描述了本病的症状，并认为本病病性属寒。《类证治裁》曰："骨痹即寒痹、痛痹也，苦痛彻骨，安肾丸"。强调了以补肾为主的治疗方法。

目前，骨关节炎的药物治疗主要是非甾体消炎止痛药及软骨保护剂，关节病变严重的甚至需要手术治疗，它们疗效确切，但副作用也比较明显；近年来中医药在骨痹的治疗中越来越突出其优势，通过内治与外治相结合、理疗与中药相结合的方法，取得了较显著的疗效。

【病因病机】

一、中 医

骨痹的形成，乃邪实正虚之变。邪实是外力所伤、瘀血内滞或外邪侵袭，经脉痹阻。如《素问·痹论》曰："风寒湿三气杂至，合而为痹也。"正虚是肾元亏虚、肝血不足、脾气虚弱等，致骨失所养，筋骨不坚，不能束骨而利机关。如《诸病源候论·腰痛不得俯仰候》："肾主腰脚……劳损于肾，动伤经络，又为风冷所侵，血气击搏，故腰痛也。"《灵枢·本神》说："脾气虚则四肢不用"。邪实、正虚，往往交杂兼并为患，难以截然分开。

1. 肾元亏虚，肝血不足　肾为先天之本，主骨，充髓。肾气盛，肾精足，则机体发育健壮，骨骼的外形及内部结构正常强健。肝为藏血之脏，肝血足则筋脉强劲，束骨而利关节，静可以保护诸骨，充养骨髓；动可以约束诸骨，免致过度活动，防止脱位。然人过半百，正气渐衰，脏腑虚亏，肝肾精血不足；肾元亏虚，肝血不足，骨骼的发育会出现异常，产生骨骼发育不良，关节先天畸形，稍经劳累或外伤，便致气血瘀滞，产生疾患。更兼筋肉不坚，荣养乏源，既无力保护骨骼，充养骨髓，又不能约束诸骨，防止脱位，一经频繁活动，磨损严重，易致关节过早过快地发生退行性变。

2. 外力损伤　外力损伤是根据受力的大小和方向产生，也与关节的构造有关。关节在正常状态下，可以在一定时间内承担一定强度的力而不受损伤，但超过一定强度或时间，则必然引起损伤。一时性超强度的外力包括扭伤、挫伤、撞击、跌伤等；长时间承受非超强度的外力则为劳损，通常由于姿势不正确，特定状态的持续紧张等。当这些外力作用关节以后，可以引起受力最集中的局部发生气血逆乱，严重的导致筋损骨伤，血流不循常道而溢于脉外，形成瘀血凝滞，必然引起关节结构的损伤，失去滋养，久而久之，则出现退行性病变。

3. 外感风寒湿邪　风寒湿是自然界的正常气候变化。在气候发生剧变而防御功能下降的情况下，这种气候变化可以侵犯脊柱、关节等，成为致病因素。再者老年体弱，气血不足，卫外不固，腠理不密，风寒湿邪更易乘虚内侵、闭阻经络。风寒湿邪可以三种或两种同时入侵而发病，也可以单独为害。如感受风寒，居住潮湿之地，冒雨涉水，均可以引起颈项酸痛、肢体酸麻、腰臀胀痛等，这是因为外邪经肌表经络，客于脊柱、关节及其周围筋骨，导致脊柱、关节的全部或某一局部发生气机运行阻滞。或由风邪束于肌表，或由寒邪收引血脉，或由湿邪浸淫经络，气不能贯通，血不能畅行，乃生成邪瘀痹阻之证。在发病过程中，邪气也常常相互影响，并可以在一定条件下相互转化。如寒邪入里，可能转化为热，湿邪日久也常可寒化或热化。风寒湿邪致病常与季节有关，如春季多风、长夏多湿、冬季多寒。必须指出，外邪致病往往是在肝肾不足、先天亏虚等情况下，脊柱、关节外观结构不良，或有内在筋骨不坚，而后感外邪，阻滞气血，使之运行不畅，从而成为发病原因。

此外，脾为后天之本，主肌肉、四肢，主运化。脾虚运化失司，痰湿内生，湿痰瘀阻经络，经脉不通，亦可导致关节病变。

二、西 医

原发性骨关节炎指随年龄老化而不和其他疾病相关的关节病变，继发性骨关节炎则由损伤、炎症、遗传及代谢内分泌等疾病所引起。

本病的病理基础是关节软骨的改变，一般认为由于软骨的磨损超过软骨的修复能力所致，常发生于负重关节，早期于光镜下可见软骨细胞减少，脂肪退行性变和胶原纤维的改变，其后在软骨表面可见多数软化灶，软骨失去光泽，颜色变黄，表面粗糙不平，进而出现裂隙，表面剥落糜烂，引起软骨下骨质暴露，脱落的小碎片可引起滑膜炎症。与此同时，软骨下骨在承受压力和磨损的最大部位发生象牙质改变和增厚，于软骨边缘韧带附着处形成骨赘，即一般所谓骨刺，而外周承受压力较小的部位骨质萎缩，X线表现为骨质疏松，有时于软骨下骨质内尚可见到大小不一的囊腔状改变，系由于骨小梁的微细骨折而引起的黏液样和纤维蛋白性改变。

【临床表现】

一、症 状

本病多表现为慢性迁延性发病，起病缓慢，无明显周身症状，只有少数病例表现为急性炎症过程。其特点为逐渐发生的关节疼痛、肿胀、晨僵、关节积液及骨性肥大，可伴有活动时的骨擦音、功能障碍或畸形。

1. 关节疼痛　本病最常见的表现是关节局部的疼痛，负重关节及双手最易受累。一般早期为轻度或中度间断性隐痛，休息时好转，活动后加重，随病情进展可出现持续性疼痛，甚至睡眠中痛醒，或导致活动受限。

2. 关节僵硬　关节僵硬一般指静止后僵硬，无论何时，病变关节若保持一个姿势较长时间不活动，当开始活动时则出现关节僵硬或胶黏感，称为静止后僵硬。常见于：①晨僵：患者可出现晨起时关节僵硬及黏着感，活动后可缓解。本病的晨僵时间较短，一般数分钟至十几分钟，很少超过半小时。②坐位一段时间后，站起时困难，且不能立即行走，需活动几下关节后才能较方便行走，尤其见于老年人下肢关节病变。若继续进行较多的关节活动，则疼痛加重。

3. 其他症状　随着病情进展，可出现关节挛缩、不稳定，休息痛，负重时加重，并可发生功能障碍。在整个病程中，多数病人存在局部畏寒凉、喜温热，遇阴雨天或气候变化时病情加重。

二、体　　征

1. 压痛　受累关节局部可有压痛，在伴有关节肿胀时尤为明显。

2. 关节肿胀　早期为关节周围的局限性肿胀，随病情进展可有关节弥漫性肿胀、滑囊增厚或伴关节积液。后期可在关节周围触及骨赘。

3. 关节摩擦音　主要见于膝关节的骨关节炎。由于软骨破坏、关节表面粗糙，出现关节活动时骨摩擦音（感）、捻发感或咔嗒声，或伴有关节局部疼痛。

4. 滑膜炎　局部发热、渗出、滑膜增厚，还可伴有关节压痛、肌无力、肌萎缩等。

5. 关节畸形和半脱位　疾病后期，由于软骨丧失、软骨下骨板塌陷、骨囊变和骨增生，可出现受累关节畸形和半脱位。

6. 活动受限　出现伴有疼痛或不伴有疼痛的关节活动减少。

三、不同部位的骨关节炎

1. 手　指间关节炎多为原发性，远端指间关节肥大，在末端指骨底部出现结节，质硬似瘤体，称为赫伯登（Heberden）结节，出现于近端指间关节的称为布夏尔（Bouchard）结节。结节一般不疼痛，但可有活动不便和轻度麻木刺痛，并可引起远端指间关节屈曲及偏斜畸形，部分发展较快的病人可有急性红肿疼痛表现。第一腕掌关节受累后，其基底部的骨质增生可出现方形手畸形。

2. 膝　是最常累及的关节之一，多见于肥胖女性，疼痛表现为休息痛，可有关节积液，活动时关节有咔嚓音，病情进展时膝关节活动受限，可引起失用性肌萎缩，甚至发生膝外翻或内翻畸形。

3. 脊柱　颈椎受累比较常见，可有椎体、椎间盘以及后突关节的增生和骨赘。钩椎关节边缘的骨赘可使颈神经根穿离椎间孔时受挤压，而出现反复发作的颈局部疼痛，且可有手指麻木及活动欠灵等。椎体后缘的骨赘可突向椎管而挤压脊髓，引起下肢继而上肢麻木无力，甚而有四肢瘫痪。颈椎受累压迫椎-基底动脉，引起脑供血不足的症状。胸椎退行性变较少发生。而在腰椎，主要症状为腰痛伴坐骨神经痛，体检局部有压痛，直腿抬高试验阳性，可有感觉、肌力和腱反射的改变。

4. 髋　髋关节的原发性骨关节炎在我国较为少见，多继发于股骨头及股骨颈骨折后缺血性坏死，或先天性髋脱位、类风湿关节炎等疾病。临床主要以髋部疼痛为主要表现，如疼痛呈持续性，可出现走路跛行，病情严重时，髋关节屈曲内收，代偿性腰椎前凸，检查髋关节局部压痛，活动受限，"4"字试验阳性。

5. 足　跖趾关节常有受累，除了出现局部疼痛、压痛和骨性肥大外，还可出现跚外翻等畸形。

6. 其他　原发性全身性骨关节炎常发生于绝经期妇女，有多个关节累及，一般均有急性疼痛阶段，急性症状缓解后，关节功能不受损。弥漫性特发性骨质增生症多见于老年男性，骨赘大量增生，病人有轻度疼痛和关节强硬感，尚能够保持较好的活动。

【辅助检查】

1. 滑膜液检查　滑膜液透明、淡黄色、黏稠度正常或降低，但黏蛋白凝固良好。

2. 血象　血象可显示轻度白细胞升高，以单核细胞为主，而滑膜腔积液的分析有助于排除其他关节疾病。

3. 影像学检查　超声、X线、磁共振成像、关节镜检查等，其中关节镜检查是骨性关节炎诊断的金标准，可以直接观察关节软骨的肿胀、磨损情况，明确半月板的破裂部位及退变程度，以及滑膜增生程度等。但关节镜缺点为不能显示软骨深层改变及软骨下骨质改变情况，且属于有创检查。

X线平片无法反映软骨早期病变，而随病程进展，在中晚期X片可表现为关节间隙狭窄，软骨下骨囊性变，关节边缘骨赘形成等，晚期可出现关节游离体甚至关节半脱位。如下蹲痛则加拍髌骨轴位像，可发现髌外倾或半脱位。

MRI可显示早期关节软骨退变、软骨下骨硬化、小的囊性变、膝关节交叉韧带松弛变细、半月板变性、撕裂及滑囊病变、关节腔积液等病变情况，对诊断和治疗具有较大的指导作用。

【诊断与鉴别诊断】

一、诊 断 标 准

骨关节炎的诊断主要依据病史、临床表现、体格检查、实验室及影像学等辅助检查，诊断并不困难。尤其是X线检查是本病的重要诊断依据，但X线表现并非特异性。对于老年关节痛病人，如无其他检查异常，则多为骨关节炎。目前，国内多采用美国风湿病学会的诊断分类标准。

(一) 手关节标准

有手关节痛或僵硬，伴以下四条中至少三条者。

1. 双手第 2、3 指的远端指间和近端指间关节和第一腕掌关节，此 10 关节中有 2 个或更多的关节呈硬组织的肥大。

2. 有至少 2 个远端指间关节呈硬组织的肥大。

3. 掌指关节受累（肿胀）少于 3 个。

4. 上述 10 个关节中至少有 1 个出现畸形。

(二) 膝关节标准

有膝痛及该膝 X 线示有骨赘，同时伴有下述任一条者。

1. 年龄＞50 岁。

2. 受累膝僵硬＜30 分钟。

3. 有骨摩擦音。

(三) 髋关节标准

髋痛同时有以下三条中至少两条者。

1. 血沉＜20mm/h。

2. X 线示股骨或股骨头有骨赘。

3. X 线示至少有髋关节间隙狭窄。

二、鉴 别 诊 断

1. 西医　本病应与类风湿关节炎、银屑病关节炎、假性痛风、髋关节结核、无菌性骨坏死相鉴别。

2. 中医　本病可与筋痹、骨痿等相鉴别。

(1) 筋痹：骨痹与筋痹都有筋腱拘挛、疼痛、关节屈伸不利等共同症状，但骨痹往往有关节的僵硬、肿胀、畸形等特征。

(2) 骨痿：骨痹与骨痿都有乏力、活动障碍等症状，但前者有关节肿胀疼痛，肌肉萎缩并不明显；而骨痿则无关节肿痛，而骨重不举、肌肉萎缩明显突出。

【治疗】

一、一 般 措 施

1. 患者教育　使患者了解本病的治疗原则、锻炼方法，以及药物的用法和不良反应等。

2. 物理治疗　物理疗法包括电疗、磁疗、醋疗、蜡疗、水疗、光疗及中医针灸、推拿、按摩、牵引、熏蒸等，这些方法既可改善局部血液循环、促进滑膜炎症的吸收、消散，缓解肌肉痉挛，降低骨内高压，提高氧分压，又可加快关节软骨的新陈代谢。

3. 减轻关节负荷，保护关节功能　包括移动范围训练，肌肉加强训练和行走的辅助设备等。受累关节应避免过度负荷，膝或髋关节受累患者应避免长久站立、跪位和蹲位。如果身体肥胖，需要减肥。肌肉的协调运动和肌力的增强可减轻关节的疼痛症状。

二、辨 证 论 治

1. 肾虚髓亏

主症：多为中老年病人，腰腿酸软，关节疼痛无力，活动不灵活，不能久立远行，病情反复不愈，遇劳则腰脊、颈项或四肢关节疼痛更剧。舌淡红，苔薄白，脉细。

治法：补肾益精。

方药：六味地黄丸加味。熟地黄、鸡血藤各30g，山茱萸12g，山药、白芍各15g，茯苓、泽泻、丹皮、木瓜各10g。诸药合用，全方功可补肾益精、通经活络。颈项疼痛加葛根20g，羌活15g；肢体麻木加鸡血藤、黄芪各30g，桑枝10g；跟骨疼痛加牛膝20g；上肢疼痛加海风藤、伸筋草各30g，青风藤20g；腰痛甚者加杜仲、川续断各15g，狗脊、巴戟天各12g。肾虚为本病的最基本病机，补肾则为最基本大法，而六味地黄丸为最基本用药。临床上常根据偏阴虚、偏阳虚及患病部位的不同而随证加减。

2. 肝血不足，肾阳亏虚

主症：关节僵硬冷痛，屈伸不利，甚则关节变形，腰膝酸软，下肢无力，足跟疼痛，形寒肢冷，口淡不渴，尿频便溏，男子阳痿，女子月经后延。舌淡胖嫩，苔白滑，脉沉弦无力。

治法：调补肝肾，和营养血。

方药：壮骨蠲痹汤。熟地、骨碎补、淫羊藿、生黄芪各15g，肉苁蓉、当归、牛膝各10g，白芍20g，甘草、三七粉（冲服）各6g。诸药合用，全方功可调补肝肾、和营养血。湿重去熟地，加薏苡仁30g；有热者加黄柏6g；有寒者加鹿角胶10g。肝主筋，肾主骨，肝肾同源。肾虚髓亏，肝血也常不足。本病患者年老体弱，肝肾亏虚为本，故须肝肾同治，强筋壮骨，不可偏废，才能相得益彰。

3. 寒凝瘀阻

主症：骨节冷痛，疼痛剧烈，得寒加重，得热则减，夜间痛甚，伴关节冷感或麻木，功能活动受限，全身畏冷，四肢不温。舌淡暗，苔白，脉沉迟弦。

治法：散寒活血、祛瘀散结。

方药：阳和汤加味。熟地黄、鸡血藤、威灵仙各15g，白芥子、炮穿山甲、制乳没各10g，麻黄、鹿角胶（烊化）、制川草乌各9g，肉桂3g（冲服），炮姜炭6g，蜈蚣2条，细辛3g，甘草5g。诸药合用，全方功可散寒活血、祛瘀散结止痛。痛在上肢者加姜黄10g，青风藤、透骨草各15g；痛在腰背者加地龙、胡芦巴各10g，补骨脂15g；痛在下肢者加木防己、独活、木瓜、泽兰各15g；寒湿甚，加制川乌或制草乌10g。肝肾亏虚之体，寒邪最易侵入，阴寒凝滞，瘀阻经脉而发痹痛。故调补肝肾以治本，祛风散寒、化瘀通络以治标。标本兼治，内外并举，方能奏效。

4. 气血两虚

主症：关节酸痛无力，时轻时重，活动后更为明显，肢体麻木，面色少华，心悸气短，自汗乏力，食少便溏。舌淡苔白或薄少，脉细弱无力。

治法：补益气血。

方药：八珍汤加味。党参30g，黄芪、茯苓、川续断、杜仲、怀牛膝、五加皮、独活各15g，白术、白芍、当归、川芎各10g，熟地20g甘草5g，细辛3g。诸药合用，功可补益气血。加减：头颈部疼痛加粉葛根15g，羌活10g；上肢加桑枝15g，桂枝5g，姜黄10g；指端关节疼痛加豨莶草、透骨草各15g；腰部加狗脊6g；下肢重用杜仲、怀牛膝至20g。本证气血两虚，非十全大补汤不能胜任。老龄阶段，虽为气血两虚证，肾气也不足，也可用补中益气汤和桂枝汤加淫羊藿、巴戟天等共奏益气养血，通经活络，补肾壮阳之功。若阴虚有热者加知母、黄柏以滋阴除热。

5. 肾虚血瘀

主症：腰脊或颈项四肢关节疼痛如锥刺，痛有定处而拒按，俯仰转侧不利，形寒肢冷，小便清长，病情反复不愈。舌质紫暗，或有瘀斑，脉弦涩。

治法：补肾活血化瘀。

方药：骨刺丸。熟地、骨碎补、制马钱子、鸡血藤、肉苁蓉各60g，三七、乳香、没药、川芎各30g。诸药合用，功可补肾活血化瘀。研末，炼蜜为丸，每丸重6g，早晚各1丸，3个月为1疗程。加减：痛在腰腿者，加乌梢蛇、独活各15g；痛在腰以上者，去牛膝加姜黄10g；血瘀明显者，加三七片、血竭、苏木各10g。本证病机关键是肾虚血瘀，脾为后天之本，实乃脾肾俱亏，治疗当以益肾祛瘀补脾为大法。临床上可以四君子汤（常以黄芪易人参）益气补中、健脾养胃，菟丝子、枸杞子、鹿衔草补肝肾、强筋骨、祛风湿，三棱、莪术、田七片破血散瘀、行气止痛，佐少量怀牛膝引药下行，直达病所，可收到意想不到的效果。

三、特 色 专 方

1. 灵仙汤 由威灵仙、淫羊藿、黄芪各 30g，透骨草、木瓜各 15g，穿山甲、牛膝、防己各 10g 等组成。有报道用本方治疗 108 例膝骨性关节炎患者，治愈 71 例，总有效率达 93.21%。

2. 蠲痛健膝汤 由千斤拔 20g，穿山龙、鸡血藤、伸筋草各 18g，狗脊、路路通各 15g，威灵仙、木瓜、牛膝各 12g，独活、红花各 10g 组成。本方治疗 64 例膝关节骨性关节炎，痊愈 31 例，好转 30 例，无效 3 例，总有效率达 95.3%。

3. 当归四逆汤加减 由鸡血藤 25g，当归、白芍各 15g，乌梢蛇、通草各 12g，大枣 10g，桂枝 9g，细辛、炙甘草各 6g 组成。应用本方治疗膝关节骨性关节炎 85 例，优 30 例，良 28 例，可 23 例，无效 4 例，总有效率达 95.27%，优良率达 68.23%。

4. 强骨散 由红花、制乳香、制没药、葛根、生麻黄、细辛、赤芍、威灵仙、骨碎补、地龙、露蜂房、鸡血藤、天南星、天麻、熟地、山茱萸、巴戟天、菟丝子、当归、川芎、桃仁等组成。应用本方治疗颈椎增生，取得较好临床疗效。

5. 黄芪川断牛膝汤 由骨碎补、怀牛膝各 15g，续断、鹿角霜、川芎各 12g，细辛 10g，黄芪 30g 组成。发于颈椎者加葛根、白芷各 10g；发于腰关节者加杜仲 12g、熟附片 10g；发于膝关节者加松节 12g、木瓜 15g；夹瘀者加鸡血藤、丹参各 20g。应用本方治疗老年性骨关节炎 64 例，显效 89.06%，总有效率为 92.19%。

6. 蠲水汤 由白花蛇舌草、土茯苓、泽泻各 30g，车前草 20g，赤芍、夏枯草、透骨草、黄柏各 15g，刘寄奴、王不留行各 12g，全蝎 9g（研末冲服）组成。应用本方治疗膝关节退变合并滑膜炎 42 例，取得了理想疗效，总有效率为 95%。

7. 独活寄生汤（《备急千金要方》） 独活 9g，桑寄生、杜仲、牛膝、细辛、秦艽、茯苓、桂心、防风、人参、甘草、当归、白芍、熟地各 6g。功能祛风湿止痹痛，补气血益肝肾，主治腰膝关节冷痛，肢节屈伸不利或麻木不仁者。

8. 虎潜丸（《丹溪心法》） 酒炒黄柏 150g，酒炙龟板 120g，酒炒知母 60g，熟地、陈皮、白芍各 60g，锁阳 45g，虎骨（用代用品）30g，干姜 15g。共为细末，和蜜为丸，每丸重 10g，早晚各服 1 丸，淡盐汤或开水送下，亦可水煎服。本方具有滋阴降火，强壮筋骨的作用，适用于腰膝酸软、筋骨痿弱疼痛之证。

四、中 药 成 药

1. 抗骨增生胶囊　由熟地、鸡血藤、肉苁蓉、莱菔子、狗脊、骨碎补、女贞子、淫羊藿、牛膝等组成。补腰肾，强筋骨，活血止痛。口服每次5粒，每日3次。

2. 骨刺平丸　由黄精、羌活、独活、威灵仙、鸡血藤、补骨脂、刺五加、莱菔子等药组成。祛风除湿，行气活血，强筋壮骨。口服每次3片，每日3次。

3. 壮腰健肾丸　由狗脊、黑老虎、千斤拔、桑寄生、菟丝子、女贞子、鸡血藤、金樱子、牛大力等品组成。壮腰健肾，养血化瘀，祛除风湿。口服每次一大丸，每日2～3次。

4. 筋骨痛消丸　由丹参、鸡血藤、香附等药组成。活血行气，温经通络，消肿止痛。口服每次3g，每日2次，温开水送服。

5. 风湿祛痛胶囊　由苍术、黄柏、白花蛇、乌梢蛇、蕲蛇、鸡血藤、红花、乳香、蜂房、土鳖虫、地龙、全蝎、蜈蚣等药组成。活血化瘀，通经透骨，祛风通络，扶正祛邪。口服每次5粒，每日3次。

6. 仙灵骨葆胶囊　由淫羊藿、续断、丹参、知母、补骨脂、地黄等药组成。滋补肝肾，强身健骨，接骨续筋。口服每次3粒，每日2次。

五、针 灸 疗 法

体针：据针灸治疗的选穴和应用原则，常用处方为：主穴：肩井、曲池、合谷、外关、环跳、阳陵泉、足三里；配穴：颈痹加天柱、风池、风门。指痹加阳池、阳溪、八邪，腰痹加委中、肾俞、华佗夹脊，膝痹加膝眼，髋痹加腰阳关、环跳，跟痹加昆仑，手关节加八邪、外关。风邪偏盛加膈俞、血海、风府，痛痹加肾俞、关元、三阴交，湿邪偏盛加足三里，热邪偏盛加大椎、曲池、涌泉。

六、其他特色疗法

1. 外治法　以活血止痛，散寒除湿，温经通络为主要治疗原则，常用药物为：威灵仙、透骨草、土鳖虫、乳香、没药、穿山甲、川乌、草乌、蜈蚣、制马钱子、白芥子、细辛、生南星等。配合手法、针灸、推拿按摩、理疗、熏蒸等方法治疗。通过药物的局部热力和药力，以及外力等作用，改善关节的微循环，降低骨内压，恢复关节功能活动，以达到治疗目的。

(1) 药浴疗法：炒艾、生川乌、木瓜、防风、五加皮、地龙、当归、羌活、伸筋草各 30g，用纱布包裹后入水煎煮，沸腾 5 分钟左右，趁热熏蒸洗浴患处，并轻轻按揉。每日 1～2 次，每次 1 小时左右，每剂连用 5～7 天。2 个月为一疗程。或艾叶 9g，透骨草 30g，花椒 6g，水煎，利用其热气熏洗患处，每日 1～2 次。

（2）膏药外贴：香桂活血膏、复方南星止痛膏、腰肾膏等贴患处。

（3）乳剂或擦剂：双柏散乳剂、辣椒碱软膏、雪山金罗汉止痛涂膜剂等，外擦患处。

2. 推拿疗法　通经络，畅气血，而具有消癖、行滞、散肿、止痛功效，并有增进局部营养、防止肌肉萎缩废用、促进瘢痕变软和修复损伤的作用；其次，推拿疗法还可调补气血，固本复元。

（1）肝肾亏虚证：病人取俯卧位。取穴：命门、腰阳关、气海俞、大肠俞、夹脊、阳陵泉、承山。操作：医者站于患者一旁，用擦法施于腰背部病变处及腰椎两侧，配合指按命门和腰阳关、气海俞、关元俞、夹脊，或用掌根压脊椎两旁自上而下，再以擦法作用于脊柱两旁肌肉。最后拿委中、承山、阳陵泉。

（2）上肢关节：医生站于患者一侧，一脚踩凳上。将病人患肢放在医生大腿上，用擦法在手臂内外侧施治，从腕到肩部，上下往返，然后按揉肩贞、曲池、手三里、合谷、阳池诸穴。同时配合各关节被动活动。腕、掌指及指间关节用揉法。

（3）下肢关节：患者取仰卧位，医生站于一旁。用捏法施于大腿前部及内外侧，向下至小腿外侧，沿足三里、阳陵泉至踝部。膝关节周围捏法，同时配合按揉膝眼。踝关节周围用揉法。臀部用擦法：病人取俯卧位，自臀部向下至小腿后侧，然后按环跳、委中、承山穴。

3. 中药药浴及熏洗疗法　根据中医辨证论治的原则，选配祛风除湿、益气活血、强筋健骨作用的中药制成水煎液，趁热进行局部、全身熏洗、沐浴。主要功效为活血化瘀、祛风散寒。洗浴方：威灵仙、桑寄生各 60g，羌活、独活、防风、川芎、鸡血藤、海风藤、生甘草、地鳖虫各 20g 等。疏通经络，活血化瘀，行气止痛。用法：用蒸熏治疗机，每日蒸熏 2 次，每次 30～40 分钟，3～4 周为 1 个疗程。

七、西医药常规治疗

1. 非甾体类抗炎药（NSAIDs）非甾体类抗炎药主要抑制环氧化酶，使前列腺素生成受抑制而起作用，能缓解症状，不能改变病变发展。

2. 糖皮质激素　对于骨关节炎有多量积液者特别合适。关节腔注射皮质类固醇激素是治疗膝骨关节炎及其导致关节腔积液的有效方法。当膝骨关节疼痛、肿胀时，抽取关节腔积液后注射激素，能短时间内减轻关节疼痛并且增加股四头肌力量。但激素长期反复关节内应用对关节软骨有损害作用，不宜多用。

3. 改善症状的药物及软骨保护剂

(1) 双醋瑞因：是 IL-1 抑制剂，可抑制软骨降解、促进软骨合成并抑制滑膜炎症。它不仅能改善骨关节的症状，减轻疼痛，改善关节功能，且具有后续效应，连续治疗 3 个月后停药，疗效至少持续 1 个月；它还可以延缓骨关节炎病程的进展，具有结构调节作用。该药不抑制前列腺素的合成。成人用量：每日 2 次，每次 50mg，餐后服用，一般服用时间不少于 3 个月。

(2) 硫酸软骨素：主要成分为硫酸软骨素钠盐和硫酸软骨素钙盐等，主要应用于关节炎等。作为治疗关节疾病的药品，常与葡萄糖胺配合使用，具有止痛、促进软骨再生的功效，对改善老年退行性改变、关节炎有一定的效果，可以改善关节问题。用法：每日 1200mg，口服、针剂注射。副作用：偶有胸闷、恶心、牙龈少量出血等症状。

(3) 氨基葡萄糖：为天然氨基单糖，是人体关节软骨基质合成蛋白聚糖所必需的重要成分。治疗膝关节炎主要通过修复关节软骨，催生关节滑液，使关节面之间不再发生硬性摩擦，不再出现疼痛、肿胀、骨摩擦音等症状，并通过对关节软骨的修复，使关节间隙恢复正常，关节功能得到彻底恢复。用法：常用剂量每日 1500mg，分 2～3 次服用，一般患者建议服用氨基葡萄糖片 3～6 个月。

(4) 双膦酸盐：在骨关节炎治疗中的主要作用机制是抑制破坏软骨细胞溶解矿物质，同时防止矿物质外流，还可以抑制胶原蛋白酶和前列腺素 E_2，从而减少骨赘形成。

(5) 维生素 A、C、D、E：近年来研究发现，其主要通过抗氧化机制而有益于骨关节炎的治疗。维生素 D 则通过对骨的矿化和细胞分化的影响在骨关节炎治疗中发挥作用。

(6) 透明质酸钠：透明质酸钠为关节腔滑液的主要成分，为软骨基质的成分之一，关节腔内注射透明质酸溶液，减轻滑膜炎症、软骨破坏，改善关节功能，阻断局部病变的恶性循环。用法用量：用于膝骨关节炎时，在膝关节腔内注射；用于肩周炎时，肩关节腔内或肩峰下滑囊内注射。每次 2ml，一周 1 次，5 周一个疗程。

4. 外科手术治疗　对于经内科保守治疗未能控制症状，有关节软骨明显破坏，关节狭窄强直、半脱位、脱位，有手术适应证者，可以考虑外科手术治疗。

【特色疗法述评】

1. 骨关节炎发病率较高，是最常见的风湿性疾病之一，随着人口老龄化以及慢性劳损的增加，此病已严重影响中老年人的健康及生活质量，成为我国人口与健康领域迫切需要解决的问题之一。骨关节炎的治疗方法多种多样，药物治疗发挥了重要作用。西医对于此病的治疗也取得了一些新的进展，治疗骨关节炎的方法日益丰富，如基因治疗、软骨移植及自体软骨细胞移植等，这些可能对骨性关节炎的治疗产生革命性的影响。如何最大限度地恢复患者的关节功能，提高生活质量，需要科学地评估患者的状况，采取合理的治疗方案。但目前为止，仍然没有根治骨关节炎的方法，使用中药内服、外用、熏蒸、敷贴、关节腔注射等不同方法，均有一定疗效，在骨关节炎的治疗中起到了举足轻重的作用。

2. 近年来中医药治疗骨关节炎进展很快，归纳有关文献，由于对骨关节炎病因病机认识的不同，辨证用药呈现多样化。辨证分型论治法一般采用汤药剂型，能兼顾单个患者的个体差异，特异性处方用药，具有高度灵活性，体现出中医学辨证论治的特点。近10年的文献资料显示，临床证型以肝肾亏虚、风寒湿阻、气滞血瘀、痰瘀互结、痰湿阻络等单一证型及其合并证型处方用药比较多见。《中医病证诊断疗效标准》将本病证候分为肾虚髓亏、阳虚寒凝、瘀血阻滞等三型，这种分类方法为临床所广泛采用。按照中医辨证论治的原则分型论治、组方用药，重在调节机体的整体功能状态，即"治本"。以补益肝肾，补脾益气，益气活血等为基本治疗原则，常用药物为怀牛膝、杜仲、熟地、桑寄生、川断、骨碎补、丹参、赤芍、当归、黄芪、党参、独活、羌活、川芎等。如娄玉钤、王少山等教授主张分为初、中、后三期辨证论治，初期证多瘀血阻络，当活血化瘀，祛风散寒，理气止痛，方用身痛逐瘀汤加减；中期证属肝肾亏虚，当补益肝肾，祛风通络，除湿止痛，方用独活寄生汤加减；后期多为气阴两虚，当培补肝肾，益气活血，佐以通络，方用十全大补汤加减。

3. 由于国内尚缺乏统一公认的中医诊断标准，辨证分型存在差异，症状的轻重程度和改善程度亦没有严格、统一的标准，各家之间缺乏横向比较，对远期疗效的观察缺乏强有力的资料，如果这些问题能得到妥善解决必将会有更多的骨关节炎患者从中受益。结合现代医学，发挥中医各家所长，采取综合治疗，从而将中医中药治疗本病的理论研究和临床实践推向深入。

4. 本病应该预防为主，做到早诊断、早治疗，预防本病的发生与发展。

【主要参考文献】

1. 周翠英. 风湿病中西医诊疗学 [M]. 北京：中国中医药出版社，1998：453.

2. 陆志正，焦树德. 实用中医风湿病学 [M]. 北京：人民卫生出版社，1996：610-611.

3. 娄玉钤. 中国风湿病学 [M]. 北京：人民卫生出版社，2001：2324-2326.

4. 杜建. 中西医临床老年病学 [M]. 北京：中国中医药出版社，1998：452.

5. 蒋明，DAVID YU，林孝义等. 中华风湿病学 [M]. 北京：华夏出版社，2004：1252-1298.

6. 左晓霞，陶立坚，高洁生. 凯利风湿病学 [M]. 北京：人民卫生出版社，2006：1276-1313.

7. 李志铭. 李志铭经验妙方 [M]. 深圳：海天出版社，2013：8.

（邱　侠　钟　力）

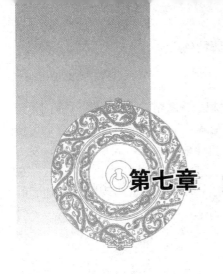

第七章　骨质疏松症

骨质疏松症（osteoporosis，OP）是以骨量减少、骨的微观结构退化为特征的，致使骨的脆性增加，以致易发生骨折的一种全身性骨骼疾病。骨质疏松症发病率高、危害性大，已受到全球医学界的高度重视。在我国，1997年底，60岁以上的1.2亿人中，OP的病人4000～5000万人，女性骨质疏松患病率为60％～70％，男性为25％～30％，WHO将其列为三大老年病之一。

中医学中虽无骨质疏松症之名，但类似本病的症状则早在《黄帝内经》中就有记载，并散见于历代医书，根据其病因病机和临床表现，归结为"骨枯""骨痿""骨蚀""骨痹""骨极"等。本病最早出自《素问·痿论》，篇中云："肾气热，则腰脊不举，骨枯而髓减，发为骨痿"，提出了"骨痿"之名。阐述了驼背是骨痿的一种临床表现，病机为骨髓失充，病位在肾，是因肾阴虚所致。明代秦景明《症因脉治》中亦有"肾虚劳伤之症……腰脊如折……""精虚劳伤之症，大骨枯槁……尻以代踵，脊以代头"的记载。此与现代医学骨质疏松症之腰背酸痛、乏力、龟背等症状相似。总结后世医家虽有痿证、虚劳、骨惫、骨死、骨极、腰痛之名，根据其临床表现，将骨质疏松症定性为"骨痿"比较准确。

近年来，随着中医、中西医结合研究的不断深入，本病无论在基础理论研究，还是临床经验的积累方面，均取得了可喜的成果，中医药治疗本病具有自身优势和特点。

【病因病机】

一、中　医

骨痿的病因病机主要在于肝脾肾亏虚，气虚血瘀，湿邪痹阻或湿热内蕴，骨失所养，经脉运行不畅所致。

1. 肝肾亏虚　肾为先天之本，性命之根，肾藏精，主骨生髓。《素问·痿论》曰："肾气热，则腰脊不举，骨枯而髓减，发为骨痿。"《景岳全书·痿证》曰："肾者，水脏也，今水不胜火，则骨枯而髓虚，故足不任身，发为骨痿。"《寿世保元》中云："年高之人，筋骨柔弱无力，多因肾气虚。"说明肾虚肾精不足、骨髓失养可致骨骼脆弱无力，临床可出现腰背酸痛、胫膝酸软等骨质疏松症状。《灵枢·经脉》亦曰："足少阴气绝则骨枯……骨不濡则肉不能著也，骨肉不相亲则肉软却……发无泽者骨先死。"认为肾虚是引起骨质疏松的主要原因。

2. 脾失健运　脾主运化，充养肾精，即所谓："肾之合骨也，其荣在发，其主脾也。"（《素问·五藏生成》）。脾虚，肾失所养，进一步导致肾虚，从而使骨髓失养而致骨痿。脾为后天之本，气血生化之源，为百骸之母，主升清而布散水谷精微，通过肾脏调节作用于骨。脾气虚弱，中阳不振，气血不足，津液不布，肌肉消瘦，倦怠乏力，肢体痿弱不用；脾胃虚损，则精微不得四布，经脉空虚，则骨质松变；脾胃疲惫，气化失司，气不行血，血不化精，则精不能生骨，最终发为骨痿。

3. 血瘀　血液运行依赖元气推动，元气为肾精所化，肾精不足，无源化气，必致血瘀，即肾虚血必瘀；脾虚则气的生化乏源而致气虚，气虚不足以推动血行，则必成血瘀。如王清任《医林改错》指出："元气既虚，必不能达于血管，血管无气，必停留而瘀。"肾阳、脾阳不足，不能温养血脉，常使血寒而凝；肾阴、肝阴不足，虚火炼液，可致血稠而停；脾具有统摄血液在脉中运行而不致溢出脉外的功能，若脾虚则不能统摄血液，而致血溢脉外，留于体内而成瘀血；肝郁则气滞，气滞则血瘀。而瘀血一旦留于体内，又进一步损伤正气，影响脏腑的气化功能，结果出现脏器愈衰、瘀血愈积的恶性循环状态。正如《素问·调经论》所说："血气不和，百病乃变化而生。"机体骨骼的生长发育离不开气血的滋润与濡养，气血瘀滞，骨髓失养，渐发本病。

4. 湿邪痹阻或湿热内蕴　久居湿地，湿邪痹阻或日久化热蕴于四肢经络，浸淫经脉，脉络阻滞，筋骨失养，而致骨痿。

骨痿的病因病机为本虚标实，本虚为主，湿邪和瘀血亦是重要致病因素，往往虚实夹杂为病。

二、西　医

1. 病因　骨质疏松症分为原发性和继发性：原发性骨质疏松症病因不明，主要包括绝经后骨质疏松症、老年性或退化性骨质疏松症和特发性骨质疏松症。继发性骨质疏松症病因较多，如各种慢性疾病：慢性肾脏病、内分泌疾病、结缔组织病、消化系统疾病等；及各种药物：糖皮质激素、免疫抑制剂、肝素、抗惊厥病、抗癌药、含铝抗酸剂、甲状腺激素等。

目前认为原发性骨质疏松症的发生与激素调控、营养状态、物理因素、免疫状况及遗传等因素有关。与骨质疏松发生有关的其他因素包括种族、地区、饮食习惯等。如白种人较黄种人骨质疏松症的发病率高；有骨质疏松症家族史、有烟酒嗜好者发病率均较高。

2. 病理　骨代谢包括骨吸收和骨形成两个过程，先由破骨细胞将骨吸收，然后再由成骨细胞形成新骨，填充这些吸收间隙。骨的吸收和形成在时间、空间和程度上密切相关。骨的再建受机械应力、激素和局部调节因子所影响。人在 35 岁左右骨量达到最高峰，以后骨量逐渐下降。骨丢失率随年龄增长而增加，女性在 50 岁以后丢失最多，男性则在 70 岁以后。随年龄增长，骨细胞逐渐减少，空骨陷窝数逐渐增加。

【临床表现】

一、疼　痛

原发性骨质疏松症最常见的症状，以腰背痛多见，占疼痛患者中的 70%～80%。疼痛沿脊柱向两侧扩散，仰卧或坐位时疼痛减轻，直立时后伸或久立、久坐时疼痛加剧，日间疼痛轻，夜间和清晨醒来时加重，弯腰、肌肉运动、咳嗽、大便用力时加重。一般骨量丢失 12% 以上时即可出现骨痛。老年骨质疏松症时，椎体骨小梁萎缩，数量减少，椎体压缩变形，脊柱前屈，腰肌为了纠正脊柱前屈，加倍收缩，肌肉疲劳甚至痉挛，产生疼痛。新近胸腰椎压缩性骨折，亦可产生急性疼痛，相应部位的脊柱棘突可有强烈压痛及叩击痛，一般 2～3 周后可逐渐减轻，部分患者可呈慢性腰痛。若压迫相应的脊神经可产生四肢放射痛、双下肢感觉运动障碍、肋间神经痛、胸骨后疼痛类似心绞痛，也可出现上腹痛类似急腹症。若压迫脊髓、马尾还影响膀胱、直肠功能。

二、身长缩短、驼背

多在疼痛后出现。脊椎椎体前部几乎多为松质骨组成，而且此部位是身体的支柱，负重量大，尤其第 11、12 胸椎及第 3 腰椎，负荷量更大，容易压缩变形，使脊椎前倾，背曲加剧，形成驼背，随着年龄增长，骨质疏松加重，驼背曲度加大，致使膝关节挛拘显著。每人有 24 节椎体，正常人每一椎体高度约 2cm，老年人骨质疏松时椎体压缩，每椎体缩短 2mm 左右，身长平均缩短 3~6cm。

三、骨　折

骨质疏松症发生骨折的特点：①在扭转身体、持物、开窗等日常室内活动中，即使没有明显较大的外力作用，便可发生骨折；②骨折发生的部位较固定，多发生于胸椎、腰椎、桡骨远端及股骨颈部、肱骨外髁颈，其中脊柱压缩性骨折发生率很高；③各种骨折的发生分别与年龄及绝经（女性）有一定关系。

四、呼吸功能下降

胸、腰椎压缩性骨折，脊椎后弯，胸廓畸形，可使肺活量和最大换气量显著减少，患者往往可出现胸闷、气短、呼吸困难等症状。

【辅助检查】

一、血钙、磷和碱性磷酸酶

在原发性骨质疏松症中，血清钙、磷以及碱性磷酸酶水平通常是正常的，骨折后数月碱性磷酸酶水平可增高。

二、血甲状旁腺激素

应检查甲状旁腺功能除外继发性骨质疏松症。原发性骨质疏松症者血甲状旁腺激素水平可正常或升高。

三、骨转换生化标志物

骨转换生化标志物就是骨组织本身的代谢（分解与合成）产物，简称骨标志物。骨转换标志物分为骨形成标志物和骨吸收标志物，前者代表成骨细胞活动及骨形成时的代谢产物，后者代表破骨细胞活动及骨吸收时的代谢产物，特别是骨基质降解产物。在正常人不同年龄段，以及各种代谢性骨病时，骨转换标志物在血液循环或尿液中的水平会发生不同程度的变化，代表了全身骨骼的动态状况。这些指标可以升高，也可用于监测治疗的早期反应。

四、晨尿钙/肌酐比值

正常比值为 0.13±0.01，尿钙排量过多则比值增高，提示有骨吸收率增加可能。

五、其他辅助检查

1. X线检查 骨质疏松在 X 线片上，基本改变是骨小梁数目减少、变细和骨皮质变薄。纤细的骨小梁清晰可见，此与骨质软化所致的粗糙而模糊的骨小梁形态截然不同，颅骨变薄，出现多发性斑点状透亮区，鞍背和鞍底变薄，颌骨牙硬板致密线的密度下降或消失，脊柱的椎体骨密度降低，出现双凹变形，椎间隙增宽，椎体前缘扁平，呈楔形（椎体压缩性骨折）；四肢长骨的生长障碍线明显。骨质疏松易伴发骨折和骨畸形，如股骨颈骨折、肋骨、骨盆骨折与畸形等。处于生长发育期的骨质疏松患者可出现干骺端的宽阔钙化带、角征和骨刺。

2. 骨质疏松指数测量 可确定有无骨质疏松及其程度，但其敏感性较差，难以发现早期骨质疏松患者。

3. 骨密度测量 ①单光子吸收骨密度测量：单光子吸收法骨密度测量值不仅能反映扫描处的骨矿物含量，还可间接了解全身骨骼的骨密度和重量。优点是病人无痛苦，接受的放射量很低，简单易行，成本低廉，并可多次重复。其敏感度为 $1\text{‰} \sim 3\text{‰}$，测定值变异系数为 $1\text{‰} \sim 2\text{‰}$。单光子吸收法骨密度测量主要反映的是皮质骨的变化，对于脊椎骨、骨小梁的改变反映较差，即使采用小梁较丰富的跟骨作为测量部位，亦难以了解脊椎骨小梁的变化。②双光子吸收法骨密度测量：双光子吸收扫描采用 153Gd 装在 2 个部位，测定股骨颈及脊椎骨的 BMC。由于骨质疏松首先发生在小梁骨，所以与单光子吸收法比较，能更早期发现骨质疏松。③CT 骨密度测量：目前，主要有 2 种 CT 骨密度测量方法，即单能量 CT 骨密度测量（SEQCT）和双能量 CT 骨密度测量（DEQCT）。本法主要用于脊椎骨的骨密度测定，可直接显示脊椎骨的横断面图像。DEQCT 的准确性高于SEQCT，而后者的精确性较前者高。④双能 X 线吸收测量：双能 X 线吸收法（DXA）是目前测量骨矿密度（BMD）和骨矿含量（BMC）的最常用方法，具有自动化程度高，放射线辐射量低，扫描时间短，准确度和精密度高等优点。

【诊断与鉴别诊断】

一、诊 断 标 准

建议参照世界卫生组织（WHO）推荐的诊断标准。基于DXA：骨密度值低于同性别、同种族正常成人的骨峰值不足 1 个标准差属正常；降低 1～2.5 个标准差之间为骨量低下（骨量减少）；降低程度等于和大于 2.5 个标准差为骨质疏松；骨密度降低程度符合骨质疏松诊断标准同时伴有一处或多处骨折时为严重骨质疏松。骨密度通常用 T 值表示，T 值＝（测定值－骨峰值）/正常成人骨密度标准差。T 值用于表示绝经后妇女和大于 50 岁男性的骨密度水平。对于儿童、绝经前妇女以及小于 50 岁的男性，其骨密度水平建议用 Z 值表示，Z 值＝（测定值－同龄人骨密度均值）/同龄人骨密度标准差。

二、疾 病 分 类

第一类为原发性骨质疏松症，它是随着年龄的增长必然发生的一种生理性退行性病变。该型又分两型：Ⅰ型为绝经后骨质疏松，见于绝经不久的妇女。Ⅱ型为老年性骨质疏松，多在 65 岁后发生，占发病总数的 85%～90%。

第二类为继发性骨质疏松症，它是由其他疾病或药物等一些因素所诱发的骨质疏松症。只占发病总数的 10%～15%。

第三类为特发性骨质疏松症，多见于 8～14 岁的青少年或成人，多半有遗传家庭史，女性多于男性。妇女妊娠及哺乳期所发生的骨质疏松也可列入特发性骨质疏松，占少数。

三、鉴 别 诊 断

1. 西医 骨质疏松可由多种病因所致。在诊断原发性骨质疏松症之前，一定要重视排除其他影响骨代谢的疾病，以免发生漏诊或误诊。需要鉴别的疾病如：影响骨代谢的内分泌疾病（性腺、肾上腺、甲状旁腺及甲状腺疾病等），类风湿关节炎等免疫系统疾病，影响钙和维生素 D 吸收和调节的消化道和肾脏疾病，多发性骨髓瘤等恶性疾病，长期服用糖皮质激素或其他影响骨代谢药物，以及各种先天和获得性骨代谢异常疾病等。

2. 中医 本病应与痿证、痉病、转筋、痹证鉴别。

（1）痿证：其表现为肢体痿软不用，肌肉萎缩，无骨骼改变的症状和体征，无抽筋。

（2）痉病：因神明受扰、筋脉拘急挛缩而引起的急性危重症，临床表现为颈项强急、四肢抽搐，甚则口噤、角弓反张等。

（3）转筋：是筋脉牵掣引起的手足拘急，不得屈伸，甚则牵引腹部拘急疼痛的一种病证。若是暴吐暴泻后的转筋谓之霍乱转筋，属急危重症，需及时抢救。

（4）痹证：主要表现为四肢关节疼痛，活动受限，或广泛的肌肉疼痛，或腰背疼痛。

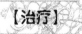【治疗】

一、一般措施

1. 注意合理膳食营养，多食用含钙、磷高的食品，如鱼、虾、牛奶、乳制品、骨头汤、鸡蛋、豆类、杂粮、绿叶蔬菜等。坚持科学的生活方式，如坚持体育锻炼，多接受日光浴，不吸烟、不饮酒、少喝咖啡、浓茶及含碳酸饮料，少吃糖及食盐，动物蛋白也不宜过多，晚婚、少育，哺乳期不宜过长，尽可能保存体内钙质，丰富钙库，将骨峰值提高到最大值是预防生命后期骨质疏松症的最佳措施。

2. 在成年，多种类型的运动有助于骨量的维持。绝经期妇女每周坚持3小时的运动，总体钙增加。但是运动过度致闭经者，骨量丢失反而加快。运动还能提高灵敏度以及平衡能力，鼓励骨质疏松症患者尽可能的多活动。

3. 采取防止跌倒的各种措施，注意是否有增加跌倒危险的疾病和药物。加强自身和环境的保护措施（包括各种关节保护器）等。

二、中医治疗

（一）辨证论治

1. 肾阴虚

主症：腰背部疼痛或驼背，或足跟痛，日轻夜重，下肢酸软乏力，头发稀疏，耳鸣，或头晕，或齿摇发落等。舌质红，少苔，脉细或细数。

治法：滋阴补肾壮骨。

方药：六味地黄丸加减。熟地10g，山药、山茱萸、牡丹皮、龟甲、黄精各15g，茯苓、鹿茸各20g。兼气虚者加党参10g、黄芪20g；疼痛甚者加延胡索、白芍各15g。

2. 肝肾亏虚

主症：周身骨痛，骨骼变形，腰膝酸软，筋脉拘急，消瘦憔悴，步履蹒跚，反应迟钝，成人则表现为早衰，出现发落齿摇、阳痿遗精、耳鸣耳聋、健忘等，舌淡，苔白，脉弦或沉细。

治法：补益肝肾，强筋壮骨。

方药：壮骨丸加减。熟地10g，狗骨、龟甲、当归、白芍、陈皮、知母、黄精各15g，牛膝20g。症状明显者可加枸杞、木瓜各10g，鸡血藤

30g；头晕目眩者加钩藤、山茱萸各 10g。

3. 脾胃虚弱

主症：腰背四肢关节疼痛，四肢无力，肌肉衰萎，骨骼变形，活动不利，面色㿠白，口淡、自汗，面浮肢肿，少气懒言，肠鸣腹痛，便溏，舌淡胖嫩苔白或水滑，脉弦沉无力或迟细。

治法：健脾养胃，强筋壮骨。

方药：补中益气汤加减。黄芪 30g，甘草、人参、当归、陈皮、柴胡各 10g，升麻 6g，白术 15g。气血两虚重用参、芪，加枸杞、龙眼肉各 10g；气阴两虚重用参、芪加五味子、麦冬；热伤胃阴加玉竹、石膏、天花粉、石斛各 10g。

4. 湿热浸淫

主症：腰背酸痛，肢体无力，以下肢为重，手足麻木，喜凉恶热，身重面黄，胸脘痞闷，舌苔黄腻，脉濡数。

治法：清热化湿，活络壮骨。

方药：二妙散加味。苍术、白术、黄柏、苦参、萆薢、羌活、独活各 10g，薏苡仁 30g，土茯苓 20g，威灵仙、鸡血藤各 15g。痛甚者加延胡索、白芍各 15g；脾虚湿胜者，加山药 15g、茯苓 20g。

5. 气滞血瘀

主症：症见骨痛，腰背疼痛，腰膝酸软，胁肋胀闷，走窜疼痛或见四肢关节畸形，舌暗红，苔白腻，脉沉弦。

治法：活血行气、生新壮骨。

方药：身痛逐瘀汤。秦艽、羌活、香附各 3g，川芎、甘草、没药、五灵脂（炒）、地龙各 6g，桃仁、红花、当归、牛膝各 9g。若微热，加苍术、黄柏各 10g，若虚弱，加黄芪 30～60g。

（二）特色专方

1. 滋阴益肾方　菟丝子、补骨脂、枸杞、黄精各 15g，麦冬、五味子、女贞子各 10g。水煎服，日 1 剂。适用于骨痿属肾阴虚者。

2. 温补肾阳方　山药、补骨脂、菟丝子、杜仲、肉苁蓉各 15g，桂枝、制附子各 10g，黄芪 20g。水煎服，日 1 剂。适用于骨痿属肾阳虚者。

3. 脾肾阳虚方　肉苁蓉、牛膝、骨碎补各 15g，淫羊藿、羌活、独活、桂枝各 10g，制川乌 5g，薏苡仁 20g。水煎服，日 1 剂。适用于骨痿属脾肾阳虚者。

4. 肝肾阴虚方　生地、白芍、麦冬、骨碎补各 15g，知母、桂枝、秦艽、当归、丹参、土鳖虫各 10g，鳖甲 30g。水煎服，日 1 剂。适用于骨痿属肝肾阴虚者。

5. 桂枝芍药知母汤　桂枝、麻黄、知母、防风各 12g，芍药 9g，甘草 6g，生姜、白术各 15g，附子 10g（炮）。水煎服，日 1 剂。本方具有祛湿、祛风、清热、散寒、通络、活血、补虚的作用。适用于骨质疏松辨证寒热不明显，或寒热并存者。掣痛难以伸屈、得热则减者，倍加附子、麻黄；身体滞重、关节沉着肿胀、天阴增剧者，倍加白术、知母、甘草；日轻夜重者倍加知母、芍药。

6. 湿热痹泰　生石膏 30g，薏苡仁 20g，络石藤、土茯苓、忍冬藤各 15g，防己、秦艽、地龙、鳖甲、穿山甲、牛膝、苍术、知母各 10g，细辛 3g，黄柏 6g。水煎服，日 1 剂。祛湿清热、通络止痛。此方为深圳市中医院协定处方，用于湿热盛者。湿热伤气阴，加太子参、麦冬、山药；湿重者加泽泻、佩兰、豆蔻；脾胃虚弱者加茯苓、山药、鸡内金。

7. 补肾通痹泰　薏苡仁、茯苓各 20g，海风藤 15g，桑寄生、杜仲、续断、狗脊、秦艽、独活、淫羊藿、牛膝、补骨脂各 10g，羌活 6g，三七粉 3g。强脊壮督，补益肝肾，祛风除湿、活血通络。小腿抽筋者加白芍；身痛较甚者加延胡索、路路通、威灵仙；肾阳虚者加附子、肉桂；肾阴虚者加熟地、枸杞；疼痛较剧者，可酌加制川乌、制草乌、白花蛇等。此方为深圳市中医院协定处方，根据多年的临床实践，有较好的疗效。

8. 金铃子散合复元活血汤化裁　金铃子、延胡索、当归、桃仁各 10g，红花、炮山甲各 6g，柴胡 15g，甘草 5g。水煎服，日 1 剂。解郁理气调血。用于气滞血瘀诸痛证。

（三）中药成药

1. 益肾蠲痹丸　由骨碎补、熟地黄、当归、延胡索、寻骨风、仙鹤草、全蝎、蜂房、地龙、土鳖虫、老鹳草、徐长卿、鸡血藤、淫羊藿、鹿衔草、乌梢蛇、僵蚕、虎杖、蜈蚣、地黄等组成。温补肾阳，益肾壮督，搜风剔邪，蠲痹通络。适用于骨痿属肾虚寒凝证者。

2. 仙灵骨葆胶囊　由淫羊藿、续断、丹参、知母、补骨脂、地黄等组成。滋补肝肾，接骨续筋，强身健骨。适用于骨痿属肾虚寒凝证者。

3. 骨疏康颗粒　由淫羊藿、熟地黄、骨碎补、黄芪、丹参、木耳、黄瓜籽等组成。补肾益气，活血壮骨。主治肾虚，气血不足所致的中老年骨质疏松症，伴有腰脊酸痛，足膝酸软，神疲乏力。

4. 补中益气丸　由炙黄芪、党参、白术（炒）、当归、升麻、柴胡、陈皮、炙甘草等组成。健脾益气。适用于骨痿属脾胃气虚者。

5. 四妙丸　由苍术、牛膝、黄柏（盐炒）、薏苡仁等组成。清热利湿。为治湿热痿证之妙剂，适用于骨痿属湿热浸淫者。

6. 大黄䗪虫丸　由熟大黄、土鳖虫（炒）、水蛭（制）、虻虫（去翅足，炒)、蛴螬(炒)、干漆(煅)、桃仁、炒苦杏仁、黄芩、地黄、白芍、甘草等组成。祛瘀血、清瘀热、滋阴血、润燥结。该方特点是以通为补,祛瘀生新,缓中补虚,适用于骨痿属气虚血瘀者。

(四)单验方

1. 鸡骨粉、胡桃肉、黑芝麻、阿胶、冰糖各等分,蒸熟,每日早晚各服2汤匙。

2. 龟板100g,鸡蛋壳100g,洗净沥干后炙酥研细末,白糖50g和匀,每日2次,每次服5g。此方适用于骨质疏松症和骨折中后期患者。

3. 猪脊髓100g,党参5g,菟丝子5g,熟地5g,盐适量,隔水炖4小时。此方适用于骨质疏松症患者冬令调摄。

4. 核桃仁100g,沸水浸泡后撕去表皮,沥干。芝麻50g,白糖30g,同捣和匀,每日2次,每次服15g。此方适用于骨质疏松症腰痛酸软者。

5. 海马粉50g,牛鞭、丹参各500g,黄芪、阿胶、核桃仁各250g研末,冰糖250g。黄芪、丹参水煎3次,去渣存汁混合,加入洗净浸胀切片的牛鞭,文火煎煮成浓汁,再加陈酒炖烊的阿胶、冰糖、海马粉、核桃仁收膏。每日服2次,每次2~5ml。此方适于骨质疏松症患者冬季服用。

(五)针灸疗法

1. 毫针 ①肝肾亏虚证:治则:滋补肝肾,强壮筋骨。多选用足少阴肾经、足太阳膀胱经经穴为主,辅以任、督二脉及足厥阴肝经经穴,针刺补法,阳虚者多灸或拔火罐。每日或隔日1次,每次10~20分钟,10次为1个疗程。处方:肾俞、命门、关元、太溪、大杼、阳陵泉。随证配穴:肾阳虚者,重灸关元、命门。②肾阴虚证:治则:滋阴益肾,强筋健骨。多选用足少阴肾经,辅以任、督二脉,针刺补法,处方:肾俞、命门、关元、太溪、大杼、阳陵泉、复溜。随证配穴:痛甚者,配人中;失眠者,补太溪,泻神门;头晕耳鸣者,用悬钟。③脾胃虚弱证:治则:健脾和胃,生精壮骨。以足太阴脾经、足阳明胃经经穴为主,辅以足少阴肾经、足太阳膀胱经经穴。针刺补法,阳虚者多灸或拔火罐;每日或隔日1次,每次10~20分钟,10次为1个疗程。处方:脾俞、胃俞、中脘、章门、足三里、三阴交。随证配穴:腹痛拘急配公孙;水肿加阴陵泉;泄泻重灸关元、肾俞。④湿热浸淫证:治则:清热利湿,活络壮骨。取足太阳膀胱经、手阳明大肠经、足太阴脾经经穴为主,或补或泻,每日或隔日1次,每次10~20分钟,10次为1个疗程。处方:肺俞、脾俞、合谷、足三里、阴陵泉、丰隆、三阴交。⑤气滞血瘀证:治则:行气活血,生新壮骨。取足太阴脾经、足少阴肾经、足厥阴肝经经穴为主,或补或泻,每日或隔日1次,每次10~20分钟,10次为1个疗程。处方:脾俞、肾俞、太溪、太白、太冲、三阴交、血海。

2. 艾灸疗法　处方①：艾灸大杼、大椎、膈俞、足三里；处方②：当归、熟地、蛇床子等补肾温阳通络中药制成药饼覆穴位，用艾绒隔药灸。

3. 耳针疗法　子宫、肾、内分泌、卵巢、脾埋针法治疗，每次埋针上述 5 穴，每日自行按压 5～6 次，每次 10 分钟左右，留针 2 天，两耳交替埋针治疗。

4. 针灸并用疗法　针刺补法加温和灸督脉（百会、大椎、至阳、腰阳关、命门）为主，配穴关元、气海、肾俞、脾俞、足三里、悬钟、太溪等。

5. 夹脊埋针疗法　取穴：夹脊 T11，夹脊 L1，夹脊 L3，夹脊 L5，夹脊 S2（第 1 组）；夹脊 T10，夹脊 T12，夹脊 L2，夹脊 L4，夹脊 S1（第 2 组）。操作：皮肤常规消毒，用持针钳夹住揿针针柄，将针尖对准穴位，轻轻刺入，小方块胶布粘贴固定揿针，次日同时间取下，两组穴位交替使用，每周埋针两次，连续治疗 6 个月。

（六）外治法

1. 光疗　即日光浴。太阳光中含有的紫外线照射人体皮肤后，使皮肤中 7-脱氢胆固醇转化成维生素 D，可弥补膳食中维生素 D 的不足。维生素 D 有促进钙磷吸收的作用。日光浴一般在每天的上午 8～10 点，下午 3～4 点较好，此时阳光比较柔和。多做户外活动也是很好的方法。夏季日光浴应避免暴晒，以防阳光灼伤皮肤。冬季户外寒冷，可在室内进行，但要打开窗户，因紫外线不能穿透玻璃。

2. 水疗　在矿物质丰富的温泉中浸泡，有助于减轻病症。

（七）其他特色疗法

1. 脉冲电磁场疗法　脉冲电磁场能够刺激软骨形成、骨矿化、成骨及血管发生等。主要用于疼痛明显的骨质疏松症患者。这种疼痛的特点是不够明确，畏寒，敏感，痛阈低下，用电磁疗效果较好，但治疗时间不宜过长。

2. 体外冲击波疗法　不仅能造成骨组织微小骨折，形成小血肿而刺激骨痂生长，诱导骨生长，促进骨愈合，同时也有促进多种骨生长因子生成的作用。

3. 超声疗法　超声产生低水平机械力，在骨组织部位能够重生类似功能负荷的效应，通过将力学信号转化为生化信号而影响骨组织，大量临床试验已证实低强度脉冲式超声波在骨细胞和软骨细胞发育中发挥重要作用，能明显促进骨折愈合。超声波可刺激血管增生，刺激与骨修复有关的多种生长因子高水平基因表达。

4. 振动疗法　振动疗法是以振动形式的机械刺激作用于人体骨骼骨细

胞增长区，从而使骨细胞生长，骨量增加，可细分为全身振动和局部振动。目前研究较多的是全身振动，振动频率可分为高频和低频，全身振动疗法能影响骨组织代谢，改善骨结构和生物力学性能，从而提高骨强度和骨质量。

(八) 运动疗法

参加体育运动早，有可能获得的骨峰值越高，任何时候开始运动对维持一定的骨量都有积极的作用。

1. 有氧训练　包括走路、奔跑、有氧操、跳舞、骑车、球类运动、体操等。该项运动能产生多方面的张力作用于整个骨结构，因而能最有效地增加骨强度。更有学者认为这些运动对任何年龄组来说均比力量、耐力或非负重训练更有效。对于老年人来说，疾走、跳舞、跳老年健身操等运动应该更合适些。

2. 力量训练　举重在各种类型的运动当中，是最具保护意义的。负重和抗阻训练可以帮助骨重建，是治疗和预防骨质疏松症的重要措施之一。

3. 负重有氧训练　疾走是负重有氧训练的首选，骑车对于以前没有锻炼过的人而言是有帮助的。对于那些运动实在有困难的人来说，骑车也不失是一种选择。那些不习惯做运动的老年患者，应该避免跑步，以免发生跌倒和对脊柱、负重骨骼的损伤。患骨质疏松症的老年患者还应该避免在划船训练器上锻炼，因为最大限度地向前弯腰可能引起后背的扭伤和脊柱的压缩性骨折。

4. 抗阻训练　是运动处方的一个组成部分。抗阻训练应包括全身主要的肌群，这样才能作用到四肢。以下是一组推荐的运动及其所作用的肌群。伸髋：臀肌、腘肌、后背肌群；伸腰：后背肌群；伸腿：股四头肌；压腿：臀肌、股四头肌、腘肌；后拉：背阔肌、肩部、斜方肌、腹肌；划船样动作：背阔肌、肩部、肱二头肌；双骨交叉：胸部和肩部；弯臂飞鸟样动作：肩部；压脚：胸部、肩部和肱三头肌。这些训练最好在健身房或体育馆的器械上进行，并且最开始时最好有人监护。保持良好的外形是十分重要的，整个运动应该缓慢且受控制。所加的负荷应在重复运动 10～15 次之后让患者感到肌肉疲劳为宜，并且以后应逐渐增加。

5. 运动持续时间和运动频率　不管是何种类型的训练，都应该使心率增加到改善心肺功能。患者应至少在这一水平上每次锻炼 15～20 分钟，每周三四次。有相当一部分骨质疏松症患者一生中习惯久坐，所以他们刚开始训练时，可选择持续时间短、强度低的运动。如以每天锻炼 5 分钟开始。而盲目加大运动量只会导致患者不依从。大多数患者能够逐渐每隔 1 次增加 1 分钟，直至达到既定目标。也可以把每次的训练分隔成几段来完成。

6. 运动强度　运动强度要参考对象的年龄、身体状况及运动经验等制订。有专家提出为增加骨密度，最佳的运动强度为最大耗氧量的 60% 左右，每天 20～30 分钟，每周 3～5 次即可。

三、西医治疗

1. 骨健康基本补充剂

（1）钙剂：大多数专家推荐绝经后妇女每天钙的总摄入量为 1000～1500mg/d，包括饮食中钙、牛奶中钙和药物补充剂。青春期和青年成人每天摄入钙的最大允许量是 1200mg/d。

（2）维生素 D：促进钙吸收、对骨骼健康、保持肌力、改善身体稳定性、降低骨折风险有益。维生素 D 缺乏可导致继发性甲状旁腺功能亢进，增加骨吸收，从而引起或加重骨质疏松。50 岁以下的人每天应该摄取 200 国际单位的维生素 D，51～70 岁的人需要 400 国际单位，70 岁以上需要 600 国际单位，还可与其他药物联用。

2. 抗骨质疏松药物　抗骨质疏松药物有多种，其主要作用机制也有所不同。或以抑制骨吸收为主、或以促进骨形成为主，也有一些多重作用机制的药物。

（1）双膦酸盐：双膦酸盐与骨骼羟磷灰石有高亲和力的结合，特异性结合到骨转换活跃的骨表面上抑制破骨细胞的功能，从而抑制骨吸收。常用双膦酸盐制剂如：阿仑膦酸钠、唑来膦酸注射液、依替膦酸钠等。

（2）降钙素：降钙素是一种钙调节激素，能抑制破骨细胞的生物活性和减少破骨细胞的数量，从而阻止骨量丢失并增加骨量。降钙素类药物还可缓解骨痛，对骨质疏松性骨折或骨骼变形所致的慢性疼痛以及骨肿瘤的疾病引起的骨痛均有效，因而更适合有疼痛症状的骨质疏松症患者。临床常用的鲑鱼降钙素有注射剂及鼻喷剂两种剂型，鼻喷剂应用剂量为 200IU/d，注射剂应用剂量 50～100IU/d，根据病情每周 2～7 次。鼻喷剂更便于患者用药。

（3）雌激素类：雌激素类药物能抑制骨转换，阻止骨丢失。临床研究已证明激素疗法，包括雌激素补充疗法（ET）和雌、孕激素补充疗法能阻止骨丢失，降低骨质疏松性椎体、非椎体骨折的发生风险，是防治绝经后骨质疏松的有效措施。

（4）甲状旁腺激素：甲状旁腺激素是当前促进骨形成的代表性药物；小剂量重组人甲状旁腺激素（1-34）有促进骨形成的作用。

（5）选择性雌激素受体调节剂类：选择性雌激素受体调节剂不是雌激素，其特点是选择性地作用于雌激素靶器官，与不同形式的雌激素受体结合后，发生不同的生物效应。如已经上市的雷洛昔芬，在骨骼上与雌激素受体结合，表现出类雌激素的活性，抑制骨吸收，而在乳腺和子宫上则表现为抗雌激素的活性，因而不刺激乳腺和子宫。

（6）锶盐：锶是人体必需的微量元素之一，参与人体许多生理功能和生化效应。锶的化学结构与钙和镁相似，在正常人体软组织、血液、骨骼和牙齿中存在少量的锶。人工合成的锶盐雷奈酸锶，是新一代抗骨质疏松药物。

（7）活性维生素 D 及其类似物：包括 1，25 双羟维生素 D_3（骨化三醇）和 1α 羟基维生素 D_3（阿法骨化醇）。前者因不再需要经过肝脏和肾脏羟化酶羟化就有活性效应，故得名为活性维生素 D。而 1α 羟基维生素 D_3 则需要经 25 羟化酶羟化为 1，25 双羟维生素 D_3 后才具有活性效应。所以，活性维生素 D 及其类似物更适用于老年人、肾功能不全及 1α 羟化酶缺乏的患者。

（8）维生素 K_2（四烯甲萘醌）：四烯甲萘醌是维生素 K_2 的一种同型物，是 γ-羧化酶的辅酶，在 γ-羧基谷氨酸的形成过程中起着重要作用。γ-羧基谷氨酸是骨钙素发挥正常生理功能所必需的。

【特色疗法述评】

1. 随着老龄化社会的到来，人们对于骨质疏松症的重视程度越来越高。目前，对于骨质疏松的常规治疗仍以西药为主，通常选用钙剂、活性维生素 D_3、双膦酸盐、降钙素等。这些药物以不同的作用机制达到缓解或治疗骨质疏松的目的。但治疗周期较长，短时间内很难判断疗效。因需长期服药治疗，患者依从性难以把握。中西医结合治疗，将中医药的整体治疗、平衡阴阳与西医抗骨质疏松相结合。

2. 历代中医学家经过对骨痿的发病机制和临床表现的全面研究，认为本病源于肾虚。对肾虚者和非肾虚者进行骨矿含量的测定，发现无论是在成年期、老年前期还是老年期，肾虚患者的骨矿含量均显著低于同龄的健康人。肾虚可影响钙、磷代谢，进而使骨密度下降，发生骨质疏松症。可以看出骨质疏松症与中医的肾虚证密切相关。研究表明，肾虚可以通过多个途径影响骨代谢。一方面，肾虚引起内分泌功能紊乱，下丘脑－垂体－性腺、甲状腺、肾上腺功能紊乱，免疫力低下，参与骨代谢的局部调节因子功能紊乱；另一方面，肾虚造成体内的微量元素发生变化，血清锌含量降低，从而影响人体生长发育，进而又影响骨骼和全身组织的结构和功能。另外，肾虚对骨质疏松症相关基因的表达、调控也有着不良的影响。对于女性来说，肾中精气为女性卵巢功能盛衰的主要物质基础，若肾中精气充盛，则卵巢功能旺盛，骨骼强健有力；反之，则卵巢功能衰竭，易发生骨质疏松症。所有这些都证实了肾对骨的主导作用，也充分证明了"肾藏精，主骨生髓"理论的科学性。补肾方药通过其对机体全方位、多环节、多靶点的整体调节，使其具有广阔的发展前景。补肾方药治疗骨质疏松症的机制主要包括对骨细胞的影响、体内微循环与微量元素的调节、钙系统的调节及类雌激素样作用等诸多方面。

3. 中医理论认为，骨质疏松症的病因病机主要是肾亏、脾虚和瘀血阻脉。治则为补肾壮骨、健脾益气和活血通络。根据对复方用药的分析得知，防治骨质疏松症的中药有一定的规律特点，紧紧围绕中医肾主骨生髓理论，多用补肾药物，或伍用健脾之品，或参以活血药味。其中，淫羊藿，地黄，骨碎补，黄芪，补骨脂，龟板，牛膝，杜仲，鹿角胶，山药，牡蛎，当归，菟丝子，山萸肉，茯苓，白术，肉苁蓉，党参，紫河车，丹参，枸杞子等都是使用频率较高的中药。中医有"肝肾同源""乙癸同源""精血同源"之称，肾精与肝血相互滋生，盛则同盛，衰则同衰，以致肾精亏虚的患者大多有肝血不足的临床表现。同时，肝阴源于肾阴，肝阴不足也可影响肾藏精的功能，以致骨无所充，髓无所养，最终导致骨质疏松症的发生，特别是女子以肝为先天，有气多血少的特点，在治疗骨质疏松症中不能忽视对肝脏的辅助治疗。

4. 在临床工作中，中药的精髓在于辨证论治，根据患者不同的兼夹症，随时调整中药药味及剂量，以提高疗效，同时可消除西药带来的不良反应，可谓一举两得。

5. 在临床研究方面，对骨质疏松症的诸多影响因素探讨不多，临床科研设计尚欠严密，诊断标准和疗效评价标准尚未统一，检测项目尚不够先进，选穴多杂乱、组方未确定等方面存在着不足；有关骨质疏松症的临床镇痛观察指征，针灸对骨质疏松症机械因素影响的调控，针灸对骨质疏松症骨折发生率影响的研究尚少见，有待于进一步加强和完善。随着研究的不断深入，从分子、基因水平上探索骨质疏松症作用机制是未来研究的热点与难点，结合中医学辨证论治可能有益于研究的突破。

【主要参考文献】

1. 王承德，沈丕安，胡荫奇. 实用中医风湿病学 [M]. 第 2 版. 北京：人民卫生出版社，2009：501-517.
2. 吴成长. 骨质疏松症针灸辨治探析 [J]. 现代中西医结合杂志，2004，13 (1)：77-78.

3. 林志苇，黎健．针灸与骨质疏松症的研究近况和评述［J］．中国针灸，2002，22（11）：783-785.

4. 周亚锋，殷建权，严伟，等．夹脊穴埋针治疗原发性骨质疏松症 23 例临床观察［J］．江苏中医药，2013，45（6）：52-53.

5. 陈晶，何成奇，范景秀．骨质疏松症的运动疗法［J］．中国临床康复，2004，8（9）：1717-1719.

6. 周俭，任洁．骨质疏松症的非药物疗法［J］．中国康复理论与实践，2005，11（10）：871-872.

（肖语雅　邱　侠）

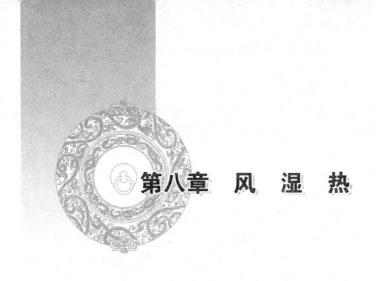

第八章 风 湿 热

风湿热（rheumatic fever）是上呼吸道 A 组乙型溶血性链球菌感染后引起的一种自身免疫性疾病。可有全身结缔组织病变，尤好侵犯关节、心脏，其他器官如皮肤、浆膜、中枢神经系统及肺、肾等内脏亦可受累，但以心脏为本病唯一留有后遗症的器官。近年来风湿热临床表现多不典型。本病有反复发作倾向，心脏炎的反复发作可导致风湿性心脏病的发生和发展。本病好发于 9～17 岁学龄期的儿童及青少年，4 岁以下和 30 岁以上不常见。除舞蹈症好发于青春期女孩外，其他形式的发病率无明显性别差异。1992—1995 年我国中小学生年发病率为 20/10 万，风湿性心脏病为 22/10 万，风湿热为 80/10 万左右，农村发病率高于城市。

根据本病临床表现，以关节炎症状为主者归属于中医"热痹""风湿热痹"等范畴；以心脏炎症状为主者，则归属"心痹""心悸""怔忡"等范畴。宋代《圣济总录》描述："热痹，肌肉热极，体上如鼠走，唇口反坏，皮肤色变"等，并载有多首治疗热痹和心痹的方剂。

近年来，由于抗生素的广泛使用，风湿热发病率下降，西医对本病的研究也相对减少。中医药治疗本病已取得很大成就，有自身优势，但也存在很多问题，因此要加强中医药治疗风湿热的研究。

【病因病机】

一、中 医

中医认为本病主要是由正气不足，感受风寒湿热等邪所致。正虚邪恋，痰瘀郁结于内，痹阻经络气血，而致本病。

1. 风热侵袭　本病多发生于早春及秋冬之际，此时风盛气燥，风热之邪猖獗，外袭人体；风与热邪皆为阳邪，风热相结，化火化毒，毒热之邪首犯咽喉，若失治误治，热毒痹阻经络，侵及肌肉、关节，而致本病。

2. 湿热蕴结　久居湿地，感受暑热湿邪，或湿热素盛内伏，复感外邪，或脾虚内湿，湿邪郁久化热，致湿热蕴结，留滞痹阻肌肉关节，而致本病。

3. 风湿化热　风湿侵袭人体，风为阳邪，善行数变，与湿邪相合，缠绵胶着日久不去，留着肌肉关节，经气不通而痹阻，化热伤及关节肌肤，而致本病。

4. 痰瘀热结　热邪久留，热炼津痰，或素有痰瘀宿疾，复感热邪，邪热痰瘀互结，滞涩于经络关节，致痹痛反复发作，经久难愈。

5. 阴虚热盛　阴虚阳亢血热，或久病伤津耗液，水亏火旺，内热炽盛，复感风热，客于经络，壅遏气血，而成本病。

6. 正虚邪伤　正气亏虚，卫外不固，风寒湿热等邪可单独侵袭，亦可相结合伤人，阻于经络，留滞关节；病邪渐进，则累及内脏，脏腑功能失调，或发生器质性病变，甚则脏腑功能衰竭。

本病的主要病因是正气不足，腠理空虚，致风寒湿热等邪乘虚而入，痹阻经络，气血运行不畅，留滞筋骨关节；若失治误治，久病入络或邪气盛，则累及内脏，发为脏腑痹；如久病入络，损伤阳气，多累及心脏，发为心痹，而形成风湿性心脏病，甚则导致慢性心力衰竭。

二、西　医

本病多发于冬春阴雨季节，潮湿和寒冷是重要诱因。多由于居室过于拥挤、营养低下、医药缺乏等有利于链球菌繁殖和传播的因素下，造成本病流行。目前 A 组乙型溶血性链球菌已被公认为是本病最主要的致病因子。虽然认为本病与链球菌感染有密切关系，但并非是链球菌直接侵犯结缔组织而致病。现在认为风湿热是链球菌咽部感染引起的变态反应，是自身免疫性疾病。风湿热不仅与体液免疫有关，细胞免疫也起重要作用。最近有人认为风湿热可能与柯萨奇 B_3、B_2 感染，遗传及免疫功能状态的变化等因素有关，是由链球菌咽部感染和机体免疫状态等多种因素共同作用的结果。

风湿热病理特征为结缔组织或胶原组织渗出性和增殖性炎性反应，主要累及心脏和关节，可侵犯皮肤、皮下组织、脑和浆膜等；小血管的广泛血管炎也是常见的。

【临床表现】

风湿热缺乏典型和特异的临床表现，症状轻重不一，表现各异，甚至可以无任何症状（即隐匿型）。有近半数患者会出现前驱症状。

一、前 驱 症 状

在典型症状出现前 2～6 周，常有咽喉炎或扁桃体炎等上呼吸道链球菌感染表现，如发热、咽痛、颌下淋巴结肿大、咳嗽等症状。但临床上超过半数患者因前驱症状轻微或短暂未能主诉此现病史。

二、典 型 表 现

风湿热有 5 个主要表现：游走性多发性关节炎、心脏炎、环形红斑、皮下结节、舞蹈病。这些表现可单独出现，也可合并出现，并可产生许多临床亚型。皮肤和皮下结节的表现不常见，通常只发生在已有关节炎、舞蹈病或心脏炎的患者中。

1. 关节炎　是最常见的临床表现。呈游走性、多发性、对称性，以膝、踝、肘、肩等大关节受累为主，局部可有红、肿、灼热、疼痛等炎症表现，有时有渗出。关节症状可因天气变冷或阴雨而出现或加重。关节疼痛通常在两周内消退，炎症消退后，不遗留关节强直和畸形。轻症或不典型病例可出现单关节或少关节受累，或累及一些不常见的关节如髋关节、指关节、下颌关节、胸锁关节、胸肋间关节，后者常被误认为心脏炎症状。

2. 心脏炎　在初次发病有关节炎的风湿热患者中大约 50％有心脏炎。心脏受累的成年患者中大约有 50％的心脏损害在更晚时才被发现。患者常有运动后心悸、气短、心前区不适等。心脏炎表现多样：①窦性心动过速（入睡后心率仍＞100 次/分）常是心脏炎的早期表现；②瓣膜炎：二尖瓣炎可有心前区高调、收缩期吹风样杂音或短促低调舒张中期杂音（Carey coombs 杂音）；主动脉瓣炎可在心底部听到舒张中期柔和吹风样杂音；③心包炎：多为轻度，超声心动图可测出心包积液，心脏炎严重时可出现充血性心力衰竭。轻症患者可仅有其他病理或生理原因无法解释的进行性心悸、气促加重（心功能减退的表现），或仅有头晕、疲乏、软弱无力的亚临床型心脏炎表现。

3. 环形红斑　发生率为 6％～25％，皮疹为淡红色环状红晕，中央苍白，多见于四肢内侧和躯干，时隐时现，为一过性，不痒不硬，压之退色，骤起，数小时或 1～2 天内消退。环形红斑常在链球菌感染之后较晚才出现。

4. 皮下结节　发生率为 2％～16％。结节如豌豆大小，数目不等，稍硬，触之不痛。常位于关节伸侧的皮下组织，尤其是肘、膝、枕部或胸腰椎棘突处，与皮肤无粘连，表面皮肤无红肿炎症改变。结节存在少则数日，多至数月不等，亦可隐藏而复现。通常只发生在已有关节炎、舞蹈病或心脏炎的患者中。

5. 舞蹈病　多发生于 4～7 岁的儿童。为一种无目的、不自主的躯干或肢体动作，面部可表现为挤眉眨眼、摇头转颈、努嘴伸舌；肢体表现为伸直和屈曲，内收和外展，旋前和旋后等无节律的交替动作，激动兴奋时加重，睡眠时消失，情绪常不稳定，需与其他神经系统的舞蹈症相鉴别。国内报告发生率为3%左右，国外有报道高达30%。

6. 其他症状　50%～70%的患者有不规则发热，中度发热较常见，亦可有高热，但发热无诊断特异性。此外可有多汗、鼻衄、瘀斑、腹痛等，后者有时误诊为阑尾炎或急腹症，此可能为肠系膜血管炎症所致。有肾损害时，尿中可出现红细胞及蛋白。

【辅助检查】

1. 咽拭子　阳性率为20%～25%，应在抗生素使用前留取，简单易行。

2. 抗链球菌溶血素"O"（ASO）　阳性率为40%～60%，是常用的链球菌抗体血清试验。

3. 抗DNA酶-B　阳性率为50%～85%，其高峰维持时间较长，发病后4～6周达到高峰，可持续数月之久，对来诊较晚或迁移活动的病例有重大意义。

4. 急性期反应物　初发风湿热急性期红细胞沉降率（ESR）和C-反应蛋白（CRP）阳性率较高，约80%。但来诊较晚或迁延型风湿热，ESR的阳性率仅60%左右，CRP阳性率可下降至25%，但血清糖蛋白电泳 α_1 及 α_2 增高可达70%，较前两者敏感。

5. 非特异性免疫指标　如免疫球蛋白（IgG、IgM）、循环免疫复合物和补体 C_3 增高占50%～60%。

6. 心电图及影像学检查　对风湿性心脏炎有较大意义。心电图检查有助于发现窦性心动过速、P-R间期延长及各种心律失常。超声心动图可发现早期、轻症心脏炎以及亚临床型心脏炎，对轻度心包积液较敏感。心肌核素检查（ECT）可测出轻症及亚临床型心肌炎。目前认为最具有诊断意义的超声改变为：瓣膜增厚，可呈弥漫性瓣叶增厚或局灶性结节样增厚；二尖瓣脱垂；瓣膜反流；心包积液。

【诊断与鉴别诊断】

一、诊 断 标 准

本病的诊断现在多采用美国心脏病学会于1992年修订的Jones标准。

1. 主要表现　①心脏炎；②多关节炎；③舞蹈病；④环形红斑；⑤皮

下结节。

2. 次要表现　①关节痛；②发热；③急性反应物（ESR、CRP）增高。

3. 有前驱的链球菌感染证据　①咽拭子培养或快速链球菌抗原试验阳性；②链球菌抗体效价升高。

诊断：如有前驱的链球菌感染证据，并具备 2 项主要表现，或 1 项主要表现加 2 项次要表现，高度提示可能为急性风湿热。但对以下 3 种情况，又找不到其他病因者，不必严格遵循上述诊断标准，即：①以舞蹈病为唯一临床表现者；②隐匿发病或缓慢发生的心脏炎；③有风湿热病史或现在患风湿性心脏病，当再感染 A 组链球菌时，有风湿热复发高度危险者。

值得注意的是，典型的风湿热是不难达到上述标准的，而不典型风湿热则有可能达不到上述标准。另外，有些结缔组织病也可能具备上述标准，诊断时需注意鉴别。

二、鉴 别 诊 断

1. 西医　本病应与类风湿关节炎、系统性红斑狼疮、其他反应性关节炎、亚急性感染性心内膜炎及病毒性心肌炎等相鉴别。

2. 中医　主要是与风痹、燥痹等相鉴别。

（1）风痹：风痹中风邪化热者亦可出现肢体关节热痛等症状。但本病起病即有关节热痛，发热；而风痹初起有恶风、发热等症，迁延日久或反复发作化热时才出现关节热痛，且游走不定。故两者不难鉴别。

（2）燥痹：两者都具有肢体关节疼痛等表现，但燥痹有口干、眼涩等全身孔窍干燥的表现。虽然本病津液耗伤时也伴有口干咽燥、便干尿赤等热盛津伤的表现，但程度较轻，不像燥痹全身孔窍干燥，而是以肢体关节红肿热痛、发热等热象为特征。但若本病失治误治，进一步发展，津液大伤，亦可发为燥痹。

【治疗】

一、一 般 措 施

1. 注意保暖，避免潮湿和受风寒，防止反复链球菌感染。

2. 有心脏炎者应卧床休息，待体温正常、心动过速控制、心脏超声改善后，继续卧床休息 3～4 周后才可恢复活动。

3. 急性关节炎早期应卧床休息，至红细胞沉降率、体温正常后开始活动。

二、中 医 治 疗

(一) 辨证论治

1. 风热袭表

主症：恶风发热，咽喉肿痛，口干口渴，肌肉关节游走性疼痛，局部灼热；发热、恶风、汗出，可见皮肤红斑，舌质红，苔黄干，脉浮数。

治法：清热解表，疏风通络。

方药：银翘散（《温病条辨》）加减。连翘、银花、淡豆豉各15g，苦桔梗、薄荷、竹叶、生甘草各9g，荆芥穗、牛蒡子各6g，芦根30g。若咽喉肿痛重者，加浙贝母、射干、杏仁各9g，僵蚕15g；发热者，加葛根20g，柴胡、黄芩各9g，重用生石膏；关节红肿疼痛明显者，用白虎桂枝汤加减；热毒炽盛者，用清瘟败毒饮或化斑汤加减；兼湿邪者，可加用藿朴夏苓汤；风邪偏盛者，加防风、秦艽各9g，豨莶草、威灵仙各12g。

本证多为热邪为主兼风邪侵袭机体而致。初起由于风热之邪上犯，起病急、变化快、热势高，除咽喉疼痛外，很快出现皮肤红斑及关节红肿热痛诸症。风、热之邪均为阳邪，开泄腠理，善行数变，故其为病，可见肢体关节游走性疼痛，局部灼热；阳热之邪郁阻经络，内壅肌肤关节，气血失和，故见肌肤红斑，关节痛不可触，屈伸不利，遇热则重，得冷则舒，口渴；风热入侵，营卫不和，而见发热、恶风、汗出等；舌质红苔黄、脉浮数均为风热之象。治以清热解表，疏风通络，方用银翘散加减，既能透表，又能解毒。正确及时地治疗，是遏止病情发展与转化的关键，处理得当，可以防止病变累及心脏。

2. 风湿热痹

主症：身热不扬，周身困重，肢节烦痛或红肿疼痛，或风湿结节，皮下硬痛，或红疹融合成不规则斑块，或有身肿，发热，口渴，烦闷不安，小便黄赤，舌质红，苔黄厚腻，脉滑数。

治法：祛风除湿，清热通络。

方药：白虎加桂枝汤（《金匮要略》）合宣痹汤（《温病条辨》）。生石膏、海桐皮、威灵仙各30g，知母、甘草、桂枝、忍冬藤、连翘各10g，黄柏9g，粳米、桑枝各15g。若湿邪甚者，加苍术、草薢各15g；肌肤红斑甚者，加赤芍15g，丹皮9g，地肤子20g；化火伤阴者，加生地黄20g，玄参15g，麦冬20g；关节肿胀明显且疼痛者，加鸡血藤30g，当归20g。

本证多为热邪为主兼风湿之邪入侵，或素体阳盛，或阴虚有热，感受外邪从阳化热，或风湿寒痹日久不愈，郁而化热所致。湿热之邪壅于经络、关节，气血郁滞不通，故而周身困重，肢节烦痛或红肿疼痛；内热壅盛，故见发热、口渴、烦闷不安，溲黄；热盛化瘀，壅滞痹阻，故见肌肤结节、红斑；舌质红苔黄、脉滑数均为风湿热盛之象。治以祛风除湿，清热通络。方用白虎加桂枝汤合宣痹汤。本病与其他痹病相比，其发病急，全身症状明显，且邪气极易内舍，以致病情多变。病虽属风湿热合而为患，但仍有偏盛或并重问题；以何为主，治亦有所侧重。若以湿邪为主，其治首当调理脏腑气机，灵活应用温、燥、化、宣、通、渗等治湿大法。或多法合用，上中、下、三焦同治，宣上、运中、渗下并施，并以中焦为重点。对脏腑气机要顾护肺之肃降、脾之运化、肝之疏泄、肾之开阖及三焦之气化。

3. 寒湿热痹

主症：体内蕴热，复感风寒湿邪，致热痹兼夹寒湿，关节局部红肿热痛，兼见恶风畏冷，得温则舒，关节晨僵、活动后减轻；舌质红、苔白或黄白相兼，脉弦紧或滑数。

治法：化湿清热，祛风散寒。

方药：桂枝芍药知母汤（《金匮要略》）合麻杏薏甘汤（《金匮要略》）化裁。桂枝、知母、防风、杏仁、白术各10g，薏苡仁30g，白芍12g，鸡血藤、忍冬藤各15g，炮附子、麻黄各6g。若寒痛甚者加制川乌、制草乌各9g；热重加生石膏20g，丹皮9g；虚者加用黄芪防己汤。

本证实为寒热错杂之证，治以化湿清热，祛风散寒。方中桂、麻、防风温散风寒，芍药、知母和阴防热燥，生姜、甘草调胃和中。白术配附子温经散寒，祛寒湿痹痛起效。诸药共奏祛风寒湿、温经脉、止疼痛之效。麻黄发汗解表，杏仁宣肺利气，薏苡仁化湿除痹，甘草甘缓，以制麻黄之辛散。共奏轻清宣化、解表祛湿之功，使在表之风湿恰得微汗而解。本方为清化之剂，药轻力缓，适于湿邪在上在表之证。苍术、黄柏、忍冬藤、木通以清热燥湿舒络，且效力大而更全面。

4. 阴虚热痹

主症：低热，午后潮热，倦怠乏力，口干口渴喜饮，鼻衄，盗汗，心悸，烦躁，肢体关节烦痛，筋肉挛缩，屈伸不利，甚则变形，腰膝酸软，形体消瘦，头晕目眩，耳鸣颧红，虚烦不寐，双目干涩，小便赤涩，大便干结，脉细数，舌质鲜红，少苔。

治法：育阴清热，通经活络。

方药：一贯煎（《续名医类案》）加减。生地、枸杞子、白芍、广地龙各12g，北沙参30g，丝瓜络20g，麦冬、当归、知母、地骨皮、天麻各10g，钩藤18g，龟板15g。若心气不足，气阴两伤者，加西洋参9g，五味子6g，黄精15g；心烦不寐者，加酸枣仁9g，生龙牡各15g，胆南星6g；

便干者，加何首乌 15g，桃仁 9g。

本证多为素体阴虚感受热邪，或内有蕴热或热毒伤阴所致。阴虚内热，故见五心烦热或长期低热；内热逼阴外出故有盗汗；内热耗灼阴津，津亏失润，则口干咽燥喜饮，双目干涩，小便赤涩，大便干结；内热痹阻经络关节，或阴液缺乏失其濡养，故见肢体关节烦痛，筋肉挛缩，屈伸不利，甚则变形；阴精不足，失其濡养，故见腰膝酸软，形体消瘦，头晕目眩，耳鸣颧红，虚烦不寐。治以育阴清热，通经活络。方用一贯煎加减。本证此时心阴损伤亦重，是顾护的重点，需时刻注意因心脏炎而出现的临床征象，如心慌、胸闷、短气等。

5. 痰瘀热痹

主症：关节肿胀刺痛发热，肌肤顽麻、痰核硬结，经久不愈；或关节变形，活动不利；或皮下结节，红斑色紫暗，舌质色暗，有齿痕，苔白厚或黄白相兼而黏腻，脉多弦滑数。

治法：化痰清热，祛瘀通络。

方药：痰瘀痹痛汤。马鞭草、忍冬藤各 30g，茯苓 15g，桂枝、制南星各 9g，浙贝母、炮山甲各 12g，当归、地鳖虫、片姜黄各 10g，鹿衔草 20g。若湿重加防己 15g，薏苡仁 30g；热重加丹皮、知母各 9g；痛甚加制乳香、制没药各 9g，或加用制马钱子粉 1g 冲服，或用大黑蚂蚁粉 3g 冲服。

本证多为疾病晚期，痹病日久，痰浊瘀血有形之邪，留滞经络，蕴而化热，故见肢体关节热痛、刺痛，痛处固定；痰瘀痹阻，故见肌肤顽麻、痰核硬结，或有瘀斑或皮下结节，红斑色紫暗；痰瘀热邪留于筋骨，深入骨骱，则致关节变形，屈伸不利；眼睑浮肿、胸闷痰多为痰湿之象；治以化痰清热，祛瘀通络。

6. 心痹实证

主症：持续低热或中度发热，昼轻夜重，身热早凉，汗多；心悸，心前区不适，闷痛或灼痛；皮肤红斑，皮下结节，或有眼巩膜充血及鼻腔出血；甚或面色苍白，呼吸困难，浮肿等；舌质红或暗红，苔白厚或黄白相兼，脉滑数或细数或疾或结代。

治法：清营解毒，救心开痹。

方药：参珠救心丹。西洋参、菖蒲各 9g，蚤休、丹参各 20g，苦参 15g，珍珠粉 1g（冲服），五味子 6g，生地、玄参各 12g，丹皮、麦冬、郁金、天竺黄各 10g。

本证为脏腑痹——心痹之实证，治以清营解毒，救心开痹。方用参珠救心丹。若风湿热心脏炎或心内膜炎出现急性心衰时，应改用参附龙牡汤，并中西医结合救治。

7. 心痹虚证

主症：两颧潮红，心悸气短，疲乏无力，低热，胸闷，心前区不适，皮肤红斑，皮下结节，或有眼巩膜充血及鼻腔出血；舌质淡红或暗红少苔，脉细涩或结或代。

治法：气阴双补，养心活血。

方药：生脉散（《医学启源》）合炙甘草汤（《伤寒论》）。人参 9g，阿胶、麦冬各 10g，五味子 6g，生地 12g，桂枝、生姜各 5g，丹参 30g，炙甘草、大枣、川芎各 15g。若气虚甚加黄芪 20g，白术 12g；阴虚甚加石斛 9g，枸杞子 12g；血瘀甚加红花、赤芍各 9g。

本证为脏腑痹——心痹之虚证，治以气阴双补，养心活血。可配合中成药生脉饮口服。

心痹的实证和虚证，相当于风湿热的急性和慢性心脏炎，其致病之因是湿毒，病理产物是痰瘀；湿蕴化毒，致血分有热属实，邪热耗气易虚，虚实夹杂，病程冗长难愈。临床仍主张解热镇痛加抗生素合中医药辨证论治，争取获得良效。

以上方药，水煎服，每日 1 剂。重症每日可连服 2 剂。

（二）特色专方

1. 四妙散加味　苍术、牛膝、黄柏、生薏苡仁、防己、木瓜、伸筋草、川芎、生地龙、白花蛇、石膏。适用于本病湿热明显者，症见两足痿软或足膝红肿热痛。

2. 蠲痹汤　姜黄、当归、赤芍、防风、黄芪、附子、独活各 10g，羌活、桂枝各 6g，桑枝、威灵仙各 15g，鸡血藤 30g，甘草 5g。适用于本病寒湿热痹证。

3. 清热宣痹汤（《中国当代名医验方大全》）　生石膏、忍冬藤、天花粉、威灵仙各 30g，知母 10g，生甘草 5g，防己、豨莶草各 15g，黄柏 12g。先煎石膏半小时，再煎余药。清热通络、祛风胜湿。适用于本病风湿热痹证。

4. 乌梢蛇祛风除湿散寒祛瘀汤　乌梢蛇、桂枝、白芍、羌活、独活、当归、川芎、防风、鸡血藤、白术各 15g，蜈蚣 2 条，桃仁、干姜、制附片各 10g，细辛 8g，薏苡仁 25g，甘草 6g。水煎服，每日 1 剂，日服 3 次。治疗风湿热游走性关节炎。

5. 当归拈痛汤加减　茵陈 15g，当归、羌活、独活、防风、苦参、知母、黄芩、茯苓、泽泻各 10g，忍冬藤 30g，生石膏、虎杖、苍术各 20g，甘草 6g。每日 1 剂，水煎 3 次，趁热分服。清热利湿，祛风通络，健脾止痛；适用于风湿热痹，症见肌肉、筋骨、关节红肿热痛，屈伸不利；伴发热口渴，尿赤便干，舌红、苔黄腻，脉滑数等。但仍需明辨风、湿、热等外邪之侧重和痰、瘀、虚之兼证。

（三）中药成药

1. 昆明山海棠片　别名六方藤肿痛片，主要成分为卫矛科植物昆明山海棠的干燥根的浸膏制成的片剂。口服：每次 100mg，每日 3 次，1 个月为 1 个疗程。祛风除湿，舒筋活络，清热解毒。用于风湿性关节炎。药理研究本药具有抗炎、解热、镇痛、免疫抑制等作用。

2. 雷公藤多苷片　片剂，每次 20mg，每日 3 次。祛风解毒，除湿消肿，舒筋通络。用于风湿热瘀，毒邪阻滞所致的风湿性关节炎。研究表明，本药具有抗炎及抑制细胞免疫和体液免疫等作用。

3. 清开灵注射液　牛黄、郁金、黄连、黄芩、山栀、朱砂等。每次 20～30ml 加入 5‰葡萄糖注射液 250～500ml 静滴，每日 1 次，10 次为 1 个疗程。适用于本病风热袭表证，以及发热明显时的辅助治疗。

4. 双黄连注射液　金银花、黄芩、连翘等。每千克体重用本品 1ml，加入生理盐水或 5‰葡萄糖注射液中，静脉滴注，每日 1～2 次；口服，每日 3 次，儿童每次 20ml，成人每次 40ml。适用于本病风湿热痹，发热为主者，可起到加强抗炎和抗病毒作用。

5. 复方夏天无片　夏天无、夏天无总碱、制草乌、豨莶草、安痛藤、鸡血藤、鸡矢藤、威灵仙、广防己、五加皮、羌活、独活、秦艽、蕲蛇、麻黄、防风、全蝎、僵蚕、马钱子（制）、苍术、乳香（制）、没药（制）、木香、川芎、丹参、当归、三七、骨碎补、赤芍、山楂叶、麝香、冰片、牛膝等。口服：每 1 次 2 片，每日 3 次，小儿酌减。祛风逐湿，舒筋活络，行血止痛。用于风湿性关节肿痛。

6. 风痛安胶囊　防己、通草、桂枝、姜黄、石膏、薏苡仁、木瓜、海桐皮、忍冬藤、黄柏、滑石粉、连翘。每次 3～5 粒，每日 3 次，口服。清热利湿，活血通络。用于急、慢性风湿性关节炎，慢性风湿性关节炎活动期。急性风湿性关节炎 2 周为 1 个疗程；慢性风湿性关节炎 1 个月为 1 个疗程。

7. 湿热痹颗粒　苍术、川牛膝、地龙、防风、防己、粉萆薢、黄柏、连翘、忍冬藤、桑枝、威灵仙、薏苡仁等。每袋 5g，开水冲服，每次 1 袋，每日 3 次。祛风除湿，清热消肿，通络定痛。用于湿热痹证，其症状为肌肉或关节红肿热痛，有沉重感，步履艰难，发热，口渴不欲饮，小便淡黄。

（四）单验方

1. 苍术 15g，黄柏 10g，忍冬藤 30g，桑枝 20g。水煎服，每日 3 次。治疗风湿热痹。

2. 桑枝、防己、丝瓜络、忍冬藤、土茯苓各 30g，川牛膝 12g。水煎服，每日 3 次。治疗风湿热痹。

3. 生地黄 30g，煎水频服。有类似肾上腺糖皮质激素样作用。治疗阴虚热痹。

4. 桑枝、豨莶草、金银花各 30g，红藤 20g，海桐皮、牡丹皮各 15g，防风、露蜂房各 10g。水煎服，每日 3 次。适用于风湿热痹，热毒痹阻者。

5. 葛根 60g，忍冬藤 40g，丝瓜络 20g，路路通、防己各 15g。水煎服，日 1 剂。用于风湿热痹。

（五）针灸疗法

1. 毫针　由于风湿热关节损害多有红肿热痛，故只针不灸，手法以泻为主；取穴以循经为主，或取阿是穴，忌关节腔深刺、强刺。

（1）主穴取曲池、阳陵泉、腰阳关、环跳，风重者配膈俞、血海；寒重者配肾俞、关元；湿重者取阴陵泉、三阴交；化热者取大椎、风市、昆仑。留针 15～30 分钟，留针期间每 5 分钟行单方向捻转 1 次。

（2）辨证取穴配合循经取穴：风胜者取风池、风府、膈俞、合谷、太冲；湿胜者取太白、足三里、支沟、后溪；热胜者取曲池、合谷、太冲。同时按病变部位循经取穴，如病变在阳明经者，可加肩髃、阿是穴；在少阳经者，可加外关、阳陵泉等。按针刺常规操作，用平补平泻法，留针 20 分钟。每日 1 次，6 次为 1 个疗程。

（3）取足三里、阴陵泉、阳陵泉，酌配阿是穴；风湿热痹主穴用透天凉手法。每日 1 次，10 次为 1 个疗程。

2. 三棱针

（1）病灶周围刺放血法：用三棱针在病灶周围皮肤围刺，刺破出血，如出血不畅，针后配用拔火罐拔吸，以出血为度。每周 1 次，以愈为度。适用于急性风湿性关节炎及热痹。

（2）委中、曲泽或病灶附近穴位显露静脉 2～3 根。点刺放血。先揉按穴位或病灶附近静脉，使瘀血聚积一处，便于施术。再用三棱针点刺之，使之出血适量。体壮宜多，体弱宜少。每周 1～2 次，以愈为度。适用于急性风湿性关节炎（活动期）。

（3）随证取穴点刺放血法：上肢肩关节取肩髃、尺泽；肘关节取曲泽；腕关节取阳池、中渚、腕骨；下肢关节取环跳、阳陵泉、足三里、委中；踝关节取足背部穴位。用三棱针按随证所选之穴位或穴位附近之血络点刺之。使之各出血数滴。体壮宜多，体弱宜少。隔日 1 次，5 次为 1 个疗程。适用于风湿性关节炎，全身或局部关节游走性疼痛，阴雨及寒冷天气时病情加重者。

（4）阳陵泉、委中处刺血拔罐，各放血 1～3ml。风偏胜者加风门或血海刺血 1～2ml；湿胜可加刺脾俞出血 3～5 滴或足三里刺血 1～2ml；热痹则加大椎、曲池各出血 5ml 左右，按照疼痛部位，在肩部加刺肩髃拔罐出血 0.5～1ml，肘部加刺尺泽处络脉出血 1～2ml，腕部加刺阳池出血约 0.5ml，指部加刺指尖出血 3～5 滴。髋部加刺环跳拔罐出血 1～3ml，膝部加血海出血 3～5 滴，踝部加刺照海处络脉出血 3～5 滴。每隔 1～2 天 1 次，5 次为 1 个疗程，疗程间休息 5 天。

（六）外治法

1. 药物沐浴方（《中国民间疗法》） 桑枝 500g，海桐皮、忍冬藤、鸡血藤各 60g，豨莶草 100g，海风藤、络石藤各 200g。诸药共研细末，纱布包好加水煎煮。过滤去渣，乘热洗浴患肢，每日 1 次，每次 1 小时，10 天为 1 个疗程。祛风清热，散寒通络。适用于本病关节肿痛者。

2. 马伤狗帮酒剂 苗药马伤狗帮 1000g，浸入 53％的包谷酒 5000g 中，密封。每天摇动 2～3 次，夏天 7 天，冬天 15 天即可。口服：每次 10～20ml，每日 3 次，连服 10 天为 1 个疗程，严重者可以服用 3 个疗程。外擦：取药酒适量涂擦患处，每日 2 次，每次 10～20 分钟，直至患处发热为度，10 天为 1 个疗程，连擦 3 个疗程。

3. 中药外洗法

（1）生石膏 100g，忍冬藤 30g，知母、秦艽各 20g，生甘草、桑枝各 10g。水煎外洗，每日 1～2 次。适用于本病关节红肿痛者。

（2）络石藤、桑枝、臭梧桐各 30g。煎水外洗。适用于风湿热关节肿胀明显者。

（3）地锦草 200g，马鞭草 50g，桑枝 100g。水煎局部浴洗。适用于风湿热痹。

（4）活地龙 10 余条，加白糖适量捣烂。敷在局部肿痛处，盖纱布固定保护。适用于风湿热痹关节疼痛较剧烈者。

三、西药常规治疗

1. 消除链球菌感染灶 苄星青霉素是首选药物，初发链球菌感染，体重 27kg 以下可肌内注射苄星青霉素 60 万单位，体重在 27kg 以上用 120 万单位 1 次剂量即可。对再发风湿热或风湿性心脏病：应视病情，每 1～3 周肌内注射上述剂量 1 次，至链球菌感染不再反复发作后，可改为每 4 周肌内注射 1 次。对青霉素过敏者可用红霉素 0.25g，每日 4 次，或罗红霉素 150mg，每日 2 次，疗程 10 天。也可用阿奇霉素 5 天疗程方法，16 岁以上患者第 1 天 500mg，分 2 次服，第 2～5 天 250mg 顿服。若红霉素过敏或不能耐受者，应用林可霉素、头孢类或喹诺酮类亦可。

2. 抗风湿治疗　对风湿热关节炎治疗首选非甾体抗炎药，常用阿司匹林，开始剂量成人为 3～4g/d，小儿 80～100mg/(kg·d)，分 3～4 次服。也可用萘普生、吲哚美辛等。对心脏炎一般采用糖皮质激素治疗，常用泼尼松，开始剂量成人 30～40mg/d，小儿 1.0～1.5mg/(kg·d)，分 3～4 次口服，病情缓解后逐渐减量至 10～15mg/d 维持治疗。为防止停用激素后出现反跳现象，可于停用激素前 2 周加用阿司匹林，待激素停用 2～3 周后再停用阿司匹林。病情严重如合并心包炎、心肌炎并急性心力衰竭者可静脉滴注地塞米松 5～10mg/d 或氢化可的松 200mg/d，至病情改善后，改为口服激素治疗。单纯关节炎的疗程为 6～8 周，心脏炎的疗程最少 12 周，若病情迁延，应根据临床表现及实验室检查结果，延长疗程至半年甚至 1 年以上。

3. 舞蹈病的治疗　对有舞蹈症的患者应在上述治疗基础上加用镇静剂，如地西泮、苯巴比妥或氯丙嗪等，并尽量避免强光噪声刺激。

4. 局部病灶的处理　对慢性扁桃体炎或咽喉炎应积极处理。如按上述药物治疗仍无效，可利用药物喷喉、理疗等方法。慢性化脓性扁桃体炎内科治疗无效成为一个局部藏菌的病灶，可以考虑手术摘除，但术前应详细检查证明无风湿活动，并进行青霉素预防性注射。

5. 并发症和合并症治疗　在风湿热治疗过程中或风湿性心脏病反复活动时，患者易患肺部感染，重症可致心功能不全，有时并发心内膜炎、高脂血症、高尿酸血症、高血糖，高龄风湿性心脏病患者还可合并冠心病以致急性心肌梗死。这些情况可能与患者机体抵抗力下降或与糖皮质激素和阿司匹林长期治疗有关，故在治疗过程中，激素和非甾体抗炎药的剂量和疗程要适当，以免促使各种并发症和合并症的出现和加重。同时在治疗过程中，需警惕各种并发症和合并症的出现，及时加以处理，如心功能不全，应予以小剂量洋地黄和利尿剂，如感染应针对不同病情，选择有效抗生素，代谢异常及冠心病应及时发现和处理。

【特色疗法述评】

1. 目前西医治疗本病常用非甾体类抗炎药及激素，治标不能治本，并形成药物依赖，引起并发症日趋增多，疗效不肯定，容易反复。而用中医药整体辨证施治，不但使不良反应大大减少，而且解决了长期服用西药所带来的毒副作用，对久治不愈的风湿热中风湿性关节炎患者均有成效，为风湿热的治疗提供新途径。

2. 本病急性期以邪热偏盛为主，后期因邪热伤阴可致气阴两虚，故急性期宜清热除湿、活血化瘀、通络止痛；恢复期宜益气养阴、通络止痛。药理研究表明，清热除湿、活血化瘀之品可改善血液循环，调节内分泌紊乱，抑制病原体，抗炎、抗过敏、抗渗出，增强免疫力；通络止痛药具有抗菌、抗病毒、镇痛作用；补气养阴药可调节机体内分泌，提高免疫功能。诸药合用起到抑菌、抗组织变态反应、恢复机体正常生理功能作用。

3. 实践证明，中医药治疗风湿热有明显疗效，但在治疗和研究本病过程中还存在以下问题。由于抗生素的广泛使用，目前临床上典型的风湿热发病有减少的趋势，不典型的风湿热不仅给西医诊断带来困难，同时由于中医临床证候特点不突出，也给中医辨证带来一些困难；对风湿热的重视和研究也相对减少；而中医药防治风湿热的研究还存在着一定的局限性，深入研究不够；中医药治疗风湿热心瓣膜的损害报道较少，主要以西医治疗为主。因此，对于中医药治疗本病的研究应进一步加强，中医药治疗本病的重点应为控制风湿活动，减轻诱发因素的影响，保护关节，改善病变关节功能；探讨中药是否能够积极预防风湿热对心瓣膜的损害方面等等。

【主要参考文献】

1. 娄玉钤. 中国风湿病学 [M]. 北京：人民卫生出版社，2001：2405-2413.
2. 吴启富，叶志中. 风湿病中医特色治疗 [M]. 沈阳：辽宁科学技术出版社，2002：183-190.
3. 娄玉钤. 风湿病诊断治疗学 [M]. 郑州：郑州大学出版社，2003：380-389.
4. 中华医学会. 临床诊疗指南·风湿病分册 [M]. 北京：人民卫生出版社，2005：132-137.
5. 王承德，沈丕安，胡荫奇. 实用中医风湿病学 [M]. 第2版. 北京：人民卫生出版社，2009：683-692.
6. 娄玉钤. 中医风湿病学 [M]. 北京：人民卫生出版社，2010：71-79.
7. 张奉春. 风湿免疫科诊疗常规 [M]. 北京：中国医药科技出版社，2012：112-115.
8. 文昱，李陈泉. 自拟乌梢蛇驱风除湿散寒祛瘀汤治疗风湿热游走性关节炎199例疗效观察 [J]. 中外医学研究，2011，9（4）：30-31.
9. 韩燕燕，孙景辉. 风湿热诊治进展 [J]. 临床儿科杂志，2012，30（7）：697-700.
10. 何素梅，杨红，陈素娥，等. 中药熏蒸护理应用于痹证的研究进展 [J]. 风湿病与关节炎，2013，2（2）：67-70.

（李满意　贾军辉）

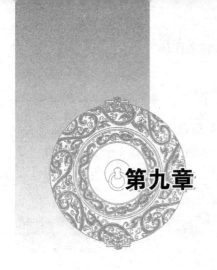

第九章　结节性红斑

　　结节性红斑是由于血管炎引起的较常见的结节性皮肤病，是一种累及真皮血管和脂膜组织的反应性炎性疾病。主要表现为小腿伸侧的散在皮下结节，表面鲜红或紫红色，按之有硬节，可有疼痛。本病好发于中青年女性。男女发病率之比约为1.3∶6。春、秋两季为发病高峰期。

　　中医古代文献中没有关于"结节性红斑"的明确记载，但是从其临床表现来看，有"瓜藤缠""三里发""腿游风""梅核火丹""湿毒流注"等称谓。《医宗金鉴》谓："'腿游风'一此证两腿内外，忽生赤肿，形如堆云，焮热疼痛，由荣卫风热相搏结滞而成……以当归拈痛汤，清解治之。"

　　结节性红斑的治疗主要是寻找病因，治疗和消除原发疾病，急性发作时给予消炎止痛等对症处理及使用糖皮质激素，结节可在数周内消退，但易反复，迁延不愈。近年来，临床应用中医、中西医结合治疗，临床效果颇佳，特别是在后期治疗、防止复发方面充分发挥了中医治疗的优势，不良反应小，安全性高。

【病因病机】

一、中　　医

　　本病的病因主要为湿邪黏腻停滞，郁久化热，湿热蕴结于肌腠脉络，湿热下注，气滞血瘀，经络阻塞，顽湿聚结而发病；或禀赋虚弱，正气不足，营卫气血失调，加之嗜食肥甘厚腻、辛辣之品，致使营卫、气血、津液运行不畅，气滞湿阻，瘀血痰浊停滞。湿热与血瘀为结节性红斑发病的主要原因，主要病变机制在于两者相互影响，进一步影响血液运行，导致血行不利，瘀而为结。本病发病部位在肌肉腠理之间，邪气与肌腠相搏击而形成红斑。

二、西　医

结节性红斑的病因尚未完全明了。大多数认为该病的发生与感染有关，其中链球菌感染、结核、肠道感染及真菌性感染可引起本病。一些药物如磺胺药、溴化药、碘化药、避孕药等也可引起结节性红斑。发病机制可能是Ⅲ型变态反应，但也可能是Ⅳ型变态反应。

【临床表现】

结节性红斑按发病时期有以下临床特点。

一、初　期

发病时皮下结节周围出现红斑，其中间部分可触及硬结，红斑颜色多为鲜红色，可有疼痛及压痛。

二、中　期

约发病2周左右，红斑颜色逐渐加深加暗，变为暗红色或淡紫色，红斑数目不定，大小不一，小如蚕豆，大如核桃，分布不均。结节一般不破溃，但邻近的几个结节可以融合为一个较大的结节，此期疼痛及压痛可更为明显。

三、后　期

发病3~6周，结节可逐渐消退，但可游走再发，此起彼伏，患处可有色素沉着，一般不留瘢痕，此期的特点是结节红斑此消彼长，迁延不愈。

【辅助检查】

一、常　规　检　查

1. 血常规　本病急性期的病例血常规常有白细胞计数轻度升高，分类相对淋巴细胞增多。

2. 血生化　ASO可增高，CRP、ESR升高。

3. 某些由结核菌感染所致病例，结核菌素试验可呈阳性反应。

4. 胸部X线及CT等影像学检查，主要针对结核感染病因的排查。

二、组织病理检查

组织病理表现为间隔性脂膜炎的改变，早期脂肪间隔小血管及毛细血管扩张、增多，纤维间隔水肿，血管周围中性粒细胞浸润，在管壁有炎症的浸润和内膜增生，部分管腔可闭塞；晚期间隔增宽，炎症细胞以淋巴细胞、组织细胞为主，可见多核巨细胞，浸润的炎症细胞也见于与间隔邻近的脂肪小叶中。

三、其 他 检 查

若由其他结缔性组织病继发者，可根据不同疾病的实验室检查提供支持。

【诊断与鉴别诊断】

一、诊 断 标 准

1. 发病年龄多为中青年女性。发斑前和发斑时可伴有发热、咽痛、关节疼痛等全身症状。
2. 结节性红斑多发生于小腿伸侧，可对称分布，有时可涉及臀部。
3. 红斑为鲜红色或暗红色，分布疏散，可对称，邻近数个可融合成团，大小不一，小如花生米，大如核桃，有自觉疼痛，触之有压痛，数目可至十到数十个，表面不易破溃。
4. 病情常有反复，呈此消彼长，迁延难愈。

二、鉴 别 诊 断

1. 西医　本病须与硬结性红斑、皮肤变应性血管炎、回归热型结节性非化脓性脂膜炎等疾病相鉴别。
2. 中医　在痹病范畴中，出现皮肤红斑之病有两种，一种是内脏痹（红斑狼疮），面部可出现"蝴蝶形红斑"；另一种是瓜藤缠（结节性红斑），在小腿出现"结节状红斑"，颇有特色，临床须仔细鉴别。

【治疗】

一、一 般 疗 法

包括休息、饮食、物理疗法等。发热，发斑肿痛、全身症状严重者卧床休息，抬高患肢；饮食方面，注意清淡饮食，给予高热量、富营养、易消化的流质或半流质饮食，避免辛辣刺激性食物、慎食油腻、炙烤之物等。

二、中 医 治 疗

（一）辨证论治

《医宗金鉴·外科心法要诀·瓜藤缠》详尽描述了该病发生的部位及临床特点，曰："此证生于腿胫，流行不定，或发一、二处，疮顶形似牛眼，根脚漫肿，若绕胫而发，即名瓜藤缠，结核数枚，日久肿痛。"其病机始因阴虚而血分生热，复感湿邪，湿渐化热，湿热互结，流注于下；继则湿热阻遏气化，反耗精液，遂成阴虚有热、血脉不通而致瘀，使气血运行失畅发病。因阴虚血分有热，故斑色红或紫；湿邪流注于下，故硬结多见于下肢；湿性缠绵，故该病常易复发、缠绵难愈；瘀血阻滞于脉络，不通则痛，故疼痛压之越甚。《本草纲目》谓其主"一切风湿气，及诸肿毒、痈疽疥癣、杨梅诸恶疮，散热解毒"，故治宜清热祛湿、活血解毒为主。

从中医辨证观讲，红斑是由于血分有热，外发肌肤而成；结节是由于痰瘀互阻，经络不通而生；下肢疾患多兼湿邪。本病表现以皮肤结节为主，因此辨结节是本病辨证论治的重要环节，同时需结合全身证候、舌脉综合分析。结节红斑色鲜红属阳，色淡红或紫黯属阴。阳斑治疗以清热利湿解毒为主，阴斑治疗偏重益气行血散瘀。本病的病机关键在于"湿""热""瘀"，治疗时应特别权衡痰湿、血热和瘀阻的轻重缓急，有针对性地用药。体内的脏腑功能失调，导致气血运行障碍，外发肌肤就会发生多种皮肤病变。临床治疗时要注意调整好脏腑功能，利气活血，阴阳调和，机体才能达到新的平衡，从而治愈疾病。总之，本病初期多实证，以湿热毒蕴为主要表现，中期以血热血瘀为主，后期可表现出气虚痰凝征象，分期治疗，可取得较好疗效，但活血化瘀通络应贯穿于本病治疗的始末。临床上常用清宣灵动之品，使红斑慢慢消散，切不可急功近利。临床常见分型如下。

1. 湿热下注

主症：下肢结节，肤色深红，腿踝浮肿，甚则局部漫肿、压之凹陷，疼痛轻微，关节疼痛明显，身倦乏力，小便短赤，大便不调，舌质红，苔黄腻，脉沉濡或沉细数。

治法：清热祛湿，活血通络。

方药：凉血五根汤加减（《赵炳南临床经验集》）。白茅根、板蓝根、蒲公英、薏苡仁各30g，茜草根、紫草根、瓜蒌根、金银花、连翘、白术、萆薢、赤芍、牛膝、泽泻各15g。关节疼痛者，加秦艽、桑寄生各15g；结节明显者，加夏枯草15g，浙贝母20g；寒湿者，加桂枝15g，熟附子30g。全方诸药共奏清热祛湿、活血祛瘀通络之功效，切合结节性红斑之病机，尤其适于早期血热证，湿热证，临床疗效显著，不易复发。

2. 血热内蕴

主症：红斑结节绕胫而发，大小不等，个数不定，斑色赤紫，灼热疼痛，触之发硬，按之痛增，发热烦躁，咽痛口渴，神疲倦怠，或伴关节肿胀酸痛，大便秘结，小便短赤。舌质红绛，舌苔黄厚或黄燥，脉象滑数或弦数。

治法：清热解毒，凉血化瘀，通络散结。

方药：十八子消结汤（《李志铭经验妙方》）。败酱草、土茯苓、丹皮、茜草各20g，连翘、金银花、草河车（重楼）、紫花地丁、地龙各15g，皂角刺、牛膝各10g。阳明热盛，壮热口渴引饮者，可加生石膏30g，知母15g，或白花蛇舌草30g；邪入少阳，寒热往来，口苦咽干者，可加柴胡10g，黄芩15g；邪入阴分，骨蒸潮热者，可加青蒿、地骨皮各20g；咽喉肿痛甚者，可加岗梅、山豆根各15g；头痛甚者，可加苦丁茶、菊花各15g；斑色鲜红而痛者，可加紫草20g，赤芍15g；红斑肿大明显者，可加浙贝母、鬼箭羽各15g；红斑硬结不消者，可加昆布、山慈菇各15g，或白芥子10g，猫爪草15g；下肢肿甚者，可加萆薢20g，防己15g，薏苡仁30g；舌苔厚腻，湿气重者，可加藿香、木棉花各10g，或厚朴花、白豆蔻各10g，鸡蛋花15g；食欲不振者，可加布渣叶、独脚金各15g；大便秘结者，可加生大黄10g，或番泻叶、芦荟各10g；小便短赤者，可加车前草20g，或白茅根30g。共奏清热解毒，凉血化瘀，通络散结之功效，此型最为常见，且多属实证、阳证，以此为基础，随证加减，卓有疗效。

3. 寒湿阻络

主症：结节暗红或紫暗，遇寒加重，反复发作，经久不愈，伴面色苍白，心悸气短，手足厥冷，舌淡苔薄白，脉细弱无力。

治法：散寒祛湿，通络和营。

方药：当归四逆汤加减（《伤寒论》）。当归10g，桂枝、芍药、牛膝、大枣各15g，鸡血藤30g，细辛、甘草各3g。足踝肿甚者，加防己、陈皮、茯苓各15g；气虚明显者，加党参、龙眼肉各10g。因寒湿为患，阻塞经络腠理，气血凝滞而发病，病程缠绵，难以速愈，此方共奏温经散寒、除湿通络之功。

4. 痰瘀互结

主症：病情缓慢，反复发作，结节坚硬，顽固难消，久治不愈，足踝肿胀，下肢沉重，畏寒肢冷，肤色紫暗，舌有瘀点、瘀斑，苔白滑，脉沉细弦滑。

治法：活血化瘀，祛痰散结。

方药：桃红四物汤加减（《医宗金鉴》）。红花 12g，桃仁、当归、川芎、赤芍各 10g，生地黄 15g，丹参 20g，鸡血藤 30g。气虚明显，加黄芪、党参各 15g，白术、茯苓各 10g；阳虚明显，加熟附片、肉桂、仙灵脾各 10g；结节大者，加夏枯草 15g、生牡蛎 30g；痒者，加苦参、白鲜皮各 15g；痛甚者，加延胡索 12g，有活血化瘀，祛痰散结之功效。

本病中医学称之为"瓜藤缠"，病因复杂，但归根结底乃一"痰"字作祟。正如朱丹溪云"凡人身上、中、下有块，多是痰。"痰湿凝聚使气血运行障碍，形成肿块结节，故凡病久不愈者，硬结节多不易消退，皮损呈暗红色，疼痛隐隐。痰之为患，有形无形，内而脏腑，外而筋骨肌腠，无所不至。痰浊凝聚，停驻局部留连不退而成斑块结节，且痰浊属阴湿之邪，诚如水流，其性趋下，故常发于双下肢，痰性黏滞，常缠绵难愈且易反复。

结节性红斑的治疗应重视调理血分，从"瘀"论治。由于瘀血受阻，碍及气之流行，凝滞不通，故局部作痛，血初离经，则结聚而成红斑。离经瘀滞日久，则色转黯褐，故临床初起多为色赤，久则转黯。瘀乃有形之物，故结节触之坚硬。瘀血既是一种病理产物，又是一个致病因素。而瘀血日久，必致成毒。湿、热、瘀、毒相互胶结，病机复杂，以致久久难愈。因本病已伤及血分，所以本病不管致病原因如何，都得重视血分的治疗。瘀滞得行、得散，则气血流畅而结节红斑可消。正如唐容川在《血证论》说："既已成瘀，不论初起，已久，总宜散血，血散瘀去则寒、热、风湿均无遗留之迹矣。"因此，本病的治疗应以"湿热毒瘀"为主线，同时不忘活血通络，根据引起血瘀的病因不同而辨证治疗。

本病病程长，反复发作，正气易损，强调缓解期积极治疗一段时间，治疗不应强调邪气而忽视正虚。扶正首先顾护脾胃，因脾胃为气机升降枢纽、气血生化之源，调补脾胃方能求其本。若脾虚失运，可聚湿生痰，痰湿下注，阻于经络，血脉不通，凝而成结；或脾虚气血生化乏源致正气不足、卫表不固，感邪郁于肌表，气虚血行不力，凝而成瘀，从而加重本病。《本草通玄》谓白术为"补脾胃之药，更无出其右者。土旺则能健运，故不能食者，食停滞者，有痞积者，皆用之也。土旺则能胜湿，故患痰饮者，肿满者，湿痹者，皆赖之也"。常用白术、茯苓、砂仁、半夏等，若纳呆、呕恶，则加法半夏、砂仁等，如小半夏加茯苓汤，一般 3～5 剂则见效较明显，待脾胃纳化正常、气机通顺，则有助病自除。其次，中医理论强调"久病入络""怪病多痰""久病必瘀"，治疗不忘化痰、活血、通络，根据引起疾病的病因病理不同而辨证治疗。

（二）特色专方

1. 四妙勇安汤　由银花藤、玄参、当归、鸡血藤各 30g，红藤 20g，桃仁、红花、白芷各 10g，桔梗 15g，甘草 3g 等组成。清热解毒、养血活血、通络散结。用于热毒较盛者。日 1 剂，水煎服，100 毫升/次，每日 3 次，2 周为 1 个疗程。

2. 实脾饮《济生方》　由茯苓、白术、炙甘草各 10g，附子 6g（先煎）、干姜、厚朴、木香、草果、木瓜各 6g 等组成。温阳实脾，行气利水。本病常由于脾虚失运，水湿内生，湿郁化热而下注；或体虚之人，气血不足，寒湿易于外袭，客于腠理，终致脉络阻隔，气血壅滞而生结节。本病好发于下肢，"脾主肌肉四肢"，本病治疗重点在治脾。

3. 湿热痹泰　由石膏 30g，薏苡仁 20g，土茯苓、忍冬藤、络石藤各 15g，炒苍术、川牛膝、秦艽、防己、醋鳖甲、炮山甲、地龙、知母各 10g，黄柏 6g，细辛 3g 等组成。祛湿清热、通络止痛。用于结节性红斑之湿热证。此方为深圳市中医院院内协定方，每日 2 次。

4. 萆薢渗湿汤　由黄柏 12g，萆薢、元胡、茜草各 15g，茯苓、生薏仁、滑石、银花藤各 30g，丹皮 20g，泽泻、川牛膝各 10g 等组成。清热化湿，通络止痛。用法：加水浸泡药物 30～60 分钟，煎 2 次，两次药液混合后分 2 次服，10 天为 1 个疗程。现代药理研究认为黄柏含有黄柏酮，具有杀菌消炎作用；萆薢、茯苓、生薏仁、滑石、泽泻均有清热利湿之功，且泽泻现代药理研究有抑制结核菌的作用。

5. 膈下逐瘀汤　由当归、红花、生地黄、伸筋草、川牛膝各 12g，川芎、桃仁、赤芍、牡丹皮、乌药、香附、五灵脂各 9g 等组成。中药每日 1 剂，前两煎混合分两次口服，第 3 煎湿敷患处 30 分钟，治疗 2 周。本方由桃红四物加味而成，现代医学研究证实，四物汤具有增强机体非特异性免疫功能的作用；桃仁、红花等抗炎镇痛，扩张血管，改善微循环；金银花可抗病毒、细菌等多种病原微生物。本方既能针对病因（病原微生物感染、微循环障碍等）又能针对表证（发热、炎症、疼痛等）起到很好的治疗与调节作用。临床研究表明膈下逐瘀汤加减治疗结节性红斑起效快，治愈率高，无不良反应，复发率低。

6. 通络方　由牡丹皮、赤芍、川牛膝各 15g，王不留行、泽兰、当归、红花、桃仁各 10g，白花蛇舌草、土茯苓、忍冬藤各 30g，生甘草 5g 等组成。清热凉血，解毒化瘀。用于血热内蕴证。日 1 剂，水煎服，每日 2 次，2 周为 1 个疗程。

（三）中药成药

1. 通络开痹片　由马钱子粉、防风、红花、木瓜、川牛膝、当归、全蝎等组成。祛风通络、活血散结。用于痰瘀互结证。服法：每次 3 片（每片 0.3g），每日 1 次。

2. 丹参酮胶囊 丹参酮是中药丹参根的脂溶性提取物，为二萜醌酮类化合物的总称，可参与机体的多种生物化学反应，表现出多种药理作用。丹参酮的广谱抗菌、抗炎、活血化瘀及糖皮质激素样作用使其在结节性红斑中的治疗中疗效显著。用法：每次 4 粒，每日 3 次，连服 2 周。

3. 雷公藤多苷片 可用于结节性红斑的治疗，经临床病例观察，尤其对于首次发病、病程较短者疗效更佳，副作用较小，且停药后很快消失。据相关报道治疗结节性红斑 40 例，方法：雷公藤多苷片按 1mg/kg，分 3 次服用。6 周为 1 个疗程。结果：痊愈 23 例，显效 10 例，有效 5 例，无效 2 例，总有效率 95.0％。雷公藤多苷具有抗炎、抑制细胞免疫及体液免疫的作用，可用于炎症性、变应性及自身免疫性疾病。

4. 脉络舒通颗粒 由黄芪、金银花、黄柏、苍术、薏苡仁、当归、白芍、甘草、玄参、水蛭、蜈蚣、全蝎、甘草组成。清热解毒、化瘀通络、利水消肿。每包 20g，每次 1 包，每日 1 次，温开水冲服，据报道治疗结节性红斑有效率 86.05％。

5. 新癀片 主要由九节茶、肿节风、三七、牛黄、珍珠粉等药物组成，口服每次 3 片，每天 3 次；外用新癀片白醋调敷红肿疼痛患处，疗程 2 周。有报道新癀片治疗湿热瘀阻型结节性红斑安全有效，并能有效缩短临床痊愈天数，总有效率为 97％。

6. 川芎嗪注射液 川芎嗪注射液 120mg 加入 5％葡萄糖注射液 250ml 中静脉注射，每日 1 次。川芎嗪有抗过敏、抗血管炎症作用，可抑制血小板释放功能，减轻血管炎症反应。有利于血管炎症的消退，治疗结节性红斑的疗效显著，有效率 93％。

7. 灯盏花素注射液 其主要成分是黄酮类如灯盏甲素、灯盏乙素等，后者发挥了扩血管和修复血管的主要作用。灯盏花素 40mg 加入 5％葡萄糖注射液 250ml，稀释后静脉滴注，每日 1 次，1 周为 1 个疗程，总疗程为 3 周。可有效改变皮损及周围组织的微循环和血液流变学性质，使微血管有效灌注条件全面改善，从而达到快速畅通和修复血管及其组织的作用。

8. 红花注射液 有效成分为红花黄色素、红花醌苷、红花素、新红花苷，活血化瘀，消肿止痛。主治血瘀之症。方法：用 5％葡萄糖注射液 250ml 加红花注射液 10～15ml 静脉滴注，每日 1 次。15 日为 1 个疗程，一般用 2～3 个疗程。

（四）针灸疗法

1. 针刺治疗

治则：活血祛瘀，通络止痛。

处方：合谷、足三里、三阴交、阳陵泉、悬钟、解溪、阿是穴。随证配穴：湿热证配大椎、曲池、血海、阴陵泉。寒湿证配丰隆、商丘、加灸关元、神阙。操作：毫针刺，平补平泻，每天 1 次，每次留针 30 分钟，配合艾灸。10 天为 1 个疗程。

2. 体针配合耳针或刺血拔罐疗法　常用取穴处方：主穴：三阴交、太溪、太冲、昆仑。配穴有：复溜、行间、解溪、内庭、丘墟。一般均用泻法。可配合耳针，取穴有交感、神门、心、皮质下等。或采用针刺加刺血拔罐。上肢取穴：八邪或上八邪、夹脊穴、曲池、外关；下肢取穴：夹脊穴、八风或上八风、秩边、阳陵泉。

3. 相对穴对刺或透刺　阳陵泉—阴陵泉，二穴内外阴阳相对。取穴：阴陵泉透阳陵泉、血海，均双侧。施捻转泻法，局部酸胀向下扩散。治疗 5次。阴陵泉属足太阴脾经合穴，为祛湿之要穴，化湿滞利下焦，透阳陵泉清热解毒，通经活络，血海和营凉血。

（五）其他特色疗法

1. 穴位注射丹参疗法　用一般注射器配细长针头，吸入 4ml 的丹参注射液，取脾、胃二经位于两侧下肢的穴位：一侧取足三里、血海；另一侧取丰隆、阴陵泉，（两侧穴位每日交换使用），常规消毒，快速刺入皮下，缓慢进针达适当深度，用小幅度提插，不捻转，使针刺局部有明显酸胀感或沿经络传递感（注意避开神经），再回抽一下有无回血，无血时将药液徐缓注入，每穴 1ml，每日 1 次，6 次为 1 个疗程，1 个疗程后休息 3 日。

2. 中药药浴及熏洗疗法　根据中医辨证论治的原则，选配祛风除湿、益气活血、强筋健骨作用中药制成水煎液，如用威灵仙 30g，苦参 30g，生地榆 60g，红藤 60g，趁热进行局部、全身熏洗、沐浴，每日 2 次。

3. 中药硬膏外敷　病发于皮肤，病久瘀甚，而用药物直接外敷，可通过透皮吸收直接作用于患处，疗效满意。

（1）仙柏散外敷：土茯苓、川草薢各 30g，山慈菇 15g，侧柏叶、大黄各 10g，黄柏、薄荷、泽兰各 5g，将以上诸药研末，拌匀，用温开水及少许蜂蜜调匀，外敷 4~6 小时，每天 1~2 次。此方为深圳市中医院院内制剂，用于结节性红斑热证者。

（2）寒痹散外敷：独活、桂枝、威灵仙、海桐皮、透骨草、伸筋草、五加皮、当归、三七各 15g，水蛭、细辛各 10g，将以上诸药研末，拌匀，用温开水及少许蜂蜜调匀，外敷 4~6 小时，每天 1~2 次。此方为深圳市中医院院内制剂，用于结节性红斑寒证者。

（3）消结散外敷：青风藤 30g，金银花、玄参、独活各 15g，半枝莲、茯苓、苍术各 20g，天丁、黄柏、白芷、川芎、延胡索各 10g。将以上诸药研末，拌匀，加入少量凡士林，用温开水调匀，根据肿痛部位大小，将其均匀涂抹在纱布上，敷于患处，再用绷带包扎固定，每天换 1 次，2 周为 1 个疗程。全方合用，共奏清热利湿、活血化瘀、通络散结之功。方中青风藤所含青藤碱具有抗炎、镇痛、调节免疫机制、抑制免疫反应的作用。经临床观察，消结散合消炎痛治疗急性单纯型结节性红斑疗效显著。

（4）益黄膏外敷：益母草、黄柏、大黄、苍术、厚朴、陈皮等，将益母草 500g 研粗粉，余药研细粉，加水 5000ml 煎煮 2 小时成稀薄浆糊状，加入黄柏、大黄等细粉各 100g，搅拌成水制膏剂，外敷于结节处，厚度为 3~5mm，敷药范围超过结节区域 1cm，每日换药 1 次（换药前要清洗皮肤），疗程为 2 周。益母草、大黄、黄柏等可改善血管功能、消除栓塞，通畅血管、改善微循环、消除慢性炎症、止痛等。

（六）名家经验

1. 范永升教授对本病的辨证治疗，治疗根据清热解毒，凉血化瘀，利湿通络这个治疗大法，善用当归赤小豆散合犀角地黄汤加减，拟定基本方当归、赤小豆、积雪草、牛膝、七叶一枝花、青蒿、赤芍、丹皮、升麻、生地等，药少而力专，直捣病巢，切中结节性红斑之病因病机。但对于结节性红斑湿热毒瘀胶结，则难以急除，只可缓攻，如清热利湿常用当归、赤小豆、黄柏、苍术、青蒿，凉血常用丹皮、赤芍、积雪草、丹参，解毒常用七叶一枝花、升麻。根据临床所得，对此病不同症状的加减，若伴关节疼痛者，常加威灵仙、独活、羌活，以通络止痛；伴有红斑瘙痒者，常加蝉蜕、白鲜皮、地肤子；伴有干咳者，常用瓜蒌皮，炙百部；伴体倦乏力者，加黄芪、炒白术；若久病不愈而见结节坚硬、色暗，痛胀明显，伴舌质暗紫有瘀斑，说明络脉闭阻较重，新瘀已变为宿瘀，宿瘀阻络，故结节难消，此时已非草木所能宣通，必须用虫药或宣通之性强者以搜络开痹，方能取效，多加用穿山甲、白花蛇、露蜂房、僵蚕、雷公藤等，开通经络，直捣病所，以起先锋作用。

2. 苏励教授认为结节性红斑当分期治疗，急性期以指标为主，标本兼顾，重在清热解毒，活血通络，化痰散结。主张在治标以攻逐邪毒的同时，不忘求本，治以益气养阴，攻补兼施以节其刚柔。基本方如下：生黄芪、生地黄、玄参、天冬、麦冬、夏枯草各 15g，薏苡仁、白花蛇舌草、土茯苓、莪术各 30g，白术、牡丹皮、皂角刺、浙贝母各 12g。特别推崇黄芪配伍生地黄，两者配伍，补而不腻。缓解期则以治本为主，不忘治标，在健脾益肾，益气养阴的同时，不忘清热解毒，化痰散结。基本方如下：黄芪、女贞子、旱莲草、莪术各 30g，白术、茯苓、牡丹皮、皂角刺、浙贝母各 12g，生地、玄参、天冬、麦冬、枸杞子、白花蛇色草、夏枯草各 15g。诸药合用，寓攻于补，共奏益气养阴、清热解毒、化痰散结之功。临床大部分患者属于气阴亏虚型，病至晚期，常阴损及阳，出现阴阳两虚，而见神疲乏力、四肢不温、畏寒喜暖等，常加用巴戟天、仙茅、淫羊藿各 15g，或酌加肉桂、附子等温补肾阳。

三、西药常规治疗

主要是寻找病因，治疗和消除原发疾病，急性发作期时适当休息，减少活动以缩短病程。对症处理如下。

1. 非甾体类抗炎药（NSAIDs）　治疗本病有效，如吲哚美辛（消炎痛）及布洛芬等。

2. 抗生素　有明显感染者，可用抗生素，视病情而定。

3. 缓解病情抗风湿药及免疫抑制剂　该类药物一般起效缓慢，对疼痛的缓解作用较差，一般不作为首选药物治疗本病。

4. 糖皮质激素　糖皮质激素通过多种渠道发挥强大的抗炎作用，目前比较认同的是在病情较重，反复发作时，可短程、小剂量的加用糖皮质激素。一些含有糖皮质激素的外用药膏可有助于红斑的吸收。

5. 局部治疗　原则为消炎、止痛。外用鱼硼软膏，10％樟脑软膏敷包扎或 75％酒精局部湿敷，另外外涂皮质激素软膏，有止痛作用。也可皮损内注射去炎松混悬液约 0.3ml 加 2％普鲁卡因溶液中注射，对结节持续剧烈疼痛者有明显作用。

【特色疗法述评】

1. 结节性红斑的病变范围广泛，病势缠绵，本病西医一般采用对症治疗，给予解热镇痛药、肾上腺皮质激素，有明显感染者给予抗生素类药物等，对急性发作者效果较好，但对于反复发作者效果较差，尚无特效疗法。因此，中医药的治疗越来越突显出疗效及优势，中药汤剂、中药熏洗、中药外敷、针刺疗法等多种方法综合治疗，内治法与外治法联合使用是现代中医治疗的一大特色，研究表明，外用药液中的药物离子通过皮肤、黏膜的吸收、扩散、辐射等途径进入体内，避免了肝脏首过效应，增加了病灶局部有效药物浓度，直接针对病因病位发挥治疗作用。同时湿热刺激引起局部血管扩张，促进局部和周身的血液循环和淋巴循环，使新陈代谢旺盛，局部组织和全身功能得以改善，从而使疾病痊愈，可使本病病程缩短，复发几率减少，取得较好疗效。

2. 关于中药汤剂的应用，有学者对近几十年治疗结节性红斑的经典方进行统计，发现活血化瘀类方剂应用较多，其中以桃红四物汤的频数最高，药物频数最高的是赤芍、牛膝、当归；在结节性红斑的临床治疗中，无论是从病机出发，还是对方剂和单味药的分析结果，都显示出清热和活血是结节性红斑的首选治法。这与我们临床经验也是相符的。从西医学角度，结节性红斑患者存在着血液流变学异常和微循环障碍，其组织病理学特点，表现为血管炎的改变，深层静脉血管壁增厚，内膜细胞增生、肿胀、变形，甚至管腔闭塞，伴有血液流态异常、红细胞聚集和血流异常，导致皮肤局部供血不良。而现代药理研究认为：活血化瘀药具有增加有效循环量，改善微循环，降低毛细血管通透性，调节免疫功能；清热解毒药能抑制病毒及链球菌致病原，阻断抗原发生的一系列免疫反应，控制免疫复合物的产生。可见，清热活血之法在治疗结节性红斑上既与临床经验一致，又有理论依据。因此，我们认为如果结合西医学对本病的认识，选用一些改善微循环的药物等，可能具有较好的效果，现临床应用较广泛的中药注射剂，如川芎嗪注射液、灯盏花素注射液等也可作为治疗手段之一。

3. 重视寻找结节性红斑的病因，如结核、链球菌感染、药物等，如结节性红斑可以出现在结核病的其他临床表现之前，可能结节性红斑就是原发型结核的第一个临床表现，在临床中结节性红斑患者都应警惕结核菌感染的可能。因此，应积极寻找原发疾病进行治疗，祛除病因，如抗结核治疗或慎用某些药物等，对预防复发具有重要意义。

4. 中医药治疗结节性红斑已显现出了明显的优势，中医辨证施治，加减灵活，不良反应小，安全性高。急性发作期患者，强调中西医结合治疗；对于间歇期患者，可通过中药治疗起到预防复发的作用。相对于传统口服汤剂来说，研究出便捷有效的中药制剂是我们面临的又一问题，我们医院现有免煎颗粒剂，携带方便，受到部分患者的欢迎。人体是一个有机整体，体内的脏腑功能失调，导致气血运行障碍，外发肌肤就会发生皮肤病变。因此，在临床治疗中注意调整好脏腑功能，阴阳调和，机体才能达到新的平衡，从而治愈各种外在皮肤疾病。那能否采用膏方治疗，长期对机体进行全面调和，增强正气，达到防病的目的，也是我们在临床中需要进一步探讨的。

【主要参考文献】

1. 王承德，沈丕安，胡荫奇. 实用中医风湿病学［M］. 第 2 版. 北京：人民卫生出版社，2009：613-618.

2. 张艳丽，黄显峰，梁爱芳. 膈下逐瘀汤加减治疗结节性红斑临床研究［J］. 中医学报，2013，28（3）：433-434.

3. 王学军，韩墨洋，李怀军．凉血五根汤加味治疗结节性红斑 32 例 [J]．黑龙江中医药，2012，41（4）：17-18.

4. 祁建湖．益黄膏外敷治疗结节性红斑临床观察 [J]．实用中医药杂志，2012，28（10）：860-861.

5. 杜长明，江磊磊，梅晓云．"祛痰散结汤"内服外敷治疗结节性红斑 38 例 [J]．江苏中医药，2011，43（3）：52.

6. 刘雪山，杨国利．凉血解毒汤配合消炎痛治疗结节性红斑 34 例 [J]．陕西中医，2011，32（1）：42-43.

7. 陈建文．消结散结合消炎痛治疗急性单纯型结节性红斑 33 例临床观察 [J]．中医药导报，2011，17（9）：50-51.

8. 朱嵌玉．川芎嗪注射液治疗结节性红斑 58 例 [J]．陕西中医，2009，30（11）：1487-1488.

9. 高新娅，李晓为．苦柏汤加减治疗结节性红斑疗效观察 [J]．中国中医药信息杂志，2008，15（4）：74-75.

10. 吴晶金，刘维．刘维治疗结节性红斑经验介绍 [J]．中国中医药杂志，2013，20（5）：85-86.

（张剑勇　谢静静）

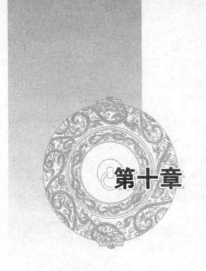

第十章　系统性硬化症

系统性硬化症（systemic sclerosis，SSc）又称硬皮病，是一种原因不明的以局限性或弥漫性皮肤增厚和纤维化为特征的慢性结缔组织病。结缔组织的异常增生，不仅在皮肤真皮层内增生造成皮肤肿胀，继以变厚变硬，最终萎缩，而且还可累及血管、肺、消化道、肾、心等出现内脏受损的症状。系统性硬化症一般以皮肤受累范围为主要指标分为多种亚型，它们的临床表现和预后各不相同。本病发病率不太高，女性多见，男女发病比例 1∶3～5，发病年龄多在 30～50 岁，儿童相对少见。

根据 SSc 的临床症状及病情过程，中医学属于痹病范畴，与痹病中的"皮痹"相似。如累及内脏器官，则属"肺痹""心痹""肾痹"等脏腑痹的范畴，为疑难风湿病之一。宋代《圣济总录》中辨证采用羌活汤、天麻散、天麻丸等治疗本病。明·李中梓在《医宗必读》中提出"疏风养血"的治疗原则。清·沈金鳌《杂病源流犀烛》认为皮痹"有皮肤麻木者，是肺气不行也"，治宜芍药补气汤。

近年来，随着中医、中西医结合研究的不断深入，本病无论在基础理论研究，还是临床经验的积累方面，均取得了一定的成果，中医特色疗法治疗本病具有自身优势和特点。

【病因病机】

一、中　医

本病初起，多为外邪侵袭，以实证多见。中期多为气血阴阳亏虚，以虚证多见。晚期多为痰浊、瘀血，并累及肺、脾、肾等脏腑，以虚实夹杂多见。

1. 外邪痹阻　素体虚弱，卫外不固，或调养不慎，外邪乘虚而入，或卒然遇风寒湿等外邪，邪侵体表，留于肌肤，发而为痹；或风寒湿邪郁而化热，湿热蕴结皮肤而致本病。

2. **气血亏虚**　平素饮食不节，或忧愁思虑，损伤脾胃，气血生化不足，或久病不愈，气血暗耗，气血亏虚，不能温煦、濡养皮肤，而发本病。

3. **肾阳虚衰**　先天禀赋不足，或房劳伤肾，或脾阳虚弱，损及肾阳，或痹病日久，元气被耗，而导致肾阳虚衰，阴寒内生，寒凝痹阻，且阳虚不能濡养皮肤，发为本病。

4. **痰阻血瘀**　湿邪久滞为痰，或气虚、阳虚推动无力，或寒凝气滞，津液不化，或脾失健运，水湿壅盛，聚湿成痰，痹阻皮肤而为痹；或气滞血行不畅而成瘀，阻滞于皮肤亦可发为本病。

综上所述，本病病位在皮肤，与肺、脾、肾等脏腑有关。其主要病因是外邪侵袭，其中以寒、湿、热邪为主。其内在因素则是脏腑失调，气血亏虚。基本病机为经脉痹阻，皮肤失荣。病性分为虚、实和虚实夹杂。实证多为寒、湿、热等外邪侵袭，或痰瘀留滞皮肤，痹阻经脉。虚证多为气血阴阳亏虚，皮肤失于濡养，不荣而痹。肺脾肾功能失调，气血津液运行障碍，进而形成痰浊瘀血，阻滞于皮肤，形成虚实夹杂之证。

皮痹日久，出现胸闷、气喘、纳少腹胀、气短心悸、月经不调、遗精阳痿等症状，多由皮痹日久不愈，复感外邪，内舍于肺发为肺痹，并可累及脾、肾等脏腑。因肌肉和皮肤相连，皮痹日久不愈，亦可出现肌肉酸胀疼痛的肌痹表现。

二、西　医

1. **病因**　SSc 病因未明，可能由以下因素所致。①感染：部分病人发病前有急性细菌或病毒感染，如咽峡炎、肺炎、猩红热、麻疹及慢性鼻窦炎和扁桃体炎等。②遗传：有报道在本病患者及其第一代亲属中有同样病或另一种结缔组织病，另有报道其亲属血清中抗核因子检出率约为 25%。另外，本病与 HLA 有一定相关性，HLA-DR$_1$ 和 DR$_3$、DR$_5$ 等出现频率较高，少数有家族发病等情况。③环境：已明确某些化学物品与本病有关，如乙烯基氯化物、三氯乙烯，以及五唑类和环氧化树脂等。另有报道本病在煤矿、金矿和硅石尘埃的人群发病率较高。

2. **发病机制和病理**　本病发病机制尚不清楚，曾有血管异常学说、纤维异常增生学说和免疫学说等。可能是在遗传、环境因素、雌激素、细胞及体液免疫异常等因素作用下，成纤维细胞合成胶原增加、局部胶原分解减少，胶原、糖蛋白、纤维蛋白等沉着在皮肤间质和血管壁，导致皮肤和内脏纤维化，血管内皮细胞肿胀、增生、管腔变窄和组织缺血。

西医学认为，SSc 病理表现主要是皮肤及内脏血管壁的胶原纤维增生、增厚及硬化。本病皮肤早期的病理特点是血管周围炎症细胞浸润和诸如毛细血管扩张及其后毛细血管分叉的微血管改变，晚期细胞外基质过度积聚造成组织纤维化。组织纤维化破坏正常生理组织的结构，从而导致器官的受累。

【临床表现】

弥漫性皮肤型 SSc 和局限性皮肤型 SSc 为本病主要的两个亚型，占本病大多数，SSc 一般多指这两种。其中局限性皮肤型占 SSc 的 95％，女性多见，常先有雷诺现象，以后手指皮肤渐出现水肿、硬化、色素加深。病情进展缓慢，内脏受侵犯较晚。弥漫性皮肤型占 SSc 的 5％，男女发病相近，病情进展迅速，内脏受侵早而严重者，病死率高，为局限性皮肤型的 3 倍。鉴于两型硬皮病具有共同临床表现，现归纳叙述如下。

一、雷诺现象

80％的患者以此为首发症状。是由寒冷、情绪紧张等刺激诱发的血管痉挛。典型的雷诺现象是指（趾）皮肤的变化：白—紫—红。可伴双手麻木、对称性肿胀或僵硬，甚或针刺样疼痛，指腹变薄或凹陷，甚至引起溃疡。雷诺现象可先于其他症状几月甚至几年发生。近年研究发现，SSc 患者肢端发生雷诺现象时，内脏（心、脑、肾等）也可出现缺血表现，被称为内脏雷诺现象。

二、皮肤病变

皮肤病变一般要经过三个阶段。①水肿期：皮肤紧张变厚，皱纹消失，有绷紧感，早期有腊肠样改变，呈无痛性非凹陷性水肿。②硬化期：皮肤增厚变硬如皮革，呈蜡样光泽，紧贴于皮下组织，不能捏起。③萎缩期：皮下组织及肌肉萎缩，皮肤变薄而光滑如羊皮纸样，紧贴于皮下骨面，皮纹消失，毛发脱落。几乎所有病例皮肤病变都从手指开始，继而面部、颈部受累；或向心性扩展，累及上臂、肩、前胸、背、腹和腿。有的可在几个月内累及全身皮肤，有的在数年内逐渐进展，有的呈间歇性进展，通常皮肤受累范围和严重程度在 3 年内达到高峰。手指可呈爪状，肘、膝关节可屈曲挛缩。面部硬化呈面具脸，鼻部硬化鼻尖似鹰嘴，口唇变薄，收缩呈放射状沟纹，口裂变小。胸部皮肤紧缩，影响胸廓运动。皮肤色素沉着，或有色素斑，髭毛脱落，少汗，皮脂消失。少数硬化的指端及关节处发生顽固性溃疡。皮肤钙质沉着见于病程较晚期，多见于大关节及手指等处。

三、关节肌肉病变

多关节痛和肌肉疼痛常为本病早期症状，也可出现明显的关节炎，约29％可有侵蚀性关节病。由于关节周围肌腱、筋膜、皮肤的纤维化，导致关节疼痛，严重者呈屈曲挛缩，功能受限。特别在腕、膝、踝等处伸肌腱硬化粗糙，活动时有摩擦感，或表现为腕管综合征。受累关节可有少量积液，早期呈滑膜慢性炎症浸润和纤维素沉着，晚期滑膜下结缔组织纤维化，指骨由于溶解而变短变细。部分病人有肌炎表现，表现为肌痛、肌无力及肌萎缩，实验室检查可有肌酶升高，肌电图示肌源性损害，肌活检示间质纤维变性，可与多发性肌炎重叠。

四、内脏系统病变

1. 消化系统受累为本病的常见表现，消化道的任何部位均可受累，以食道病变最多见，60％的病人有吞咽困难，少数有胸骨后烧灼不适、反酸。早期病人无症状时即可出现，晚期出现反流性食管炎，严重者出现食管溃疡或狭窄。若累及小肠，出现蠕动减慢和扩张，从而引起消化不良及脂肪泻；大肠病变可出现肠胀气及顽固性便秘；直肠括约肌受累出现大便失禁或直肠脱垂等。

2. 肺部病变是本病最常见表现之一，主要是肺间质纤维化和肺动脉高压导致通气功能和换气功能障碍，是本病患者发生死亡的重要原因之一。病人有活动后气喘、干咳、呼吸困难等，体征有呼吸加快、湿啰音等；肺动脉高压晚期可发展为肺心病，预后很差。本病合并肺癌的发生率较高，是普通人群的5倍。

3. 心脏纤维化是引起心脏受累的主要原因，也是本病患者发生死亡的重要原因之一。病理检查80％病人有片状心肌纤维化。心包、心肌、传导系统均可受累，表现为呼吸困难、气短、胸闷、心悸、心前区疼痛等。

4. 肾受损主要包括肾危象、慢性肾疾病和炎症性肾损害。肾脏受累可表现为镜下血尿、高血压、肌酐清除率下降、氮质血症等。部分病人可出现急骤进展性高血压，表现为剧烈头痛、恶心、呕吐、视力下降和急性肾衰竭等，为硬皮病肾危象。

5. 其他：包括神经系统病变，如三叉神经痛、多发性神经炎、周围神经病等；甲状腺病变如甲状腺炎、甲状腺纤维化；另有病人合并干燥综合征；少部分病人合并肝脏损害，见胆汁性肝硬化、肝结节增生、肝外梗阻性黄疸，等等。

五、CREST 综合征

是局限性皮肤型 SSc 的亚型，即钙质沉着（calcinosis）、雷诺现象（Raynaud phenomenon）、食管运动失调（esophageal dysmotility）、手指硬化（sclerodyctyly）及毛细血管扩张（telangiectasia）等。此型患者病情进展一般较缓慢，预后也较好。

另外，不足 1‰的 SSc 仅有内脏损害而无皮肤硬化，即无皮肤硬化的SSc。表现为：①食管运动障碍，十二指肠扩张，结肠袋形成；②雷诺现象，甲皱毛细血管扩张，少尿性肾衰竭；③以上症状伴肺动脉高压或肺间质病变。

【辅助检查】

一、一般常规检查

血常规基本正常，红细胞沉降率活动期可增快，可有血清 γ 球蛋白增高，部分病人类风湿因子阳性。

二、免疫学抗体检测

1. 血清 ANA 阳性率可达 90％以上，核型为斑点型和核仁型，后者更具诊断意义。

2. 抗着丝点抗体（ACA）是与 SSc 相关的抗体，80％的 CREST 综合征患者阳性，弥漫性皮肤型 SSc 仅有 10％的患者阳性，此抗体阳性的患者常伴皮肤毛细血管扩张和皮下钙质沉积。

3. 抗 Scl-70 抗体是与 SSc 相关性较强的抗体，约 30％的患者阳性，但肺间质纤维化危险性增加。

4. 抗 RNA 多聚酶抗体阳性患者发生肾危象的危险性增加。

三、甲皱毛细血管显微镜检查

1. 早期　少量的增粗、巨大毛细血管，少量毛细血管出血，没有毛细血管丢失证据。

2. 活动期　大量巨大毛细血管和出血，中度的毛细血管的丢失，没有或轻度的血管分叉。

3. 晚期　少量或没有巨大毛细血管和出血，毛细血管的大量缺失和大量无血管区域，毛细血管排列混乱，毛细血管呈分叉状或树杈状。

四、病 理 活 检

硬变皮肤活检见网状真皮致密胶原纤维增多，表皮变薄，表皮突消失，皮肤附属器萎缩。真皮和皮下组织内（也可在广泛纤维化部位）可见 T 淋巴细胞大量聚集。甲褶毛细血管显微镜检查显示毛细血管袢扩张与正常血管消失。

【诊断与鉴别诊断】

一、诊 断 标 准

目前广泛采用美国风湿病学学会 1980 年分类诊断标准。

1. 主要标准　有近端皮肤硬化，即手指和掌指（跖趾）关节近端皮肤增厚、紧绷、肿胀。这种改变可累及肢体、面部、颈部和躯干（胸、腹部）。

2. 次要标准　①指硬化：上述皮肤改变仅限手指；②指尖凹陷性瘢痕或指垫消失：由于缺血导致指尖凹陷性瘢痕，或指垫消失；③双基底部纤维化：在立位胸片上，可见条状或结节状致密影，以双侧肺底为著，也可呈弥漫斑点或蜂窝状肺。要排除原发性肺部和其他疾病所引起的这种改变。

凡具有主要标准或 2 项以上次要标准者，可诊断为 SSc。

此外，雷诺现象，多发性关节炎或关节痛，食道蠕动异常，皮肤活检示胶原纤维肿胀和纤维化，血清 ANA、抗 Scl-70 抗体和抗着丝点抗体均有助于诊断。

二、鉴 别 诊 断

1. 西医　本病需与硬肿病、嗜酸性筋膜炎、局灶性硬皮病、POEMS 综合征、黏液性水肿病、肾源性系统纤维化等疾病相鉴别。

2. 中医　主要是与肌痹、脉痹等疾病相鉴别。

（1）肌痹：两者可同时并存，由于都以肌肤症状为主，故易于混淆。本病以皮肤改变为主，症见皮肤水肿，皮肤变色，或有红斑鳞屑性斑疹、变硬等。而肌痹病变主要在肌肉，表现为肌肉疼痛无力，酸楚麻木、肢体怠惰，严重者可见肌肉瘦削、四肢痿软，但无皮肤坚硬等损害。

（2）脉痹：两者均可见到皮肤损害。脉痹可见皮肤红肿疼痛，皮下有硬结，或见指端冷痛，肤色苍白或紫黯，后期有皮肤萎缩。而本病可见皮色淡紫，甚至指端逆冷、发绀等，起病即有皮肤不仁、板硬等皮肤受病的症状，皮下无硬结，可出现皮肤硬化和脏腑受累的症状，而无脉痹征象。

【治疗】

一、一般措施

1. 避免风寒湿邪，适寒温，预防感冒。对于手足、四肢怕冷者应注意局部保暖。

2. 全身症状严重者应注意休息，发热者应退热处理；皮肤宜保持清洁。

3. 保持精神愉快，避免精神刺激；树立战胜疾病的信心。

4. 病情稳定者，可针对四肢肌肉萎缩和关节活动受限锻炼肢体；不可过度劳累。

5. 生活规律，起居有常，饮食有节，营养丰富，忌烟酒及辛辣之品。

6. 加强患者的健康教育，对本病要有正确认识，积极配合治疗。

二、中医治疗

（一）辨证论治

1. 寒湿痹阻

主症：肤紧肿胀、皮肤不温，肤色正常或淡黄，关节冷痛，屈伸不利，口淡不渴，时有咳嗽；舌淡，苔白或白腻，脉紧。

治法：散寒除湿通络。

方药：麻黄汤（《圣济总录》）加减。炙麻黄、人参各 15g，炮附子、黄芩、防风各 9g，桂枝、川芎各 12g，白术、茯苓各 25g。若苔厚腻湿胜者，加薏苡仁、苍术各 25g；寒甚阳虚者，加肉桂、干姜各 9g；皮肤晦暗者，加丹参 30g；关节疼痛者，加威灵仙、海风藤各 20g；皮肤肌肉萎缩者，加黄芪 25g，刺猬皮 15g，水蛭 10g。

本证多见于 SSc 早期，多为寒湿之邪侵袭所致。外邪侵袭皮肤，留滞脉络，气血被阻，寒性收引，湿胜则肿，故肤紧肿胀。寒湿痹阻，阳气不通，皮肤四末不得温养，故皮肤不温。寒湿痹阻经络关节，则关节冷痛，屈伸不利。寒湿从皮肤而入，侵犯肺卫，肺失宣肃，故时有咳嗽。本证相当于硬肿期，治疗不宜一味求热，用大热之药，补阳莫忘滋阴，以免耗伤津液，加重瘀阻。

2. 湿热痹阻

主症：肤紧肿胀、皮肤热感，肤色略红或紫红，或皮肤疼痛，身热口渴，小便短赤；舌红苔黄厚腻，脉滑数有力。

治法：清热除湿，佐以通络。

方药：宣痹汤（《温病条辨》）加减。知母20g，薏苡仁30g，滑石、蚕沙各15g，苦参12g，连翘10g，甘草6g。若发热者，加柴胡12g，黄芩12g；肢体疼痛者，加忍冬藤30g；口渴者，加天花粉15g；阴虚明显者加玄参15g；舌体暗红者，加川芎12g，丹参20g。

本证多见于SSc急性活动期，多为素体阳盛，外感寒湿，邪从热化所致。湿热蕴结皮肤，故肤紧肿胀，皮肤热感，肤色红。湿热阻络，气血不通故皮肤作痛。热邪随经入里故身热，热伤津液故口渴。本证表现多样，但均有热象，治以清热除湿通络为主，辅以祛风活血，方用吴鞠通的宣痹汤加减。

3. 气血亏虚

主症：肤硬不仁，肌肉瘦削，肤色淡黄，局部毛发稀疏或全无，周身乏力，头晕目眩，声怯气短，面色不华，爪甲不荣，唇舌色淡；舌有齿痕，苔薄白，脉沉细无力。

治法：益气养血，佐以通络。

方药：黄芪桂枝五物汤（《金匮要略》）加减。黄芪、鸡血藤各30g，当归、白芍各20g，桂枝、生姜各12g，大枣5枚。若头晕目眩者，加柴胡、升麻各9g；肌肤麻木者，加丝瓜络20g；肌肉瘦削明显，加山药30g；纳差者，加炒山楂15g，炒麦芽15g；不寐者，加炒酸枣仁、首乌藤各20g。

本证多见于SSc晚期，皮痹日久，气血耗伤，外邪与痰瘀闭阻皮肤，阻滞经络，气血不行，营卫不通，致皮肤失荣，故肤硬不仁，肌肉消瘦，肤色淡黄。发为血之余，血虚则毛发稀疏脱落。气血虚不能上达头目则见头晕目眩，面色不华，周身乏力、声怯气短、爪甲不荣。本证相当于萎缩期，多有内脏损害，治疗补益气血为主，兼温肾健脾，活血通络，方用黄芪桂枝五物汤加减。

4. 脾肾阳虚

主症：肤硬而凉，肢冷形寒，肌肉瘦削，精神倦怠，毛发脱落，气喘，面色㿠白，腹痛泄泻，腰膝酸软；舌质淡，舌体胖，苔白，脉沉细无力。

治法：补益脾肾，温阳散寒。

方药：右归饮（《景岳全书》）合理中汤（《伤寒论》）加减。熟地、山药、巴戟天、仙灵脾各30g，山茱萸、干姜各9g，制附子、肉桂各12g，枸杞子、党参、白术各20g。若肌肉瘦削明显者，加黄芪、当归各20g；肤色暗滞，或舌暗有瘀斑者，加赤芍15g，丹参20g；纳少者，加炒山楂20g；大便溏泄者，加薏苡仁30g，莲子肉15g；腹胀者，加厚朴9g，木香15g；关节痛甚者，加乌梢蛇、威灵仙各20g。

本证多见于SSc晚期，病久阳虚寒凝，气血不行，故肤硬而凉；阳虚不能温养四末皮肤，故见肢冷形寒；皮肤不荣则毛发脱落；脾主肌肉，脾阳虚，脾失健运，气血津液不能布达肌肤，故面色㿠白、肌肉瘦削。肾阳虚衰，肾不纳气，故见气喘。腰为肾之府，肾阳虚衰则见腰膝酸软，腹痛泄泻。本证相当于萎缩期，可有内脏损害，治疗温补脾肾为主，兼益气养血，活血通络。方用右归饮合理中汤加减。

5. 痰阻血瘀

主症：肤硬如革，顽麻，肤色暗滞，肌肉瘦削，关节疼痛强直或畸形，屈伸不利，胸背紧束，转侧仰俯不便，吞咽困难，胸痹心痛，妇女月经不调；舌暗，有瘀斑、瘀点，苔厚腻，脉滑细涩。

治法：活血化瘀，祛痰通络。

方药：桃红四物汤（《医宗金鉴》）合二陈汤（《太平惠民和剂局方》）加减。当归30g，熟地、羌活、茯苓各20g，桃仁15g，红花、川芎、白芍、陈皮各12g。若关节痛甚者，加青风藤30g；肢冷肤寒者，加制附片9g，桂枝12g；肌肉瘦削者，加黄芪、山药各20g；吞咽困难者，加苏梗、枳壳各9g；胸痹心痛者，加薤白20g，延胡索15g；皮肤水肿者，加白芥子15g，土茯苓25g，浙贝母12g，水蛭10g。

本证多见于SSc的中期，多为痰瘀痹阻所致。痰阻血瘀，凝结皮肤，故肤硬如革。肤色暗滞，血瘀之症。痰瘀深入筋骨关节则见关节疼痛、强直或畸形。痰瘀阻滞，气血不达，肌肉失荣，故皮肤顽麻，肌肉消瘦。痰瘀阻滞于胸中，气血不畅，故见屈伸不利、胸痹心痛胸背紧束，转侧仰俯不便等症。痰阻喉道，气机不利故见吞咽困难。瘀血阻于胞宫，故见月经不调。本证相当于硬化期，治疗以祛痰化瘀为主，辅以温阳理气。方用桃红四物汤合二陈汤加减。

6. 血瘀寒凝

主症：肤硬如革，色暗发凉，肢体关节刺痛，甚则强直，遇寒痛剧，痛处固定，皮肤触之发凉，有瘀斑，月经色暗有块；舌质瘀暗，有瘀点，苔薄白，脉沉紧细涩。

治法：温阳通络，散寒祛瘀。

方药：乌头汤（《金匮要略》）合身痛逐瘀汤（《医林改错》）加减。丹参20g，乌头（先煎）、炙麻黄、地龙、当归、浙贝母、羌活各15g，桃仁、红花、川芎、穿山甲各12g。若阳虚寒甚痛剧者，加制附子9g；消瘦者，加山药20g；脾虚纳差者，加焦三仙各20g；胸闷咳喘者，加薤白15g，半夏9g，瓜蒌20g；皮肤变硬者，加皂角刺、土鳖虫、僵蚕、刺猬皮各15g，水蛭10g。

本证多见于SSc的中期，多因素体阳虚，复感外邪，寒凝血流瘀滞而致寒凝血瘀。阳虚不能温阳皮肤，故见肤硬如革、发凉。瘀血痹阻于肢体，故见关节刺痛。寒凝肌肤，故见皮肤有瘀斑，瘀阻胞宫，故见月经色暗有块。本证相当于硬化期，治疗以活血化瘀，温经散寒为主，辅以理气养血。方用乌头汤合身痛逐瘀汤加减。

以上方药，水煎服，每日 1 剂；重症每日可连服 2 剂。

（二）特色专方

1. 二仙乌蛇蝉衣汤（《中国现代名医验方荟海》） 由黄芪、党参、仙灵脾各 30g，补骨脂 18g，丹参、乌梢蛇各 15g，仙茅 10g，蜂房、土鳖虫、红花、蝉衣各 9g，砂仁 6g，蜈蚣（米砂研冲）2 条等组成。温补脾肾，调和气血，化瘀软坚。治硬皮病，症见面色苍白，颈背、前胸和上肢皮肤肿胀僵硬，肌肤麻痹，不知痛痒，难以捏起，光滑如涂蜡，肤色淡褐，呼吸困难，四肢不温，纳食减少，舌淡胖嫩，舌苔白，脉沉细。水煎服，每日 1 剂。

2. 乌枝方（《中国中医秘方大全》） 由伸筋草、生黄芪、连翘各 12g，制川乌、制草乌、桂枝、全当归、桑寄生、川牛膝、汉防己、玄参各 9g，羌活、独活各 4.5g，秦艽、炒防风各 6g，白芥子 1.5g 等组成。祛邪化痰，补益肝肾。治系统性硬皮病。若雷诺症者，去玄参，加附子、丹参、泽兰、漏芦；肌肉关节酸麻痛者，加泽兰、丹参、白薇、贯众；咳嗽者，加麻黄、前胡、桔梗；尿蛋白阳性者，加白术、黑种豆、玉米须、米仁根；肝脏损害者，加黄芩、香附、丹皮。水煎服，每日 1 剂。

3. 双蛇双参方（《中国中医秘方大全》） 由黄芪、党参、当归、丹参各 15g，赤芍、川芎、仙灵脾、蝮蛇、蕲蛇、鸡血藤各 9g，红花、桂枝、甘草各 6g，肉桂 3g 等组成。温阳通络，活血化瘀，调和营卫，扶正祛邪。治系统性硬皮病。若心悸或脉结代者，加枣仁、茯神、远志；肺虚气急、气短者，加沙参、麦冬、桔梗、川贝母；吞咽困难者，加旋覆花、代赭石、陈皮、枳壳；肾阴虚者，加女贞子、旱莲草、玄参；脾虚便溏者，加白术、怀山药、陈皮、茯苓；肢端溃疡者，加元胡或制乳香、制没药。水煎服，每日 1 剂。

4. 桃益参红汤（《中国中医秘方大全》） 由丹参、鸡血藤各 15g，泽兰、川郁金、益母草、苏木、川芎、熟地、桃仁、红花、赤芍、当归各 9g 等组成。活血化瘀。治各型硬皮病。水煎服，每日 1 剂。同时可配用川乌、草乌、川桂枝各 9g，炮姜 6g，鸡血藤、草红花、伸筋草、透骨草各 15g。煎汤外洗皮损处。

5. 硬皮病 1 号方 由泡参、茯苓、黄芪、熟地、白芥子、皂角刺、地肤子、蛇床子各 30g，白术、仙茅各 20g，白附子、麻黄各 15g，草果、血竭各 10g，当归 6g 等组成。每日 1 剂，水煎服，每次 100ml，每天 3 次，30天为 1 个疗程。临床运用本方治疗 SSc 患者 37 例，结果基本痊愈 5 例，显效 11 例，有效 18 例，无效 3 例，总有效率 91.89%。

6. **补肺健脾方** 由黄芪、党参、山药、茯苓、炒白术、丹参各 30g，积雪草 20g，桑白皮 15g，桂枝、五味子各 10g，麻黄 5g 等组成。高氏将 61 例 SSc 随机分 2 组治疗 6 个月，治疗组 31 例给予本方配合糖皮质激素、胃动力药口服，对照组 30 例只给予激素和胃动力药，结果治疗组总有效率 90.3%，优于对照组 70.8%（$P<0.05$），提示补肺健脾方配合西药对硬皮病及其并发的肺纤维化及食道僵硬有较好的防治作用。

7. **温阳化浊通络方** 由黄芪、桂枝、仙灵脾、丹参、白芥子、香附、全蝎等组成。温阳化浊通络。研究表明，本方能明显抑制 SSc 皮损成纤维细胞 I、Ⅲ 胶原蛋白 mRNA 的表达，进而降低胶原沉积，减轻皮肤硬化，改变病情。

8. **加味麻黄附子细辛汤** 由炙黄芪、制附子（先煎）各 15g，熟地 12g，鹿角片（先煎）、当归、桂枝、赤芍、炒白芍、巴戟天、威灵仙、肉苁蓉、王不留行子各 9g，净麻黄、红花各 6g，羌活、独活各 5g，细辛 3g 等组成。温经助阳，活血通络，调和营卫，开泄腠理。若阴虚内热者，则去细辛，减量制附子及桂枝。水煎服，每日 1 剂，分 2 次煎服。

（三）中药成药

1. **薄芝片** 本药具有调节免疫的功能和调节胶原代谢作用。适用于本病皮肤萎缩者。片剂，口服，每日 3 次，每次 3 片；或薄芝糖肽针 2ml，肌注；或 4ml，静脉滴注，每日 1 次。

2. **积雪苷片** 积雪草提取物，为积雪草苷制成的片剂。每片含积雪草总苷 6mg，54~72mg/d，分 3 次口服，疗程 6~12 个月。适用于硬皮病。本药具有抑制胶原增生作用。

3. **当归丸** 当归、甘草。活血通络，补血养血。用单味当归及当归为主的复方，用于治疗硬皮病等，都有一定疗效。口服，蜜丸，每丸重 9g，每次 1 丸；水丸，每次 15~20 粒，每日 2 次；浓缩丸，每 10 粒相当 2.5g 当归，每次 15~20 粒，每日 2 次。研究表明，当归可增强红细胞输氧功能，降低血小板集聚及抗血栓形成，能改变血液黏滞凝聚状态；当归对Ⅱ、Ⅲ型变态反应性炎症有抑制作用。

4. **瘀血痹冲剂** 由乳香（制）、威灵仙、红花、丹参、没药（制）、川牛膝、川芎、当归、片姜黄、香附（炙）、黄芪（炙）等组成。活血化瘀，通络止痛。用于本病瘀血阻络证。冲剂，每袋 10g。口服，每次 1 袋，每日 3 次。小儿酌减。孕妇忌服。3 周为 1 个疗程。

5. 消栓口服液（《医林改错》） 由生黄芪、归尾、川芎、赤芍、地龙（去土）、桃仁、红花等组成。补气活血，通络化瘀。适用于本病气虚血瘀者。口服液，每支 10ml。口服，每次 1～2 支，每日 2～3 次。

6. 丹参（冻干）粉针剂 主要成分为丹参素钠、原儿茶醛、阿魏酸、丹参酸 B、丹参酸 C 和迷迭香酸等水溶性总酚。每次 0.8g 溶于氯化钠注射液 500ml 中静脉滴注，每日 1 次。适用于本病瘀血明显者。研究显示，丹参冻干粉针静滴能显著改善皮肤损害和内脏损害的症状，而且也能改善血液流变学指标，降低过氧化脂质（LPO）、增加超氧化物歧化酶（SOD），改变内环境，且无不良反应发生。冻干粉针剂型能防止丹参素钠的水解，使其药效稳定。

7. 脉络宁注射液 由玄参、牛膝、红花、党参、石斛、金银花、炮山甲等组成。补益肝肾，养阴清热，活血化瘀。适用于硬皮病、新生儿硬肿症等。注射液，每支 10ml。静脉滴注，每次 10～30ml，加入 5％葡萄糖注射液或氯化钠注射液 250～500ml 中滴注，每日 1 次，10～14 日为 1 个疗程，重症患者使用 2～3 个疗程。实验研究证明本品具有扩张血管，改善血循环，提高纤溶活性，降低血纤维蛋白原含量，减少血小板聚集，降低血液黏稠度，改善微循环等多种作用。

（四）单验方

1. 广地龙、蜣螂虫、土鳖虫、乌梢蛇各适量共为细末。每次 3g，随汤剂或温水送服。

2. 软皮丸 川芎、炮姜、桂枝、丹参、桃仁、当归各等份。研末炼蜜为丸，每丸重 9g，口服，每次 1 丸，每日 2 次。

3. 山茱萸、木香各 10g。水煎服，每日 1 剂。

（五）针灸疗法

针灸治疗本病具有疗效确切、多脏腑功能的双向良性调整、增效减毒，纠正药物过量等优点，特别是对 SSc 局部病变皮肤，能够针对病位直接治疗，克服中药内服治疗体表病变起效慢的不足。

1. 毫针 根据益肾通阳、活血化瘀常取用以下穴位：命门、脾俞、气海、血海、肾俞、大椎、膈俞、肺俞、关元、足三里，针灸并施或灸罐并用。

（1）辨证取穴：寒湿痹阻、湿热痹阻取曲池、外关、大椎、风池等穴；气血亏虚选足三里、气海、膻中等；血瘀寒凝选血海、肝俞等；脾肾阳虚取关元、命门、气海等穴；痰阻血瘀选中脘、丰隆等。

（2）局部取穴：上肢取曲池、手三里、外关、合谷等穴；下肢取风市、足三里、阳陵泉、丰隆、三阴交等穴；头面取阳白、颧髎、地仓、颊车、迎香、承浆、百会、头维；胸背取膻中、中府、心俞、肺俞、肝俞、大肠俞等穴。

（3）病变在前额者，主穴取上星、阳白、头维，配穴取印堂、太阳；病变在上肢者，主穴取大椎、扶突，配穴取血海、三阴交；腰背下肢合并病变者，主穴取腰阳关、环跳、秩边，配穴为三阴交、承山。方法：用26号1～3寸毫针，使用烧山火手法，使局部产生温热感。每天1次，连续10次为1个疗程。用本法治疗局限性硬皮病30例，全部临床治愈，最快治愈者仅针刺4次，最长者在6个疗程达到临床治愈，一般多在4～5个疗程治愈。

（4）电针配合刺络拔罐：予毫针围刺病变部位，得气后取穴行电针，然后在病变处刺络拔罐。周氏用本法治疗局限型SSc患者52例，结果近期治愈14例，显效29例，有效9例，按病变部位统计，共计治疗87个部位，近期治愈18个部位，显效56个部位，有效13个部位，总有效率为100%；愈显率在80%以上。

（5）温针灸配合刺络拔罐：取穴曲池、足三里、三阴交、血海、膈俞、膏肓、关元。对病变皮肤用围刺法，然后再隔姜片灸，5～7壮，最后在病变处刺络拔罐。赵氏用本法治疗8例局限型SSc患者6～12个月，结果痊愈2例，有效4例，无效2例，总有效率为75%。

2. 三棱针　主穴：肺、肝、脾、胃俞，点刺拔罐出血各1～2ml。辨证加减：面部加刺太阳络脉出血0.5～1ml，手部加刺合谷、少商出血3～5滴，足部加刺太冲、隐白各出血3～5滴。均每周1～2次，10次为1个疗程。连续3～5个疗程。

3. 拔罐　寒湿、湿热痹阻治疗选取风池、曲池、合谷、血海、手三里、足三里、三阴交、阳陵泉穴；脾肾阳虚选取肾俞、命门、足三里穴；血瘀寒凝选取肩髎、曲池、外关、合谷、足三里、阴陵泉、三阴交穴；若久痹及肺选取风门、肺俞、膻中。操作时，根据病人选穴部位而取不同体位；选取中口径玻璃罐以闪火法吸拔诸穴10～15分钟，每日1次。

4. 刮痧　病人取俯卧位，选取边缘光滑圆润的瓷勺或水牛角板，以食油或水为介质，刮取风池、膈俞穴，至出现痧痕为止；然后令病人取仰卧位，刮取风市、太冲、行间穴，至出现痧痕为止。每日1次。若湿热郁滞则加刮曲池、支沟、血海穴，手法力度较重，操作范围较广泛；若血热化燥则加刮肝俞、血海、三阴交、太溪穴，手法力度中等，操作范围较广泛。

5. 其他针疗

（1）梅花针：皮损局部轻轻叩打，每日1次。

（2）耳针：取肺、内分泌、肾上腺、肝、脾等穴。

（六）外治法

1. 回阳玉龙膏（《外科正宗》）　制草乌、煨干姜各90g，炒赤芍、白芷、煨南星各30g，肉桂15g。上为细末。用回阳玉龙膏和在黄蜡内（黄蜡240g，加入上药90g），隔水炖温，敷贴患处，上药1剂，可连续使用两周。治皮痹。

2. 红灵酒药方（《痹证通论》）　生当归、肉桂各60g，红花、花椒、桑枝、干姜各30g，樟脑、细辛各15g。上药用50%酒精1000ml浸泡7天备用。每日搽2次，每次10分钟。

3. 伸筋草洗方（《赵炳南临床经验集》）　伸筋草、蕲艾各30g，透骨草、刘寄奴、官桂、穿山甲各15g，苏木、草红花各9g。将上药碾碎，装纱布袋内，用桑枝架水锅上蒸后热渍，或煮水浸泡，隔日1次。活血通络，温经软坚。治硬皮病，下肢静脉曲张，象皮肿等。急性炎症及破溃成疮者勿用。

4. 软皮化痰方　红花30g，透骨草25g，海藻、昆布各20g，白芥子、香白芷、浙贝母、炙鳖甲、炙穿山甲、独活、川椒、川芎、露蜂房、皂角刺各15g，冰片6g。上药共研细末，以白酒500ml，细食盐500g，混合搅拌均匀，装入细纱布袋中，用时蒸药袋45分钟，取出后用干毛巾垫上，熥于硬化皮肤处，以不烫坏皮肤为度。每次半小时，每日2次，1个药袋可用10天。

5. 热敷药　白附子、黄丹、羌活、独活、桂枝、蛇床子、轻粉、天花粉、栀子、枯矾、云矾、川乌、草乌、木通、甘松各6g，白鲜皮8g，狼毒、红花、地骨皮、透骨草、生半夏、木贼、艾叶各9g，硫黄、花椒各15g，大皂角60g，料江石120g。病在四肢末梢者，把煎好的药汁倒于盆内待温时浸泡患部；皮损发于头面、腰背、腹部及四肢近端等处不便浸泡擦洗者，将药粉用开水拌湿，装入布袋内置于患处，布袋上加一热水袋；每天1～2次，每次30～60分钟，每剂连用3～7天，1个月为1个疗程；本方治疗局限性硬皮病81例，结果痊愈61例，好转20例，全部有效，用药时间最短20天，最长10个月，平均5个月。

6. 软皮酊　红花、川芎、艾叶、花椒、黄芪、马钱子、大黄、细辛、当归、透骨草、桂枝、樟脑等。用70%酒精浸泡30天，过滤备用。使用时，将软皮酊喷洒在纱布上，敷于病变处，外用宽频治疗仪照射，每个部位每次治疗10～15分钟，每天2次。谢氏用本药外搽配合益气软皮丸口服治疗局限性硬皮病127例，痊愈104例，显效16例，有效7例，总有效率100%。

7. 中药熏洗方　威灵仙60g，蜀羊泉40g，石菖蒲30g，艾叶、独活、羌活、千年健各20g，红花15g，食醋500g。加水2500～3000ml，煮沸，将药汁倾于盆或桶内，将患部置于上，外盖毛巾熏洗，待药液不烫手时，用毛巾蘸之擦洗患部，每天1～2次，每剂6～8次。汤氏用本方治疗局限性硬皮病32例，结果显示，25例痊愈，7例有效。

8. 外洗方　艾叶、桂枝、生黄芪各15g，三棱、莪术、红花、威灵仙、山豆根、刘寄奴、麻黄、浮萍各10g。水煎外洗，每日1～2次。运用本方治疗本病30例，结果显示，痊愈20例，显效6例，有效2例，无效2例。

（七）其他特色疗法

1. 红外线治疗　适用于本病无热象者。治疗过程中要病人取舒适的体位，注意不要随意移动。根据治疗部位的大小可选用合适的灯头，如治疗肩、手、足等小部位时可用250W的小灯；治疗胸、背、腰、腹大部位时可用500～1000W的大灯。深部病变选用短波红外线灯治疗。裸露病灶部位，把红外线灯头移到治疗部位的斜上方或侧方，以免灯泡或陶心破碎落到病人体表而发生烫伤。有保护罩的灯头可垂直于照射区。红外线剂量以有温热感为宜。一般根据灯头功率的大小来调节照射距离（30～70cm）。操作者可用自己的手试之，以确定适当的距离。每次照射20～30分钟。治疗过程中如有不适，应及时处理；治疗后嘱咐病人在室内休息15分钟后再离去，以防止感冒。本法具有改善局部血液循环，促进机体代谢；促进炎症的吸收，加速组织的再生能力和组织细胞活力；解痉及缓解肌紧张；消除肉芽水肿，促进肉芽和上皮生长，恢复关节功能等作用。

2. 刺络放血疗法　方法：膀胱经走罐，然后取大椎、大杼、肺俞、心俞、肝俞、脾俞、肾俞等穴，常规消毒，使用消毒过的三棱针快速点刺皮肤，以刺破皮肤为准，然后在点刺的穴位上拔火罐，10分钟后取下，用无菌纱布去掉积血，用碘酒常规消毒点刺部位，每周2次，2周为1个疗程。取督脉的大椎和膀胱经的大杼、肺俞、心俞、肝俞、脾俞、肾俞点刺放血可以达到了刺激脏腑功能恢复的作用。从西医学观点看，刺破血管可以直接激发患者机体的凝血系统，同时也启动了抗凝血系统，机体在经过一系列的凝血-抗凝血的正负反馈过程中和酶反应之后，重新达到了一个新的凝血与抗凝血的平衡状态，由于类组胺物质的产生刺激各器官，可增强其功能活动，提高机体的免疫力，由于血液的排出，能改善损伤处软组织微循环障碍，缓解血管痉挛，促进血液循环，加速血流，清除病损处的代谢障碍，从而改善局部组织缺血缺氧状态。

3. 沐浴疗法　用热水、泉水或中药水浸泡病变部位，根据浸泡时间可分为2种。①短浴法：在水温38～39℃之中，1次入浴10～20分钟，或在水温42℃左右泉水中，入浴几分钟即出浴，休息片刻，再入浴，反复2～3次。②长浴法：在水温35～37℃中，1次入浴1～6小时或10小时以上。此外，还可根据病变部位分全身浸浴法、半身浸浴法、手浴法、足浴法等，临床根据不同病情采取不同的方法。严重心脏病、心动过速、极度虚弱者、严重肾衰竭、急性炎症期、妊娠、月经期、子宫出血、恶性肿瘤、结核活动期等均为浴疗法的禁忌证。

4. 热蜡疗法 选上等黄蜡片适量。先将面粉调和成团，以湿面团沿着患病部位围成一圈，高出皮肤 3cm 左右，圈外围布数层，防止烘肤烧发，圈内放入上等黄蜡片约 1cm 厚，随后以铜勺（或铁勺）盛灰火在蜡上烘烤，使黄蜡熔化，皮肤有热痛感即可。若病变发生于手、足等肢体部位选用刷蜡疗法、浸蜡疗法；发生于腰部可选用蜡饼疗法。

5. 热敷疗法

（1）醋热敷法：取一铁锅，放入生盐 240g 左右，在火上爆炒后，即用陈醋（越陈越好）约半小碗，洒入盐内，边洒边搅动，务求搅拌均匀。醋洒完后，再略炒一下，迅速倒在事先准备好的布包内，包好后趁热放在病人患处。

（2）姜热敷法：先取生姜（不去皮）大约 500g 左右，洗净后捣烂，挤出一些姜汁，倒在碗内备用。然后将姜渣放在锅内炒热，用一块 30cm×30cm 的布包好，在病人患处热敷。如果姜渣包凉了，便将姜渣重倒入锅里，加些姜汁，炒热后再敷，如此反复数次。

三、西药常规治疗

1. 免疫抑制剂 本类药物疗效不肯定。甲氨蝶呤可用于本病弥漫性皮肤型早期的皮肤病变，可改善皮肤硬化。环磷酰胺在随机双盲对照试验中证明对皮肤病变有效，适用于进展快，皮肤病变弥漫，且伴心肺累及，尤其是间质性肺病的患者。青霉胺有干扰胶原分子间交联作用，阻止新胶原生物合成，使已形成的胶原纤维降解。剂量从每日 125mg 开始，缓慢增加剂量，每 2～4 周增加 125mg，直至每日 0.75～1g，需坚持用药 1～3 年。用药期间注意毒副反应。其他如霉酚酸酯、硫唑嘌呤、环孢素等也可用于皮肤病变，但效果尚未确证。体外实验表明 γ-干扰素能减少胶原合成。

2. 糖皮质激素 对控制病情进展作用有限，效果不显著。但对关节炎、肌炎、心包炎、心肌损害和肺间质性病变炎症期有一定疗效。剂量为每日 30～40mg，连用数周，渐减至每日 10～15mg 维持。但肺纤维化、肾损害特别是晚期氮质血症者忌用。

3. 钙拮抗剂 是治疗雷诺现象的主要药物。硝苯吡啶每日 3 次，每次 10～20mg；或苯磺酸氨氯地平片每日 5～10mg，顿服。静脉注射伊洛前列腺素或其他适合的类前列腺素可用治疗严重的雷诺现象和局部缺血、指端溃疡。若雷诺现象症状较重，有坏死倾向，可加用血管扩张剂哌唑嗪，开始剂量 0.5mg，每日 3～4 次；可酌情逐渐增至 1～2mg，每天 3～4 次。口服波生坦对预防指端溃疡有效。硝酸甘油贴可贴在受累手指基部。前列环素及其类似物，内皮素-1 受体拮抗剂及 5 型磷酸二酯酶抑制剂可用于肺动脉高压的治疗。

4. 血管紧张素转化酶抑制剂　能明显改善本病肾危象患者的生存率。如地尔硫卓、卡托普利（巯甲丙脯酸）、依那普利、贝那普利等，以抗高血压现象，对肾危象者有积极疗效。卡托普利是短效药物，早期调节血压较易，6.25～12.5mg/8h，可每 12 小时增加剂量，直到血压控制满意。有扩张血管作用，对肾危象者有积极疗效。

5. 其他　长效质子泵抑制剂对胃食管反流性疾病、食管溃疡和食管狭窄有效。促动力药如胃复安和多潘立酮可用于本病相关的功能性消化道动力失调如吞咽困难、胃食管反流性疾病、饱腹感等。对本病相关细菌过度生长和吸收不良，可经验应用广谱抗生素。另外，一些重症病人经药物治疗效果不佳者，可应用血浆置换疗法。

【特色疗法述评】

1. 系统性硬化症的发病率在我国结缔组织病中仅次于类风湿关节炎、红斑狼疮，居第三位。SSc 作为一种慢性自身免疫性疾病，常累及肺、肾、心脏而容易导致死亡，且目前缺乏有效的根治或缓解病情进展的药物。西医目前的主要治疗对策是抗纤维化、免疫抑制及免疫调节、扩张血管改善微循环、抗炎药对症治疗等，但无特效药，且药物的毒副作用较大。近年来中医治疗 SSc 取得很大的进步，运用中医药辨证内外兼治，可增强临床疗效，改善患者生活质量，并可在一定程度上减少西药引起的毒副作用。

2. 研究表明，本病患者肤冷肢寒、腰膝酸软等肾阳虚表现的发生率较正常对照组高，患者血浆皮质醇和促肾上腺皮质激素水平均较正常对照组低，提示本病存在肾阳虚表现和垂体前叶、肾上腺皮质功能低下。温补脾肾可有效改变患者的此种病理状态。药理研究表明，温阳补肾类中药体外对成纤维细胞的增殖也具有显著直接抑制作用，可抑制胶原合成，发挥其抗纤维化作用。温阳补肾药物有效地应用，也说明本病肾阳虚的存在。现代研究证实本病患者存在血管异常，其小动脉和毛细血管有广泛改变，动脉有固定性阻塞及血管痉挛，为中医活血化瘀疗法提供了可靠的客观理论依据。而药理学研究也发现一些活血药具有抗纤维化的作用，如积雪草、丹参、红花、当归、茜草等活血化瘀药能显著抑制患者皮肤成纤维细胞的胶原合成。活血化瘀药具有扩张血管、改善微循环、清除自由基、抗炎等功效，单独或联合使用能较好地改善 SSc 患者的皮肤硬化等症状，提高生活质量。

3. SSc 属于自身免疫性疾病，中药有一定的调节免疫作用。研究表明，双氢青蒿素可以直接或间接抑制淋巴细胞的活性，减少免疫球蛋白自身抗体的产生；而蒿甲醚通过抑制纤维细胞增殖，降低胶原合成，促胶原分解起到抗纤维化作用。研究表明，五痹胶囊可以纠正 SSc 患者免疫功能失调状态，提高机体的免疫自稳功能，清除抗原，抑制抗体产生，减少免疫复合物形成；加味阳和汤不仅对 SSc 患者的血管内皮细胞损伤具有很好的治疗和保护作用，还可兴奋 SSc 患者下丘脑－垂体－肾上腺轴功能，维持机体免疫自稳功能而发挥内分泌和免疫双重治疗作用。中医药辨证治疗本病时不仅能改善或消除其皮肤硬化，还可改善其受损内脏的功能，并能有效控制病情发展；具有疗效确切、多脏腑调节、增效减毒和安全、经济等优势。

4. 中医药治疗 SSc 有广阔的临床和科研前景，但是还存在一些问题：①本病的中医辨证及疗效评价标准尚未统一，导致治疗的疗效性和可比性差；②缺乏中医药、针灸治疗 SSc 机制的深入研究，难以大范围推广；③研究设计缺乏严谨性、科学性、规范性，如疗程、剂量和结合疗法与疗效的相关性评价较少；④大多数文献报道只停留在临床疗效观察上，缺乏药物作用机制的研究；⑤研究指标单一，缺乏前瞻性、大样本、多因素及多中心的循证医学评价。

5. 今后应进一步研究揭示中医药治疗 SSc 的机制所在，为中医治疗本病提供良好的切入点；继续深化中医防治本病机制的研究，筛选出配伍精简、疗效显著和重复性好的中药、针灸组方。如何提高本病早期疗效，控制 SSc 的病情发展将是以后课题研究的方向。

【主要参考文献】

1. 娄玉钤．中国风湿病学［M］．北京：人民卫生出版社，2001：2136-2143.

2. 吴启富，叶志中．风湿病中医特色治疗［M］．沈阳：辽宁科学技术出版社，2002：54-61.

3. 娄玉钤．风湿病诊断治疗学［M］．郑州：郑州大学出版社，2003：180-188.

4. 中华医学会．临床诊疗指南·风湿病分册［M］．北京：人民卫生出版社，2005：57-62.

5. 王承德，沈丕安，胡荫奇．实用中医风湿病学［M］．第 2 版．北京：人民卫生出版社，2009：554-566.

6. 娄玉钤．中医风湿病学［M］．北京：人民卫生出版社，2010：89-95.

7. 张奉春. 风湿免疫科诊疗常规 [M]. 北京：中国医药科技出版社，2012：20-24.

8. 符小艳，彭静，许志远. 硬皮病1号方治疗系统性硬化病37例临床观察 [J]. 四川中医，2012，30（2）：98-99.

9. 高戈，王欣，田静，等. 注射用丹参治疗局限型系统性硬化病的临床疗效及其作用机制 [J]. 中国新药与临床杂志 2012，31（2）：107-109.

10. 黄李平，杨欢欢，吕军影. 系统性硬化症的中医药治疗概况 [J]. 风湿病与关节炎，2013，2（6）：67-69.

（李满意）

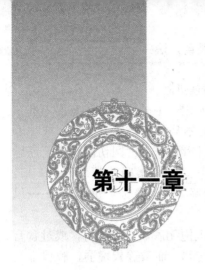

第十一章　多发性肌炎与皮肌炎

多发性肌炎（polymyositis，PM）和皮肌炎（dermatomyositis，DM）是一组以横纹肌弥漫性非化脓性炎症为主要病变的结缔组织病。多侵犯四肢近端及颈部肌群，表现为肌无力、肌痛等，伴有特征性皮疹者称为皮肌炎。本病常累及全身多个脏器，伴发肿瘤的频率亦较高。本病发病率为（0.5～8.4)/百万人口，男女比例为 1∶2。本病可以发生在任何年龄，但有两个高峰，第一峰在 5～14 岁，第二峰在 40～60 岁。

根据 PM/DM 的临床表现，属中医学痹病中的"肌（肉）痹""肌肤痹"等范畴，若肌肉萎缩无力则属"痿病"范畴，若累及内脏，则属"脾痹"等脏腑痹的范畴，为疑难风湿病之一。《素问·痹论》提出："脾痹者，四肢懈堕，发咳呕汁，上为大塞"，其症为"肌肤尽痛""在于肉则不仁"等，并提出针刺治疗本病。汉·华佗《中藏经》认为，本病多由"饮食不节，膏粱肥美之所为"，其"肉痹之状，其先能食而不能充悦，四肢缓而不收持者是也"，治"宜节饮食以调其脏，常起居以安其脾，然后依经补泻"。唐·孙思邈《备急千金要方》用麻黄止汗通肉方、西州续命汤等方剂治疗本病。宋代《圣济总录》收载治疗本病方 4 首。明·吴崑在《医方考》中提出"湿气着于肌肉，则营卫之气不荣，令人痹而不仁，即为肉痿。肉痿即肉痹耳"的观点。

近年来，随着中医、中西医结合研究的不断深入，本病在基础理论和临床研究取得了一些进展，但还有待进一步深入。中医特色疗法治疗本病具有一定的优势。

【病因病机】

一、中　医

本病的外因是邪气侵袭，痹阻肌腠、脉络；内因是脾虚，气血不足，不能荣养肌腠。本病是一个虚实夹杂性的病理机制。

1. 外邪侵袭　先天禀赋不足，或脾气亏虚，卫外不固，风寒湿等邪杂至，侵犯肌肤，阻闭气血，脉络不通，发为本病。若外感毒热之邪或他邪入里化热生毒者，毒热相搏充斥肌肤，则肌肉肿痛，进则伤阴耗血，筋脉肌腠失荣，则出现肌肉萎缩、肢体不仁不用。如《素问·长刺节论》曰："病在肌肤，肌胀尽痛，名曰肌痹，伤于寒湿"。《中藏经》也曰："……风寒湿入于脾，则名肉痹。"

2. 脾胃虚弱　饮食不节，生冷不忌，饥饱无度，损伤脾胃，或过食膏粱厚味，脾胃呆滞，或忧思过度，或劳倦伤脾，而致脾胃虚弱，脾胃虚则气血亏，气血亏则荣卫弱，气血亏则不能充养四肢肌肉，荣卫弱则腠理疏松，外邪侵入则易发本病。如《素问·痿论》曰："五脏因肺热叶焦，发为痿躄，大经空虚，发为肌痹，传为脉痿……有渐于湿，以水为事，若有所留，居处伤湿，肌肉濡渍，痹而不仁，发为肉痿"。《中藏经》中提出："脾者肉之本。脾气已失，则肉不荣；肉不荣，则肌肤不滑泽；肌肉不滑泽，则腠理疏，则风寒暑湿之邪易为入。故久不治则为肉痹也。"

3. 气虚痰瘀　病久气血更亏，又脾虚不能运化，或嗜食肥甘，痰浊内生，气虚血行涩滞，而致瘀血，痰瘀阻络，肌肉失养，发为本病。如《脉因证治》曰"其肉痹者，饮食不节，肥美之为"，强调肥腻厚味生痰致痹；清·沈金鳌认为："盖脾主肉，邪有余则湿郁而不运，故为肉痹"，则强调湿郁痰浊而致本病。

本病病位在肌肉，可涉及脾（胃）、肺、肾等脏腑。其外因为外感六淫和毒热之邪，内因为脾胃虚弱。其主要病机是邪痹肌腠，不通则痛；气血不足，肌腠失养，不荣则痛。本病的病理特点是本虚标实。标实为风寒湿或热毒之邪，本虚多为脾气虚，营卫不调。病久气血亏虚，加之脾虚失运，水湿停滞，痰瘀始生，痹阻肌肉，形成虚实夹杂之证。

肌痹日久可出现食欲不振，胸脘痞闷，二便不调等症状，是由于肌痹不已，复感外邪，内舍于脾，并累及胃、肺、肾等脏腑所致。

二、西　医

本病属于自身免疫性疾病，病因不明，可能与病毒感染、免疫异常、遗传及肿瘤有关。其中 PM 以细胞免疫亢进为主，DM 以体液免疫亢进为主。本病发病机制尚不明确。研究发现，肌炎浸润的细胞 1/3 是巨噬细胞，2/3 是淋巴细胞。细胞毒性或抑制性 T 细胞从肌束膜一直深入到肌内膜，与肌纤维直接接触，浸润的细胞膜上多表达 MHC-1 类抗原，它释放的炎症介质明显增加，表明其已被激活。这表明在 PM 肌炎病灶部位发生了针对肌细胞膜抗原，或肌纤维表面抗原有交叉反应的细胞介导免疫损伤。在 PM 患者血清中存在多种自身抗体，提示 PM 本身存在自身免疫反应。病理表现主要有肌纤维变性、萎缩、灶性或散在性肌纤维坏死等。PM 主要表现为散在肌纤维萎缩，肌束内散在或灶性坏死，DM 则以束周萎缩多见，束边灶性坏死；炎性浸润在 PM 多表现为肌内膜炎，而 DM 则以肌束周间质血管炎更为多见。

【临床表现】

本病成人发病隐匿，儿童发病较急。急性感染可为其前驱表现，或发病的原因。早期症状为近端肌无力或皮疹、全身不适、发热、乏力、体重下降等。

一、肌 肉 症 状

本病累及横纹肌，以肢体近端肌群无力为其临床特点。常呈对称性损害，早期可有肌肉肿胀、压痛，晚期出现肌萎缩。多数患者无远端肌肉受累。几乎所有患者均出现不同程度的肌无力，肌无力可突然发生，并持续进展数周到数月以上，受累肌肉不同可出现不同的临床表现。肩带肌及上肢肌肉受累则上肢不能平举、上举，梳头、穿衣困难；骨盆带肌及大腿肌肉受累则抬腿、上楼、坐下或下蹲后起立困难；颈屈肌受累可致平卧抬头困难；喉部肌肉无力造成发音困难、声哑等；咽、食管上端横纹肌受累引起吞咽困难，饮水呛咳；食管下段和小肠蠕动减弱与扩张可引起反酸、食管炎、咽下困难、上腹胀痛和吸收障碍等；胸肌和膈肌受累出现呼吸表浅、呼吸困难，并引起急性呼吸功能不全。在疾病早期可有肌肉肿胀，约 25% 的患者出现近端肌肉疼痛或压痛。病情严重时，无力翻身，不能起床。有两点特别引人注意，一是肌无力虽为渐进性，但有时可自发缓解或加剧；二是无论病情如何严重，眼肌从不受累，无眼睑下垂或眼球运动障碍。此两点与重症肌无力症及进行性肌营养不良症显然不同。

二、皮 肤 症 状

皮损常见于 DM，DM 除有肌肉症状外还有皮肤损害，多为微暗的红斑，皮损稍高出皮面，表面光滑或有鳞屑。皮损常可完全消退，但也可残留带褐色的色素沉着、萎缩、瘢痕或白斑。皮肤钙化也可发生，多在儿童中出现，普遍性钙质沉着尤其见于未经治疗或治疗不充分的患者。皮肤病变往往是皮肌炎患者首先注意的症状。DM 特征性皮疹有以下几种。

1. 眶周水肿性红斑　分布于眼眶周围水肿，伴见暗红色皮疹，见于60％～80％的患者。

2. Gottron征　皮疹位于关节伸面，多见于肘、掌指、近端指间关节处，也可出现在膝与内踝皮肤，表现为伴有鳞屑的红斑、皮肤萎缩、色素减退。

3. 暴露部位皮疹　颈前、上胸部（"V"区），颈后背上部（披肩状），在前额、颊部、耳前、上臂伸面和背部等可出现弥漫性红疹，日久局部皮肤萎缩，毛细血管扩张，色素沉着或减退。

4. 血管炎性皮疹　在甲底和指甲两侧呈暗紫色充血皮疹（甲周红斑）、手指溃疡、甲缘可见微梗死灶，此外还有雷诺现象、网状青斑、多形性红斑等血管炎表现。慢性病例有时出现多发角化性小丘疹，斑点状色素沉着、毛细血管扩张、轻度皮肤萎缩和色素脱失，称为血管萎缩性异色病性DM。

5. 技工手　部分患者双手外侧掌面皮肤出现角化、裂纹，皮肤粗糙脱屑，同技术工人的手相似，故称"技工手"。尤其在Jo-1抗体阳性的PM/DM患者中多见。

PM皮损轻，呈一过性非特异性皮损表现。部分病人指垫变薄、萎缩、脱皮和甲周毛细血管扩张。皮损程度与肌肉病变程度可不平行，少数患者皮疹出现在肌无力之前。约7％患者有典型皮疹，始终没有肌无力、肌病，肌酶谱正常，称为"无肌病的皮肌炎"。

三、关节症状和钙质沉着

关节痛和关节炎见于约20％的患者，为非对称性，常波及手指关节，由于手的肌肉萎缩可引起手指屈曲畸形，但X线无骨关节破坏。

钙质沉着多见于慢性皮肌炎患者，尤其是儿童，钙质在软组织内沉积，若钙质沉积在皮下，则在沉着处溃烂可有石灰样物流出。

四、内脏症状

1. 消化道　10％～30％的患者可出现吞咽困难、食物反流，为食道上部及咽部肌肉受累所致。X线检查吞钡造影可见食道梨状窝钡剂潴留。

2. 肺　约30％的患者有肺间质改变。急性间质性肺炎、急性肺间质纤维化临床表现有发热、干咳、呼吸困难、发绀、可闻及肺部细湿啰音，X线检查在急性期可见毛玻璃状、颗粒状、结节状及网状阴影。晚期可见蜂窝状或轮状阴影，表现为弥漫性肺纤维化。肺纤维化发展迅速是本病死亡的重要原因之一。

3. 心脏　仅1/3的患者病程中有心肌受累，出现心律失常、充血性心力衰竭，亦可出现心包炎。心电图和超声心电图检测约 30% 出现异常，其中以 ST 段和 T 波异常最为常见，其次为传导阻滞、心房纤颤、期前收缩、少到中量的心包积液。

4. 肾脏　肾脏病变很少见，极少数暴发性起病者，因横纹肌溶解，可出现肌红蛋白尿、急性肾衰竭。少数 PM/DM 患者可有局灶性增殖性肾小球肾炎，但大多数患者肾功能正常。

五、DM/PM 与恶性肿瘤

约 1/4 的患者，特别是 50 岁以上患者，可发生恶性肿瘤。DM 发生肿瘤多于 PM，肌炎可先于恶性肿瘤 2 年左右出现，或同时或后于肿瘤出现。所患肿瘤多为实体瘤如：肺癌、胃癌、乳腺癌、鼻咽癌及淋巴癌等。肿瘤切除后肌炎症状可改善。

六、PM/DM

约 20% 的患者可伴有其他结缔组织病，如系统性硬化症、系统性红斑狼疮、干燥综合征、结节性多动脉炎等。

七、儿童 DM/PM

儿童 DM 多于 PM，约为 10~20 倍。起病急，肌肉水肿、疼痛明显，可有视网膜血管炎，并常伴有胃肠出血、黏膜坏死，出现呕血或黑便，甚至穿孔而外科手术。疾病后期，皮下、肌肉钙质沉着，肌萎缩。

八、包涵体性肌炎（IBM）

本病多见于 50 岁以上男性，起病隐匿，病变除累及四肢近端肌群外，尚可累及远端肌群。与 PM 不同的是肌无力和肌萎缩对称性差，指屈肌受累和足下垂常见，肌痛和肌肉压痛罕见。肌酶正常，对激素治疗反应差。病理特点为肌细胞的胞浆和胞核内查到嗜酸性包涵体，电子显微镜显示胞浆和胞核内有管状和丝状包涵体。

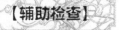

【辅助检查】

一、一 般 检 查

外周白细胞增多，病情活动时红细胞沉降率（ESR）增快，C-反应蛋白（CRP）增高，免疫球蛋白水平增高。

二、血清肌酶

血清肌酶谱的测定是本病最常用的试验。其中以肌酸磷酸激酶（CPK）最为敏感，其次为醛缩酶（ALD）、肌酸激酶（CK）、转氨酶、乳酸脱氢酶（LDH）。肌酸磷酸激酶及其同工酶升高常与病情活动相关。

三、自身抗体

可有抗核抗体（ANA）、抗 U_1RNP 抗体、抗 SSA 抗体、抗 SSB 抗体、抗 Jo-1 抗体、抗 PM-1 抗体等多个抗体阳性。其中抗 Jo-1 抗体阳性的 PM 常有肌无力、发热、肺间质病变、关节炎、雷诺现象、"技工手"，称为抗合成酶抗体综合征。肌炎特异性抗体包括抗 Jo-1 抗体、抗 PM-1 抗体、抗 PL-7 抗体、抗 PL-12 抗体、抗 SRP 抗体、抗 Mi-2 抗体等。

四、肌红蛋白和尿肌酸

肌红蛋白仅存在于心肌和横纹肌，当肌肉出现损伤、炎症以及剧烈运动时，可升高。多数肌红蛋白水平升高与病情呈平行关系。尿肌酸 24 小时排出量明显增高。

五、肌 电 图

几乎所有患者的肌电图出现异常，表现为自发性纤颤，多相性短时限电位、紊乱高频电位三联异常的肌源性损害。

六、肌 肉 活 检

主要病理改变是肌细胞受损、坏死和炎症，以及由此而继发的肌细胞萎缩、再生、肥大、肌肉组织被纤维化和脂肪所代替。可显示肌纤维部分或全部坏死，并有巨细胞吞噬现象，间质区和（或）血管周围有炎性细胞浸润，以淋巴细胞为主。DM 常见束周肌纤维萎缩，小血管周围炎性细胞浸润和纤维化。

【诊断与鉴别诊断】

一、诊 断 标 准

目前临床仍应用 1975 年 Bohan 和 Peter 提出的分类标准。

1. 典型的对称性、进行性近端肌无力；可伴有吞咽困难和呼吸肌无力。

2. 血清肌酸磷酸激酶增高。

3. 肌电图呈肌源性损害。

4. 肌肉活检有典型的肌炎病理表现。

5. 皮肤特征性皮疹。

凡具备以上1～4条者可确诊为 PM，同时伴有第5条者可诊为 DM。

二、鉴别诊断

1. 西医　本病应与运动神经元病、重症肌无力、进行性肌营养不良、风湿性多肌痛、感染性肌病、内分泌肌病、代谢性肌病和药物性肌病等相鉴别。

2. 中医　主要与皮痹、脉痹等疾病相鉴别。

（1）皮痹：两者可同时并存，由于都以肌肤症状为主，故易于混淆。皮痹以皮肤改变为主，症见皮肤水肿，皮肤变色，或有红斑鳞屑性斑疹、变硬等。而本病病变主要在肌肉，表现为肌肉疼痛无力，酸楚麻木、肢体怠惰，严重者可见肌肉瘦削、四肢痿软，但无皮肤坚硬等损害。两者不难鉴别。

（2）脉痹：本病急性期常兼肢体疼痛，慢性期可见肢体红肿、手足紫冷，似与脉痹有共同症状。但本病始终均以肌肉酸痛、肢倦无力、活动艰难，甚至肌肉萎缩不用为特征，而脉痹病位在脉，可出现无脉症等表现。两者不难鉴别。

【治疗】

一、一般措施

1. 定期体检，提前发现。

2. 预防感冒，避免潮湿，防止汗出当风。

3. 急性期应卧床休息，高蛋白、高热量饮食，积极预防感染。

4. 合并恶性肿瘤者应及时治疗肿瘤。

5. 病后宜进行室内外活动锻炼，增强体力，渐使肌肉丰满。

6. 加强营养，饮食有节，咸淡适宜。

二、中医治疗

（一）辨证论治

1. 寒湿痹阻

主症：肌肉疼痛、重着，局部发凉，四肢痿弱无力，伴有畏寒身重，关节肿痛；舌淡苔白腻，或有齿痕，脉沉细，或濡缓。

治法：散寒祛湿，解肌通络。

方药：薏苡仁汤（《奇效良方》）加减。薏苡仁、苍术各 30g，麻黄、防风、川芎各 12g，羌活 15g，独活、当归各 20g，桂枝、制川乌、生姜各 9g。若湿重于寒者，去麻黄、川乌、羌活、独活加木瓜 30g，防己 12g，蚕沙、土茯苓各 20g。

本证为 PM/DM 初期，多为感受寒湿之邪所致。寒凝气血，客于肢体，故见肌肉疼痛，局部发凉；湿阻脉络，寒湿遏阻阳气，阳郁不达，不能温煦四末，故见肌肉重着、畏寒身重；寒湿痹阻肢体关节，故见关节肿痛；寒湿困脾，中州不振，精微不布，故四肢萎弱无力。本证以 PM 病人多见，在寒湿痹阻的同时，可或多或少伴有脾肾不足的表现，治疗可在散寒祛湿的同时，给予补脾温肾。方用《奇效良方》的薏苡仁汤加减。

2. 湿热阻络

主症：肌肉疼痛、重着，局部热感，四肢沉重，身热不扬，汗出黏滞，食欲不振，胸脘痞闷，面色虚浮，二便不调；舌红，苔白腻或黄腻，脉濡数或滑数。

治法：清热除湿，解肌通络。

方药：当归拈痛汤（《兰室秘藏》）加减。苦参、黄芩各 12g，茵陈 30g，知母、白术、苍术、猪苓各 20g，泽泻、羌活、葛根各 15g，升麻、防风各 9g，甘草 6g。

本证多见于 PM 早期，多为感受湿热之邪，或寒湿之邪入里化热所致。湿邪黏腻、重浊，壅滞经络肌腠，则肌肉疼痛、重着、四肢困重；外感热邪，则局部热感；湿热相搏，邪热不能外散，夹湿而动，则身热不扬，汗出黏滞；湿困脾阳，遏阻气机，则食欲不振，胸脘痞闷，二便不调；湿热上蒸则面色虚浮。本证若治疗不当，热邪有入里之势，故治疗时以清热利湿为主，可佐清热解毒之品，以早截断热邪入里化毒。

3. 毒热入络

主症：肌肉疼痛，皮肤红斑，发热，肌肉无力，皮疹以眼睑周围和胸背部为多，色多红紫，或发热恶寒、关节酸痛，或口渴、心烦躁动，口苦咽干，大便燥结，小便黄赤；舌质红苔黄，脉洪大或滑数。

治法：清热解毒，凉血通络。

方药：犀角地黄汤（《备急千金要方》）加味。水牛角（先煎）、板蓝根、土茯苓各 30g，赤白芍各 20g，牡丹皮、生地黄、葛根、丝瓜络各 25g。若热甚者，加黄柏 10g，连翘 12g；表虚者，加生黄芪 15g。

本证见于 DM 急性活动期，以高热、皮疹为主要症状者。多为素有肺胃之热，又感热毒所致，内外相合，气血两燔，血热妄行，阳络伤则血外溢，故见皮肤红斑；毒热灼肌，壅滞血脉则肌肉疼痛；热壅气机受阻，可见肌肉无力；脾胃热蒸，耗伤津液，故口渴、口苦咽干、便结溲黄。本证病理关键为热邪弥漫血分为主，治疗凉血解毒，以清血分之热。方用犀角地黄汤加味。危重病例可静滴清开灵注射液，结合西药激素、免疫抑制剂冲击治疗等，控制病情恶化。

4. 脾胃虚弱

主症：肌肉酸痛无力，肌肤不仁，纳呆腹胀，面色萎黄，或面色㿠白，肌肉萎缩，脘腹胀闷，吞咽不利，毛发稀疏；舌淡苔白，脉沉或弱。

治法：健脾养胃，益气养血通络。

方药：香砂六君子汤（《古今名医方论》）加减。人参15g，白术20g，茯苓25g，木香、半夏各12g，砂仁、陈皮各9g。若肌痹日久肌肉萎缩、无力明显者，加黄芪15g；阳虚寒甚者，加制附子、桂枝各9g。

本证多见于PM/DM后期，以肌肉无力为主要症状者。病久不愈，肌痹不已，复感于邪，内舍于脾，脾阳不振，脾气虚衰，气血不足，肌不得养，肉不得荣，则肌肉酸痛无力，肌肤不仁，甚则肌肉萎缩。脾运失常，邪阻气机，脾病及胃，则胸脘胀闷，纳呆腹胀，吞咽不利，气血生化不足，毛发稀疏脱落。本证关键在于脾虚生湿，湿浊阻络。治疗以健脾为主，化湿为辅，且须长期治疗方能见效。

5. 气血亏虚

主症：肌肉无力酸痛、麻木不仁，唇甲色淡，面色萎黄，形体消瘦，自汗，四肢乏力，头昏眼花，心悸气短，或皮肤感觉异常；舌淡苔薄白，脉沉细无力。

治法：益气养血，活血通络。

方药：三痹汤（《妇人大全良方》）合八珍汤（《正体类要》）加减。党参、黄芪、当归、独活、熟地、丹参、续断各20g，怀牛膝、白芍各15g，甘草9g，川芎12g，细辛3g。若肢体偏瘫者，用补阳还五汤加味；胃纳差者，可加神曲、麦芽、鸡内金各15g，焦山楂20g；肢体发凉甚者，加制附片（先煎）9g，桂枝、胡芦巴各12g，巴戟天20g；瘀血重者，加三棱、莪术各9g，水蛭12g，地龙15g。

本证多见于PM/DM中晚期，患者多为禀赋不足，或劳倦思虑过度，或病后失养，风寒湿邪乘虚入侵，或痹久伤脾，生化不足而致。气虚则血行不畅，血虚则四肢百骸失养，故肢体酸痛无力、麻木不仁、头晕、眼花、心悸、气短、皮肤感觉异常均为气血亏虚之证。本证治疗以补益气血为主，但同时一定要和健脾相结合，因为脾为气血生化之源，又主肌肉四肢，因此脾胃健运，气血生化才能源源不断。

6. 气虚痰瘀

主症：肌肉无力、酸痛顽麻，气短乏力，肌肤瘀斑，头晕头重，胸闷脘痞，纳呆，泛吐痰涎，久病而形体消瘦，皮色黯滞或见痰核硬结；舌胖大有齿痕，或舌淡，或舌有瘀斑，或白或腻，脉虚或细弱，或滑或涩。

治法：益气活血，化痰通络。

方药：补中益气汤（《脾胃论》）合控涎散（《证治准绳》）加减。黄芪30g，人参、白术、当归、威灵仙各20g，苍术15g，陈皮、川芎、肉桂各12g，桃仁、升麻、柴胡、炒栀子各9g。若阳虚明显者，加制附子9g。

本证见于PM/DM中晚期，肌肉无力疼痛者。病久气虚，气行则血行，气虚无力推动血行，血行迟缓日久成瘀；气虚津行停滞，积液成痰，痰瘀互阻，四肢肌肉经络不通，故见肌肉酸痛；气虚则见肌肉无力、顽麻、气短乏力。痰源于湿，清阳不举，故见头晕头重、胸脘痞闷。本证健脾益气的同时，祛痰化瘀，标本兼治。

以上方药，水煎服，每日1剂；重症每日可连服2剂。

（二）特色专方

1. **三子疏肌除痹丸（《痹证通论》）** 由天仙子、苍耳子、制乳香、制没药各30g，制马钱子（和等量麻黄同煎后弃麻黄）15g，鸡血藤、活血藤、葛根、薏苡仁、香白芷各50g，生甘草40g等组成。上药共研细末，另以细生地100g，羌活、独活、当归各30g，土茯苓100g，煎成浓汁，兑适量蜂蜜，泛丸，每丸3g，每日早晚各服2丸。治湿热型肌痹。

2. **生肌养荣汤（《痹证通论》）** 由熟地黄、何首乌各15g，淮山药12g，山萸肉、阿胶（烊化冲服）、鹿角胶（烊化冲服）、淡附片（先煎）、全当归、鸡血藤、活血藤、巴戟天、党参、广陈皮各9g，细砂仁6g，上肉桂5g，炙马钱子粉（随汤送服）0.6g等组成。若心悸气短，动则悸甚者，加紫石英25g，茯神、五味子各9g；便溏者，减当归、阿胶、鹿角胶，加肉豆蔻、炮姜各9g；呃逆、吐涎沫者，减地黄、阿胶、鹿角胶，加姜半夏6g，高良姜、小茴香、旋覆花各9g。水煎服，每日1剂。治脾肾两虚型肌痹，肌肉麻木不仁，松弛无力，萎缩，四肢怠惰，伴有面色萎黄或㿠白，身体消瘦，脘腹微胀，纳谷不香，便溏，吞咽困难，毛发稀疏，畏寒肢凉，舌淡苔白，脉沉迟弱。

3. **加味葛根汤（《中国现代名医验方荟海》）** 由葛根20～30g，麻黄8g，海风藤、桂枝各15g，羌活、防风、白术、白芍各12g，生姜3g，甘草6g，大枣5枚，川芎10g等组成。若有汗者，去麻黄，加黄芪15g；怕冷者，加制草乌、制川乌各10g；颈部痛者，加白芷12g；腰背疼者，加狗脊20g；上肢痛者，加重桂枝用量；下肢痛者，加牛膝。水煎服，每日1剂。

解肌去湿，祛风散寒，和营卫，健脾胃。治肌痹紧张型。

4. 温经解肌汤（《痹证通论》）　由葛根 30g、香白芷、制川乌、草乌各 6g（先煎），生、炒薏苡仁各 20g，白茯苓 15g，五加皮、宣木瓜、川桂枝、路路通各 9g，炙马钱子粉 0.6g（随汤送服）等组成。水煎服，每日 1 剂。治寒湿型肌痹，肌肉肿胀、疼痛，麻木不仁，皮损暗红，四肢萎弱无力，每遇冷时肢端发凉疼痛，伴畏寒肢冷，关节痠痛，面色唇淡，舌淡苔白腻，或有齿痕，脉沉细或濡缓。

5. 二圣白薇方（《中国中医秘方大全》）　由生地、熟地、南沙参、北沙参、旱莲草、白薇各 15g，黄精、大青叶各 30g，女贞子、党参、黄芩、广木香、陈皮各 9g 等组成。若皮疹、四肢关节酸痛者，可酌加丹皮、茜草、红花、鸡血藤、海风藤、桑枝；面部皮损潮红肿胀者，可加金银花、连翘、白茅根、紫草、金花。滋补肾阴，清热解毒。水煎服，每日 1 剂。治皮肌炎阴虚内热证。

6. 参术健脾除湿方（《中国中医秘方大全》）　由薏苡仁、鲜茅根各 30g，威灵仙、山药、丹参各 15g，土茯苓、党参、鬼箭羽各 12g，苍术、白术、茯苓、黄柏、牛膝、萆薢各 10g，秦艽、红花各 9g 等组成。水煎内服。健脾益胃，清热除湿，治皮肌炎脾虚湿热证或多发性肌炎。

7. 参芪沙参方（《中国中医秘方大全》）　由鸡血藤、络石藤各 30g，黄芪 20g，党参、生地、北沙参、丹皮各 15g，紫草 12g 等组成。若发热，红斑显著者，加大青叶、金银花、蒲公英；肌肉疼痛为主伴畏寒者，加附片、仙灵脾、羌活、独活；病久者，加丹参、红花；合并癌症者，加白花蛇舌草、蜀羊泉。水煎服，日 1 剂。益气养阴，凉血通络。治皮肌炎气阴两虚证。

8. 参芪补气活血方（《中国中医秘方大全》）　由党参、黄芪、生地、红藤、鸡血藤各 15g，紫草、白芍各 9g 等组成。水煎服，每日 1 剂。活血化瘀，益气养阴。治皮肌炎气虚血瘀证。

9. 理气除湿汤（国家级名老中医娄多峰经验方）　由茯苓 30g，柴胡 6g，苍术、萆薢、木瓜各 15g，青皮、陈皮、香附、丹参、地龙各 12g 等组成。水煎服，每日 1 剂。若寒盛者，加桂枝、仙灵脾各 3～15g；气虚者，加黄芪、薏苡仁各 12～30g，苍术易白术。理气除湿，活血通络。适于本病症见肌肤重困憋胀，疼痛，肢体抬举无力，遇阴雨潮湿或情志不遂病情加重，纳呆，脘腹闷胀，舌胖苔滑或腻，脉弦滑或濡者。

（三）中药成药

1. 雷公藤制剂　昆仙胶囊，每次 2 粒，每日 3 次，口服；雷公藤多苷片，每次 10～20mg，每日 3 次口服，3 个月为 1 个疗程。本药有一定毒性，服药期间需定期复查血常规和肝肾功能。

2. 薄盖灵芝注射液　系薄盖灵芝菌丝体制剂。每支 2ml，每日肌注 1～2 支，连用 1～4 个月。灵芝功擅滋补强壮，扶正固本，具有增进肌力，改善肌萎缩的作用。适合于皮肌炎恢复期。

3. 清开灵注射液　牛黄、郁金、黄连、黄芩、山栀、朱砂等，30～60ml 加入 0.9％氯化钠注射液或 5％的葡萄糖注射液 250～500ml 中静脉滴注，每日 1～2 次，连用 10～15 天为 1 个疗程。清热解毒。适用于本病毒热入络或伴高热者。

4. 健骨注射液（战骨茎注射液）　战骨为马鞭草科，主要成分为黄酮类化合物。每支 2ml，相当于原干生药 5g。肌内注射，每次 2ml，每日 1～2 次；痛点封闭，每次 4ml，每周 2 次或遵医嘱。10 天为 1 个疗程，停药 3 天进行下一疗程治疗，一般 1～3 个疗程。活血散瘀，强筋健骨，祛风止痛。适用于本病瘀血明显者。药理研究表明本品有抗炎消肿，镇痛作用。

（四）单验方

1. 小草乌干粉　0.3～0.6g，吞服；或 3～6g，煎服。治风湿肌痛。（《云南中草药选》）

2. 九仙草、过山龙　各 6g，煎水煮酒服。治腓肠肌痉挛、风湿疼痛。（《昆明民间常用草药》）

3. 粳米大枣粥　粳米 50g，大枣 10 枚，水适量，煮粥食用，适于本病。

（五）针灸疗法

1. 毫针

（1）肉痹：取太白、三里。（《针灸集成》）

（2）针足三里、上巨虚、下巨虚、肩髃、曲池、合谷、阴陵泉、阳陵泉等穴。

（3）皮肌炎和多发性肌炎，取大椎、风池、大杼、曲池、足三里、阳陵泉、环跳、肾俞。（《新针灸学》）

（4）本病早期：针合谷、外关、曲池、手三里、足三里、阴陵泉、阳陵泉等穴，并配艾灸；中、晚期：针百合、曲池、足三里、阴陵泉、阳陵泉、承山等穴，并配艾灸。

（5）肌肉风湿病，取穴视病灶所在而有异。腰肌风湿病：取用三焦俞、气海俞、肓门、上髎、委中、肾俞、大肠俞、志室、次髎、足三里；颈肌风湿病：取用风池、天柱、肩中俞、肩外俞、天井、腕骨；背肌风湿病：取用附分、肺俞、神堂、心俞、魂门、魄户、风门、膏肓、厥阴俞、膈俞、肝俞；三角肌及肩胛肌风湿病：取用巨骨、天髎、肩髃、肩髎、臂臑、臑会；胸肌风湿病：取用气户、屋翳、周荣、辄筋、手三里、阳陵泉、库房、

膺窗、胸乡、大包、曲池、足三里。(《中国针灸学》)

(6) 肌肉风湿病，视患病部位对症取穴。颈部痛：取天柱、风池、新设、肩井、天髎、天窗等。腰部痛：取环跳、秩边、委中、志室、命门、腰俞、阳关、大肠俞、小肠俞、上髎、次髎等。胸部痛：取肩井、天窗、云门、气户等。肩部痛，取新设、肩贞、曲垣及其他肩胛部的穴。背部痛：取肩外俞、大杼、膏肓、肺俞、心俞、膈俞、附分、膈关等。以上各部位发生疼痛，伴有四肢肌痛的，上肢配四渎、外关、手三里、曲池；下肢配承扶、风市、梁丘、足三里、阳陵泉。(《新针灸学》)

2. 足针　腓肠肌痉挛取 15 号穴，发作时针刺疗效更佳，迅速垂直刺入该穴位 1～1.5 寸，留针 20 分钟，间歇运针，用强刺激手法，一般 1 次见效。

3. 蟒针　肌肉萎缩取穴：①阳溪透曲池、曲池透肩髃、髀关透梁丘、足三里透下巨虚；②天泉透曲泽、曲泽透大陵、中都透膝关、膝关透阴包；③环跳透阳关，阳陵泉透悬钟，阳池透天井，清冷渊透肩髎。3 组穴位交替使用，用对峙针法、分流针法。如属局部性萎缩者可用三叉针法。

4. 激光针　取穴足三里、血海、阿是穴，并选择与支配该肌运动的脊髓节段相邻的夹脊穴。运用本法治疗多发性肌炎 20 例，其中治愈 17 例，显效 2 例，好转 1 例。

(六) 其他特色疗法

1. 清热利湿外洗方　芙蓉叶、玉竹各 15g，野菊花 12g。水煎外洗，每次 10～15 分钟，每日 3～5 次，30 天为 1 个疗程。若肌肉肿痛较甚，湿热明显者，可用金银花、冬瓜皮、泽泻、泽兰、知母、黄柏、土茯苓等清热泻火，利水消肿。寒湿明显者，可用生川乌、生草乌、生南星、红花、细辛、枯矾等温经散寒，活血通络。

2. 推拿治疗　病变肌肉无力、疼痛时，可配合推拿轻手法，以促进血液循环，防止肌萎缩，减轻疼痛。适用于本病晚期。

三、西药常规治疗

1. 糖皮质激素　为本病的首选药物。强调大剂量起始，足疗程缓慢减量的原则。泼尼松（强的松）的始用剂量为每日 1～2mg/kg。待皮疹减退，肌力增加，病情基本控制，肌酶降至正常水平后缓慢减药，但不应少于 4～6 周。一般每隔 2～4 周减 5mg，避免减量过快导致复发，并以每日 5～10mg 维持病情，维持治疗不应少于 2 年。对较严重患者可以用静脉冲击疗法，然后仍用上述口服泼尼松方案。长期应用激素会有一定副作用，宜注意。

2. 免疫抑制剂　对病情反复及重症患者应及时加用免疫抑制剂。激素和免疫抑制剂联合应用可提高疗效、减少激素用量，及时避免不良反应。

（1）甲氨蝶呤（MTX）：是首选的免疫抑制剂，开始时每周 7.5～15mg，口服或静脉注射，如无不良反应，可逐渐增加剂量至每周 25mg。因其不良反应，用药期间应定期检查血常规和肝肾功能。

（2）环磷酰胺（CTX）：每平方体表面积 0.5～1g，每周 1 次；或 0.2g 隔日 1 次，静脉注射；也可口服每日 0.1g。常用于合并肺间质病变和血管炎表现显著的患者。其不良反应较多，应定期检查血、尿常规和肝、肾功能。

（3）硫唑嘌呤（AZA）：本药剂量为每日 1～2mg/kg。有白细胞减少、骨髓受抑、肝酶升高等不良反应，应定期检查血常规和肝肾功能。

（4）环孢素　每日 3～5mg/kg。也有不良反应，突出优点是骨髓抑制作用较小。

对严重患者或单用激素和免疫抑制剂效果不佳的患者，应激素和免疫抑制剂联合治疗。病情活动的治疗期间，应密切观察皮损、肌力改变、肌酶水平变化，强调规则用药。病情稳定后，应遵照医嘱，勿任意减量或停药。合并恶性肿瘤的患者，在切除肿瘤后，肌炎症状可自然缓解。

【特色疗法述评】

1. 西医学目前对本病的治疗，大多使用糖皮质激素和免疫抑制剂，长期使用容易出现多种毒副作用。近年来，中医药治疗本病取得很好的疗效，运用中西医结合方法研究多发性肌炎和皮肌炎取得一定的成果，为中医药治疗本病提供了科学依据。

2. 研究表明，中医药治疗本病的优势如下。①治法和方药立足整体调节，一方面通过调节神经—内分泌—免疫网络功能，纠正免疫异常，减少抗体和免疫复合物的产生；另一方面通过多层次多环节的治疗作用消除已经形成的抗体和免疫复合物，恢复肌肉皮肤的正常结构与功能，从而消除肌痛、肌无力，改善肌肉萎缩，使皮肤恢复正常颜色。②根据"心主血脉""肝主筋""脾主肌肉四肢""肺主皮毛""肾主骨"的中医理论，滋补肝肾，养阴润肺，能有效地控制和减轻内脏病变。③中医药能有效地减轻激素治疗的副作用和对激素的依赖性，温阳益气，激发患者自身受到抑制的肾上腺皮质功能，撤离激素。

3. 根据临床研究，在本病初期、急性期，针对病情实多虚少，热多寒少的特点，选用秦艽、忍冬藤、荆芥、青风藤、萆薢、昆明山海棠等具有祛湿清热止痹的药物，可起到镇静抗炎止痛、调节免疫类激素样效果。在疾病后期，可选用熟地、山药、山萸肉、砂仁、麦冬、玄参等药物，能较大程度拮抗激素引起的机体阴虚内热的表现；同时配合杜仲、淫羊藿、补骨脂、骨碎补等药物，抑制破骨细胞活性，加强成骨细胞活性，维持骨代谢的动态平衡，有效地防治激素应用导致的骨质疏松。实验表明，应用清热利湿方剂如加味四妙散治疗豚鼠肌炎，可减轻肌肉的肌源性损害，能控制血清肌酶的升高，病理及电镜检测显示其肌肉结构得到明显的修复，间质性肺炎、肝炎的发生率及发生程度亦有所减轻；加味四妙散对细胞免疫反应有显著的抑制作用，控制炎性细胞浸润，可能与调节机体的整体免疫状态有关；对 PM 的疗效稳定而确切，不仅改善肌肉病变，还能防止并发症发生。

4. 针刺治疗本病，也具有调节免疫作用，对多发性肌炎患者的免疫机制具有一定的良性调整作用。另外，证实耳针具有抑制肌酶谱中 CK、AST 等升高，调节细胞免疫，改善肌肉病理和超微结构的作用。

5. 中医药治疗本病近几年来取得了一定的成效，具有非常广阔的发展前景。但是由于本病的复杂性，单纯中医药疗法还不能完全代替激素和免疫抑制剂。中医药治疗本病的研究还存在以下问题：①中医尚缺乏统一诊断和辨证标准；②运用现代方法对本病的中医病因病机研究较少；③中医药治疗本病的机制尚无系统研究；④临床报道多为病例的经验总结，缺乏统一的客观指标和分型标准；⑤目前大多使用中药煎剂，成型有效的制剂较少；⑥治疗本病的中药范围比较狭小，中药、民族药还有待于进一步开发、研究；组方还有待于进一步筛选。

6. 今后应进一步加强中医药治疗 DM/PM 的基础和临床研究，充分地发挥中医药治疗本病的优势。中西医结合治疗本病将是以后临床研究的重点。从整个病程及中西医疗效对比看，急性活动期西药占有绝对的优势，激素或免疫抑制剂能很快有效地控制病情发展，中药起辅助作用；而在病情相对缓解期，撤减激素，提高体质和机体免疫力以及防止继发感染等方面，中药有重要的不可替代的作用。

【主要参考文献】

1. 娄玉钤. 中国风湿病学 [M]. 北京：人民卫生出版社，2001：2147-2157.

2. 吴启富，叶志中. 风湿病中医特色治疗 [M]. 沈阳：辽宁科学技术出版社，2002：61-69.

3. 娄玉钤. 风湿病诊断治疗学 [M]. 郑州：郑州大学出版社，2003：188-199.

4. 中华医学会. 临床诊疗指南·风湿病分册 [M]. 北京：人民卫生出版社，2005：

63-69.

5. 娄高峰，娄玉钤．娄多峰论治风湿病［M］．北京：人民卫生出版社，2007：73-74，218.

6. 王承德，沈丕安，胡荫奇．实用中医风湿病学［M］．第2版．北京：人民卫生出版社，2009：543-554.

7. 娄玉钤．中医风湿病学［M］．北京：人民卫生出版社，2010：95-101.

8. 北京协和医院．北京协和医院医疗诊疗常规·风湿免疫科诊疗常规［M］．北京：人民卫生出版社，2012：58-62.

9. 张奉春．风湿免疫科诊疗常规［M］．北京：中国医药科技出版社，2012：17-19.

10. 杨会军，李兆福，彭江云．中医药治疗肌痹的研究进展［J］．风湿病与关节炎，2013，2（3）：67-70.

11. 崔小强．多发性肌炎和皮肌炎的中医辨证思路探讨［J］．浙江中医杂志，2009，44（1）：20-21.

（李满意）

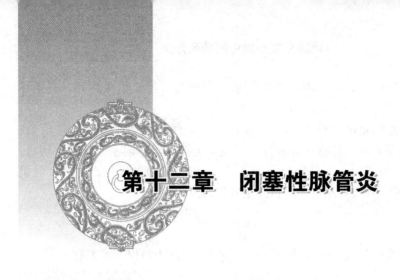

第十二章　闭塞性脉管炎

闭塞性脉管炎是以中、小动脉节段性、非化脓性炎症和动脉腔内血栓形成为特征的慢性闭塞性疾病，主要累及四肢远端的中、小动脉，伴行静脉和浅表静脉也常受累，故常简称为脉管炎。好发于青壮年男性、老年人或糖尿病病人。我国北方较南方多见，以冬春季节为发病高峰。

根据闭塞性脉管炎的临床表现，一般将其归类于中医学脱疽、脱痈、脱骨疽、脱骨疗、十指零落等范畴。明·汪机《外科理例·卷六》记载有脱疽的最早病案分析，提出在疾病的不同阶段采用不同的治疗原则。清·陈实功的《外科正宗》有"脱疽论"专篇，对本病的病因、病机、辨证、治疗皆做了详细的论述。

闭塞性脉管炎的治疗重点是促进侧支循环，改善患肢的血液循环。随着中西医结合研究的不断深入，越来越多的临床观察及研究证明，治疗脱疽中西药合用，可起到相辅相成的功效，尤其是在疾病的后期治疗及改善肢体活动方面可发挥中医药的独特优势。

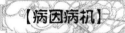

【病因病机】

一、中　医

本病因体内正气亏虚，气血不足，外邪乘虚而入，客于肌表，日久侵及经筋骨肉，发为本病。

四肢为诸阳之末，得阳气而温。过食膏粱厚味致脾气不健，化生不足，气血亏虚，内不能荣养脏腑，外不能充养四肢，脾肾阳气不足，不能温养四肢，复感寒湿之邪，则气血凝滞，经络阻遏，不通则痛；四肢气血不充，失于濡养，则皮肉枯槁不荣，汗毛脱落；房劳过度或情志不舒致肝肾不足，或寒邪郁久化热蕴毒，湿热浸淫，则患趾（指）红肿溃脓。热邪伤阴，病久可致阴血亏虚，肢节失养，皮肉枯槁，而致趾（指）焦黑坏死，甚则坏疽脱落。

总之，本病是由于脾气不健，肝肾不足，寒湿侵袭，凝滞脉络所致。以肝脾肾亏虚为本，外感寒湿为标，而气血凝滞、经脉阻塞为其主要病机。《素问·痹论》："痹在于脉则血凝而不流"，可见脱疽的病位在血脉，病机重点为"瘀"，瘀血贯穿整个脱疽发生发展的过程。

二、西 医

血栓闭塞性脉管炎的确切病因至今不明，多认为与以下因素有关。

1. 吸烟 据统计患者中有吸烟史者占 80％～95％，戒烟可使病情好转，再吸烟后可复发。考虑可能因为烟碱可引起血管收缩，产生血管损害。吸烟与本病关系密切。

2. 寒冷和感染 北方的发病率明显高于南方，而寒冷损伤可使血管收缩，提示本病和寒冷有一定的联系。临床上发现很多该病患者同时有皮肤真菌感染，有学者认为，感染后人体产生的免疫反应可使血液中的纤维蛋白原含量增高，容易导致血栓形成。

3. 其他因素 研究认为性激素、血管神经调节障碍、外伤、免疫等因素可能是脉管炎的病因。

本病的病机多认为由多种因素导致周围血管持久地处于痉挛状态，影响血管壁滋养血管的血供，使管壁发生缺血性损害，导致炎症反应和血栓形成。

【临床表现】

本病起病隐匿，病情进展缓慢，常呈周期性发作，经过较长时间病情才逐渐加重。临床症状主要是由于肢体动脉血流减少后肢体缺血而引起，病情的轻重则因血管阻塞的部位、范围和侧支循环建立程度以及局部有无继发感染等情况而有所不同。

一、症 状

1. 疼痛 疼痛是最突出的症状。根据疼痛的程度不等，可分为两种：①间歇性跛行：当病人行走一段路程后，小腿或足部肌肉发生胀痛或抽痛，被迫止步，休息片刻后，疼痛迅速缓解，再行走后疼痛又复出现，这种症状称为间歇性跛行；②静息痛：患肢处于休息状态疼痛经久不息，其痛剧烈，夜间尤甚，患肢抬高时加重，下垂时减轻。

2. 发凉和感觉异常 患肢发凉、怕冷是常见的早期症状，皮肤温度降低，以趾（指）端最明显。因神经末梢受缺血影响，患肢的趾（指）可出现胀麻感、针刺感、烧灼感或麻木等感觉异常。

3. 皮肤色泽改变 动脉缺血可致皮色苍白，伴有浅层血管张力减弱而皮肤变薄者，尚可出现潮红或青紫。

4. 游走性血栓性浅静脉炎 可见于50％以上的患者，多位于足背和小腿浅静脉。

5. 营养障碍性病变 因缺血引起程度不同的皮肤干燥、脱屑、皲裂，汗毛脱落，趾（指）甲增厚、变形和生长缓慢，小腿变细，肌肉松弛、萎缩，趾（指）变细。

6. 动脉搏动减弱或消失 足背动脉或胫后动脉和桡动脉或尺动脉的搏动常减弱或消失。

7. 坏疽或溃疡 这是肢体缺血的严重后果，常发生于趾（指）端。

二、体 格 检 查

1. 肢体抬高试验（Buerger 试验） 患者平卧，患肢抬高 $45°$，3 分钟后，观察足部皮肤色泽变化；然后让病人坐起，下肢垂于床旁，观察肤色变化。若抬高后足趾和足底皮肤呈苍白或蜡黄色，下垂后足部皮肤为潮红或出现斑块状紫绀时，称为阳性结果。

2. Allen 试验 本试验目的是了解血栓闭塞性脉管炎病人手部动脉的闭塞情况。即压住病人桡动脉，令其反复松拳握拳动作，若原手指缺血区皮色恢复，证明尺动脉来源的侧支健全，反之提示有远端动脉闭塞存在。同理，本试验也可检测桡动脉的侧支健全与否。

【辅助检查】

一、实验室检查

1. 血液凝血和溶纤维蛋白因子测定 测定抗凝血酶Ⅲ、纤维蛋白溶酶原、α_2-巨球蛋白等了解血液是否存在高凝状态。

2. 血、尿及肝肾功能检查 了解病人全身情况，测定血脂、血糖及凝血指标，明确有无高凝倾向和其他危险因素。

3. 风湿免疫系统检查 排除其他风湿系疾病可能，如 RF、CRP、抗核抗体、补体、免疫球蛋白等。

4. 组织病理学检查 组织病理学检查是最后的确诊手段。病变的特点是血管全层非化脓性炎症，而且呈节段性，节段之间有正常的内膜管壁，血管内膜增生。

二、影像学检查

1. 彩色多普勒　简单方便的无创检查，对血管进行多普勒检查可明确血管的形态，有无闭塞、狭窄，闭塞狭窄位置、长度及程度，可观测血流动力学指标。

2. CT 血管成像（CTA）　可清晰显示血管走行、形态及管腔粗细，对狭窄部位做出准确判断，敏感性、特异性达 90％以上，主干可达 100％和 98％。无创且可以显示血管腔和血管壁的病变，对钙斑、血栓的显示更佳。

3. 磁共振血管成像技术（MRA）　敏感性达 95％左右，特异性达 90％。

4. 动脉造影　动脉造影是诊断血管疾病的"金标准"。在做最后确诊及术前评估时都可以通过动脉造影来明确血管病变的具体情况。典型征象多为肢体动脉节段性狭窄或闭塞，病变部位多局限于肢体远侧段，可见"树根"状、"蜘蛛"状和"螺旋"状的侧支血管。

【诊断与鉴别诊断】

一、诊　断　标　准

中国中西医结合学会周围血管疾病专业委员会 1995 年制订的诊断标准如下：

1. 几乎全为男性，发病年龄 20～40 岁。

2. 有慢性肢体动脉缺血性表现：发凉、怕冷、麻木、间歇性跛行、瘀血、营养障碍改变等，常累及下肢，上肢发病者少。

3. 40％～60％有游走性血栓性浅静脉炎病史和体征。

4. 各种检查证明，肢体动脉狭窄、闭塞的位置多在腘动脉及其远端动脉（常累及肢体中小动脉）。

5. 有吸烟史，或有受寒冻史。

6. 在疾病活动期，患者血液中 IgG、IgA、IgM、抗动脉抗体、免疫复合物阳性率增高，T 细胞功能指标降低。

7. 动脉造影显示病变多在股、腘动脉及其远端动脉多见，动脉呈节段性闭塞、狭窄，闭塞段之间的动脉和近心端动脉多属正常，动脉闭塞的近远端多有树根形侧支循环动脉。

二、闭塞性脉管炎的临床分期

根据病情进展情况及患肢缺血程度可分为 3 期。

1. 第 1 期（局部缺血期）　属病情早期阶段。患肢麻木、发凉、怕冷、酸胀，随之出现间歇性跛行，通常在行走 500～1000 米后出现症状，休息数分钟后疼痛缓解。查体可见患肢皮温降低、色泽较苍白，足背或胫后动脉搏动减弱，可反复出现游走性血栓性浅静脉炎。此期引起缺血性的原因，功能性因素（痉挛）大于器质性因素（闭塞）。

2. 第 2 期（营养障碍期）　为病情进展期。患肢除有上述等症状日益加重外，间歇性跛行越来越明显，无痛行走的间距越来越短，最后疼痛可转为持续性静息痛，夜间更为剧烈。皮肤温度显著下降，更显苍白或出现潮红、紫斑。皮肤干燥、无汗，趾（指）甲增厚变形，小腿肌肉萎缩，足背和胫后动脉搏动消失。各种动脉功能试验呈阳性，做腰交感神经阻滞试验后，患肢仍可出现皮肤温度升高，但不能达到正常水平。此期病变为动脉器质性闭塞，患肢依靠侧支循环而保持存活。

3. 第 3 期（坏疽期）　属病情晚期。症状越发加重，患肢趾（指）端发黑、干瘪、干性坏疽、溃疡形成。如并发感染，可变为湿性坏疽，疼痛程度更见剧烈，迫使患者日夜屈膝抚足而坐。湿性坏疽加上这种体位，可使患肢出现肿胀，并发感染后严重者可出现高热、畏寒、寒战、烦躁不安等毒血症症状。此期动脉完全闭塞，侧支已无法发挥代偿功能，仅能使坏疽与健康组织分界平面的近侧肢体保持存活，趾（指）端则因严重缺血而发生坏疽。

三、鉴 别 诊 断

1. 西医　本病应与多发性大动脉炎、动脉硬化性闭塞症、糖尿病性坏疽、结节性动脉周围炎及雷诺综合征等疾病相鉴别。

2. 中医　主要是与血痹、臁疮等疾病相鉴别。血痹因风寒之邪侵及血脉，或因情志刺激，使络脉挛急不和，营血不从而发病，以阵发性肢末对称的间歇性发白、紫暗或潮红、冷痛，遇冷加重，或见红斑为主要表现的疾病。臁疮多由于经久站立或负担重物，劳累耗伤气血，中气下陷，而致下肢气血运行无力，气血瘀滞，肌肤失养。复因局部损伤，湿热之邪乘虚而入，湿热蕴结于下而成，主要以小腿下部的慢性皮肤溃疡为表现。而脱疽是由于脾气不健，肝肾不足，寒湿侵袭，凝滞脉络所致，除了有患肢末端发凉、酸胀麻木等症状外，尚有皮肤溃疡或肢端坏疽甚则坏死等表现，而血痹、臁疮皆不伴有肢端的坏死。从病因病机及临床表现上三者较易鉴别。

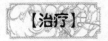

【治疗】

治疗原则主要是防止病变进展，改善和增加患肢的血液循环，缓解症状，提高患者的生活质量。

一、一般措施

1. 戒烟　对于有吸烟史的患者一定要严格戒烟，这是获得疗效和防止复发的首要措施。

2. 保暖　注意防寒，尤其在寒冷季节要防止冻伤，注意患肢保暖，以改善足部血液循环。

3. 足部清洁与干燥　保持足部清洁、防止感染。因湿冷比干冷对病情更为有害，故宜保持足部干燥；因患部已有血液循环不良，即使轻微外伤亦易引起组织坏死和溃疡形成，故切忌任何形式的外伤。

4. 治疗霉菌感染　积极治疗足部霉菌感染，以免诱发本病。

5. 功能锻炼　患肢功能锻炼，以改善患肢气血运行。锻炼方法：患者平卧，先抬高患肢45°以上，维持1～2分钟，再在床沿下垂2～3分钟，然后放置于水平位2分钟，并做患足旋转和伸屈活动。反复做上述锻炼20分钟，每天数次。

6. 避免应用缩血管药物。

7. 饮食疗法　在急性发作期，饮食宜清淡富含营养，应戒辛辣、燥热之品。在缓解期，药膳疗法通常以补益肺、脾、肾为主，不宜进食鲤鱼、虾、蟹、生鸡等"发物"。

二、急性发作期治疗

脱疽急性发作期的发病，或因脾气不健，或因肝肾不足，复感寒湿之邪，致经脉痹阻，气血凝滞，不通则痛。寒邪蕴而化热成毒，湿热壅盛，致患处肿胀疼痛。脱疽急性期之主要症状特点是疼痛剧烈，故急性期病因以邪实为主，治当以祛邪为主要原则，或温阳散寒，或清热利湿，兼活血化瘀。

（一）辨证论治

1. 寒湿阻络

主症：患趾（指）喜暖怕冷，麻木，酸胀疼痛，多走疼痛加剧，稍歇痛减，皮肤苍白，触之发凉，跗阳脉搏动减弱。舌淡，苔白腻，脉沉细。

治法：温阳散寒，活血通络。

方药：阳和汤加味。熟地黄、威灵仙各 30g，鹿角胶、木通各 20g，桂枝、当归、独活、白芥子各 15g，细辛、炮姜炭各 10g，地龙、肉桂、甘草各 6g。诸药合用，共奏温阳散寒，活血通络之功。肢端逆冷者，加熟附片 15g；结节不消者，加鳖甲 10g，乌梢蛇 15g；剧痛者，加蜈蚣 2 条；肾阳虚者，加菟丝子 20g，淫羊藿 15g。

2. 血脉瘀阻

主症：患趾（指）酸胀疼痛，夜难入寐，步履艰难，患趾（指）皮色暗红或紫暗，下垂更甚，皮肤发凉干燥，肌肉萎缩，趺阳脉搏动消失。舌暗红或有瘀斑，苔薄白，脉弦涩。

治法：活血化瘀，通络止痛。

方药：桃红四物汤加味。桃仁、红花、川芎、制乳香、制没药各 10g，鸡血藤、生黄芪、玄胡各 30g，赤芍 20g，当归 15g，水蛭、甘草各 6g。诸药合用，共奏活血化瘀，通络止痛之功。瘀滞重者，加土鳖虫、地龙各 6g；肿胀疼痛甚者，加生薏苡仁 20g，防己、木瓜各 15g；疼痛不止者，加元胡 10g；伴有游走性静脉炎者，加金银花、蒲公英、紫花地丁各 15g。

3. 湿热毒盛

主症：患肢剧痛，日轻夜重，局部肿胀，皮肤紫暗，浸淫蔓延，溃破腐烂，肉色不鲜；身热口干，便秘溲赤；舌红，苔黄腻，脉弦数。

治法：清热利湿，活血化瘀。

方药：四妙勇安汤加味。金银花、玄参、蚤休、土茯苓各 30g，生地、当归、蒲公英、黄柏各 15g，地龙、甘草各 6g。诸药合用，共奏清热利湿，解毒活血之功。发热者，去生地，加黄芩、连翘各 15g；红肿甚者，加赤小豆、白茅根各 30g；溲黄便秘结者，加生大黄 10g；疼痛剧烈者，加穿山甲、土鳖虫各 10g；苔厚湿重者，去玄参、生地，加泽兰 10g，薏苡仁 30g，或加佩兰 10g，防己 15g。

以上方药，水煎服，每日 1 剂。

脱疽急性期的主要发病原因在于气血凝滞、经脉阻塞，不通则痛。正所谓"痈疽原是火毒生，经络阻隔气血凝"，由此可见，脱疽的病机重点为"瘀"，故活血化瘀为治病的关键。温阳散寒、清热利湿之法，目的在于使邪去以助血流，血流瘀自去，血流畅通，内可荣养脏腑，外可充养四肢，故临床中不论何因导致气血痹阻，皆可考虑活血化瘀之法。临床发现本病患者的血液黏度、血液凝固性增高，提出提示血液流变学的改变可引起本病，这也与中医的病机特点相符合。现代药理研究证实，活血化瘀药，尤其是虫类药，多具有改善血液循环及抗凝血的功能，如土鳖虫的提取液及水提醇沉液分别具有抗血栓形成和溶解血栓的作用，提取物可抑制血小板聚集和黏附率。临床中常用的活血化瘀药物有桃仁、红花、土鳖虫、水蛭、虻虫、穿山甲、地龙、露蜂房、蕲蛇等。临床中，活血化瘀药常与行气药相配伍，气行则血行而不滞，与中医理论中的"气为血之帅""血为气之母"合拍。

(二) 特色专方

1. 独活寄生汤　独活、牛膝各9g，桑寄生、党参、桂枝各15g，杜仲、秦艽、茯苓、防风、川芎、当归、芍药、熟地黄各12g，细辛、甘草各6g。功效：祛风湿，止痹痛，益肝肾，补气血。适用于脱疽之寒湿痹阻见关节冷痛、四肢不温者。水煎服，每日1剂。

2. 当归四逆汤　当归12g，桂枝、芍药各9g，细辛3g，大枣8枚，通草、炙甘草各6g。本方具有温经散寒，养血通脉的功效，适用于脱疽见手足厥寒，口不渴，舌淡苔白，脉沉细者。水煎服，每日1剂。

3. 毛冬青汤　毛冬青150g，蒲公英、白花蛇舌草30g，当归、玄参各60g，炮穿山甲15g，大黄、生甘草各10g。本方具有清热解毒，化瘀通脉的功效，适用于脱疽之湿热偏盛者。食欲减退者，加鸡内金10g；发热者，加柴胡、黄芩各10g，金银花30g；下肢肿胀者，加黄柏、苍术各10g。水煎分4次服，每日1剂。

4. 散寒通脉汤　熟附子、桂枝、炙甘草各15g，细辛、炮姜各10g，生薏苡仁、鸡血藤各30g，当归、川芎、通草各12g，独活20g，乳香、没药各6g。本方功可温阳通脉化瘀，适用于脱疽之寒邪痹阻致瘀者。水煎服，每日1剂。

5. 清热通脉汤　忍冬藤50g，蒲公英、紫花地丁、野菊花、丹参、赤芍、玄参、车前子、猪苓、泽泻各30g，乳香、没药各6g，地龙、防己、炙甘草各15g。本方功可清热解毒，利湿通脉，适用于脱疽之热毒盛者。水煎服，每日1剂。

6. 活血通脉汤　当归、金银花、川芎各30g，赤芍、土茯苓各90g，桃仁60g。本方可清热散结，活血化瘀，适用于脱疽之瘀滞重证。水煎服，每日1剂。

(三) 中药成药

1. 脉管炎片　药物组成：丹参、红花、乳香 (制)、郁金、川芎、生地黄、降香、没药 (制)。具有活血化瘀，通经活络，改善血液循环的功效。用法：每次4~8片，每日3次。

2. 毛冬青片　毛冬青功擅活血化瘀，清热解毒。其有效成分黄酮苷可直接作用于血管平滑肌使外周血管扩张，缓解血管痉挛，促进肢体血液循环，并有抗菌消炎的作用。每次5片，每日3次，温开水送服。

3. 独活寄生丸 药物组成：白芍、川芎、当归、党参、独活、杜仲、防风、茯苓、甘草、牛膝、秦艽、肉桂、桑寄生、熟地黄、细辛。具有祛风湿、散寒邪的功效。现代研究发现其有抗炎、镇痛、改善微循环的作用。用法：每次 1 丸，每日 2 次，温开水送服。

4. 通塞脉片 药物组成：当归、牛膝、黄芪、党参、石斛、玄参、金银花、甘草。具有活血通络、益气养阴的功效，可用于血栓闭塞性脉管炎（脱疽）的毒热证期。用法：每次 5～6 片，每日 3 次，温开水送服。

5. 丹参川芎嗪注射液 由丹参素、川芎嗪制成，有活血化瘀，抗血小板凝集，扩张冠状动脉，降低血液黏度，加速红细胞流量，改善微循环等作用。用法：丹参川芎嗪注射液 5ml 加入 5％葡萄糖注射液 250～500ml 静脉滴注，每日 1 次。

6. 毛冬青注射液 有效成分为黄酮苷，可直接作用于血管平滑肌使外周血管扩张。取毛冬青针剂 2～4ml，肌注，每日 1～2 次。1～3 月为 1 个疗程。

7. 复方丹参注射液 肌内注射：复方丹参注射液 2～4ml，每日 1～2 次；静脉滴注：复方丹参注射液 20ml 加入 10％葡萄糖溶液 500ml 中，每日 1 次，2～4 周为 1 个疗程。

（四）针灸疗法

针灸疗法治疗血栓闭塞性脉管炎，具有调整元气，消除肢体动脉痉挛，促进患肢侧支循环等作用。

1. 针刺疗法

主穴：血海、经渠。配穴：按辨证分型。寒湿阻络者，配阳陵泉、三阴交、足三里、下巨虚、太渊、上巨虚；血脉瘀阻者，配列缺、尺泽、膈俞、上巨虚、下巨虚；湿热毒盛者，配太溪、复溜、列缺、尺泽、鱼际、阴陵泉。

治法：主穴每次必取，配穴按证选用。并据证型施用不同刺灸手法：寒湿阻络者，太渊用无瘢痕灸法，麦粒大艾炷，灸九壮，余穴进针后用捻转补法，并温针 40 分钟，每日 2 次。血脉瘀阻者，进针得气后施平补平泻之法，留针 15 分钟，每日 2 次。湿热毒盛者，得气后用紧提慢插之泻法，每日 3 次，每次 20 分钟。

2. 灸法 寒湿阻络者，艾灸足三里。若肢体冷感较明显者，可灸涌泉穴。血脉瘀阻者，用艾条灸委中、足三里、三阴交等穴，每日 2 次。湿热毒盛者，艾条灸足三里、三阴交等穴，距离不宜过近防止烫伤，每次灸 10 分钟左右，每日 2 次。

（五）其他特色疗法

1. 穴位按摩　寒湿阻络者，按摩足三里、血海、解溪穴，按摩 15～20 分钟。血脉瘀阻者，按摩委中、足三里、血海、三阴交等穴，按摩 15～20 分钟。湿热毒盛者，按摩委中、足三里、血海、三阴交、涌泉、昆仑等穴，手法宜轻柔不宜过重。

2. 穴位注射疗法　临床常用药物有：维生素 B_1 注射液、当归注射液等。维生素 B_1 注射液穴位注射，下肢取足三里、三阴交、绝骨等穴，上肢取曲池、内关、外关等穴，具有强壮身体，缓解症状，促进创口愈合的作用。维生素 B_1 注射液穴位注射临床运用：维生素 B_1 100mg，取左右穴位交替轮流注射，每日 1 次，以 30 次为 1 个疗程。每个疗程结束后可休息 1～2 周，再根据病情考虑是否继续治疗。如患肢有严重血液循环障碍，或肢体有肿胀时，不宜在患肢穴位注射，以免发生感染及出现坏疽。当归注射液穴位注射临床运用：取穴足三里、三阴交、绝骨、太溪等，每次选用 2～3 个穴位，每穴注入当归注射液 0.3～0.5ml，隔日 1 次，10 次为 1 个疗程，疗程期间可休息 3～5 日。

3. 外治法

（1）未溃期：可选用冲和膏、红灵丹油膏外敷；亦可用当归 15g，独活、桑枝、威灵仙各 30g，煎水熏洗，每日 1 次；亦可用附子、干姜、吴茱萸各等份研末，蜜调，敷于患足涌泉穴，每日换药 1 次，如发生药疹即停用；亦可用红灵酒少许揉擦患肢足背、小腿，每次 20 分钟，每日 2 次。

（2）已溃者：溃疡面积小者，可用毛披树根煎水浸泡后，外敷生肌玉红膏保护伤口；溃疡面积较大，坏死组织难以脱落者，可用"蚕食"方式清除坏死组织。具体要求和措施有：①先将患肢放平，避免下垂；②外用冰片锌氧油（冰片 2g、氧化锌油 98g）软化创面硬结痂皮；③经上述处理后，患肢的炎症、肿胀逐渐消退，坏死组织开始软化，即可分期分批清除；疏松的先除，牢固的后除；坏死的软组织先除，腐骨后除；彻底的清创术必须待炎症完全消退后才可施行。新鲜肉芽红活，应及时施行点状植皮术。

4. 中药浸泡熏浴　药物组成：艾叶、桃槐桑（枝叶）、红花、炒穿山甲等。将上述中药浸泡至少 1 小时后，熬制，保持微沸状态 3～4 小时后，捞出药材，药液转至浴池中，另加清水，水温调至 30℃左右。让患者全身浸入药液中，患者能在其中坚持 10～15 分钟。20 日后，水温逐渐调至 35℃左右，患者在此温度下能适应 20 分钟。

5. 穴位埋线　主穴取灵台透至阳，配穴取肾俞、委阳。将选择好相应长度的药物羊肠线从腰穿针尖部置入针腔内，刺入所选穴位，得气后将针芯从针尾置入，边进针芯边退针，使药线埋于皮下，针刺局部用消毒纱布包扎。灵台穴沿纵轴皮下平刺透至阳穴，埋线长 5cm，肾俞穴直刺，埋线长 2cm，委阳穴直刺，埋线长 3cm。

三、临床缓解期治疗

寒邪郁久化热蕴毒，热盛伤阴；脾气不健，脾主运化不及，气血化生乏源，加之脱疽日久，耗伤气血，导致气血两虚，无以濡养四肢。故缓解期往往疼痛不明显，多见皮肤干燥，疮面久不愈合。又因瘀血贯穿整个脱疽发生发展的过程，故本期治疗当以养血活血为治疗原则，或清热以养阴，或益气养血，兼以活血化瘀。

（一）辨证论治

1. 热毒伤阴

主症：皮肤干燥，毫毛脱落，趾（指）甲增厚变形，肌肉萎缩，趾（指）呈干性坏疽，口干欲饮，便秘溲赤。舌红，苔黄，脉弦细数。

治法：清热解毒，养阴活血。

方药：顾步汤加减。黄芪 30g，紫花地丁、金银花、蒲公英各 20g，菊花、牛膝、石斛、当归各 12g，人参 10g，甘草 6g。诸药同用，以清热解毒为主，兼养阴活血。若热盛者，可加虎杖 15g，玄参 10g；口渴明显，大便便秘者，加玄参、生地各 20g，大黄 6g。

2. 气血两虚

主症：病程日久，坏死组织脱落后疮面久不愈合，肉芽暗红或淡而不鲜，倦怠乏力，不欲饮食，面色少华，形体消瘦。舌淡，少苔，脉细无力。

治法：益气养血，活血通络。

方药：人参养荣汤加减。党参、黄芪、熟地各 15g，白术、白芍、茯苓各 12g，当归、五味子、远志、陈皮各 10g，肉桂 3g，大枣 10 个，生姜 3 片。诸药合用，共奏补益气血，活血通络之功。若见余毒未清者，加玄参、金银花各 15g，忍冬藤 10g；若见血虚有寒者，可酌情加肉桂 5g；若气虚明显者，加大黄芪用量至 45g。

以上方药，每日 1 剂，缓解期可长期服药。

闭塞性脉管炎缓解期当以益气健脾、滋阴养胃为治疗大法。腐肉脓汁乃由气血化生，腐去脓尽后必会耗伤气血，气血不足则无以生新，难以生肌收口。因胃为水谷之海，气血化生之源，脾主运化水谷精微，脾胃健运则气血充足，创面愈合较速。现代研究证明，一些健脾胃、补益气血的药物具有减少血栓形成的功效，比如黄芪可降低血小板黏附力，减少血栓形成；当归有明显的抗血栓作用。

（二）特色专方

1. 十全大补汤 药物组成：党参、黄芪各 15g，白术、川芎、当归、赤芍、白芍、山药各 9g，茯苓、熟地黄各 12g，炙甘草 6g。本方具有补益气血的功效，适用于坏疽之疮面久不愈合者。水煎服，每日 1 剂。

2. 滋阴清热活血通脉汤 药物组成：金银花、当归、玄参、甘草各 12g，乳香、没药各 6g，牛膝、鸡血藤各 25g，石斛 15g。本方可滋阴清热，解毒消肿，适用于热毒炽盛之阴血亏虚者。水煎服，每日 1 剂。

3. 加减顾步汤 药物组成：金银花、川牛膝、石斛各 30g，当归 20g，黄芪 15g。本方适用于热盛伤阴者。水煎服，每日 1 剂。

4. 补阳还五汤加味 药物组成：黄芪 50g，元参 25g，当归 20g，桂枝 15g，穿山甲 10g，赤芍、桃仁、红花、地龙各 8g，川芎、羚羊角各 6g，全蝎 3g。本方功可补气通经行血，适用于脱疽日久之气虚瘀阻者。水煎服，每日 1 剂。

5. 益气通脉汤 药物组成：红参 15g，黄芪 30g，鸡血藤 20g，赤芍、红花、白芷、路路通、附片各 10g。本方可温经散寒，益气通脉，适用于气血亏虚，血行不畅者。水煎服，每日 1 剂。

（三）中药成药

1. 十全大补丸 主要成分为白芍、白术、川芎、当归、党参、茯苓、肉桂、熟地黄、炙甘草、炙黄芪。本方可温补气血，适用于脱疽日久之气血两虚者。口服，每次 9g，每日 2～3 次。

2. 虎潜丸 药物组成：黄柏、龟板、知母、熟地黄、陈皮、白芍、锁阳、虎骨（用代用品）、干姜。适用于脱疽创面敛后，筋骨不利，肌肤欠温者。用法：每次 1 丸，每日 2 次，温开水送服。

3. 双红活血胶囊 主要成分有藏红花、红景天、黄芪、当归、川芎、苏木、胆南星、地龙、牛膝等。有益气活血，祛瘀通脉功效。口服，每次 3～4 粒，每日 3 次。

（四）针灸疗法

1. 针刺疗法 取足三里、阳陵泉、三阴交、承山、曲池、合谷、内关、肩髎等穴，每次取 2～4 穴。交替进行，每日 1 次。

2. 灸法 热毒伤阴者，参考湿热毒盛者。气血两虚者，灸足三里、三阴交等穴，每次灸 10～20 分钟，每日 2 次。

（五）其他特色疗法

穴位按摩、穴位注射疗法、中药浸泡熏浴、穴位埋线可参考急性期。

1. 外治法 本期的治疗主要针对于已溃者。患处创口小而浅者，选用升丹浓度较低的九一丹，掺于创口，摊贴藤黄膏；疡面已成，掺八二丹，摊贴红花油或藤黄膏；疡面收口用生肌散或八宝丹；有脓腔者，用药线法；袋脓者，用棉垫加压包扎法；死骨外露者，用蚕食法；疼痛者，用止痛粉；出血多用云南白药；肿胀用消炎粉。

2. 推拿疗法　凡属后期创口已愈但关节运动障碍、肌肉萎缩，肢体麻胀患者，均可使用推拿疗法。推拿手法一般采用揉、摩、推、摇、伸屈等法，根据病情及部位酌情选用，要求着力以病人能耐受为度，主要在脊椎旁各脏俞穴施行，结合推拿患肢，每日或隔日1次。

临床上可视病情选用上述方法1~2种，并配合方药内服及饮食调护等综合疗法，常可获得较好疗效。

四、西药常规治疗

1. 药物治疗　可使用血管扩张剂扩张血管改善血流，增加患肢血流量；使用抗血小板药、抗凝剂药物以避免在血管狭窄基础上形成血栓，用激素、抗生素来控制血管发生炎症反应，延缓血管病变的进展。口服止痛药可缓解疼痛，改善症状。

（1）扩张血管药物：这类药物可直接扩张小血管平滑肌或通过作用于肾上腺素能受体而舒张周围血管。常用药物有罂粟碱、妥拉西林、酚妥拉明、尼卡地平、己酮可可碱等。

（2）抗血小板药物：这类药物可抑制或降低血小板黏附性和聚集性，预防血栓形成。常用药物有阿司匹林、前列腺素 E_1、双嘧达莫、低分子右旋糖酐、噻氯匹定等。

（3）抗凝剂：这类药物可防止血栓形成和阻止血栓的进一步发展。目前使用的抗凝剂为肝素及华法林。但抗凝治疗一般在临床很少应用。

（4）溶栓去纤药物：能直接或间接激活纤维蛋白降解系统，使具有溶栓活性的纤溶酶溶解血栓中的纤维蛋白，达到溶解血栓的目的。用药期间应监测凝血酶原时间、血小板及血液流变学等指标的变化。常用药物有尿激酶、链激酶等。

（5）糖皮质激素：一般不宜使用，仅在病变进展期（如红细胞沉降率较快时），在短期内可予使用。

（6）抗生素：主要应用于存在肢体末端溃疡、坏疽合并感染者。

（7）止痛剂：对症处理，缓解静息痛。

2. 高压氧治疗　患肢因为缺血导致组织缺氧，引起一系列的症状。高压氧治疗可以提高血氧分压，增加血氧张力及血氧弥散程度，从而达到改善组织缺氧的目的。每日治疗1次，每次3~4小时，10次为1个疗程。间隔5~7天后，再进行第2个疗程，一般可治疗2~3个疗程。

需要特别注意的是，药物治疗主要适用于早、中期病人，高压氧治疗可缓解症状，使皮温升高，溃疡缩小，有一定的近期疗效。另外，尚可采用介入治疗、血管内皮生长因子（VEGF）基因治疗。若发生肢端坏死严重者需考虑手术治疗。

【特色疗法述评】

1. 目前，对闭塞性脉管炎的治疗主要以西药为主，通常选用扩张血管药物、抗血小板药物、抗凝剂等，这些药物通过不同的作用机制可达到改善血流，增加患肢血流量，缓解临床症状。但上述药物主要适用于早中期病人，有一定近期疗效，远期疗效较差。越来越多的临床观察及研究证明，针对闭塞性脉管炎患者，在服用西药的同时，结合中医辨证论治理论，加用中药治疗，可起到相辅相成的功效。

2. 中医理论认为，脱疽的发生主要与肝脾肾亏虚相关，加之寒邪侵袭，致气血凝滞，瘀血乃生，痹阻经脉，不通则痛。瘀血贯穿于整个脱疽的发病过程。这与西医学的血栓形成，使血管发生缺血性损害的理论相一致。故临床中，以中医辨证论治为指导，结合患者具体症状，或温阳散寒，或清热利湿，或清热养阴，或益气养血，兼活血化瘀，效果斐然，尤其在脱疽的急性发作期，疗效优于西药。

3. 鉴于中草药在治疗脱疽方面的显著疗效，近年来对中药组方及单味中草药进行了较多的研究。如丹参，其主要成分为丹参酮，能扩张周围血管，降低血液黏度，改善微循环及血液循环，并有消炎镇痛的作用。其他药物如毛冬青、土鳖虫、桃仁、红花、土鳖虫、水蛭、虻虫、穿山甲、地龙、露蜂房、蕲蛇等均具有改善微循环，促进血液流通的功效。故临床中，在辨证论治的基础上，组方时加味上述药物可起到事半功倍的效果。

4. 大量的临床和实验研究证明，针灸、中药熏洗、穴位注射疗法治疗闭塞性脉管炎有着显著疗效，这些治疗方法具有改善血液循环，促进患侧肢体血流的功效。故临床中，以中药外治佐内服的治疗方法可起到西药不可比拟的功效。

5. 闭塞性脉管炎是疑难杂症，急性发作时可给患者带来巨大的身心痛苦，病久可发生坏疽，致肢体截肢，严重影响患者生活质量。对于本病的研究，现在越来越倾向于中西医结合层次，亦取得了一定的进展，但还尚需投入更大的研究工作，研制出疗效卓越的药物，更好地服务于患者，改善其生活质量。

【主要参考文献】

1. 李曰庆. 中医外科学［M］. 北京：中国中医药出版社，2008：293-296.

2. 陶晓华. 风湿病［M］. 北京：人民卫生出版社，2008：179-197.

3. 杨牟，勇俊. 下肢缺血性疾病的诊治［J］. 中国临床医生，2010，38（1）：27-30.

4. 娄玉钤. 风湿病诊断治疗学［M］. 郑州：郑州大学出版社，2003：166-180.

5. 廖素明. 辨证治疗血栓闭塞性脉管炎200例［J］. 实用中医内科杂志，2004，18（4）：305.

6. 高小明. 中医药治疗脱疽研究进展［J］. 实用中医内科杂志，2010，24（1）：43-44.

7. 葛孝培. 中医治疗血栓闭塞性脉管炎体会［J］. 现代中西医结合杂志，2010，19（24）：3088.

8. 朱良春. 朱良春虫类药的应用［M］. 北京：人民卫生出版社，2012：51-240.

9. 唐国联. 中医治疗血栓闭塞性脉管炎临床体会［J］. 医药前沿，2012，2（25）：328-329.

10. 李志铭. 李志铭经验妙方［M］. 深圳：海天出版社，2013：119-127.

（邱　侠　王　辉）

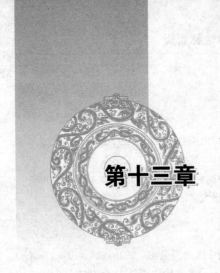

第十三章 纤维肌痛综合征

纤维肌痛综合征是一种非关节性风湿病，其原因不明，临床表现以弥漫性的肌肉骨骼系统疼痛、僵硬为特点，发作时间持续 3 个月以上，伴有疲劳、焦虑、晨僵、睡眠障碍、头痛、心理障碍等非特异性症状，关节部位酸胀麻痛，在多处特定关节部位可出现明显压痛。根据美国风湿病协会资料，显示纤维肌痛综合征是最常见的风湿病之一，此病约占美国风湿病门诊的 20%。此病在人群中的患病率为 2%，女性略高，约 3.4%，男性患者约为 0.5%，发病年龄为 25～45 岁。欧洲的流行病学研究显示此病的较高发病率，丹麦和芬兰为 0.66%～0.75%，德国 1.9%。我国尚无针对该病的流行病学调查资料。

中医学无相关的病名，类似的临床症状描述散见于中医文献古籍。《医学正传·卷五》："因气虚而风寒湿三气乘之，故周身掣痛麻木并作者，古方谓之周痹。"《中藏经》中说："气痹者，愁思喜怒过多，则所结于上。"根据以上记载，中医学文献中与纤维肌痛综合征临床症状类似的有痹证中的"周痹""气痹"等。

【病因病机】

一、中 医

本病以素体虚弱，肝气郁结，脾失健运，气血不足，腠理不固为内因，外因为风寒湿三邪乘虚而入，痹阻脉络、肌腠，使血行受阻，致使气血不能周流全身，不通则痛故而发病。

1. 肝气郁结 《素问·六节藏象论》曰："肝者，罢极之本"，肝主体力，疲劳的表现多与肝气有关。本病多与平素劳累过度，精神紧张有关。病患素体虚弱，正气不固，腠理不密，风湿寒气等外邪滞留经络，久而病入肌表关节，加之七情所伤，肝气郁滞，全身气机不畅，则气血郁阻不行，不能濡养肌肤腠理而作痛；肝失条达，可见精神抑郁，心烦失眠，疲劳不耐劳作；若肝郁乘脾，脾脏运化功能失职，久之而成脾虚之证，脾虚中气不足，失去升清推动之力，则可见食欲不振，腹痛即泻、泻后痛减等胃肠道症状。

2. 气血两虚　以女性多见，主要与女性生理特点有关。女子以血为本，经、孕、胎、产均可造成阴血亏虚，冲任督带气血不足，外邪趁虚而入，壅滞经络，不通则痛而发病。此外，脾虚失健运，气血生化乏源，气血不足导致营卫失调，腠理卫外不固，风寒湿三邪乘虚而入，发为本病。

3. 风寒湿邪　在《黄帝内经》记载，"风寒湿三气杂至，合而为痹也"，"所谓痹者，各以其时，重感于风寒湿之气也"，可见风寒湿邪杂合而至，侵袭人体是痹证发病基础，根据三气在发病过程中轻重不同，"风气胜者为行痹"，"寒气盛者为痛痹"，"湿气盛者为着痹也"。病患素体虚弱，营卫不足，腠理不固，风寒湿三气杂合而至，侵犯肌表，阻闭气血，致使脉络不通，周身疼痛。

二、西　医

本病的发病机制尚不清楚，文献报道与睡眠障碍、神经递质分泌异常及免疫紊乱有关。

1. 睡眠障碍　60%～90%的睡眠障碍患者出现纤维肌痛综合征，主要表现为睡眠易醒、多梦、晨起精神不振、疲乏、全身疼痛和晨僵。其他影响睡眠的因素如精神紧张、噪音均可加重纤维肌痛综合征症状。

2. 神经递质分泌异常　据文献报道 5-HT 和 P 物质等神经递质在本病的发病中起重要作用。

3. 免疫紊乱　纤维肌痛综合征 IL-2 水平升高，有报道接受 IL-2 治疗的肿瘤患者可能会出现纤维肌痛综合征样症状，产生广泛的疼痛、睡眠障碍、晨僵及出现压痛点等类似症状。另外发现 α-干扰素应用可引起疲劳乏力。上述情况提示免疫调节紊乱、体内细胞因子水平异常等可能与纤维肌痛综合征的发生有关。

【临床表现】

一、症　状

1. 主要症状　纤维肌痛综合征的主要特征是身体存在广泛性的疼痛和

压痛。发病较为隐匿，通常在外伤、激烈运动、劳损后出现，疼痛常初发于某一部位，特别是颈和肩，此后逐渐扩散至全身的其他部位。以颈、腰、肩和骨盆处多见，多常呈对称性。患者可感受到病患关节和肌肉及其周围出现持续性、进行性的疼痛，活动后加重，休息亦不能缓解。患者还出现晨僵，通常需要超过1小时的活动才能逐渐缓解，久坐也感到僵硬，其僵硬症状主要累及躯干关节（颈部、脊柱、肩和髋部），这点可以与类风湿关节炎的外周关节僵硬相鉴别。另一个症状为广泛存在的压痛点，呈弥漫性，患者自觉这些压痛存在于肌肉、关节、神经和骨骼等多部位，往往呈对称性分布。

2. 常见症状　疲劳是主要的常见症状，大约90%的患者有此症状。此外睡眠障碍、慢性下腰痛、肠易激综合征、情感障碍、颞颌关节疼痛、阵发性焦虑、慢性紧张性疼痛和偏头痛、雷诺现象都可能在病变过程出现，不少患者还有短期记忆缺失，少数患者可以出现低热。此外，眩晕、对寒冷的耐受性差和无特征的"过敏"症状，对多种化学物质和食物过敏、心悸、呼吸困难也是常见症状。

3. 其他症状　临床上还观察到许多纤维肌痛综合征患者除有上述症状外，自述有关节肿胀，但却找不到无客观体征显示病患部位关节肿胀、发红、皮温升高、关节畸形或活动受限等。不少病例还出现认知障碍和情感异常。国外文献报道，多种风湿性疾病可以合并纤维肌痛综合征，如系统性红斑狼疮、类风湿关节炎、强直性脊柱炎、骨关节炎和干燥综合征等。我国的相关研究显示，强直性脊柱炎患者合并纤维肌痛综合征多见，以与国外报道的系统性红斑狼疮和类风湿关节炎并发纤维肌痛综合征情况相异。当患有上述风湿病的患者在原发疾病控制很好的情况下，出现用原发病无法解释的全身肌肉疼痛时，可以考虑是否合并纤维肌痛综合征。

二、体　征

纤维肌痛综合征的可靠体征就是对称性分布的压痛点，主要位于肌肉、骨突起和韧带附着点等位置。

【辅助检查】

纤维肌痛综合征患者的实验室检查几乎完全正常，但部分患者可以出现轻度贫血、红细胞沉降率轻度升高和甲状腺功能异常；近10%的纤维肌痛综合征患者可以出现抗核抗体阳性，但并没有系统性风湿病的其他临床表现。有报道纤维肌痛综合征患者IL-1水平增高，自然杀伤细胞及血清素活性减低，脑脊液中 P 物质浓度升高，约 1/3 患者有雷诺现象，在这一组患者中可有抗核抗体阳性、C3 水平减低。影像学检查通常是正常的。

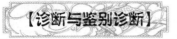

一、诊　断　标　准

美国 ACR1990 年制定的分类标准如下。

1. 持续 3 个月以上的全身性疼痛，包括分布在躯体的左右两侧、腰的上下部以及中轴骨骼（颈椎或前胸或胸椎或下背部）等部位同时疼痛。

2. 当使用拇指按压（应用拇指平稳地压在压痛点部位，恒定压力几秒钟，所用的力应使检查者拇指指甲变白，按压力约 4kg/cm^2）18 个压痛点中至少有 11 个疼痛。这 18 个（9 对）压痛点部位分别是：枕骨下方肌肉附着点两侧、斜方肌上缘中点、第 5～7 颈椎横突间隙的前面、冈上肌起始部，肩胛棘上方近内侧缘、两侧肱骨外上髁远端 2cm 处、第 2 肋骨与软骨交界处的外上缘、臀部外上象限臀肌前皱襞处的两侧、大粗隆后方（大转子后 2cm）、膝内侧脂肪垫关节褶皱线的近侧（膝内侧鹅状滑囊区）。

同时满足上述两个条件者，可诊断为纤维肌痛综合征。检查上述部位的压痛点是纤维肌痛综合征与正常人或其他原因引起疼痛的患者相鉴别的有效方法，该项诊断标准的特异性和敏感性均达到 80%，不需要排除标准。

二、鉴　别　诊　断

1. 西医　许多炎症性疾病会出现与纤维肌痛综合征类似的症状。系统性红斑狼疮、类风湿关节炎、风湿性多肌痛和多肌炎都可能会出现疼痛、疲劳和全身乏力，根据其他症状及实验室检查可资鉴别；本病还应与风湿性多肌痛、精神性风湿痛、慢性疲劳综合征、肌筋膜痛综合征、椎间盘病变、外伤、内脏痛、头痛、抑郁症等疾病相鉴别。

2. 中医　主要是与骨痹、痛痹、郁证等疾病相鉴别。

（1）骨痹：两者均有身痛、乏力、局部压痛等症状。但骨痹病位在肢体关节，以关节肿胀、屈身不利、畸形为主要临床表现，而本病并非局限肢体关节，多为周身疼痛，无明显肿胀，以僵硬压痛为主要特点。

（2）痛痹：两者均有关节疼痛。痛痹以寒邪入侵为主，疼痛明显，遇寒加重，得热则减，伴有寒证表现，而本病以气郁不舒、气血不足证多见，疲劳、精神紧张、抑郁时肢节疼痛时加重，伴有不寐、头痛等症。

（3）郁证：郁证与本病病机均为肝气郁滞，常见疲劳、精神抑郁、失眠、胸闷胁痛等肝气郁滞的表现，但郁证常见胸胁部位痞满疼痛，而本病则表现为周身疼痛，晨僵。

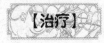【治疗】

一、一般措施

因病程长久、病情易反复、故患者应增强战胜疾病的信心，保持心情愉快，适当休息，睡眠充足，避免精神紧张及过度疲劳。

1. 加强营养，饮食有节，咸淡适宜。
2. 进行室内外体育锻炼，增加体力，渐使肌肉丰满。
3. 预防感冒，室内保持适宜的温度和湿度，避免风寒湿及燥热之邪的侵袭，避免汗出当风。

二、中医治疗

纤维肌痛综合征是因禀赋素虚，阴阳失调，气血不足，营卫不和，或者肝郁脾虚，以致风寒湿热之邪乘虚内侵，造成广泛性肌肉骨骼疼痛、僵硬为主要特征的疾病。疾病进程缓慢，初期病邪多留于肌表，阻于经络，气血运行不畅，不通则痛，故见全身多处肌肉触压痛、僵硬等症状。肝肾亏虚，脾失健运，气血生化乏源，气血不足则营卫失调，腠理不固，卫外不密，里虚复感外邪，病程迁延难愈，日久则五脏气机紊乱，脏腑经络功能失调，因而证候错综复杂。

（一）辨证论治

1. 寒湿痹阻

主症：肌肉骨骼酸胀疼痛、躯干僵硬，四肢痿弱无力，遇寒则四肢末端发凉发白，麻痛，舌质淡苔白腻，或舌有齿痕，脉沉细或濡缓。

治法：散寒除湿，解肌通络。

方药：独活寄生汤加减。独活 9g，桑寄生、秦艽、川芎、当归、芍药、防风、细辛、干地黄、肉桂心、茯苓、杜仲、牛膝、党参、甘草各 6g。关节痛甚者，加威灵仙 15g，青风藤 9g；皮肤晦黯者，加丹参 12g；舌苔厚腻湿盛者，加薏苡仁 30g，苍术 9g；大便溏泄者，加莲子肉 10g。

2. 湿热阻络

主症：肌肉骨骼疼痛，四肢重着，抬举乏力，身热不明显，汗出黏滞，食欲不振，胸脘痞闷，倦怠嗜睡，舌红苔白腻或黄腻，脉濡数或滑数。

治法：清热除湿，解肌通络。

方药：当归拈痛汤加减。当归、防风、猪苓、泽泻、黄芩、知母各9g，羌活、茵陈、炙甘草各15g，升麻、葛根、苍术、苦参、党参各6g，白术4.5g。久痛大痛，加附子（先煎）10g；腰痛者，加续断，桑寄生各24g；口渴，加天花粉30g，麦冬15g；失眠，加五味子12g，夜交藤30g；疲劳乏力，加黄芪30g；痰黏不易咯出，加半夏、胆南星各9g；舌体暗红加川芎10g，丹参15g。

3. 气血两虚

主症：全身肌肉骨骼酸软，疼痛，面色苍白或萎黄，皮肤干燥，甚则脱屑，形体消瘦，自汗，四肢乏力，头昏，气短，舌淡苔薄白，脉沉细无力。

治法：益气养血，佐以通络。

方药：黄芪桂枝五物汤加减。黄芪、桂枝、芍药各9g，生姜18g，大枣4枚。肌肤麻木者，加丝瓜络10g，肌肉瘦削明显者，加山药15g；纳差，加炒山楂、炒麦芽各15g；头晕目眩者，加柴胡、升麻各6g。

4. 脾肾阳虚

主症：肌肉骨骼疼痛、酸软无力，四肢倦怠，手足麻木不仁，面色萎黄或㿠白，身体消瘦疲乏，腹部胀闷，头发稀疏，畏寒肢冷，舌淡苔白，脉沉或弱。

治法：温补脾肾，益气养血通络。

方药：右归丸加减。熟地黄25g，山药、杜仲、菟丝子、鹿角胶各12g，山茱萸、枸杞子、杜仲、当归各9g，制附子（先煎）、肉桂各6g。皮肤颜色暗滞，或舌暗有瘀斑者，加赤芍、丹参各15g；纳差者，加山楂15g；关节痛甚者，加威灵仙15g，青风藤10g，腹胀甚者，加厚朴、木香各10g。

5. 肝气郁结

主症：肌肉骨骼疼痛，每遇情志不畅或经前症状加重，头胀痛，急躁易怒，眠差多梦，疲乏无力，腹痛腹泻，舌质红，苔薄黄。脉弦细。

治法：疏肝解郁，理气止痛。

方药：逍遥散加减。柴胡、当归、茯苓、白术、白芍各9g，炙甘草4.5g。食滞腹胀者，加神曲12g，山楂15g；女子月事不行，或胸胁胀痛不移，加丹参、桃仁、红花各9g；嗳气频频，可加旋覆花、代赭石各15g。

（二）特色专方

1. 身痛逐瘀汤　由制香附、延胡索各20g，川楝子、栀子、川芎、苍术、神曲各15g，丹参、炒枣仁、夜交藤、合欢皮各30g，白芍50g，炙甘草10g等组成。本方具有条达肝气，理气止痛的功效。日1剂，水煎服，可连续服用7～14日。

2. 肾着汤　由续断、杜仲、白芍、干姜、白术、茯苓、甘草、鸡血藤、当归、威灵仙各 10g 等组成。本方具有温经活血、强筋健骨的功效。汤剂，日 1 剂，水煎服，2 周为 1 个疗程。

3. **疏郁通络汤** 由柴胡、酸枣仁各 12g，广郁金、白芍、远志、茯神、虎杖、石菖蒲各 15g，青龙齿、牡蛎各 30g，刘寄奴 20g 等组成。本方疏肝理气，缓急止痛，主治肝郁脾虚型纤维肌痛综合征。日 1 剂，水煎服，可连续服用 7～14 日。

4. **养心葛根汤** 由柏子仁、酸枣仁、茯苓、炙甘草、五味子、当归各 10g，葛根、白芍各 30g，桂枝 20g，干姜 3g，细辛 6g，大枣 7 枚等组成。本方养心缓急，解肌止痛。本病之心气阴亏虚，肌肉关节疼痛者尤为适用。每日 1 剂，水煎取汁，分 2 次服用。

5. **柴胡独活汤** 由柴胡 6g，苍术 15g，防风、独活、川芎、青皮各 10g，炙甘草、制川乌、制草乌、细辛各 3g 等组成。主治本病腰痛如锥刺皮中者。每日 1 剂，水煎取汁，分 2 次服用。

6. **黄芪桂枝酒** 由生黄芪、三七各 50g，桂枝、红花、人参各 20g，枸杞子、女贞子各 30g，砂仁 6g 等组成。此方以益气养血、补血活血为功用，可用于本病气血两虚型。上方加低度高粱酒 2500g，浸 2 周，滤去渣，加冰糖 100g，每次饮用 20～30g，每日 1～2 次。

7. **丹栀逍遥汤** 由丹皮、栀子、柴胡、当归、白芍、白术、香附、川芎、甘草各 10g，茯苓 15g，薄荷 9g，生姜 5 片等组成。全方养血健脾，疏肝清热，适用于肝郁血虚，内有郁热证。每日 1 剂，水煎取汁，分 2 次服。全身窜痛者，加羌活、防风、秦艽；伴湿象者，加生薏苡仁、苍术。

（三）中药成药

1. **白芍总苷胶囊** 即帕夫林，能调节患者免疫功能。每次 0.3～0.6g，每日 3 次，口服，3 个月为 1 个疗程。主要不良反应是大便溏泄。

2. **正清风痛宁缓释片** 功效祛风除湿、活血通络，适用于症见肌肉酸痛、关节肿胀、疼痛、屈伸不利、麻木、僵硬等。每次 20mg，每日 2 次，口服。主要不良反应为皮肤潮红、灼热、瘙痒。

3. **伸筋活络丸** 由制马钱子、制川乌、当归、川牛膝、续断、木瓜、杜仲、全虫等组成，舒筋活络、祛风除湿、温经止痛。用于风寒湿痹、半身不遂、手足麻木等症。每晚 2g，晚饭后温开水冲服。服药后应卧床休息 6～8 小时。

4. **风湿痹康胶囊** 由土茯苓、穿山龙、青风藤、蜈蚣、全蝎、穿山甲、马钱子粉等组成。祛风除湿、温经散寒、通络止痛。用于属寒湿阻络证者，症见：关节冷痛、沉重，屈伸不利，局部畏寒，皮色不红。每次 2 粒，每日 3 次，口服。

5. 逍遥丸　由柴胡、当归、白芍、炒白术、茯苓、炙甘草、薄荷等组成。疏肝健脾，养血止痛。用于肝气郁结证者，症见：肌肉骨骼疼痛，遇情志不畅时加重，易怒、眠差、疲乏。每次 9g，每日 2 次。

（四）针灸疗法

1. 毫针法

（1）取穴：肾俞、关元、膈俞、血海、足三里、太冲、阴陵泉、大椎、曲池、阿是穴。

（2）操作：常规消毒，毫针泻法或平补平泻手法，每日 1 次，留针20～30 分钟，1 周为 1 个疗程，一般 3～4 疗程。

2. 温针法

（1）取穴：痛痹取足太阳膀胱经、任脉经腧穴为主，肾俞、关元、阿是穴；着痹取足三阳经、足太阴脾经腧穴为主，足三里、阴陵泉、三阴交、脾俞、阿是穴。

（2）操作：穴位局部常规消毒，用毫针按常规方法刺入穴位，得气后取长约 0.5 寸艾条插入针柄上灸之，灸 2～3 壮，每次取 2～3 个穴位交替灸之。每日 1 次，留针 20～30 分钟，1 周为 1 个疗程，一般 2～4 疗程。

3. 电针法

（1）取穴：肩部取肩髃、肩髎、肩贞，肘部取尺泽、曲池、手三里、天井，腕部取阳池、列缺、支沟、腕骨，手指取合谷、后溪，腰背部取身柱、肾俞、委中、昆仑，股部取环跳、秩边、居髎，膝部取内外膝眼、足三里、阳陵泉透阴陵泉，踝部取解溪、太溪、昆仑，足部取申脉、公孙、太冲。

（2）操作：背部穴用 1.5～2 寸毫针向背部正中方向斜刺 0.5～1 寸，提插捻转得气；以上穴位用 1.5～2 寸毫针直刺 0.5～1 寸提插捻转得气后，选3～5 组接电针仪，连续波，舒适量，频率宜快，每秒 10 次左右。留针 30分钟，同时辅以 TDP 照射。

4. 透刺法

（1）取穴：昆仑透太溪（直透法）、合谷透鱼际（斜透法）、阳陵泉透阴陵泉（直透法）、条口透承山（斜刺法）、内关透外关（直刺法）。

（2）操作：令患者取合适体位，将穴位常规消毒。针具采用不锈钢一次性管针，用 1～2 寸毫针针刺诸穴。每次留针 20～30 分钟，留针期间行针3 次。前 3 周每周 2 次，3 周后每周 1 次，6 周为 1 个疗程，疗程间隔 7 天。

（五）其他特色疗法

1. 穴位埋线法

（1）取穴：风寒侵络型取风池、风府、大椎、膈俞、血海、阿是穴；湿热痹阻型取足三里、肩井、天宗、秉风、肩外俞、后溪、支沟、阿是穴；

气血瘀滞型取天柱、百劳、曲垣、血海、天宗、膈俞、阿是穴。

（2）操作：在距离穴位两侧 1～2cm 处，用龙胆紫作进出针点的标记。皮肤消毒后，在标记处用 0.5%～1% 盐酸普鲁卡因皮内麻醉，用持针器夹住带羊肠线的皮肤缝合针，从一侧局麻点刺入，穿过穴位下方的皮下组织或肌层，从对侧局麻点穿出，捏起两针孔之间的皮紧贴皮肤剪断两端线头，放松皮肤，轻轻揉按局部，使肠线完全埋入皮下组织内，敷盖纱布 3～5 天，每次可用 1～3 个穴位，一般 20～30 天埋线 1 次。

2. 小针刀疗法

（1）定位：患者俯卧床上，腹部垫枕。以压之胀痛明显，伴（或不伴）远处放射痛，或扪及皮下有条索状、硬结、板样硬化的痛点作为治疗点。

（2）操作：局部常规消毒，刀口线与脊柱平行，纵行切割疏通腰背浅筋膜，再横行摆动松解。对皮下硬结、条索状物予切开剥离，针刀下有松动感时出针刀。在肋骨表面操作时，针刀不可离开骨面深刺。以上操作均按无菌操作进行。若患者无法耐受小针刀操作时的胀感，可予进针点皮下局部麻醉。每周治疗 1 次，一般治疗 2～4 次。

3. 刺络拔罐法

（1）取穴：华佗夹脊、大椎、大杼、阿是穴等。

（2）操作：患者取俯卧位，穴位按常规消毒，先用消毒后的皮肤针以"一虚一实"中度弹刺手法，沿华佗夹脊、大椎、大杼、阿是穴循经叩刺，叩至皮肤局部潮红充血，然后运用闪火叩罐法 45 只，留罐 10～15 分钟，起罐后用酒精棉球擦干出血，以防感染。隔日 1 次，7 次为 1 个疗程，疗程间休息 3 天，依据病情再行第 2 个疗程。

4. 穴位注射法　采用当归、防风、威灵仙等注射液，注射于肩、肘、髋、膝部穴位，每穴 0.5～1ml，注意勿注入关节腔内。每隔 1～3 天注射 1 次，10 次为 1 个疗程。每次取穴不宜过多，如为多发性关节病变，可选取重点部位注射，以后轮换进行。

5. 火针法

（1）定位：术者用拇指按揉法，循足太阳经、足少阳经、足阳明经进行全线查找，重点查第三腰椎横突点、腰方肌、髂肌、棘肌、臀大肌、臀中肌、梨状肌、髂胫束等，若触及条索样、小颗粒状结节，按压疼痛异常敏感即可定为筋结病灶点。

（2）操作：确定筋结病灶点后，医者以左手拇指尖按压固定上述病灶点，右手持 5 号火针置于酒精灯上烧红，快速刺入病灶点，当出现酸、麻、胀、痛或向四周放射后即可出针，对病灶较大者可采用"一孔多针"法。然后用不同型号的玻璃罐，在病灶火针针孔施闪火拔罐术，留罐 10 分钟。

隔天施治1次，1周为1个疗程。

6. 刮痧法

（1）定位：督脉、膀胱经两侧线及华佗夹脊穴。

（2）操作：以水牛角刮痧板和润滑油为工具，先刮拭背部，其次胸部。刮拭背部时先刮督脉，其次膀胱经两侧线及华佗夹脊穴。刮拭顺序为由上至下，由内至外。刮力由轻至重，直至出痧，再轻刮结束。刮后饮一杯温开水，休息半小时即可。每5~7天刮拭1次，以皮肤上痧退（即痧斑完全消失），刮拭部位的皮肤无痛感为准。7次为1个疗程。

7. 走罐法

（1）取穴：取背腰部足太阳膀胱经及其腧穴、夹脊穴以及阿是穴。

（2）操作：嘱患者俯卧，充分暴露背腰部，常规消毒后，自上而下涂一层润滑油。根据病人体型选择大小适中，罐口光滑的玻璃火罐，用闪火法拔于背部（注意罐内负压不宜过大，否则火罐移动困难）。将火罐沿双侧膀胱经走行，自上而下，再自下而上来回推动。至皮肤出现潮红或红紫为度，然后将火罐在阿是穴处重点旋转走罐，最后停罐于阿是穴，5分钟后取下。注意走罐时罐口始终与皮肤平行接触，用力要均匀适中，速度要缓慢。

8. 艾灸法

（1）取穴：阿是穴。

（2）操作：施灸时将艾条的一端点燃，对准应灸的腧穴部位，距离皮肤2~3cm，进行回旋温和灸，使局部有温热感而无灼痛为宜，一般每处灸10~15分钟，至皮肤出现红晕为度，每日1次，7次为1个疗程。

9. 推拿疗法

（1）按压搓推法：根据患处的范围大小，术者可用拇指腹或手掌的大、小鱼际着力于治疗部位，垂直向下按压患处约1秒钟，再放松1秒钟，按压力量初时轻，后适当逐渐加力；操作5分钟后再在患处皮肤上来回搓，回搓时应轻而不浮，重而不滞，方向应与该肌肉纤维走向呈垂直，直到局部皮肤有热感时操作力量可适当减轻，频率可减慢；5分钟后再力量均匀地、向心性方向推压患处，但在离心方向后退时注意不要用力，时间为5分钟。以上操作必要时可重复1~2次。最后术者用空心拳或掌有节奏地轻击患者及周围。每日1次，2~3周为1个疗程。

（2）益络理筋法：患者俯卧，自然放松。术者立于患侧或健侧，先用擦法在腰背部做来回操作2~3分钟；次用拇指或食指揉心俞、肺俞、脾俞、胃俞、膏肓、天宗等穴；再用掌根自项部脊柱一侧或两侧自上而下进行回旋按揉、推压20次左右，力量要均匀，以患者可以忍受为度；最后用指端由外向内，由轻到重，由浅入深弹拨肌痉挛所产生的条索状结节4~6分钟。

以上手法反复操作 20～25 分钟，隔日 1 次，10 次为 1 个疗程。

（3）理挛松筋法：①体位：患病在肩背取端坐位，在腰背或腰骶部则取俯卧位。②介质：正红花油。③拿法：单手拿捏自风池向下，至肩井改用双手拿捏。腰背部自疼痛部位起单手拿捏两侧膀胱经，肥胖者可双手拿之，反复操作至局部皮肤发红发热。④揉法并点按法：以掌根揉为主，手法宜持久、柔和，点按以肩井、天宗、巨骨、风池、肾俞、膀胱俞、关元俞、阿是穴为主，手法应短促有力且富弹性。⑤擦法：以掌根自上而下在病变部位快速单向移动，反复摩擦数次，勿损伤皮肤。⑥弹拨法：沿肌纤维走向横行弹拨数次，有结节或压痛明显处重点弹拨。⑦擦法：以小鱼际、第四五掌骨背面着力于病变部位，带动腕关节做均匀连续擦动。以叩击手法结束，切脊、拳叩、掌叩法均可。每次 30～40 分钟，每日 1 次，10 天为 1 个疗程。

三、西药常规治疗

纤维肌痛综合征是一个特发性疾病，发病机制尚不确切，因此对它的治疗方法不多。目前的治疗主要致力于缓解疼痛，改善睡眠、增加肌肉血流量，但无法根治。治疗多采用综合疗法，包括宣教、药物、心理和认知行为治疗以及针对并存综合征的治疗，而疗效主要根据治疗前后压痛点数目及症状的变化而判定。

1. 患者教育　一旦明确诊断纤维肌痛综合征，治疗的第一步就是教育患者了解疾病知识，这一点非常重要，包括疾病的一系列症状，让其相信自己的病症确实存在，而且可以得到有效治疗，不会恶化、残废或致命。同时也应该告知患者纤维肌痛综合征是一种需要积极治疗的疾病，即使经过治疗，大多数患者还会有轻度的疼痛和乏力。此外，为了鼓励患者尽可能接受各方面的治疗，可向患者提供有关本病的教育材料，消除错误的观点和消极的态度。

2. 药物治疗　①已证明单用非甾体抗炎药和小剂量激素的疗效不明显，应该尽量避免大剂量使用激素治疗，即使短期可缓解，有可能出现"反跳"，使病情加重。但和中枢神经系统药物联合有协同作用。②多数作者报告三环类抗抑郁药阿米替林和胺苯环庚烯能够有效治疗本病。

3. 非药物治疗　包括心血管适应训练、增强肌肉力量、理疗、生物反馈治疗、认知行为治疗和压痛点局部注射。

【特色疗法述评】

1. 目前为止，纤维肌痛综合征的病因发病机制尚未完全阐明，治疗亦没有明确的指南，药物治疗主要是抗抑郁药、肌松药、抗惊厥药等。中枢性止痛药物如曲马多的止痛作用确切，但存在不良反应多，停药后复发率高等缺点。认知行为疗法、柔性训练、需氧运动、强化肌肉水池内运动等非药物治疗都被证实能改善疼痛症状。

2. 本病中医药近年来治疗取得了较好的疗效，关于中医药的研究也颇丰，主要涉及中医病因病机、中医方药、针灸疗法、推拿疗法及其他综合疗法。在整体治疗、副作用的控制上要优于单纯西药治疗，根据辨证的不同用药有所区别，总体上以祛风散寒除湿，舒筋活络，活血行气，疏肝理气为要；中药单体提取物的研究也有很好的应用前景。在中药治疗方面，根据中医理论，该病多因肝脾肾亏虚于内，风寒湿邪侵袭于外；或由情志不舒，肝气郁滞；或由肝失调和，筋脉痹阻，筋脉失养，气血运行不畅为其病机，据此可用的中药有：祛风湿药、理气药、平肝息风药、活血化瘀药、活血止痛药、补阴药、补血药等。常用方剂有：血府逐瘀汤、身痛逐瘀汤、柴胡桂枝汤、柴胡疏肝散等，以理气活血散寒通络止痛为主。近期有运用用养心汤合葛根汤加减、越鞠丸及身痛逐瘀汤加减、中成药正清风痛宁等治疗纤维肌痛综合征中医文献报道，均取得良好的疗效。

3. 针灸推拿治疗的临床报道比较多，是目前该病中医治疗的主要手段。不同针灸处方结合其他疗法，其中辨证取穴法电针治疗或者针罐结合等治疗方法体现了中医的特色，取得了很好的临床疗效。针灸疗效确切，复发率低，安全可靠，无副作用，是为当前提倡的疗法。传统针法上，不管是哪种针灸方式均能改善患者的生活质量，但辨证取穴要优于针刺激发点的疗效。目前针灸临床研究有以下几种观点：俞募配穴法要优于传统取穴法；以背俞穴为主，强调辨证分型，同时也重视阿是穴的应用；背部沿皮透穴法治疗；电针疗法的优势，等等。也有学者采用艾灸疗法和刮痧疗法，也可取得良好的疗效。推拿疗法作为以中医理论为指导的治疗方法有着独特的优势，体现了中医简、便、验、廉的特色。文献报道有：通督推拿手法；理筋手法等，总有效率在77%～97%。

4. 以中医理论为指导，综合运用中药、针灸、推拿、拔罐等方法。综合疗法的应用既弥补了单一疗法的不足，又可提高临床疗效，同时也丰富了治疗手段。中西医结合疗法在治疗过程中可以避免患者因服用抗抑郁药产生的副作用，且增强疗效，同时也能避免因使用单一治疗手段产生耐受影响治疗效果，可以发挥中西医各自的优势，进行良性优势互补。但中医药研究在实验设计上有待于提高，数据的处理不够严谨，且长期疗效不明确。

【主要参考文献】

1. 王承德，沈丕安，胡荫奇. 实用中医风湿病学 [M]. 第 2 版. 北京：人民卫生出版社，2009：827-833.

2. 蒋明，林孝义，朱立平. 中华风湿病学 [M]. 北京：华夏出版社，2004：1547-1558.

3. 徐三文，尹国良，夏腊梅. 中医治疗风湿病 [M]. 北京：科学技术文献出版社，2008：437-456.

4. 吴启富，叶志中. 风湿病中医特色治疗 [M]. 沈阳：辽宁科学技术出版社，2002：70-73.

5. 李红专，马国甫. 纤维肌痛综合征的中医治疗进展 [J]. 甘肃中医学院学报，2012，28（5）：66-68.

6. 杨立强. 纤维肌痛综合征 [J]. 中国全科医学，2006，9（12）：965-967.

（钟　力　黄　华）

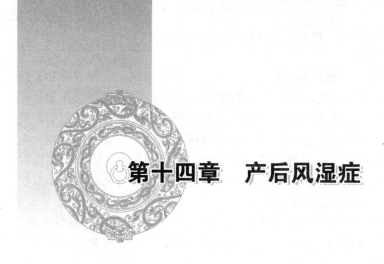

第十四章　产后风湿症

产后风湿症是指妇女在产后百日内，感受风寒湿等邪气出现以肢体关节、肌肉疼痛、麻木、酸沉、怕凉、怕风为主要表现，理化检查正常，而不能按西医风湿性疾病标准明确诊断的一种风湿病。本病发病率较高，产褥期、产后、人工流产及引产后百日内均可出现本病表现，俗称"产后痹""月子病"。但西医无相关病名，多称为"产后风湿症"或"产后风湿病"。

由于西医学对本病认识不足，诊断分类不清，因此治疗用药不能具有肯定性、针对性，疗效不佳，或放弃治疗。中医治疗本病具有自身优势和特点，为西医所不及，中医药治疗本病的研究有更大的空间。

【病因病机】

一、中　医

本病发生的主要原因是正气亏虚，感受外邪，与肝、脾、肾诸脏相关。在产褥期、产后百日内、人工流产及引产后，机体虚弱，脏腑功能低下，气血不足，百节空疏，风寒湿邪乘虚而入，邪阻经络，出现关节、肌肉疼痛、沉重、麻木等症状。在本病的形成和发展过程中，感受外邪为主要病因，正气亏虚为病理基础。

1. 气血亏虚，感受外邪　妇人在妊娠期间，需大量气血孕育胎儿，加之产中失血，必致气血损耗，若失血过多，或难产，或产程过长，或产后恶露不净，则气血再伤。气血虚弱，四肢百骸，肌肉筋脉失于濡养。气虚则卫阳不固，血虚则经络空虚，六淫之邪极易入侵。因正气无力祛邪，邪阻经络即可发为本病。如宋·王怀隐《太平圣惠方》曰："夫产后中风者，由产时伤动血气，气虚，风邪乘虚伤之。"

2. 营卫失和，复感外邪　产后气血未复，阴阳失调，致营卫不和；或卫外阳气不足、营阴外泄而自汗；或阳气郁于肌表，内迫营阴而汗出，耗气伤津，体虚更甚，腠理不密，外邪更易乘虚而入。此时若不慎起居，洗涤过凉，衣被厚薄失宜，睡卧吹风，居住潮湿之地；或夏季室内空调、电扇使用不当，被风、寒、湿邪侵袭，邪气痹阻经络而发病。如《诸病源候论》："堕胎后荣卫损伤，腠理虚疏，未得平复，若起早当风取凉，即着于风……入经络，或痹，或疼痛。"

3. 产后失调，阴阳亏虚　产后气血耗伤，脏腑功能低下，肾气亏虚，脾阳不振，致脾肾阳虚，虚寒内生，更易招致外邪，内外寒相合，凝滞气血而致痹。素体气血不足，加之妊养胞胎气血欠充，调养不慎，阴液亏虚；或情志内伤，化火伤阴，导致肝肾阴虚，筋脉失养，发为本病。如《诸病源候论》曰："肾主腰脚，而妇人以肾系胞。产则劳伤，肾气损动，胞络虚；未平复，而风冷客之，冷气乘腰者，则令腰痛也。"

4. 肝血亏虚，肝郁气滞　肝藏血，主筋，妇人以血为用，产后肝血亏虚，筋脉失养，外邪来乘，皆可诱发本病。肝主疏泄，调达气机，气行血行。产后身体、生活变化较大，易产生心理落差，致情志不畅，肝气郁结，气血瘀滞，瘀阻经络，再感外邪，而发本病。如清·叶桂《叶天士女科医案》曰："产后遍身疼痛，因气血走动，升降失常，留滞于肢节间，筋脉引急或手足拘挛不能屈伸，故遍身肢节疼痛"。冯兆张《冯氏锦囊秘录》曰："产后身痛者，是血虚不能荣也。"在《女科精要·卷三》中曰："……腰中重痛下注两股，痛如锥刺入骨，此血滞经络。"

综上所述，本病病位在肢体关节、肌肉，与脏腑气血关系密切。其主要病理基础为气血不足，脾肾两虚。感受风、寒、湿外邪为主要病因。正虚感邪，邪阻经络，瘀血痹阻，气血不通，肢体失养为病机特点。

二、西　医

西医对本病病因认识不清，一般认为：①分娩后身体虚弱而感冒风寒，如大汗淋漓而未保暖受了风寒、淋雨受湿、所住房屋潮湿阴冷、过早劳累或使用冷水洗衣或过早行房事等；②关节的过度活动，产后关节腔内滑液分泌不良，稍微劳累就会出现手腕发麻之类的症状，多由于产后血液损失过多，或者营养不足，血液循环不畅引起的。

病理改变以关节外围肌肉、肌腱部位血液循环障碍为主，与外感风寒湿、病变局部组织血管痉挛缺血、代谢产物淤积及孕、娩导致的骨质与关节结构变化等因素有关。

【临床表现】

本病主要以全身肌肉关节的疼痛酸困沉重、麻木，怕风怕冷、不耐劳累为主要表现，手接触冷水时疼痛明显，但受累关节和肌肉无红肿，无畸形。

可伴有自汗、盗汗、乏力、气短、心悸、失眠、头痛、头晕、恶风、恶寒、易感冒等；还有感觉关节、肌肉的缝隙中有钻风感，严重者即使在暑热时也需裹以厚被或棉衣才能感觉舒适。常合并焦虑或抑郁，精神过度紧张，使病情加重，甚则影响正常工作和生活。

高龄分娩、难产、剖宫产、多次流产的产妇更易患本病。如果不进行治疗，就有可能持续数月、数年甚至终身。

【辅助检查】

一、实验室检查

血常规一般正常，少数有血红蛋白降低、血小板升高现象。有些患者ESR、CRP 增高。个别患者 RF 阳性。

二、影像学检查

少数患者 X 线显示骨质疏松。

【诊断与鉴别诊断】

一、诊　断　标　准

1. 发病在产后、引产或人工流产百日内。

2. 产后或人流后有感受外邪史。

3. 以肢体、关节、肌肉疼痛、重着、酸楚、麻木，怕风、怕凉为主要表现。查体无阳性体征。

4. 实验室及影像学等检查多无异常。

5. 应用抗风湿药物治疗无法缓解。

6. 除外其他风湿类疾病。

二、鉴 别 诊 断

1. 西医　本病应与产后所诱发的其他西医风湿性疾病相鉴别，如类风湿关节炎、系统性红斑狼疮等。

2. 中医　本病应与寒痹、血痹等疾病相鉴别。

（1）寒痹：两者均可因感受外邪发病，以关节、肌肉疼痛、怕风怕冷为主要表现。但寒痹各年龄阶段均可发病，发病无性别及时间的界定；而本病有明确的性别和发病时间的界定，故不难鉴别。

（2）血痹：两者均可见肢体麻木。但血痹以肌肤麻木不仁为主要表现，多无肢体疼痛或可有轻微疼痛，且发病没有时间界定；而本病以疼痛为主，于产后百日内发病。

【治疗】

一、一 般 措 施

1. 做好病情宣教工作，正确认识本病，及时和坚持治疗，树立战胜疾病的信心。

2. 做到起居有常，随季节和气温的改变增减衣被，切勿汗出当风；注意关节部位的保温，禁用空调和电扇直吹；避免经常用冷水洗浴，避免潮湿。

3. 劳逸适度，可适当运动，如慢走、做操、打拳等，以增强机体抵抗力；经常到户外晒太阳；避免过度劳累、过度活动关节。

4. 保持身心愉悦，避免过度紧张、焦虑、烦躁、抑郁。

5. 食饮有节，配合食疗，营养合理搭配、均衡；避免辛辣生冷的食物，忌贪凉饮冷。

二、中 医 治 疗

（一）辨证论治

1. 气血亏虚，风寒阻络

主症：全身多关节、肌肉游走疼痛，怕凉怕风，头晕乏力，多汗，心悸失眠，唇甲色淡；舌质淡或淡暗，苔薄白，脉弦细或弦浮。

治法：益气养血，祛风散寒通络。

方药：黄芪桂枝五物汤（《金匮要略》）加减。黄芪、丹参、鸡血藤各30g，当归、白芍、羌活、独活、络石藤各20g，桂枝15g，防风12g，生姜

9g，大枣 3 枚。若痛重者，加片姜黄 12g，威灵仙 20g，豨莶草 15g；多汗乏力甚者，重用黄芪 45g；心悸失眠者，加太子参、酸枣仁各 20g。

本证多见于产后初期。产后气血亏耗，脉络空虚，感受外邪，风寒入侵，正虚无力祛邪，外邪留滞肌肉、关节、筋脉之间，痹阻经络，故全身多关节、肌肉疼痛；风邪善行数变，故疼痛部位游走不定；气虚卫外不固，血虚筋脉失养，故怕风怕凉；卫气不充，腠理不密故多汗；血虚失养故头晕乏力，心悸失眠，唇甲色淡。舌质淡红，脉弦，为血虚不甚，气虚为主；舌质淡，脉弦细，为血虚为主；舌质淡暗为血虚有瘀；脉弦浮苔薄白，为邪气浅表之征。本证治疗以扶正为主，兼祛邪，若治疗得当，则可痊愈。

2. 营卫失和，外邪痹阻

主症：肢体关节冷痛、痛无定处，汗出恶风，遇寒加重，得热则舒，或下肢酸胀、重着、肿胀、麻木，纳呆腹胀，便黏不爽；舌淡嫩，苔白，脉细缓。

治法：益气养血，调和营卫，祛风胜湿。

方药：三痹汤（《校注妇人良方》）加减。人参、当归、续断、独活、白芍各 20g，黄芪 30g，生地、牛膝、杜仲、茯苓各 15g，细辛 3g，秦艽、川芎各 12g，肉桂、防风各 9g，生姜、甘草各 6g。若寒盛而痛剧、活动不便者，加制川乌、制草乌各 9g；湿盛而关节及下肢肿胀者，加苍术、猪苓、泽泻各 15g。

本证见于产后初期。妇女产后，气血虚损，腠理不密，营卫不和，卫外不固，风寒湿邪乘虚而侵，痹阻经络故肢体关节冷痛；风为阳邪，善行而数变，故痛处游走不定；外邪入侵，营卫失和故恶风多汗；寒凝经脉，阳气受制而失其温煦之职，则遇冷痛重，得热暂缓；湿客于肌肤、关节，阻遏气血，故肢体、关节重着酸楚，肿胀麻木，湿性趋下，下先受之，故下肢为重；湿邪困脾则纳少腹胀，便黏不爽。舌淡嫩，苔白，脉细缓为营卫失和，外邪痹阻之征。邪在营卫，故当调营卫以固表，防邪深入，治疗得当，预后较好。

3. 脾肾阳虚，寒湿阻络

主症：肢体关节冷痛、重着，形寒肢冷，冷痛以腰膝为甚，溲清长便溏，腰背酸软，神疲困倦，胃脘不适，惧食生冷；舌质淡，苔薄白，脉沉弦或沉细。

治法：温补脾肾，通络止痛。

方药：右归饮（《景岳全书》）加减。鹿角胶、菟丝子各 30g，制附子、肉桂、甘草各 9g，熟地、枸杞子、杜仲、当归、白芍各 20g，千年健 15g，威灵仙 18g，山萸肉 12g。若脾虚怕凉者，加干姜 9g；兼见关节沉重者，加薏苡仁、白术各 20g；关节痛重者，加全蝎 15g。

本证多见于产后痹久不愈者。多为先天不足，或后天失养之人，已有脾肾阳虚，产后气血耗伤，必损及阳气。阳虚则阴寒内盛，稍遇寒湿外邪，易留滞关节肌肉，痹阻气血经络，致关节冷痛；腰为肾之府，肾虚感寒，故腰痛为甚；阳虚温煦功能减弱，故形寒肢冷；脾阳亏虚，清阳不升，气血乏源，肢体失养，精微无以养神，故神疲困倦；胃内阴寒故胃脘不适，怕进生冷饮食；脾运失健，精微物质生成缺少，四肢百骸充养不足，故腰背酸软；肾阳虚衰，不能温养脾土，脾阳不升，水谷下趋，见便溏，气化无力，见溲清长。舌质淡，苔薄白，脉沉弦细为阳虚寒盛之证。本证治疗不可急于求成，阳虚日久，非长期调治不能取效。

4. 肝肾阴虚，筋脉失养

主症：肢体关节酸痛，不怕寒凉，时有筋脉拘急，夜半咽干，口渴喜饮，盗汗失眠，五心烦热，头晕耳鸣，溲赤便干；舌质红，少苔，脉弦细或细数。

治法：补益肝肾，通络止痛。

方药：养阴蠲痹汤（路志正经验方）加减。生地、山药各 30g，山萸肉 15g，枸杞子、豨莶草、白芍、丹参各 20g，赤芍 12g，鸡血藤、露蜂房各 15g。若口干喜饮者，加麦冬 18g，玉竹 15g；上肢关节疼痛者，加片姜黄 12g，桑枝 15g；关节热痛者，加忍冬藤 30g，黄柏 12g；烦躁盗汗者，加浮小麦 30g，生龙牡各 20g；耳鸣甚者，加珍珠母 15g。

本证见于产后痹晚期，久久不愈，肝肾亏者。肾主骨，肝主筋，筋骨赖以肾水、肝血滋养，方能抵御外邪，功能强健。素体虚弱，肝肾阴虚，又产后阴血耗伤过大，筋骨失养，气血未复，过早劳作，再遇外邪内侵，风邪冷气寄于筋脉，痹阻筋络，则关节酸痛，筋脉挛急；阴虚生内热，虚火上扰则头晕耳鸣，五心烦热，失眠；虚火迫津外泄则盗汗；阴虚津少则夜半咽干，口渴喜饮，溲赤便干。舌红少苔，脉弦细为肝肾阴虚之证。本证治疗滋补肝肾为主，同时可配合食疗。

5. 瘀血凝滞，外邪痹阻

主症：肢体关节刺痛，痛处不移，入夜尤甚，怕风怕凉，得热痛不减，遇寒加重，小腹疼痛，恶露不净，口渴不欲饮；舌质暗有瘀点、瘀斑，苔薄白，脉细涩或沉涩。

治法：活血化瘀，行气止痛。

方药：身痛逐瘀汤（《医林改错》）加减。桃仁、红花、桂枝各 12g，川芎、防风、三七各 9g，熟地、当归、豨莶草各 20g，白芍 25g，鸡血藤 30g，延胡索 15g。若疼痛明显者，加全蝎 12g。

本证见于产后恶露不净者。妇女产后，恶露不净，瘀滞体内，瘀血不去，新血不生。血虚血瘀之体，复感外邪，痹阻经脉，致肢体关节疼痛；瘀血阻络，故痛处不移，入寐尤甚；恶露不下或下而不畅，小腹疼痛；风寒邪侵故怕风怕凉，得热虽可驱散风寒之邪，但瘀血仍在，故痛不减；血得热则行，遇寒则凝，故遇寒疼痛加重。舌质紫暗或瘀点，脉细涩均为瘀血之象。本证治疗以活血化瘀为主，但同时兼顾扶正和祛邪。

6. 肾虚肝郁，外邪阻络

主症：全身多关节肌肉疼痛，怕风怕凉，情绪焦虑，自汗盗汗，心烦失眠，腰膝酸软，头晕耳鸣，口苦胁胀，情绪不稳，多愁多虑；舌淡红或淡暗，苔薄白或薄黄，脉弦滑或弦涩。

治法：益肾养血，疏肝解郁，祛邪通络。

方药：柴胡疏肝散（《景岳全书》）合甘麦大枣汤（《金匮要略》）加减。鸡血藤 30g，川牛膝 18g，柴胡、香附各 12g，忍冬藤、川芎各 15g，芍药、当归、桑寄生、桑枝、浮小麦各 20g，枳壳、甘草各 9g。若上半身痛甚者，加延胡索 15g，姜黄 12g；下肢痛甚者，加独活 20g；腰痛甚者，加川断 20g；肝郁化热者，加黄芩 9g，钩藤、郁金各 15g。

本证多见于情志不畅，肝气郁结者。肝属木，主疏泄，肝木赖以肾水滋养而条达。素体肾虚阴亏，产后气血亏耗，阴虚加重，水不涵木，肝失调达则肝气郁结，气血失畅，营卫失和。外感风寒湿邪痹阻经络则关节肌肉疼痛；营卫失和故怕风怕凉，多汗；肝肾阴虚，可见腰膝酸软，盗汗，头晕，耳鸣；肝气郁结则胁胀，郁而化热，郁热上扰则口干口苦，心烦失眠；肝失条达则情绪不稳，多愁善感，喜太息。舌淡红苔薄白，脉弦为肝郁之象，苔薄黄为肝郁化热之证，舌淡暗，脉弦涩有气血瘀滞之证。治疗以疏肝解郁，养血活血为主。

以上方药，水煎服，每日 1 剂；重症每日可连服 2 剂。

（二）特色专方

1. 清热除痹汤（《刘奉五妇科经验》）　由金银藤、桑枝各 30g，青风藤、海风藤、络石藤各 15g，防己、威灵仙、追地风各 9g 等组成。水煎服，日 1 剂。清热祛湿，疏风活络。治产后身疼，关节红肿灼痛。

2. 独活寄生汤加减　由当归、白芍、干地黄、人参各 20g，茯苓、杜仲、桑寄生、牛膝各 15g，川芎 12g，独活、秦艽、防风、桂心、甘草各 10g，细辛 5g 等组成。水煎，每次 100ml，每日 3 次口服，3 个月为 1 个疗程。全方对产后血虚外感证的风湿病，补益与祛邪并用，以补虚不留邪，祛邪不伤正。运用本方治疗本病 48 例，结果临床痊愈 5 例，显效 14 例，有效 21 例，无效 8 例，总有效率 83.33%；各项中医证候评分与治疗前比较有明显改善（$P<0.05$）。现代药理研究表明，独活有镇静、镇痛等作用；秦艽有抗关节炎、镇静和镇痛等作用；防风有明显解热作用，且能明显提高痛阈；牛膝能使周围血管扩张，有止痛作用；川芎对中枢神经系统有镇静作用；党参有强壮、补血和增强机体抵抗力的作用；甘草有抗炎、抗变态反应及镇痛作用；肉桂能增强血液循环、有镇静、镇痛作用；细辛有局部麻醉及镇痛作用。以上各药的药理作用，均与本品的整体作用有一定关系。

3. 大秦艽汤加减　由秦艽、独活、甘草、细辛、羌活、防风各 5g，川芎、白芷各 10g，白芍、生石膏各 12g，当归、白术、熟地黄、白茯苓各15g，黄芩 9g，桑枝 30g 组成。若气虚者，加黄芪、党参；阳虚者，加附子、桂枝；有瘀血者，加丹参、红花；湿胜者，加苍术、防己；无明显内热者，去石膏、黄芩等。水煎，每日 1 剂，分 2 次服。30 天为 1 个疗程。全方补血柔肝养筋，祛风湿而舒筋活络。运用本方治疗产后风湿 46 例，服药 2 个疗程。结果：痊愈 17 例，有效 25 例，无效 4 例，总有效率为 91.3%。

4. 养血通痹汤　由鸡血藤 30g，熟地、地龙、白芍各 15g，当归、鹿角胶（烊化）、炒白术、桂枝、防风、炒白芥子各 10g，黄芪 30～60g，麻黄3～6g，甘草 5g 等组成。若气血两虚而表证不明显者，加熟地 12g，麻黄用量为 3g；阳虚者，上方去当归、炒白术、防风，加附子 6～10g，熟地 10～15g，炒杜仲 10g；风邪偏盛者，加羌活 10g；寒邪偏盛者，加附子、熟地各 10g，细辛 3g；湿邪偏盛者，去黄芪、鹿角胶，麻黄易香薷，白术易苍术，加羌活、独活各 6～10g，薏苡仁 30g，藿香 10g；湿热偏盛者，去鹿角胶、熟地、桂枝、白芍，白术易苍术，加黄芩、佩兰各 10g，薏苡仁 30g，滑石20g；有阴虚者，去黄芪、桂枝、鹿角胶，加枸杞、山药、女贞子、秦艽各15g；恶露不尽者，加姜炭 15g，桃仁 10g。夏季麻黄可改用香薷。水煎服。每剂煎两次共取汁 500ml，分 3 次 1 日服完。全方共收标本兼治之功。用本方治疗产后痹 82 例，结果临床治愈 71 例，显著好转 9 例，无效 2 例；总有效率 97.5%。

5. 补血通痹汤　由当归 10～15g，龙眼肉 20～30g，白芍 15～20g，熟地黄 20g，炙黄芪、狗脊各 15～30g，桂枝 5g，天麻、附子（先煎）各10～20g，甘草 6g 等组成。若偏气虚者，加人参 15g（或党参 20～30g）；肢体不温、畏风寒甚者，黄芪用 30g，附子用 20g；腰膝酸痛甚者，狗脊用30g，加酒牛膝 15g，杜仲 20g；关节疼痛呈游走性者，加白花蛇 20g；头痛、头晕目眩者，天麻用 20g，加全蝎 6g。每天 1 剂，水煎服，连服 20～30剂。补益气血，温阳散寒。用本方治疗产后痹痛 28 例，结果：临床治愈 18例，显效 5 例，有效 3 例，无效 2 例，总有效率为 92.9%。

6. 生化汤加减　由当归、川芎、生地、黄芪、白芷、独活、炮姜、荆芥、防风、甘草、杜仲、桃仁、鸡血藤等组成。若风犯经脉者，加桂枝、生姜、羌活；寒凝经脉者，加附子、艾叶、川椒、肉桂；湿滞经脉者，加茯苓、白术、薏苡仁；瘀阻经脉者，加红花、丹参、益母草。水煎服，日 1 剂，同时饮黄酒，将黄酒温热后服用。每日 3 次，每次 30～50ml；忌食寒凉及蛋、肉等滋腻食物。应用本方治疗本病 50 例，治愈 43 例，好转 5 例，无效 2 例。有效率 96%。

7. 当归四逆汤（《伤寒论》）　由当归、桂枝、芍药各 9g，细辛 1.5g，炙甘草 6g，通草 3g，大枣 8 枚等组成。水煎服，日 1 剂。温经散寒，养血通脉。适于本病阳气不足而又血虚，外受寒邪，手足厥寒，舌淡苔白，脉细软或沉细；寒入经络，腰、股、腿、足疼痛。王氏以加味当归四逆汤治疗产后风湿症 35 例，治愈 32 例，显效 3 例；其中治疗 3 周缓解者 16 例，治疗 4 周缓解者 11 例，治疗 5 周缓解者 5 例。随访 1～5 年，仅 1 例复发。

（三）中药成药

1. 寒湿痹冲剂　由附子、制川乌、生黄芪、桂枝、麻黄、白术、当归、白芍、威灵仙、木瓜、细辛、蜈蚣、炙甘草等组成。祛风散寒，除湿止痛。适于本病寒湿证。冲剂，每袋 10g。口服，每次 1～2 袋，每日 2～3 次，温开水冲服。

2. 八珍丸（《瑞竹堂经验方》）　由党参、白术（炒）、茯苓、甘草、当归、白芍、川芎、熟地黄等组成。口服，大蜜丸，每丸重 9g，每次 1 丸；水蜜丸每次 6g，每日 2 次。忌过劳、寒凉、慎房事。补气益血。适于本病气血两虚者，症见面色萎黄，食欲不振，四肢乏力等。药理研究表明，本品对处于急性失血状态的动物，有促进红细胞再生的作用，且能使血压很快恢复正常，并维持一定的时间。

3. 当归补血丸（《内外伤辨惑论》）　当归、黄芪。补养气血。用于本病血虚者。口服，大蜜丸，每丸重 9g，每次 1 丸，每日 2 次；水蜜丸，每次 6g，每日 2～3 次，空腹温开水送服。现代药理研究表明，本方汤剂及丸剂具有抗损伤，提高机体免疫和造血功能，促进蛋白质和核酸代谢，改善血液流变性等作用；对巨噬细胞、B 淋巴细胞、T 淋巴细胞及小鼠红细胞免疫功能有明显的增强作用；并能显著地提高清除免疫复合物的能力。

4. 河车大造丸（《景岳全书》）　由紫河车、熟地黄、天冬、麦冬、杜仲（盐炒）、牛膝（盐炒）、黄柏（盐炒）、龟甲（制）等组成。滋阴清热，补肾益肺。适合本病肺肾两亏，虚劳，潮热骨蒸，盗汗，腰膝酸软。口服，大蜜丸，每丸重 9g，每次 1 丸；水蜜丸，每次 6g；小蜜丸，每次 9g，每日 2 次。现代药理研究证实，紫河车能增强免疫功能，提高抗感染能力等；本方可增强机体的自稳状态，调节内脏功能，对造血功能有一定增殖分化的促进作用；对增强患者身体素质有一定作用。

5. 木瓜丸 由木瓜、当归、川芎、白芷、威灵仙、狗脊（制）、牛膝、鸡血藤、海风藤、人参、川乌（制）、草乌（制）等组成。祛风散寒，活络止痛。用于本病风寒湿痹，四肢麻木，周身疼痛，腰膝无力，步履艰难。浓缩丸，每10粒重1.8g，口服，每次30丸，每日2次。

6. 祛风舒筋丸 由防风、桂枝、麻黄、威灵仙（制）、川乌（制）、草乌、苍术（炒）、茯苓、木瓜、秦艽、骨碎补（炒）、牛膝、甘草、海风藤、青风藤、穿山龙、老鹳草、茄根等组成。祛风散寒，舒筋活络。用于本病营卫失和，外邪痹阻，症见四肢麻木，腰腿疼痛。蜜丸，每丸重7g，口服，每次1丸，每日2次，空腹温开水加黄酒少许送服。

7. 寒痹停片 由马钱子（制）、乳香（制）、没药（制）、生地黄、青风藤、川乌（制）、淫羊藿、草乌（制）、薏苡仁、乌梢蛇等组成。温络通经，搜风除湿，补肾壮阳，消肿定痛。适用于本病阳虚寒湿者。片剂，每片重0.3g；每次3～4片口服，每日3次或遵医嘱。服用本品若出现头晕、恶心、嚼肌及颈部肌抽筋感、肢体微微颤动、皮疹等，应减量或暂停服用，并多饮温开水或用甘草、绿豆煎水服即可缓解。现代研究本品有抗炎、镇痛等作用。

8. 黄芪注射液 主要成分黄芪。20～30ml加入5%葡萄糖注射液250ml稀释后，静脉滴注，每日1次，10～15天为1个疗程。益气养元，扶正祛邪，养心通脉，健脾利湿。用于本病气虚、阳虚者。本药有提高机体免疫力的作用。

（四）单验方

1. 猪肾汤（《经效产宝》） 猪肾1具，糯米50g，当归、芍药各15g，知母10g，葱白7个。以水1200～1300ml煮猪肾，待水煎至700～800ml，去猪肾入诸药，慢火煮至300～400ml时停火，1次服。治产后肾虚，四肢疼痛。

2. 归芪蒸鸡（《中国益寿食谱》） 黄芪50g，当归10g，嫩母鸡半只，绍酒15g，味精、胡椒粉、食盐各1.5g，葱、姜适量。将当归、黄芪装入鸡腹内，腹部向上放于盘或大碗内，摆上葱、姜，注入清汤，加入盐、绍酒、胡椒粉，放入笼屉内蒸熟，去葱、姜，加入味精、调好味即成。适用于产后气血虚痹。

3. 苍术散（《经验丹方汇编》） 苍术30g，黄柏15g。苍术米泔水浸1宿，盐炒。黄柏酒浸1昼夜，炙焦。煎药用水800～1000ml煎至400ml，日服2次，每次200ml。治产后湿热痹。

4. 甜瓜子丸（《瑞竹堂经验方》）　甜瓜子 90g，干木瓜 45g，威灵仙 30g，制川乌 15g。上药共细末，酒煮面糊为丸，如梧桐子大，日 2 服，每服 6g，温开水送下。治产后风痹。

5. 附片羊肉汤（《药膳偏方》）　羊肉 500g，附片（布包）7.5g，生姜、葱各 12.5g，胡椒 1.5g，食盐 2.5g。水煮熟，吃肉喝汤。适用于产后寒湿及阳虚痹。

6. 补肾地黄酒（《必用全书》）　大豆 60g，生地黄、生牛蒡子、牛蒡根各 30g。上药洗净，包于纱布口袋内，置入 600ml 的酒坛内，浸 5～6 日后即可饮用。适于产后阴虚痹。

7. 其他

（1）茅山苍术 2000g（《先醒斋医学广笔记》）：洗净，先以米泔浸 3 宿，用蜜酒浸 1 宿，去皮。用黑豆一层拌苍术一层，蒸 2 次，再用蜜酒蒸 1 次。用河水砂锅内熬成浓汁，去渣，将煎液静置，取清液浓缩成膏，兑蜂蜜适量成膏。日 2 服，每服 15g。治产后湿痹。

（2）黑豆、黄酒、红枣：将黑豆炒至半焦，与红枣一起浸入黄酒，半个月后去渣饮酒，每天 2～3 次，每次 20～30ml，连服 7～8 天。适于气血虚弱证产后身痛，症见遍身疼痛，肢体酸楚，麻木，面色萎黄，肌肤不泽，头晕心悸，气短懒言，舌淡红，脉细无力。

（3）五加皮、酒适量：浸泡 1 周后煮饮。适于产后身痛。

（4）鲜古钩藤根 30g，猪蹄 1 只：将上药与瘦猪蹄共炖熟，食肉喝汤，每日 2 次。治产后脚软无力。

（5）大风艾根 60g，麻雀 2 只：将麻雀去毛及内脏，大风艾根捣烂，炒干，加入水、酒各半共炖熟，每日 2 次服用。治产后身痛，关节痛。

（五）针灸疗法

针灸疗法具有调气血、通经脉、止疼痛、疏风散寒等功效。

1. 辨证取穴　风邪偏胜取风池、阳池、外关、风市、阳陵泉。寒邪偏胜取命门、关元、阴陵泉、环跳、足三里、肩髃、外关、肾俞、阳陵泉。湿邪偏胜取中脘、天枢、气海、解溪、悬钟、风市、足三里、合谷。湿热痹阻取大椎、大杼、中脘、合谷、大横、阴陵泉、行间。气血两虚取中脘、关元、足三里、合谷、脾俞、三阴交、内关、百会、心俞。脾肾阳虚取中脘、关元、合谷、足三里、大椎、命门、脾俞、肾俞、太溪、百会。肝肾阴虚取中极、血海、内关、太溪、复溜、心俞、肝俞、脾俞、三阴交。血瘀取膈俞、血海、气海、阿是穴。兼有外邪可酌加风池、曲池、外关、风市、阴陵泉、环跳、腰阳关等穴。肝郁者酌加取太冲、期门、膈俞、血海、气海等穴。

2. 先扶正、后祛邪的分阶段针灸疗法　首先，选用主穴：内关（双）、中脘、足三里（双），随症配穴进行针刺，以健脾胃、调治肠、增气血；其次，待气血明显充盈，体质增强后，选用主穴：曲池（双）、下廉（双）、委中（双），根据性质、部位配穴来进行针刺，以散风祛寒利湿，清热通经止痛。陈氏用本法治疗产后风湿病千余例，取得了较好疗效。

3. 针刺配合灸法　针刺可配合直接艾条灸、隔蒜灸、隔姜灸等治疗本病。周氏采用针刺加艾条灸的方法治疗产后身痛，总有效率 96.67%，见效快，无副作用；谢氏采用针刺加隔蒜灸的方法治疗产后身痛 85 例，总有效率 91.80%；胡氏隔姜蒜灸背俞穴治疗产后风湿病 46 例，结果：临床治愈 18 例，显效 16 例，有效 10 例，无效 2 例。针灸能够调节机体免疫功能、增气血、通经脉、止痹痛，是治疗产后痹的有效方法。

（六）外治法

1. 中药熏蒸法　鸡血藤、党参各 30g，柴胡、桂枝、白芍、清半夏、当归、川芎各 20g，干姜、黄芩、防风、荆芥各 15g，甘草 10g。水煎备用。打开中药汽疗机，将煎好的中药加入汽疗机中药箱中，调节治疗温度 40～45℃，熏蒸时间 15～20 分钟。待患者清洁身体后，进入熏蒸舱熏蒸。熏蒸结束，配合按、揉、推、擦等手法进行局部按摩。一般每天 1 次，10 天为 1 个疗程，1～3 个疗程后评价疗效。用本法治疗产后风湿 30 例患者，其中病程 3 个月以内的患者 10 例，1 个疗程结束后，身体自觉症状消失；病程半年左右的患者 10 例，3 个疗程结束后，身体自觉症状消失；病程 1 年的患者 10 例，3 个疗程结束后，身体自觉症状明显缓解，但遇天气变化时，症状复发。

2. 熏蒸发汗法　独活、羌活、秦艽、川桂枝、桑枝。煎汤备用，将熏洗液倒入瓷盆内加热至 80～90℃，患者脱衣坐于药盆上，棉被裹身及药盆，露头于被外熏蒸发汗，待汗出过脐即止。对产后体虚，营卫不调，腠理不密，感受风寒湿邪而作痛者，可达温通经络、散风寒之功效。运用本法治疗患者 36 例，治愈 33 例，显效 3 例，治愈率 92%。

3. 中药盐熨法（《中国民间敷药疗法》）　老鹳草 20g，伸筋草、透骨草各 30g，食盐适量。上药共捣烂，加食盐炒热。熨敷于足心涌泉穴，以及八髎穴和阿是穴，每日 1 次。治产后腰痛及关节痛。

4. 中药酒熨法（《广西民间常用草药》）　鲜走马风、鲜大风艾各适量。上药共捣烂，用酒炒热，热熨患处。治产后关节痛。

5. 中药外洗法（《重庆草药》）　老茅草叶、石菖蒲、陈艾各适量。上药煎汤备用。取药液待其温度适宜时作洗浴。治产后风湿疼痛。

（七）其他特色疗法

1. 中药熏蒸配合蜂针治疗　黄芪 30g，当归、白芍、川芎、熟地黄各 12g，鸡血藤 20g，杜仲、续断、怀牛膝、桑寄生、秦艽、防风、独活、海风藤、络石藤各 15g，甘草 6g。将药装入纱布袋中，放入汽化机内煮沸，汽化机可以分别或同时熏蒸肘以下手臂及关节、大腿以下肢体及关节。蒸气温度设置 38～45℃（温度可根据自己要求调节），每次治疗 30 分钟，隔天 1 次（与蜂针治疗相互间隔），4 周为 1 个疗程。蜂针治疗：采用中华蜜蜂活蜂直刺法。主穴：受损关节周围阿是穴、血海、足三里、肾俞。配穴：腕部关节疼痛加外关、腕骨；肘部关节疼痛加合谷、曲池；膝部关节疼痛加梁丘、犊鼻；踝部关节疼痛加昆仑、照海。平均每次取 10 个穴左右。操作用镊子轻夹住蜜蜂的腰部，蛰刺在患者已消毒的穴位上，一般留针 5～10 分钟后，将蜂刺拔出。蜂针治疗后观察 15～30 分钟，若局部红肿直径小，而又无局部不适和全身反应者，为试针阴性反应，可接受常规的蜂针治疗，1 只蜂蛰 1 个穴位，用蜂数目由初期的少量到多量，逐日增加，为了安全起见，最初治疗蜂量一般由 1～2 只开始，隔天增加 2～3 只，视患者的体质和病情而定，每天蜂量可达 8～20 只。隔日 1 次（与中药熏蒸治疗相互间隔），4 周为 1 个疗程。运用蜂针合中药熏蒸治疗本病 2 个疗程，治疗组 41 例，其中 5 例：出现皮肤瘙痒 4 例，头晕、心悸 1 例，低热 1 例，程度轻微。上述不良反应对症处理后，均能完成疗程。结果：总有效率治疗组为 95.2%，对照组为 77.5%，两组比较，差异有统计学意义（$P<0.01$）。蜂蛰疗法是将民间蜂毒疗法与中医针灸学原理相结合的一种疗法，也是针、药、灸三者结合的复合型疗法。因此，蜂针具有针刺、温灸、药物的多种效果，能起到祛风散寒除湿、活血消肿、通络止痛作用。但蜂毒对人体是一种异性蛋白，可引起过敏反应，故蜂针治疗前必须行试敏反应。

2. 中药离子导入疗法

（1）马鞭草、西河柳各 20g，赤芍、当归、苏木各 10g，海桐皮、透骨草、鸡血藤各 15g，乳香、没药各 6g。水煎取液，应用进行直流电导入。本法通过用离子机脉冲电位对穴位刺激，达到通络而镇痛；中药经离子导入，增强了透皮吸收，直达病变部位。

（2）川乌、草乌各 15g，威灵仙、羌活、白芷、川断各 20g，当归、川芎、乳香、没药各 10g。水煎取液，进行中药离子导入。时氏应用本法治疗产后颈腰痹痛 120 例，结果临床治愈 72 例，好转 45 例，无效 3 例。

3. 推拿疗法　推拿按摩首先具有通经络、畅气血的功效，并有增进局部营养、防止肌肉萎缩失用等作用；其次能调补气血，固本复元。

（1）一般产后体质较弱，采取循经推拿为宜，且手法不宜过重，以防对产后骨质疏松者引起不良反应。在循经推拿中，以太阳膀胱经为主，依经脉自上而下的循行方向及病发部位推、揉、搓、按。在疼痛明显的部位，手法可稍重，用力要均匀，让指力、掌力达到患部一定深度，才有治疗作用。在四肢、脾胃经、三焦经、大肠经、肺经及肩背处，用力皆可稍重，但在胸背一定要力量适度，以防过重时伤及内脏。

（2）推拿治疗以舒经通络、温阳逐湿、活血化瘀、健脾助运为治疗原则。取穴：期门、日月、天门、天突、膻中、肩俞、大杼、中府、百会、率谷、风池、肩井、尺泽、曲池、内关、合谷、足三里、三阴交等穴，以指弹、推揉、点按、分推、叩拍、旋转斜扳等多种手法，做较广泛的大面积推拿，以求疏通病变部位之经络，改善气血运行，达到治疗目的。黄氏运用本手法治疗产后身痛107例，总有效率高达96％。

（3）以补法点按百会、肩井、天宗、肝俞、脾俞、胃俞、大肠俞、关元、环跳、血海、委中、足三里、阳陵泉、承山、三阴交、缺盆、手三里、内关、合谷等穴，补肝肾、健脾胃、疏通经络，使全身气血通畅；再以拿、弹、推等手法于躯体、上下肢施术治疗。毛氏用本法治疗产后风湿痹40例，结果：治愈29例，好转9例，无效2例。

三、西药常规治疗

目前西医对本病尚无特效疗法，一般是对症治疗。用非甾体抗炎类药或小剂量激素，可使部分患者症状得到一定改善，但作用维持短暂，且有不良反应。合并有抑郁、焦虑较重的患者，联合抗抑郁药治疗可有一定疗效，但患者依从性差。

【特色疗法述评】

1. 产后风湿症是临床中的常见病、多发病。西医学对此认识不足，诊断分类不清，治疗用药亦不能具有肯定性、针对性，主张短期用非甾体类抗炎药、激素治疗，长期随访。但西药治疗效果差，副反应大，难以长期服用，且易反复。中医药治疗本病有独特的优势。

2. 由于西医对本病的边缘化，本病中西医结合现代研究较少。但是从中医有效治疗本病方剂的现代研究来看，也能验证本病的中医病因病机，为中医药治疗本病提供客观依据。本病以产后气血亏虚为病理基础，而应用益气养血药物治疗明显有效。药理研究表明，黄芪能促进机体代谢，抗疲劳，促进血清和肝脏蛋白质的更新，增强和调节机体免疫功能；实验研究表明，八珍汤有促进红细胞再生作用，能使血压很快恢复正常，八珍丸可使气虚全血黏度明显降低，使血虚模型动物症状改善，红细胞数增加，血红素提高，使巨噬细胞吞噬功能增强；当归补血汤剂及丸剂能提高机体免疫和造血功能，促进蛋白质和核酸代谢，改善血液流变性，对巨噬细胞、B淋巴细胞、T淋巴细胞及小鼠红细胞免疫功能有明显的增强作用，可促进造血。本病患者怕风怕冷，多有阳虚，而应用右归丸能明显改善这些症状。研究发现，右归丸对肝、脾、淋巴细胞均有保护作用，能促进机体代谢，改善和调节B淋巴细胞功能，促进体液免疫；增强或改善类肾阳虚模型动物的一些功能；提示本方有"阳化气"的功能，也在一定程度上说明了右归丸治疗"阳虚"证的机制以及本病阳虚的病机。另外，本病多为正虚感邪，气血瘀阻而致，而应用当归四逆汤温经散寒、养血通脉的治疗可明显改善。实验证明，当归四逆汤可使家兔耳小血管扩张充血，血管数明显增多，表明本药有扩张末梢血管、改善血液循环之功能。也说明本病的病机有"瘀"的存在。

3. 近年来中医治疗产后风湿症的临床研究，积累了较为丰富的经验。如对于本病的病因病机和治疗认识基本一致：产后气血两虚、筋骨关节失养为本，风寒湿邪侵袭、瘀血阻络为标，即为"本虚标实"之证。多主张内外结合的综合疗法，内治应按中医辨证论治的原则分型论治、组方用药，重在调节机体的整体功能状态；配合针灸、推拿、熏蒸、离子导入等外治法，则可减轻患者痛苦和症状以治标，内外结合，以达到标本兼治的目的。

4. 结合近几年的文献报道，可以看出中医药治疗本病取得了一定的进展，但是仍然存在一些问题：①诊断标准、疗效标准缺乏统一性，给中医治疗本病的客观评价带来了一定的困难；②临床实验研究尚不够，大部分临床资料缺乏对照；临床研究应遵循随机、对照、重复的原则，应充分重视临床科研设计；③中医药治疗本病机制的研究相对较少。

5. 今后在本病的研究中，应进一步深入探讨产后风湿症的病因病机，总结证候的演变规律；加强对本病的基础和临床实验研究，应用现代药理学、分子生物学等科学知识，多角度、多层次揭示临床有效方剂及治疗方法的机制；加强剂型改革，使本病的中医药治疗研究，向更高、更深的层次进展。

【主要参考文献】

1. 娄玉铃. 中国风湿病学 [M]. 北京：人民卫生出版社，2001：1838-1845.

2. 娄玉铃. 中医风湿病学 [M]. 北京：人民卫生出版社，2010：308-314.

3. 王承德，沈丕安，胡荫奇. 实用中医风湿病学 [M]. 第2版. 北京：人民卫生出版社，2009：483-493.

4. 李满意，贾军辉，娄玉钤．产后痹的辨证论治体会//中华中医药学会风湿病分会 2011 年学术年会论文汇编［A］．烟台，2011：215-218.

5. 王玉明．对产后风湿症的认识［J］．风湿病与关节炎，2012，1（1）：54-56.

6. 陈祎，张华东，黄梦媛，等．路志正教授治疗产后痹经验［J］．世界中西医结合杂志，2011，6（3）：187-188，192.

7. 刘燊仡．胡荫奇论治产后痹经验［J］．中华中医药杂志，2011，26（4）：741-743.

8. 张敏，邢丽丽．独活寄生汤加减治疗产后风湿痛 48 例［J］．实用中医内科杂志，2012，26（4）：51-52.

9. 陈晓芳，蒋祁桂．大秦艽汤治疗产后风湿 46 例［J］．中国民间疗法，2012，20（8）：38.

10. 石亮，高蓉，衣蕾．吉海旺教授辨治产后痹的经验［J］．风湿病与关节炎，2013，2（3）：57-59.

（李满意）

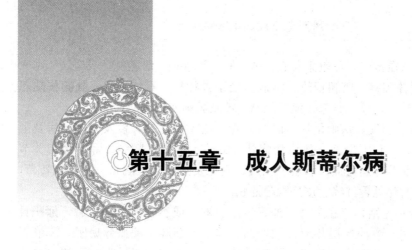

第十五章　成人斯蒂尔病

　　成人斯蒂尔病是一组病因和发病机制不明，临床以发热、关节痛和（或）关节炎、皮疹为主要表现，伴有肌痛、肝脾及淋巴结肿大、白细胞增多的综合征，严重者可伴系统损害。1971年以前本病被称为变应性亚败血症、超敏性亚败血症等，直到1987年国际上才将其作为一种独立的疾病，命名为成人斯蒂尔病。本病发病年龄从14～83岁不等，好发于青壮年（16～35岁），男女患病率基本相等，或以女性居多，女男比例为（1～2）∶1，病程2个月到14年，无民族及地区聚集性。

　　本病在中医学文献中无相似病名，据其临床特征及中医着眼点不同，一般可参照"热病""热痹""湿温""暑温""虚劳""内伤发热"等病证论治。其病因病机、诊断标准、治疗及病情转归均存在许多疑点和难点。近年来有学者认为本病是一种伏气温病，可从卫气营血辨证；有的认为属热痹，可从三焦辨证；还有的认为毒邪是主要病因，风湿毒邪与痰瘀互结，痹阻经络导致本病的发生。也有学者称之为"寒热痹"，以区别于"热痹"。还有学者根据本病高热、皮疹、关节痹痛的主要表现，提出"热疹痹"的新病名，并指出本病是机体感受风、湿、热毒等邪气，痹阻经络，郁而化热，引起发热、皮疹、关节痛，或伴有咽喉肿痛、瘰疬肿大，甚或伴有脏腑功能损伤的一种疾病。治疗方面，目前尚无根治方法。西医主要通过非甾体类抗炎药、糖皮质激素及免疫抑制剂控制病情，而中医在改善症状、体征，减少治疗不良反应及降低复发率方面均体现了明显的优势。

【病因病机】

一、中　　医

　　本病起病急，多为内外合邪致病。临床表现复杂多样，易反复发作。

可循卫气营血传变，可也累及心、肺、肝、脾等多个脏腑。

1. 素体阳盛，脏腑积热　本病多发于青壮年，素体阳盛，脏腑积热蕴毒。复感外邪，攻于骨节，流注经脉，波及脏腑而成本病。

2. 外感邪气，从阳化热　时行疫毒，或暑湿之邪，侵及人体，病及卫表，致卫表失和则出现发热头痛症状。火热上炎则见咽痛。邪滞经络关节则有全身肢节疼痛等症。邪由卫入气，则见发热而热势鸱张。邪由气转营，则发热之时伴见舌红绛、皮疹隐隐症状。

3. 湿热蕴结，流注全身　外感风湿热邪，或感受风寒湿之后，郁积日久转而化热，致使风湿热邪侵及经络、关节、筋脉，使血脉瘀阻，津液凝聚，而出现关节肿大、热痛，局部焮肿、屈伸不利，伴见皮疹斑块、结节等症状。

4. 阴血耗伤，瘀血阻滞　外感时疫毒邪暑湿，或感受风湿热邪日久，热伤阴津，必致阴血不足，可出现身疲乏力、口干、低热不退、五心烦热等症。邪气阻滞经络关节，日久也致血脉不利，虽经治疗热势减退，也可留有关节肌肉疼痛、皮疹不消、胸部闷痛、心悸、气短等症状。

总之，本病缘由素体阳盛，脏腑积热，复感时疫毒邪、暑湿、风湿热邪或感受风寒湿邪从阳化热，病邪或循卫气营血内传，或侵犯经络、关节、皮肤、血脉，重者累及脏腑。初期以邪实为主，邪实多为风、湿、热、毒、瘀。后期伤及正气，可致本虚标实，也可见阴虚内热、气阴两伤，特别是阴血亏虚的证候，久病出现瘀血阻络之征象。正如《诸病源候论》所言："热毒气从脏腑出，攻于手足，手足则焮热、赤、肿、痛也"。

二、西　医

1. 本病病因未明，一般认为与感染、遗传和免疫遗传有关。

2. 本病发病机制并不完全清楚，可能是由于易感个体对某些外来抗原，如病毒或细菌感染的过度免疫反应，造成机体细胞和体液免疫调节异常，从而引发发热、皮疹和关节炎等一系列临床表现。

【临床表现】

1. 发热　是本病最常见、最早出现的症状。80%以上的患者热型呈典型的峰热，通常于傍晚体温骤然升高，达39℃以上，伴或不伴寒战，但未经退热处理次日清晨体温可自行降至正常。通常峰热每日1次，每日2次者少见。

2. 皮疹　是本病另一主要表现，见于85%以上病人。典型皮疹为红色斑疹或斑丘疹，形态多变，可呈荨麻疹样皮疹。主要分布于躯干、四肢，也可见于面部。本病皮疹的特征是常与发热伴行，常在傍晚开始发热时出现，次日晨热退后皮疹亦退，呈时隐时现特征。

3. 关节及肌肉症状　几乎所有患者有关节疼痛，90％以上患者有关节炎。易受累的关节为膝、腕关节，其次为踝、肩、肘关节、近端指间关节、掌指关节及远端指间关节。发病早期受累关节少，以后受累关节增多。部分患者受累关节的软骨及骨组织可出现侵蚀破坏，故晚期关节有可能僵直、畸形。80％以上患者肌肉疼痛，多数患者发热时出现不同程度肌肉酸痛，部分患者出现肌无力及肌酶轻度增高。

4. 咽痛　多数患者发病初期就有咽痛，可存在于整个病程中，发热时咽痛出现或加重，热退后缓解。可有眼部充血，咽后壁淋巴滤泡增生，扁桃体肿大，咽拭子培养阴性，抗生素治疗无效。

5. 其他临床表现　如周围淋巴结肿大、肝脾大（肝功能异常）、腹痛（少数似急腹症）、胸膜炎、心包积液、心肌炎、肺炎。较少见有肾、中枢神经系统异常及周围神经损害。少数病人可出现急性呼吸衰竭、充血性心力衰竭、心包填塞、缩窄性心包炎、弥散性血管内凝血（DIC）、严重贫血及坏死性淋巴结病。

【辅助检查】

一、实验室检查

1. 血常规　在疾病活动期，90％以上患者中性粒细胞增高，80％左右的患者血白细胞计数≥$15×10^9$/L。约50％病人血小板计数升高，嗜酸性粒细胞无改变。可合并正细胞正色素性贫血。

2. 血液细菌培养阴性　几乎100％患者红细胞沉降率增快，C-反应蛋白升高。

3. 类风湿因子和抗核抗体阴性　少数人可呈阳性但滴度低。补体水平正常或偏高。

4. 血清铁蛋白和糖化铁蛋白　血清铁蛋白升高和糖化铁蛋白比值下降对诊断成人斯蒂尔病有重要意义。本病血清铁蛋白水平显著升高，且其水平与病情活动呈正相关。因此血清铁蛋白不仅有助于本病诊断，而且对观察病情是否活动及评价治疗效果有一定意义。糖化铁蛋白比值下降是本病的另一个实验室特征，比血清铁蛋白更具特异性。为了防止铁蛋白被蛋白水解酶降解，正常人铁蛋白的50％～80％被糖基化，本病由于糖基化的饱和作用使糖化铁蛋白下降至 20%，但是糖化铁蛋白不能作为评价疾病活动和疗效的指标，因为它在疾病缓解很多月后仍然是降低的。

5. 滑液和浆膜腔积液白细胞增高　呈炎性改变，其中以中性粒细胞增高为主。

6. 骨髓检查　提示骨髓粒细胞增生活跃核左移，易见中毒颗粒，常被报告为"感染性骨象"，骨髓细菌培养阴性。

7. 部分患者肝酶轻度升高。

二、放射学表现

有关节炎的患者，可表现为关节周围软组织肿胀和骨质疏松。随病情发展，可出现关节软骨和骨破坏，关节间隙变窄，腕关节最易出现这种改变。软骨下骨也可破坏，最终可致关节僵直、畸形。

【诊断与鉴别诊断】

一、诊　断　要　点

出现下列临床表现及实验室检查，应疑诊本病。

1. 发热是本病最突出的症状，出现最早，典型的热型呈峰热。一般每日 1 次。

2. 皮疹于躯干及四肢多见，也可见于面部，呈橘红色斑疹或斑丘疹，通常与发热伴行，呈一过性。

3. 通常有关节痛和（或）关节炎，早期呈少关节炎，也可发展为多关节炎。肌痛症状也很常见。

4. 外周血白细胞显著升高，主要为中性粒细胞增高，血培养阴性。

5. 血清学检查。多数患者类风湿因子和抗核抗体均阴性。

6. 多种抗生素治疗无效，而糖皮质激素治疗有效。

二、诊　断　标　准

本病无特异性诊断方法，国内外曾制定了许多诊断或分类标准，但至今仍未有公认的统一标准。常用的诊断标准有美国 Cush 标准、1987 年美国风湿病协会（ACR）诊断标准及 1992 年日本 Yamaguch 诊断标准。其中日本标准最为常用。

日本 Yamaguch 诊断标准：①主要条件：发热在 39℃以上并持续 1 周以上，关节痛持续 2 周以上，典型皮疹，血白细胞≥15×10^9/L；②次要条件：咽痛，淋巴结和（或）脾肿大，肝功能异常，类风湿因子和抗核抗体阴性。此标准需排除感染性疾病、恶性肿瘤和其他风湿病。符合5项或更多条件（至少含2项主要条件），可做出诊断。

需要指出的是成人斯蒂尔病的诊断是建立在排除性诊断基础上的，至今仍无特定的统一诊断标准，即使在确诊后，仍要在治疗、随访过程中随时调整药物，以改善预后并注意排除感染、肿瘤和其他疾病，从而修订诊断并改变治疗方案。

三、鉴 别 诊 断

1. 西医　成人斯蒂尔病是以除外其他疾病为基础方能做出诊断的疾病，鉴别诊断非常很重要，应注意排除下列疾病。

（1）感染性疾病：如病毒感染（乙肝病毒、风疹病毒、微小病毒、柯萨奇病毒、EB病毒、巨细胞病毒、人类免疫缺陷病毒等）、亚急性细菌性心内膜炎、脑膜炎双球菌菌血症、淋球菌菌血症、其他细菌引起的菌血症或败血症、结核病、莱姆病、梅毒、布鲁氏杆菌病、风湿热等。

（2）恶性肿瘤：如白血病、淋巴瘤、免疫母细胞淋巴结病等。

（3）结缔组织病：如类风湿关节炎、系统性红斑狼疮、原发性干燥综合征、皮肌炎、混合性结缔组织病等。

（4）血管炎：如结节性多动脉炎、韦格纳肉芽肿病、血栓性血小板减少性紫癜、大动脉炎等。

（5）其他疾病：如血清病、结节病、原发性肉芽肿性肝炎、克罗恩病等。

2. 中医

（1）外感发热：两者均可见发热。外感发热是以感受风寒暑湿燥火等六淫或疫毒致病，病程相对较短，起病较急，可伴如咳嗽等外感症状，部分患者可伴有筋骨肌肉酸痛，但一般无皮疹。本病寒战高热、咽痛等症状与外感发热相似，但还有皮疹及关节痛为主要特征，病程较长，缠绵难愈。两者不难鉴别。

（2）尪痹：两者均可见关节肿痛。但尪痹是以关节肿大、变形、僵硬，不能屈伸，筋缩肉卷，身体尪羸，步履艰难，骨质受损为特点，病变部位涉及全身肌肉及四肢筋骨关节，主要累及脏腑在肝肾，关节肿痛明显时可伴发热。而本病以发热、皮疹为主要特点，发病时体温骤然升高，伴红色或橘红色斑疹或斑丘疹，热升疹出，热退疹消；早期病变筋骨关节数目少，以后受累关节增多，晚期部分关节有可能僵直、畸形。两者可鉴别。

【治疗】

一、一 般 治 疗

成人斯蒂尔病多由素体阳盛，脏腑积热，复感时疫毒邪、暑湿、风湿热邪或感受风寒湿邪从阳化热，病邪或循卫气营血内传，或侵犯经络、关节、皮肤、血脉，累及脏腑所致。与火热毒邪密切相关。忧郁悲伤、喜怒无常、五志过极均能化火，加重病情，因而必须重视精神调养，保持乐观和积极的态度。若情志豁达、饮食有节、起居有常，使人体脏腑功能协调，气血调和，阴平阳秘，必能减少甚至防止疾病的发生、发展。

二、中 医 治 疗

（一）辨证论治

1. 邪犯卫表

主症：发热恶风或伴恶寒，汗出，头痛，全身肌肉酸痛，咽痛，瘰疬肿痛，口干微渴，关节焮肿灼痛，屈伸不利，胸前颈背皮肤热起而红，热退而消，舌边尖红，苔薄白或白黄，脉浮数。

治法：疏风散热，宣卫透邪。

方药：银翘散加减。金银花 30g，连翘 20g，板蓝根、芦根、秦艽、桑枝各 15g，牛蒡子、竹叶、淡豆豉各 10g，薄荷（后下）、桔梗、生甘草各 6g。发热不退者，加寒水石（先煎）30g；关节肌肉疼痛较重，加忍冬藤、威灵仙各 30g，姜黄 15g；咽痛甚者，加玄参 15g，马勃 12g；口干咽燥者，加沙参、天花粉各 15g。

本证为外感风热病邪，攻于骨节，流注经络，犯及皮肉、筋脉，使血脉痹阻，津液凝聚。病在肺卫，为实证。多见于发病之初。

2. 气营两燔

主症：高热持续不退，汗出，不恶寒，渴甚喜冷饮，颜面红赤，烦躁不安，或神昏谵语，身体多发红斑红疹，咽痛甚吞咽困难，关节疼痛较剧，溲黄，便干，舌红，苔黄燥或红绛少苔，脉滑数或洪数。

治法：泻火解毒，清营凉血。

方药：白虎汤和清营汤加减。生石膏（先煎）40g，金银花 30g，连翘 20g，知母、生地黄、玄参、威灵仙、豨莶草各 15g，牡丹皮、赤芍、丹参、竹叶各 9g，甘草 6g。口干咽燥者，加麦冬 30g，石斛 15g，天花粉 9g；咽痛甚者，加黄芩 15g，蝉衣、马勃各 9g；烦躁不安者，加莲子心 9g，栀子

12g；高热、神昏谵语，可加羚羊角粉（冲服）6g；斑疹较重者，加三七粉（冲服）3g，白茅根15g，茜草15g；大便硬结难下，加大黄12g，芒硝6g；关节痛甚，加桂枝9g，秦艽15g，忍冬藤30g。

本证为热毒炽盛，病在气营，为实证。多见于病程极期。

3. 湿热蕴毒

主症：日晡潮热，四肢沉重酸胀，关节灼痛，浮肿或关节积液，以下肢为重，全身困乏无力，咽干口苦，饮食无味，瘰疬不消，纳呆恶心，泛泛欲吐，尿黄赤，大便不爽，舌红体胖大，苔黄腻，脉滑数。

治法：清热利湿解毒，祛风通络。

方药：四妙散加减。苍术、黄柏各12g，黄芩、虎杖、海桐皮各10g，薏苡仁、土茯苓、白花蛇舌草各30g，川牛膝、茯苓、独活各15g，泽泻、木瓜各20g，羌活9g。关节明显灼痛肿甚，加飞滑石30g，川芎、牡丹皮各10g；全身壮热者，加金银花30g，蒲公英、苦参各15g；瘰疬不消，加赤芍、夏枯草各15g，生牡蛎（先煎）30g。

本证为平日过食肥甘厚味，脾为湿困，湿热内生，复感外邪，内外相引，湿、热、毒交炽，留滞经络、筋脉、皮肉和骨节，病在脾胃，为实证。

4. 阴虚血瘀

主症：低热昼轻夜重，盗汗，口干咽燥，五心烦热，身疲乏力，皮疹隐隐未净，面色潮红，瘰疬肿痛，腰痛酸软，关节灼痛，腿足消瘦，筋骨痿软，或有肌肉萎缩，胸痛心悸，小便赤涩，大便秘结，舌质嫩红或兼瘀斑，苔薄白或薄黄而干，脉细微数。

治法：养阴退热，化瘀通络。

方药：增液汤合青蒿鳖甲汤加减。玄参、生地黄、麦冬、炙鳖甲（先煎）、黄芩、秦艽、鸡血藤各15g，青蒿、牡丹皮、地骨皮、赤芍各10g，知母9g，地龙30g。骨蒸劳热者，加银柴胡12g；身疲乏力明显者，加黄芪15g；口干渴者，加天花粉、沙参各15g，芦根9g；关节痛症状仍较明显者，加威灵仙、海桐皮各15g，姜黄10g；瘰疬肿痛者，用浙贝母10g。

本证感受风湿热邪，或感受时疫毒邪暑湿，或湿热蕴结日久，以及失治误治均可耗伤津液而致阴血不足，邪气阻滞经络关节，日久致血脉不利。病在肝、脾、肾，为虚证。多见于病程恢复期。

（二）特色专方

1. 湿热痹泰方 由石膏30g，薏苡仁20g，土茯苓、忍冬藤、络石藤各15g，炒苍术、川牛膝、秦艽、防己、醋鳖甲、炮山甲、地龙、知母各10g，黄柏6g，细辛3g组成。具有祛湿清热、通络止痛之功效。此方为深圳市中医院协定处方。可用于成人斯蒂尔病湿热并重之湿热痹证者。

2. 热痹泰方　由薏苡仁、茯苓、忍冬藤、生石膏各 30g，白芍、川牛膝、远志、沙参各 15g，桂枝、知母、秦艽各 10g 组成。此方为深圳市中医院协定处方。具有清热解毒、通络止痛之功效。适用于成人斯蒂尔病热重于湿之风湿热痹者。

3. 祛斑养阴方　由生地、益母草各 30g，淮山药、茯苓各 20g，山茱萸、丹皮、女贞子各 15g，泽泻、柴胡、黄芩各 10g 组成。此方为深圳市中医院协定处方。具有滋阴补肾、活血祛瘀、清热解毒之功效。适用于成人斯蒂尔病阴虚阳亢、斑疹隐隐者。

4. 清解抗敏方　由防风 6g，荆芥、连翘、黄芩各 12g，青蒿 15g，忍冬藤 20g，大青叶 30g 组成。若见恶寒发热、咽喉疼痛、皮疹隐现者，加入香薷 15g，豆豉 12g；高热稽留、汗多、关节疼痛、皮疹明显者，加生石膏 30g（先煎），知母、玄参各 15g，丹皮 10g；关节痛甚，加桑枝 15g，当归 12g；阴液亏损者，加麦冬、石斛各 12g，生地 15g，地骨皮 20g。具有泄热退斑，养阴达邪的功效。此方为苏州医学院附属第一医院经验方。运用本方合用泼尼松治疗本病 34 例，总有效率 85.29%。

5. 清热凉血抗敏汤　由柴胡 30g，生石膏（先煎）60～120g，知母、乌梅各 10g，牡丹皮、生地黄各 20g，黄芩、生甘草各 10g 组成，若关节痛甚，加秦艽 20g；热甚，可加羚羊角粉 0.3 克/支，1 天 2 支，或水牛角 30g 先煎；皮疹严重，加赤芍 10g，茜草、地肤子、白鲜皮各 30g；后期加巴戟天、仙茅、淫羊藿或玉屏风散。具有清营解毒，养阴清热，清心安神开窍，祛风蠲痹的作用。此方为苏州医学院附属第一医院经验方。运用本方合用泼尼松治疗本病 30 例，总有效率 97%。

6. 经验方　由柴胡、乌梅、五味子、防风各 15g，黄芪 30g，当归 10～15g，桑寄生、羌活、独活各 20g，制川乌 10g，生石膏 40～60g 组成。高热者，加知母、麦冬各 10～15g；高热不退，加羚羊角 10～15g；皮疹明显而重，加紫草、牡丹皮、生地黄各 15g；体虚者，加黄芪、人参各 10g；头痛，加海桐皮 15g，亦可用虫类药物。此方为华北煤炭医学院附属医院傅春梅经验方。

7. 升降散加减（《伤寒瘟疫条辨》）　由蝉蜕 5g，荆芥、连翘、黄芩、栀子、姜黄各 10g，薄荷 6g，黄连、黄柏、大黄各 8g，滑石 20g，甘草 3g 组成。随证加减：湿重于热者，加苍术、萆薢各 10g，薏苡仁 20g；口渴甚者，加天花粉 15g，石斛 10g，关节红肿痛，酌加忍冬藤 15g，蒲公英 10g。具有发散郁火，泻火解毒的功效。水煎服，每日 1 剂，连服 2 周，症状消失或减轻后隔天 1 剂，再服 1 周。梅州市梅江区东山卫生院庄勇等使用上方治疗成人斯蒂尔病 58 例，总有效率 97.2%，且无不良反应。

8. 乌头汤加味（《金匮要略》） 由制川乌6g，生麻黄5g，白芍、防己、生地、忍冬藤各20g，生黄芪30g，生甘草8g，制乳香12g，雷公藤18g，白僵蚕15g，制马钱子2g组成。发热持续在39.5℃以上者，加生石膏、生知母；肝功能异常者，加虎杖、五味子；淋巴结、肝脾肿大者，加夏枯草、丹参、莪术；胸腔积液者，加生黄芩、葶苈子；心肌炎、心包积液者，加黄芪至50g，再加西洋参、苦参；腹膜炎者，加蒲公英、连翘、猪苓；蛋白尿伴下肢浮肿者，加薏苡仁、泽泻。每日1剂，水煎分2次服，连用20天。安徽省望江县中医头针医院曹阳等使用上方配合小剂量强的松治疗成人斯蒂尔病21例，总有效率达90.48%。

（三）中药成药

1. 紫雪散 主要成分为羚羊角、水牛角浓缩粉、麝香、朱砂、玄参、芒硝、沉香等。具有清热解毒、镇痉开窍的功效。可用于成人斯蒂尔病气营两燔证，症见热邪内陷，壮热烦躁，昏狂谵语，咽痛，面赤腮肿，口渴唇焦，尿赤便秘，甚至惊厥，颈项强直。口服，冷开水调下，每次1.5～3g，每日2次。

2. 新癀片 主要成分为肿节风、三七、人工牛黄、肖梵天花、珍珠层粉等。具有清热解毒，活血化瘀，消肿止痛的功效。用于成人斯蒂尔病热毒瘀血所致的咽喉肿痛、牙痛、痹痛、胁痛等症。口服，每次2～4片，每日3次。外用，用冷开水调化，敷患处。

3. 雷公藤多苷片 功效祛风解毒、除湿消肿、舒筋通络，具有较强的抗炎及抑制细胞免疫和体液免疫等作用。对风湿热瘀，毒邪阻滞所致的成人斯蒂尔病皮肤病变、关节肿痛等有一定疗效。每片10mg，每次20mg，每日3次。

4. 昆仙胶囊 主要成分为昆明山海棠、淫羊藿、枸杞子、菟丝子等。具有补肾通络，祛风除湿的功效。可用于成人斯蒂尔病关节肿胀疼痛，屈伸不利，皮肤病变等，每粒0.3g，每次2粒，每日3次，口服。

5. 正清风痛宁 主要成分为盐酸青藤碱，功效祛风除湿、活血通络、利水消肿，有抗炎及免疫抑制作用，可用于成人斯蒂尔病肌肉酸痛，关节肿胀、疼痛，屈伸不利、麻木僵硬等风寒湿痹证的治疗。片剂口服，每片60mg，每次120mg，每天2次。注射液可肌内注射，每次1～2ml，每日2次，或遵医嘱。

6. 八宝丹胶囊 主要成分为牛黄、蛇胆、羚羊角、珍珠、三七、麝香等，具有清利湿热、活血解毒止痛的作用。适用于成人斯蒂尔病湿热蕴结所致发热、小便黄赤、恶心呕吐、纳呆、胁痛腹胀，舌苔黄腻或厚腻干白，或湿热下注所致尿道灼热刺痛、小腹胀痛者。口服，每次2粒，每日2～3次。

7. 双黄连注射液　主要成分为金银花、黄芩、连翘，具有清热解毒、清宣风热作用。每千克体重用本品 1ml，加入生理盐水或 5％葡萄糖注射液中，静脉滴注，每日 1～2 次；口服，每日 3 次，儿童每次 20ml，成人每次 40ml。

8. 血必净注射液　主要成分为红花、赤芍、川芎、丹参、当归，具有化瘀解毒的作用。适用于温热类疾病，症见：发热、喘促、心悸、烦躁等瘀毒互结证。静脉注射，10～50ml 加生理盐水 100～250ml 静脉滴注，每天 1～2 次。

（四）针灸疗法

针灸治疗包括针刺、红外线温针刺、点阵火针、刺络放血、拔罐、走罐等多种方式，有活血祛瘀、通络止痛的功效。

1. 体针　下肢取主穴：足三里，阳陵泉，三阴交；内踝配穴取太溪，太白，大敦；外踝配穴取昆仑，丘墟，足临泣。上肢取主穴：曲池、合谷，可配合关节肿痛局部阿是穴。根据部位酌加配穴，以 1～1.5 寸 30 号毫针刺入，得气后采用提插捻转补泻手法，急性期发作期用泻法，缓解期用平补平泻，均留针 30 分钟，每隔 10 分钟行针一次。可配合使用红外线治疗仪距离患肢关节 30～50cm，或根据患者感觉调节，以发热但不发烫为宜，和（或）加用电针，将针柄电针治疗仪导线连接，选连续波中频率，电流以患者能耐受为度。每日或隔日一次，10 次为 1 个疗程，疗程间隔 3～5 天。

2. 火针点刺放血治疗　选取患病关节局部高度肿胀、充盈、青紫的脉络上，用 12 号一次性注射针头在酒精灯上烧至通红时对准部位速刺疾出，深度为 0.3～1.0 寸，每个部位放血 1～2ml，每次总出血量控制在 50ml 以内。关节局部肿胀明显者，可在患部散刺 1～3 针。轻症每周 1 次，重症 2 天 1 次，一般 1～2 次症状可迅速得到控制，以 2 次为 1 个疗程。

3. 三棱针刺络放血治疗　三棱针作为放血的最常用针具，三棱针在临床应用很普遍。取患病关节局部高度肿胀、充盈、青紫的脉络或阿是穴，常规消毒后，用三棱针点刺，每穴放血 1～2ml，每周 2～3 次，10 天为 1 个疗程，间隔 7 天，连续 3～4 个疗程。

4. 走罐配合刺络放血治疗　取中号或大号抽气罐膀胱经走罐，皮肤潮红后予大杼、肺俞、心俞、肝俞、胆俞、委中用 12 号一次性注射针头或三棱针刺络放血，每穴每周 2 次，30 天为 1 个疗程。

5. 刺络放血配合拔罐治疗　在患者关节红肿疼痛处用手指轻轻拍打数次使局部充血，皮肤常规消毒，持 12 号一次性注射针头对准穴位快速刺入，立即加拔火罐，小关节处可用 5 号一次性注射针头放血，用青霉素瓶去掉瓶底制成的小罐，用抽气法拔罐 5 分钟，取罐后用干棉球擦去瘀血，再用 2％

碘酊消毒针眼。每周放血 2 次，4 次为 1 个疗程。

（五）其他特色疗法

1. 中药外敷 成人斯蒂尔病关节肿痛者多属热痹及湿热痹，因此可辨证选用清热除湿、宣痹通络之品，如仙柏散、清凉粉、止痒粉，或新癀片用冷开水调化，敷患处，4～6 小时，每天 1～2 次。金黄膏外敷关节肿痛处，2～3 天换药 1 次，10 天为 1 个疗程，适用于属风湿热痹者。或于皮疹瘙痒处外服清凉粉或止痒粉，每日 1～2 次。

2. 中药熏药或熏洗 手、足关节肿痛明显者可辨证选用中药熏药或熏洗治法，酌情选用活血消肿，通络止痛药物，如仙柏散、温经通络散等。皮疹瘙痒可用消炎止痒熏洗剂外洗。

3. 穴位药物注射法 选择清开灵注射液和（或）1 种活血化瘀注射液：当归注射液、丹参注射液、灯盏花素注射液、正清风痛宁注射液等，注射病变部位附近的穴位，如外关、合谷、八邪、足三里、阳陵泉、昆仑、照海、八风；配合选用肿痛关节部位的阿是穴。注射器接牙科 6 号注射针头，抽取注射液 2ml，配以 0.9％氯化钠或灭菌注射用水 4ml，先针刺，待有酸、麻、胀感，回抽无回血后，缓慢推注药液，每穴 1ml，然后用干棉球均匀轻按 1 分钟。每日或隔日 1 次，5～7 次为 1 个疗程。

4. 雾化吸入疗法 咽喉肿痛明显者，可用麻黄 5g，杏仁、黄芩各 10g，石膏 30g，桑白皮 15g，金银花 20g；痰多者，用苏子、白芥子、莱菔子、葶苈子、细辛、麻黄、天竺黄、胆南星、陈皮、丹参、甘草，剂量视症而定。水煎 2 次，混合，再浓煎并反复过滤，沉淀瓶装，消毒备用。或用清开灵、双黄连等具有清热解毒作用的中药注射液，超声雾化，口腔吸入，每次用药液 3～5ml，雾化时间为 30 分钟，每日 1～2 次，5～7 日为 1 个疗程。

三、西药常规治疗

本病尚无根治方法，但如能及早诊断，合理治疗，可以控制发作、防止复发。

急性发热炎症期可首先单独使用非甾体类抗炎药（NSAIDs）；对单用NSAIDs 不缓解者，加用糖皮质激素，常用泼尼松 0.5～1mg/(kg·d)；仍不缓解或激素减量复发，加用改善病情抗风湿药（DMARDs），部分难治或重症患者，可配合糖皮质激素冲击治疗，必要时予生物制剂。缓解后逐个减停 DMARDs，到单给予 MTX 维持，同时递减激素用量，过渡到仅给予NSAIDs，然后停药观察。

1. 非甾体类抗炎药（NSAIDs） 急性发热炎症期的治疗可首先单独使用，一般 NSAIDs 需用较大剂量，病情缓解后应继续使用 1～3 个月，再逐渐减量。观察胃肠道不良反应。定期复查肝、肾功能，血、尿常规，注意不良反应。无论使用哪一种 NSAIDs 都应遵循个体化和足量原则；不宜两种 NSAIDs 联合使用；一种 NSAIDs 足量使用 1~2 周无效可更换另一种。

约有 1/4 成人斯蒂尔病患者，经合理使用 NSAIDs 可以控制症状，使病情缓解，通常这类患者预后良好。

2. 糖皮质激素 对单用 NSAIDs 无效，症状控制不好，或减量复发者，或有系统损害、病情较重者，应使用糖皮质激素。常用泼尼松 $0.5~1mg/(kg \cdot d)$。待症状控制、病情稳定 1~3 个月以后可逐渐减量，然后以最小有效剂量维持。有系统损害、病情较重者应使用中到大量糖皮质激素。病情严重者如顽固发热、重要脏器损害、严重血管炎、红细胞沉降率增快、常规 DMARDs 联合治疗半年以上效果差，需大剂量用激素泼尼松 $\geq 1.0mg/(kg \cdot d)$，也可用甲基泼尼松龙冲击治疗，通常剂量每次 500~1000mg，缓慢静滴，可连用 3 天。必要时 1~3 周后可重复，间隔期和冲击后继续口服泼尼松。长期服用激素者应注意感染、骨质疏松等并发症。及时补充防治骨质疏松的相关药物，如钙制剂及抑制破骨细胞的双磷酸盐、活性维生素 D。

3. 改善病情抗风湿药（DMARDs） 用激素后仍不能控制发热或激素减量即复发者；或关节炎表现明显者应尽早加用 DMARDs。首选甲氨蝶呤（MTX）。病情较轻者也可用羟基氯喹（HCQ）。如患者对 MTX 不能耐受或疗效不佳的顽固病例可改用来氟米特（LEF）、硫唑嘌呤（AZA）、柳氮磺吡啶（SSZ）、环磷酰胺（CTX）及环孢素 A（CsA）。单用 MTX 仍不缓解，或转入以关节炎为主要表现的慢性期时，可参照类风湿关节炎 DMARDs 联合用药方案，在 MTX 或（和）LEF 基础上采用联合其他 DMARDs 策略。

DMARDs 用药过程中，应密切观察所用药物的不良反应，如定期观察血常规、红细胞沉降率、肝肾功能。还可定期观察血清铁蛋白，如临床症状和体征消失，血常规正常、红细胞沉降率正常，血清铁蛋白降至正常水平，则提示病情缓解。病情缓解后首先要将激素减量甚至停服，但为继续控制病情，防止复发，DMARDs 应继续应用较长时间，但剂量可酌减。

4. 生物制剂 是难治、复发、重症和高度活动成人斯蒂尔病的治疗新途径，抗肿瘤坏死因子-α、抗 IL-1 受体制剂和抗 IL-6 受体制剂等国外已开始用于成人斯蒂尔病的治疗。

【特色疗法述评】

1. 成人斯蒂尔病是一种复杂的自身免疫病，西医目前尚无根治的方法，主要治疗有非甾体类抗炎药、慢作用抗风湿药以及新型药物如生物制剂等。

但相对于西药长期应用的副作用，以及经济负担等因素，越来越多的患者选择中医药治疗。近年来，随着中医药的发展，中医药治疗本病的疗效不断提高，治疗方法也不断增多。中医药治疗本病有明显的优势，既可增强疗效、改善患者生活质量，又能在一定程度上减少和抑制西药引起的副作用。

2. 近年来，随着对本病认识的增加及中医的发展，中医辨证治疗成人斯蒂尔病取得了一定的经验成果。通过对本病整体把握，从以下几个角度入手。

（1）从温病论治：大多数研究者认为本病属于温病范畴。主要依据：①起病急，病初热象偏重，发热为其主症，同时伴有斑疹出现，后期极易化燥伤阴；②病初常有恶风、身热、咽痛等外感表证，与外邪感染有关；③在病程中，辨证上有卫、气、营、血四个阶段的演变，但由于本病的发病没有明显的季节性及传染性，发热时间长，病情反复，预后良好等，又不同于一般的四时温病。风热犯卫证者，治以疏风清解，方用银翘散、新加香薷饮为主方。气营（血）两燔证者，治以清气凉营，泻火解毒，凉血化斑，方用白虎汤、玉女煎、清营汤、犀角地黄汤、清瘟败毒饮、化斑汤等化裁治疗。还有的从"湿温"论治，治以清热化湿，芳香解表，方用三仁汤加减，或清泄湿热，透邪外出，方用柴胡达原饮加减。疾病后期出现阴虚证候时，则治以养阴退热，活血化瘀，方用青蒿鳖甲汤合增液汤、大补阴丸；肾阴虚为主则治以滋阴降火之知柏地黄丸；肾阳虚则以温肾健脾为治法，方用温中丸或肾气丸加减。

（2）从痹证论治：临床上不少患者以关节疼痛或关节破坏为主症，伴有发热，此种情况从痹证论治。热痹，治以宣痹清热利湿、疏风通络，方用四妙散加减；风寒湿痹，治以温经散寒，祛风湿，方用乌头汤加减。

（3）从虚劳、内伤发热论治：本病部分患者由于病程长，病情反复，长期服药，日久气阴亏耗，导致发热呈本虚标实之象，可从虚劳、内伤发热论治。阴虚内热者，治以养阴退热，方用增液汤合青蒿鳖甲汤加减；气虚发热，本病为中气不足，气血亏损，虚寒内生，阳气外浮所致，治以补中益气，甘温除热，方拟补中益气汤加味。

（4）从六经辨证论治：某些患者发热情况类似少阳经证，治以和解少阳，用小柴胡汤加味或合清营汤加减治疗。

（5）从三焦论治：有将本病分为三型。热扰心肺，邪弥上焦，治法疏风散热，豁痰开胸，方选银翘散合瓜蒌薤白半夏汤加减；胃肠热盛，中焦失润，治法清热凉血，方选白虎汤合清营汤加减；肝肾阴虚，下焦津亏，治法养阴清热，化瘀通络，方选青蒿鳖甲汤合大补阴丸加减。

（6）从"毒"论治：有认为本病应属风湿热毒壅盛，主要为热毒蕴结，充斥三焦，故从毒的角度来阐述本病。治以"清"为主。急性期选用清热解毒、透营凉血之品，如生石膏、知母、金银花、连翘、犀角（用水牛角代）、生地黄、柴胡、黄芩等。若气分热盛，患者高热不退，可在内服药的基础上加用灌肠法，以增强清热解毒之力，使邪有出路，脏腑功能得以恢复。缓解期则多为余毒未尽、邪伏阴伤、阴虚火旺之证，治以养阴清热、凉血解毒为主，方用丁氏清络饮加减。

3. 治疗方面，中医在改善症状、体征，减少不良反应及降低复发率方面均体现了明显的优势。单纯中医药治疗可用于轻中度患者，如发热38.5℃以下，有关节炎、皮疹，白细胞升高，但无严重心、肺、肝、肾及神经系统损害的患者，可以静脉滴注中药制剂，口服汤剂、中成药，配合针灸、刺络放血等综合治疗。通过中医辨证治疗调整人体自身免疫功能，从而控制病情，达到痊愈。对于高热持续，但未出现系统损害的患者，可予中药综合治疗，加用非甾体抗炎药控制体温。对起病急骤，高热不退，且出现系统性损害的患者，应及时使用糖皮质激素和免疫抑制剂，同时配合中医辨证论治，将辨证与辨病相结合，可以加速病情的控制，减少激素及免疫抑制剂用量，加快激素撤减速度，减轻西药的毒副反应，避免停药复发。对此类型患者，在病情刚得到控制，停用激素及免疫抑制剂后，要适当延长中药使用时间1～2个月，以避免病情复发。

4. 随着中医学的发展，中医药治疗方法日趋多样，除中药内服外，还有针灸、走罐、刺络放血、外敷、穴位注射、雾化吸入等方法，均取得了较为肯定的临床疗效。综合治疗是近年来普遍被各位医家认可的诊疗思路，充分体现了标本兼治、治未病的中医学术思想。现代研究表明针灸对免疫有着很强的调节作用，其调节作用可涉及体液免疫、细胞免疫等多个环节，可使异常增高的免疫球蛋白下降，并对T细胞亚群、NK细胞等多种免疫细胞及因子产生影响，达到治疗效果。

5. 尽管众多医家对本病的病因病机有了一定的认识，中医药治疗本病也累积了一些经验，但仍存在许多有待提高和完善的问题。整体来说，目前对本病的认识仍非常有限，其病因病机、诊断标准、辨证分型标准尚不统一，缺乏统一的疗效评价标准，临床报道大多局限于临床疗效观察或临床经验总结，缺乏前瞻性强、多中心、大规模、大样本、长时间、对照盲法的试验研究，对一些有效的复方或单味药的药理研究还不够深入等。因此，在以后的中医药研究中，应结合现代免疫学、遗传学、分子生物学、药理学等多科知识，注重观察临床症状、免疫学指标与基因表达的相关性，检验结果及病情活动指标的相关性；对文献进行挖掘，对成人斯蒂尔病的治疗进行循证医学的系统评价；对疗效确切的复方或单味药进一步深入研究，科学而严谨的筛选有效成分，得出综合可靠的结论；注重患者整体状况和生活质量的改善情况等。总之要突出中医优势，发挥中医药特色，提高成人斯蒂尔病的临床疗效，使中医药治疗本病前景更为广阔。

【主要参考文献】

1. 王承德，沈丕安，胡荫奇．实用中医风湿病学［M］.第 2 版．北京：人民卫生出版社，2009：566-576.

2. 包洁，李正富，王新昌，等．范永升教授成人斯蒂尔病中医诊治特色探析［J］.浙江中医药大学学报，2013，37（3）：261-263.

3. 杜金万，胡春蓉，沙湖．成人 Still 病中医治疗进展综述［J］.求医问药，2011，9（3）：113.

4. 庄勇．升降散加减治疗成人斯蒂尔病的临床研究［J］.中外医学研究，2010，8（10）：36-37.

5. 金相哲．浅谈成人斯蒂尔病的中医辨证治疗［J］.光明中医，2011，26（12）：2529-2531.

6. 凌雄，吴小红，汤翠玉，等．刺络放血治疗成人斯蒂尔病临床观察［J］.山西中医，2011，27（10）：35-37.

7. 施光其，张洁．成人斯蒂尔病 13 例临床分析与治疗探讨［J］.吉林中医药，2004，24（7）：16-17.

8. 秦英，陈忠光，范颖芳．谈毒与成人斯蒂尔病［J］.山东中医药大学学报，2003，27（6）：406-407.

9. 杨同广．中医辨证治疗成人 Still 病的思路与方法［J］.陕西中医，2005，26（1）：54-55.

10. 李大鹏，高明利．成人 Still 病的辨证论治［J］.辽宁中医药大学学报，2010，6（12）：163-164.

11. 郭永昌，曹玉举．郭会卿教授"甘温除热法"治疗成人 Still 病经验［J］.中医药导报，2012，18（7）：18-20.

12. 罗鹏．张军平教授治疗成人斯蒂尔病经验［J］.中国中医急症，2010，19（8）：1348.

（肖　敏　钟　力）

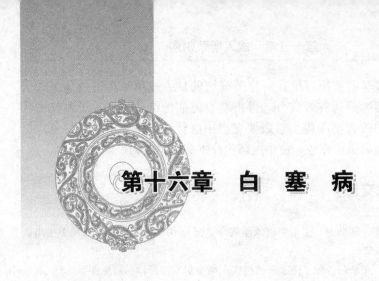

第十六章 白 塞 病

白塞病（Behcet's disease，BD）又称贝赫切特病、口-眼-生殖器三联征等，是一种慢性、复杂性、累及多系统的疾病，主要表现为复发性口腔溃疡、生殖器溃疡、眼炎及皮肤损害，也可累及血管、神经系统、消化道、关节、肺、肾、附睾等器官，大部分患者预后良好，眼、中枢神经系统及大血管受累者预后不佳。本病在东亚、中东和地中海地区发病率较高，又被称"丝绸之路病"。BD发病年龄为 20～40 岁，男女比例大致相同。我国报道患病率为 0.14%，南方女性居多，男性患者血管、神经系统及眼受累较女性多且病情重。

根据 BD 的临床特征，可将之列属于中医学"狐惑病"范畴。狐惑病首载于汉·张仲景《金匮要略·百合狐惑阴阳毒病脉证治》："狐惑之为病，状如伤寒，默默欲眠，目不得闭，卧起不安，蚀于喉为惑，蚀于阴为狐……"；"蚀于下部则咽干，苦参汤洗之"；"蚀于肛者，雄黄熏之"；"病者脉数，无热，微烦，默默但欲卧，汗出，初得之三四日，目赤如鸠眼，七八日，目四眦黑。若能食者，脓已成也，赤小豆当归散主之"。后世医家逐渐完善其理法方药，如《诸病源候论》《金匮玉函经二注》《医宗金鉴》《脉经》等记载大量本病的理法方药。近代岳美中云："狐惑病是温毒热性病治疗不得法，邪毒无从发泄而自寻出路的转变重症"，并认为甘草泻心汤原方治疗本病"仍有一定的价值"。

近年来，随着中医、中西医结合研究的不断深入，本病无论在基础理论研究，还是临床经验的积累方面，均取得了可喜的成果。中医药治疗白塞病具有自身优势和特点。

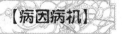
【病因病机】

一、中　医

本病起因多端，机制复杂，既有外部原因，也有内部因素，涉及多脏器、多系统的病理变化。发病多与先天不足、后天失调、外邪侵袭以及饮食、情志等有关。

1. 先天不足　《黄帝内经》有云"邪之所凑，其气必虚"，故正气不足，诸虚内存，是本病发生的重要因素。清·魏念庭指出："狐惑者，阴虚血热之病也。"先天禀赋不足，肝肾亏虚，精血不足，内有郁热，血中伏火，多从热化，或脾虚生湿，久而化热；或素体火盛，脏腑积热；或先天不足，卫外不固，每外感邪气，从阳化热，湿热蕴毒，毒邪上熏清窍，则见目赤、口舌生疮；湿热循肝经流注于下，发为下阴溃疡；热郁于内，蒸其津液，结而为痰，血行瘀滞，湿热痰瘀留滞血脉，热毒入营入血，发为下肢红斑。

2. 后天失调　劳倦过度；或房劳过度；女子产后亡血失精，阴精本亏，再加毒邪攻伐，使阴精亏甚，阳气受损，正气削残，余毒未绝，瘀滞，而致患者病势缠绵，长年不愈；或失治误治，湿性黏腻，毒邪缠绵，日久不去，势必耗伤气血；或久病失养，精血内亏。正气不足，正气不能托毒外出，毒邪羁留体内，正虚邪滞，而致病情反复，而见口腔、下阴溃疡、皮肤红斑反复发作，缠绵难愈。

3. 外感邪气　机体外感湿热毒邪，由浅入深攻注于诸窍，或热毒自下而上攻，或久卧潮湿之地，湿毒侵袭肌肤，蕴久化热，致湿热毒邪蕴结于脏腑，火热毒邪循经络上攻于口、眼，则出现口腔溃疡、目赤、咽喉肿痛；湿性趋下，湿热毒流注于外阴、下肢，则见外阴溃疡、下肢结节疼痛、肿胀；湿性黏滞，不易祛除，可见以上症状缠绵难愈，甚则终生不已；湿热毒邪痹阻经络，流注骨节，浸淫肌肤，则出现关节肿胀，疼痛，肌肤灼热，结节；湿热毒邪伤及肌肤血络，则可见皮肤溃烂，红斑。总的来说，邪气侵袭主要与以下因素有关：①季节气候异常；②居处环境欠佳；③起居调摄不慎。

4. 情志因素　本病病情缠绵难愈，患者口腔及下阴溃疡严重影响日常生活，且下肢红斑多痛痒难忍，情绪易怒易激，情志相激，影响肝之疏泄，思虑劳倦又伤及脾脏。"肝为五脏之贼"，"五志过极，皆从热甚"，"气有余便是火"。《诸病源候论》谓："心气通于舌……脾气通于口，脏腑热盛，热乘心脾，气冲于口与舌，故令口舌生疮也。"肝失疏泄，脾失运化，五志化火，进一步加速了湿、痰、瘀等致病因素的化火、化毒过程，乙癸同源，肝阴虚可下及于肾，下焦肝肾之阴液常同盈亏，肝阴虚日久而导致肝肾阴虚之证。肝经之脉绕阴器，循少腹，肾开窍于二阴，因此，湿聚热蒸，上熏下注诸窍，发为本病。肾阴不足，水不涵木，则肝火更盛，而加重阴津亏虚之势，"津液为火灼竭则血行愈滞"，湿热痰瘀阻滞经络，进一步加重患者病情。

5. 饮食失调 《金匮要略论注》所云："狐惑虫也，虫非狐惑，而因病以名之，欲人因名思义也，大抵皆湿热毒所为之病。"隋·巢元方《诸病源候论》明确指出本病"皆湿毒所为也"。饮食入胃，经胃的腐熟和脾的运化作用，化生津液气血以荣润四肢百骸。若平素过食膏粱厚味、醇酒肥甘、辛辣腥腻之品，湿浊停留中焦，影响气机升降，久蕴不消，则化生湿热浊毒。或过用刚烈燥热药物，或服金石药毒，积热酿毒，耗伤阴津，而发本病。湿得热愈横，热得湿愈炽，湿热蕴结，酿为湿热毒邪，"毒者，害人之厚也"，湿热浊毒随气血流行于周身，浸淫百脉，湿热毒邪流注肌肉、筋脉，发为溃疡。湿热毒内伏血脉、脏腑，伤阴耗气，伤及脏腑，而变证百出。

综上所述，本病的形成主要有内因、外因两个方面。内因主要是脏腑功能失调，尤以肝、脾、肾三脏功能失调为主，加之过食膏粱厚味，辛辣肥甘，醇酒滋腻，或五志过极，肝郁化火，或肝脾不调，导致湿热蕴毒，伏藏于内，病久阴虚血热。外因主要是感受淫邪毒气，湿热毒邪蕴结脏腑，遇外因而发作，聚而上蒸下注诸窍，发为本病。其病位在血脉，初起多以邪实为主，中、晚期则多见虚中夹实，病位多与肝、脾、肾关系至为密切。其病机概而论之主要责之湿、热、瘀、毒、虚五端。此五端在一定的条件下相互影响，相互作用。病性多为湿热火毒，火性炎上，燔灼口、舌、唇、目；湿性重浊，夹热夹毒流注下焦，浸淫会阴、下肢肌肉。火热之毒燔居于上焦，湿热浊毒流于下焦，最终形成气虚不能托毒外出，正虚邪伏，为白塞病的基本病机。

二、西　医

白塞病的病因及发病机制仍不清楚，可能涉及感染和环境诱因，以及由此在有遗传易感性的个体中引发的炎性反应。

1. 遗传因素　根据流行病学家系调查，有报道称患者的同胞患病的危险因子达 11.4～52.5，说明白塞病有遗传倾向。也有多个研究显示 HLA-B51 与本病显著相关。考虑该病可能与相关基因密切联系。

2. 免疫机制　在白塞病中免疫机制被认为起主要作用，热休克蛋白、细胞因子、粒细胞和巨噬细胞活性的改变以及自身免疫因素均参与其中。

3. 感染因素　一些研究分别提示，白塞病患者血清中可分离出抗链球菌抗体，从外周血淋巴细胞核分离出单纯疱疹病毒 DNA 等。许多研究还发现其他细菌，如大肠杆菌、金黄色葡萄球菌，这些都可能在白塞病发病中起作用。

【临床表现】

1. 溃疡　阿弗他口腔溃疡常为白塞病的首发症状，常成批出现，一般为 3～10 个，但在颊黏膜、牙龈、口唇和舌等处也可出现单个溃疡。一般为痛性，较表浅，1～3 周后痊愈，不留瘢痕。典型的生殖器溃疡好发于男性阴囊、阴茎和女性外阴、阴道黏膜处，这些地方较口腔溃疡更易形成瘢痕，复发较少。

2. 皮肤病变　可有结节性红斑、坏疽性脓皮病样病变、Sweet 综合征样病变、皮肤小血管炎、脓疱性血管炎病变和创伤诱导的病变——"针刺反应"。这些病变标本经组织病理学分析均显示为中性粒细胞性血管炎反应。

3. 眼部特征　有各种眼部表现，包括前葡萄膜炎、后葡萄膜炎、视网膜血管炎、前房积脓、伴继发性青光眼、白内障、视力减低和粘连形成。83％～95％男性患者和 67％～73％女性患者出现眼部受累，它往往是严重致残的主要原因。

4. 关节炎　白塞病中，虽然时可发生多关节炎和单关节炎，但典型的关节炎是非侵袭性、炎症性、对称性或非对称性的寡关节炎。常累及膝关节、腕关节、踝关节和肘关节。

5. 其他系统表现　中枢神经系统受累最常表现为脑干或皮质脊髓束综合征、静脉窦血栓形成、继发于静脉窦血栓形成或无菌性脑膜炎的颅内高压或孤立性行为综合征和单纯性头痛。白塞病也可有胃肠道病变，腹痛、腹泻和黑便。肺部病变以肺动脉瘤最常见。白塞病肾表现各不相同，各种肾炎均可出现。心脏并发症包括心肌梗死、心包炎等。

【辅助检查】

一、实验室检查

白塞病无特异性实验室检查异常。活动期可有红细胞沉降率增快、C-反应蛋白升高；部分患者冷球蛋白阳性。HLA-B51 阳性率较高，与眼、消化道病变相关。

二、针刺反应试验

用 20 号无菌针头在前臂屈面中部斜行刺入约 0.5cm 沿纵向稍作捻转后退出，24～48 小时后局部出现直径＞2mm 的毛囊炎样小红点或脓疱疹样改变为阳性。此试验特异性较高且与疾病活动性相关，阳性率 60%～78%。静脉穿刺或皮肤创伤后出现的类似皮损具有同等价值。

三、特殊检查

1. 神经白塞病常有脑脊液压力增高，白细胞数轻度升高。急性期磁共振（MRI）检查敏感性高达 96.5%，可以发现在脑干、脑室旁白质和基底节处的增高信号。慢性期 MRI 检查时应注意与多发性硬化相鉴别。

2. 胃肠钡剂造影及内窥镜、血管造影、彩色多普勒检查有助诊断病变部位及范围。

3. 肺 X 线片可表现为单或双侧大小不一的弥漫性渗出或圆形结节状阴影，肺梗死时可表现为肺门周围的密度增高的模糊影。高分辨率 CT 或肺血管造影、同位素肺通气灌注扫描等均有助于肺部病变诊断。

【诊断与鉴别诊断】

一、诊 断 标 准

本病诊断主要根据临床症状，应注意详尽的病史采集及典型的临床表现。目前较多采用国际白塞病研究组于 1990 年制定的诊断标准，有反复口腔溃疡并有其他 4 项中 2 项以上者，可诊断为本病。上述表现需排除炎性肠病、系统性红斑狼疮、赖特综合征、疱疹病毒感染等其他疾病。

其他与本病密切相关并有利于诊断的症状有：关节痛或关节炎、皮下栓塞性静脉炎、深部静脉栓塞、动脉栓塞和（或）动脉瘤、中枢神经病变、消化道溃疡、附睾炎和家族史。

应用标准时注意：并非所有白塞病患者均能满足上述标准，国际白塞病研究组的标准不能替代具体患者的临床诊断。

二、鉴 别 诊 断

1. 西医　本病应与系统性红斑狼疮、类风湿关节炎、赖特综合征、单纯疱疹感染、克罗恩病、溃疡性结肠炎、感染性、变态反应性脑脊髓膜炎等疾病相鉴别。

2. 中医 本病应与阴阳毒、口疮等相鉴别。

（1）阴阳毒：两者均可见口疮、眼部病变、神经及心血管系统病变。阴阳毒可见"面赤斑斑如锦纹"，即颊部红斑、盘状红斑，日晒后容易出现，又称"日晒疮"，伴多关节疼痛，多脏器受累，病情较重，变证丛生，较少出现外阴溃烂。

（2）口疮：两者均可见反复发作口咽生疮，溃烂不愈。但本病另外还有眼部病变、会阴溃疡和针刺反应等全身性疾病表现，病变部位主要为脾胃、肝胆经，邪气循经上蒸、下注，故出现口咽生疮、二阴糜烂。而口疮则较单纯，具有周期性、复发性及自限性等特点，好发于唇、颊、舌缘等。诱因可能是局部创伤、精神紧张、食物、药物、激素水平改变、维生素或微量元素缺乏及系统性疾病等。若初期白塞病尚未出现其他病变表现时，容易失治。

【治疗】

一、一 般 措 施

1. 加强体育锻炼，增强抗病能力，可坚持跑步、打太极拳等，适时增添衣被，注意少去公众场合，防止外邪侵入。

2. 睡眠充足，避免劳欲过度；注意休息。

3. 急性期应卧床休息，配合治疗。注意口腔卫生，饭后应漱口或刷牙；注意眼睛卫生，减少摩擦。

4. 饮食应清淡，避免进食葱、蒜、辣椒等刺激性食物，不宜饮酒，包括药酒和各种补酒。不可食用羊肉、狗肉、驴肉等温热性食物。

5. 本病病程长，容易反复，应该对疾病有正确认识，坚持治疗。

二、活动期治疗

BD 活动期多以实证、热证居多，具有湿热胶结、化火蕴毒的特点。治疗以"祛邪"为原则，时可运用清热利湿，行气活血，健脾祛湿，养阴清热等法。

（一）辨证论治

1. 湿热毒盛

主症：口、眼、外阴等部位溃烂，局部灼热疼痛，分泌物黄浊，口腔溃疡为边缘清楚的圆形或椭圆形，较浅表。眼部红肿疼痛，畏光羞明，外阴溃疡，女性多见阴唇部溃疡，也可在宫颈发生；男性多在阴囊部，也有龟头、阴茎部发生，伴发热、精神恍惚、睡卧不宁等。或见干呕食臭，腹胀纳差，皮肤结节或瘀斑，关节肿痛，小便黄赤，大便秘结。舌质红苔黄厚黏腻，脉滑数弦大。

治法：清热除湿，泻火解毒。

方药：龙胆泻肝汤加减。龙胆草、栀子、黄芩、车前子、柴胡各15g，泽泻、丹皮、当归、甘草各10g，木通5g，生地黄25g。大便秘结，加大黄、芒硝各10g；湿邪偏盛，腹胀苔腻，加滑石、土茯苓各15g；发热甚，加生石膏、知母各15g；皮肤结节，关节疼痛，加鸡血藤、桑枝各20g，秦艽10g；眼痛，目赤流泪，加延胡索、密蒙花、菊花各10g。

本证为湿热邪实为主，多见于BD初期，邪热内炽，结于脏腑，内扰心神，蚀于上则口、眼溃烂，蚀于下则外阴溃烂，搏于气血，阻于经络，浸于肌肤所致，病势急，应积极治疗。本证邪热炽盛，故用祛邪重剂，当邪热减退，方药也应随之调整，否则可耗伤正气，损及脾胃，引发变证。若治疗不当，当用重剂不用，病邪深入，治疗则愈加困难。故掌握病机，及时施治极为重要。

2. 肝郁脾虚

主症：口舌生疮，阴部溃疡，平塌难于收口，疼痛，分泌物清稀色白或色黄带赤，两眼红肿轻微，皮肤红斑、丘疹、结节浅淡，关节酸痛无力，两胁胀满，喜叹息，心烦易怒，少气懒言，面色无华，纳呆，便溏，舌质淡红，苔薄黄，脉弦细。

治法：健脾除湿，疏肝理气。

方药：参苓白术散合丹栀逍遥散加减。党参、白术、茯苓、黄芪、当归、川芎、香附、薄荷各10g，柴胡、丹皮、栀子各15g，薏苡仁、山药各20g，白芍30g，枳壳12g。口疮痛甚，加金银花15g；目赤，加黄连、夏枯草各10g；皮肤红斑明显，加桃仁、红花各15g；眠差，加夜交藤、石菖蒲、珍珠母各15g。全方融疏肝解郁、健脾化湿、泻火除烦、养血安神法于一炉，而谨守"肝郁致病"之基本病机，可获良效。

本证多由肝气郁结，肝郁气滞，郁而化火，"木郁而病变多矣"，木旺克土，肝郁犯脾，脾虚湿盛，以致肝热脾虚相互为患，循经上蒸，则见口舌生疮；火热上攻，热扰心神，故见心烦、头晕、眠差。下注会阴，故见会阴溃烂。本证急性发作期多侧重在肝郁方面，以清肝疏肝为主，同时培土抵挡旺木。根据病情发展、变化，根据证候轻重而调整用药。

3. 瘀血阻滞

主症：口腔、外阴溃疡反复不愈，疮疡溃烂瘀紫，两眼干涩，皮肤红斑渐见暗褐、瘀紫,结节性红斑,此起彼伏,血尿,大便带血,关节刺痛、夜间甚,固定不移,舌质紫暗有瘀点,苔薄,脉弦涩。

治法:活血化瘀。

方药:血府逐瘀汤加减。桃仁、红花、当归、制大黄、柴胡、甘草各10g,赤芍、栀子、枳壳、桔梗、牛膝各12g,生地、川芎各15g,水蛭3g。心悸胸痹,加丹参、远志各12g;便血,加蒲黄、藕节各10g;结节性红斑者,可加三棱、莪术各10g;咳嗽咯血,加白茅根、桑白皮各10g;肢体刺痛明显者,加苏木、刘寄奴各10g;关节痛甚,肌肤甲错粗糙、瘀斑者,加紫草12g。

本证可单独存在,但往往与其他各证兼夹出现,湿邪凝结于肝脾经络,致气化功能失常,气血津液输布障碍而成血凝,同时热邪蒸腾阴液,炼血成瘀,湿热两邪相互搏结,阻滞气机;瘀血阻滞日久,血中营养物质及携带的清气不能灌注到脏腑经络,各脏腑组织代谢的废物聚而不化,久则蓄积陈朽,循经闭络。此时当治以活血化瘀为主,同时应兼顾养血润燥,才能血行瘀除,此证多出现在疾病中期或中期后。

4. 阴虚火旺

主症:口腔、生殖器反复溃烂疼痛,疮面暗红,分泌物少,眼干涩赤痛,结节性红斑,关节疼痛,头昏目眩,咽干唇燥,午后低热,五心烦热,腰酸,月经不调,大便数日一次,舌质红或尖红,苔少、脉细数。

治法:凉血滋阴,活血解毒。

方药:四妙勇安汤合导赤散加减。金银花、玄参各30g,当归、生地、生甘草梢、竹叶各15g,木通10g。大便秘结,加大黄、肉苁蓉各10g;口干,加石斛、麦冬各15g;骨蒸潮热,加地骨皮、青蒿各15g;皮下结节,关节疼痛,加鸡血藤、丹参各20g,秦艽10g;目赤,加茵陈、菊花各10g。本方药少效专,治疗阴虚火旺者甚为合适。

本证为BD的急性期,多为阴虚燥热之体,感受温热燥毒之邪所致。阴虚,元阴不能上乘濡养官窍,虚火蒸灼,加之又谓:"心气通于舌……脾气通于口",心脾与口舌关系密切,脏腑热盛,热乘心脾,气冲于口与舌,口舌生疮,所以在清热养阴的基础上同时配以导赤散清心解毒,效果甚佳。又肝经之脉绕阴器,循少腹,肾开窍于二阴。阴虚致虚火扰动,下注二阴,故本方在清热基础上配合凉血滋阴,相得益彰。

以上方药,水煎服,每日1剂;重症每日可连服2剂。

(二) 特色专方

1. 路志正教授常用甘草泻心汤合半夏泻心汤化裁 由生甘草、炙甘草、半夏、黄芩、藿香(后下)、防风、桔梗、茵陈、密蒙花、草决明、玉蝴蝶、枇杷叶各 12g，干姜、黄连、桃仁、娑罗子各 10g，炒杏仁 9g，炒薏仁 30g，生姜 1 片组成。水煎服。前阴溃疡者，加用地肤子；肛门溃疡者，加用炒槐角；眼部损害明显者，增密蒙花、草决明用量。主治湿毒内蕴，气阴两伤。表现为口腔溃疡，两眼酸痛，眼眵较多，时有视物模糊，关节疼痛以两膝关节为著，稍有肿胀，夜寐不实，易醒多梦，脱发，纳食尚可，大便偏干，月经量少，周期尚调。面色稍暗，有痤疮。舌体适中，质红，苔薄白腻。此方系近代名医路志正先生治白塞病之效方，路老提倡内服外用并行，内外同治，内服与茶饮相继，熏洗与足浴相配，始克有济，使病情缓解向愈。茶饮方：西洋参 6g（先下），麦冬、桔梗、青果、川贝、凤凰衣各 10g，甘草 6g。水煎服代茶频饮。自制方痹消散浴足，每晚 1 次。溃疡常用的外用药有：①参矾汤：苦参、白矾、马鞭草、黄柏、当归、制乳香、甘草，上药煎汤熏洗或坐浴；②冰硼散合锡类散：先用淡盐水清洗溃疡处后，外用冰硼散合锡类散撒患处；③苦参汤加黄连、白矾、马鞭草、桃仁、甘草之属，水煎熏洗阴部，再用冰硼散撒于患处，以清热燥湿，止痛敛疮；④口腔溃疡可外用冰硼散，或锡类散。

2. 朱良春教授拟土苓百合梅草汤　由土茯苓、百合各 30g，乌梅 8g，生甘草 20g，生石膏 18g，生山栀、防风、藿香、金银花各 10g，黄连、淡竹叶、当归各 5g 组成。日 1 剂，水煎服。另用生吴茱萸、生山栀各 30g 研粉晚间外敷两足心涌泉穴。主治脾气不运，湿邪内蕴，蕴久化热，湿热相搏成疳。见症有反复发作口唇及阴部溃烂白腐多年，此起彼伏，下肢存留有结节性红斑，如蚕豆大，口臭干苦，口黏、身重、溲赤且秽臭异常，双目干涩，饮食不馨，舌红苔薄黄腻，脉滑数。朱师按脾经湿热论治，根据不同症型加减用药。阴虚为主者，从滋肾养肝，补肝体以和肝用，方用土苓百合梅草汤配以敛肝疏脾，养正祛邪，导泄郁热，清热养阴之药。脾虚为主者，则以理中汤加附子反治。口疮用凉药不效者，以甘草泻心汤合附子理中汤、吴萸生栀散获效。

3. 张鸣鹤教授治疗白塞病经验方——解毒活血汤　由生甘草、炙甘草、黄柏、黄芩各 15g，黄连、熟大黄、红花、苏木各 10g，干姜、吴茱萸各 6g 组成。煎服法：上药先浸泡 1～2 小时，水煎两遍取汁 400ml，每日早晚各 1 次，饭后半小时温服，每次 200ml。日 1 剂，每服 6 天，停服 1 天。辨证加减用药：火热盛者，加金银花、田基黄；目赤肿痛者，加龙胆草、野菊花；气阴两虚者，加生黄芪、麦冬；脾胃亏虚者，加党参、白术；结节性红斑者，加连翘、夏枯草。

4. 范永升、沈丕安教授均以仲景之甘草泻心汤化裁　范永升教授用此方"泻心下之火"，重用生甘草，并多加用苦参，认为毒疮恶癞非此莫除，其清热燥湿之功与黄芩、黄连相似，但其味苦更甚，性燥愈烈，力达诸窍，较之芩、连更胜一筹。在临床上针对兼症灵活加减，以变应变：①目睛红赤干涩甚者，酌加谷精草、木贼草疏风清热，以清目睛热毒；②兼有关节痛，热象明显者加威灵仙、豨莶草、秦艽；偏寒者加姜黄、桂枝；肾虚明显者加杜仲、牛膝、续断；上肢及颈部关节痛加桑枝、桂枝、羌活、姜黄、葛根等；下肢关节痛加独活、牛膝等；③久病者常见失眠，尤其是西医治疗以激素为主，日久常表现为阴虚火旺而失眠，此时可加北秫米、淮小麦。治疗过程中总以顾护中焦为要，常以佛手片、浮小麦、生麦芽理气和胃，亦能减轻激素等西药的胃肠反应；而有腹满胀者更可加厚朴花理气化滞。沈丕安教授处方用药除了注重肝肾两脏外，还注重补任调冲，认为冲任两脉亦很重要。常用入任、冲二脉的生地黄、黄芩以养阴清热；热甚加石膏以增泻火之力，湿甚加土茯苓除湿；血瘀明显者加牡丹皮、郁金以辛润通络调冲；加莪术以搜络通痹；皮肤瘙痒酌加白鲜皮、地肤子凉血祛风止痒。

5. 八黄合剂　由黄芪30g，黄连、黄芩、黄柏、炙大黄、生地黄、熟地黄、蒲黄各10g组成。临用可辨证加减。适合肝胆湿热型。日1剂，水煎服，可连续服用7～14日。

6. 狐惑汤　出自《备急千金要方》，由黄连15g，佩兰10g组成。水煎服，每日服2次。治口、咽、外阴溃疡。

7. 苦参地黄丸　出自《医宗金鉴》，由苦参（切片，酒浸湿，蒸晒9次为度，炒黄为末）500g，生地黄（酒浸1宿，蒸熟，捣烂）200g组成。清热、利湿解毒。用于口、咽、外阴溃疡，发热疼痛等。上药和匀，炼蜜为丸，如梧桐子大，每服1丸，每日服2次。

（三）中药成药

1. 雷公藤多苷片　雷公藤制剂。祛风解毒、除湿消肿、舒筋通络。有抗炎及抑制细胞免疫和体液免疫等作用。每次10～20mg，日3次饭后服。3个月为1个疗程。用于白塞病口腔溃疡、皮下结节、关节痛、眼炎效果好，对肠道症状疗效较差。本药有一定毒性，服药期间需定期复查血常规、肝肾功能，有生育要求的患者慎用。

2. 正清风痛宁片　本品为青风藤提取物，具有祛风除湿、活血通络之功。用于治疗关节肌肉疼痛、活动不利、筋脉拘挛等症。具有抑制免疫作用。每次1～4片，每日3次。副作用主要为胃肠道反应及白细胞减少。

3. 通络开痹片　由马钱子粉、防风、红花、木瓜、川牛膝、当归、全蝎等组成。具有祛风通络、活血散结之功能。每次3片（每片0.3g），每日1次。

4. 银黄解毒胶囊　由金银花、黄芩、栀子、柴胡、黄连、赤芍、茯苓等组成。具有清热利湿，化瘀解毒、活血通络之功效。成人量：每次6粒，每日3次，饭后半小时服。一个月后减为每次4粒，每日3次。有临床576例系统观察发现本制剂具有较好的调节免疫、修复溃疡的功效，且安全可靠，并且能避免西药所造成的毒副作用。

5. 新癀片　由肖梵天花、肿节风、三七、牛黄、珍珠层粉等药物组成，口服每次3片，每天3次；外用新癀片白醋调敷红肿疼痛患处，疗程2周。

6. 治惑丸　由槐实、苦参各60g，芦荟30g，干漆（炒令烟尽）18g，广木香、桃仁（炒微黄）各60g，青葙子、明雄黄（飞）、广犀角（用水牛角代）各30g组成。主治湿热较重者。上方共研极细末，泛水为丸，滑石为衣，每次服用0.3～0.6g，每日2～3次。

7. 清开灵注射液　主要成分胆酸、珍珠母（粉）、猪去氧胆酸、栀子、水牛角（粉）、板蓝根、黄芩苷、金银花。清热解毒，化痰通络，醒神开窍。用于白塞病湿热较盛型。每次20～30ml加入5％葡萄糖注射液或生理盐水250ml稀释后静脉滴注，每日1次，10～15天为1个疗程。

（四）单验方

1. 银菊汤　银花、菊花各30g，水煎，浓淡适宜，当茶饮，3日为1个疗程。

2. 莲子心　开水沏，浓淡适宜，每日2～3次。

3. 三紫汤　黄连3g，生甘草5g，紫丹参9g。煎水口服，每日2次。

（五）针灸疗法

现代医学文献，均认为此病当避免注射或针刺，而且将针刺反应阳性列为本病诊断标准之一。很多患者于针刺初期也的确于所刺之处出现红色丘疹，甚至脓疱，二三日后方消退，以至不得不选邻近穴位透刺，但据临床研究发现，针数次后，即不再发生该阳性反应。操作过程中要非常注意消毒，防止针刺处感染。

1. 毫针　主穴：百会、合谷、外关、足三里、太溪、三阴交、关元；配穴：肾俞、命门、丰隆、大椎。加减：眼目干涩、溃疡者，加睛明、攒竹、丝竹空、太冲；口眼干燥属阴虚热毒者，加曲泽、太冲、血海；会阴溃烂者，加太冲、阳陵泉、气海、曲骨；发热者，加肺俞、大椎、合谷等；纳差者，加中脘、脾俞、胃俞等穴。每次选穴8～10个，每日1次，10天为1个疗程。

2. 梅花针　手掌小鱼际处。

3. 耳针

（1）中焦积热证：取脾、肺、皮质下、交感、内分泌等，每次留针10～15分钟，隔日1次，3～5次为1个疗程，以王不留行贴压，2～3天1

次，轮换穴位。

（2）湿热下注证：取心、肾、皮质下、内分泌、三焦等，隔日针刺1次，3～5次为1个疗程，或以耳穴压丸亦可。

（3）其他：口、肝、肾、脾、生殖、子宫点，用三棱针点刺放血1～2滴，或耳穴探查治疗仪治疗。

（六）其他特色疗法

1. 足反射按摩基础上加上足心敷贴中药 该操作分3步。第一步，足部按摩前，用热水或中药水剂浸泡足，水温40°～50°，时间15～20分钟，逐渐分次加热水，保持水的温度，以利于改善微循环，起到疏通经络，流畅气血的作用。第二步，全足按摩，重点加强，系统侧重。采取由轻到重，由重到轻，轻重结合，定位准确，力度适宜，均匀节奏，循序渐进，连贯柔和的手法，是提高治疗效果的关键。足部选区：肾上腺、肾、输尿管、膀胱、大脑、垂体、松果体、三叉神经、舌、口腔、上下颌、扁桃体、尿道、阴道、颈淋巴、胸淋巴、脾、眼、胃、肝、胆、心、肺、大小肠、甲状腺、直肠、肛门、脊椎等反射区，因人因症而异加减反射区。治疗时间：每日1次，每次40～50分钟，10天为1个疗程，按摩后做好整理活动。半小时内饮用白开水300～500ml，以利于促进代谢，把有害物质及时排出体外，提高治疗效果。第三步，足心敷贴中药：黄柏、苦参、地榆、金银花、蒲公英、板蓝根、大青叶、黄连、甘草等共研细末，取鸡蛋清调成糊状，每晚睡前敷贴双足心，每日换药1次，连敷贴6次休息1天，6天为1个疗程，不愈者可继续敷用。

2. 外用熏洗方 该病多表现口、咽溃疡、生殖器溃疡，给患者带来生活极大困扰。外用药物直达病患处，对溃疡效果良好。故古今中医有较多外用方，该病外用治疗最主要体现在熏洗方中。辨证选用中药熏药或熏洗治法。

（1）蛇床子25g，苦参、蒲公英各30g，黄柏20g，生百部、白鲜皮各15g。用法：每剂煎汤先熏后洗，每日2次。外用溃疡膏：青黛、儿茶各15g，滑石10g，白及、冰片各5g，血竭2.5g，以上诸药共研极细末，用凡士林调成油膏备用。用法：先外用熏洗方，再用新洁尔灭稀释后冲洗溃疡面，把溃疡膏涂上外阴破溃处，每日2次。

（2）青吹口散（口腔）：由煅石膏、煅人中白各9g，青黛3g，薄荷0.9g，黄柏2.1g，川黄连1.5g，煅月石18g，冰片3g组成。共研为末外用。

（3）青黛散：由青黛、黄柏各50g，石膏、滑石各100g组成。共研细末，和匀，干掺于患处，具有清热解毒，燥湿收敛之功。用于口、咽、外阴溃疡。

（4）苦参汤：出自《金匮要略》，由苦参 30g 组成。水煎，外洗用。若有阴痒，加蛇床子 15g，同煎洗之。《疡科心得集》中苦参汤：苦参、菊花 100g，蛇床子 50g，白芷、槐花、黄柏、地肤子各 15g，大菖蒲 10g。水煎去渣，临用时可加用猪胆汁 4～5 枚，一般洗 2～3 次即可，用于外阴溃疡疼痛。

（5）月白珍珠散：由轻粉 30g（先研极细），珍珠 3g、青黛 2g、冰片 1g 组成。共研为末外用。主治外阴溃疡、下疳等证。对汞过敏者禁用。

（6）月白散：由白铅粉 30g，珍珠 3g、青黛 2g、冰片 1g 组成。共研为末。主治外阴溃疡、下疳等证。

（7）银花甘草汤：出自《中医喉科学讲义》，由金银花 10g，甘草 5g 组成。用水 2 碗，煎成 1 碗，漱口，每日 5～6 次，用于口、咽溃疡疼痛。

（8）二黄洗剂：出自《中医外科临床手册》，由大黄、黄柏、黄芩、苦参各等分，共研细末，上药 10g 加入蒸馏水 100ml，医用苯酚 1ml，用时摇匀，以棉花蘸药汁涂患处。每日 4～5 次，具有清热消肿，收涩敛疮功效。用于口腔、外阴溃疡。

（9）锡类散：由象牙屑（焙）（现已禁用）5g，珍珠 6g，青黛 12g，冰片 0.6g，壁钱 20 个，牛黄 1g，人指甲 1g 组成。共研细末，和匀备用。用吹药器喷入患处，每日 2～3 次，用于口、咽、外阴溃疡疼痛。

（10）冰硼散：由元明粉（风化）10g，朱砂 1.2g，硼砂（炒）10g，冰片 0.8g 组成。共研细末，和匀备用，用吹药器喷入患处，每日 2～3 次，用于口、咽、外阴溃疡疼痛。

3. 穴位注射疗法 选用青蒿素注射液 1～2ml（其他清热解毒中药注射液亦可）。取足太阳膀胱经背俞穴如心俞、肺俞、脾俞、胃俞、大肠俞、肾俞进行穴位注射。每周 1 次，症状缓解后每 1～2 个月 1 次，巩固疗效。

4. 中频脉冲电治疗 正清风痛宁注射液等离子导入，穴位为病变部位附近的穴位，如外关、合谷、八邪、足三里、阳陵泉、昆仑、照海、八风；配合选用肿痛关节部位的阿是穴，每日或隔日 1 次，5～7 次为 1 个疗程，日 1 次。

5. 穴位激光照射疗法 主穴通常取溃疡处。寒偏重者，加合谷、至阳、关元；热偏重者，加尺泽、孔最；痰多者，加丰隆、足三里；有瘀象者，加血海、膈俞、三阴交。照射方法用医疗氦-氖激光器或 CO_2 激光器均可，每次选取 1～2 个主穴位和 1～2 个配穴。照射距离 10cm 左右，单穴照射时间 5～10 分钟，每周连续照射 5 次，休息两天后进行下一周的治疗，4 周为 1 个疗程。氦-氖激光器对口腔溃疡、生殖器溃疡效果良好，大多数照射 1～3

次后疼痛显著减轻，渗液减少，溃疡愈合。

三、缓解期治疗

缓解期多出现在 BD 中后期，病情反复发作，溃疡长期不愈，此为正气不足，毒邪内伏所致，多虚实夹杂、本虚标实，治疗宜攻补兼施，以益气扶正，泄浊排毒为基本治疗方法。

（一）辨证论治

1. 肝肾阴虚

主症：病程较久，口、外阴溃烂、局部灼痛较前减轻，溃疡色淡，目赤肿痛，畏光羞明，午后低热，五心烦热，口干尿赤，便干或秘。或见失眠多梦，腰膝酸痛，脘痞纳差，口干口渴，倦怠乏力等。舌红绛或光红，无苔，脉弦细数。

治法：滋补肝肾，养阴解毒。

方药：知柏地黄丸加减。知母、熟地、山药、山茱萸各 15g，生甘草、土茯苓各 12g，黄柏、丹皮、泽泻、女贞子、墨旱莲、枸杞子、麦冬各 10g，白花蛇舌草 30g。虚火内盛加知母、黄柏各 10g；目赤肿痛较甚，加青葙子、菊花、夏枯草各 15g；皮肤瘀斑加赤芍 15g、茜草 10g；夜卧不宁加夜交藤 20g、酸枣仁 15g；大便干燥加生首乌 15g；口干加石斛、沙参各 15g。

临床体会：狐惑病病情缠绵，反复不愈，久之则耗气伤阴，且久病者每次溃疡复发常与劳倦有关。患者就诊时常有气阴两虚之证候，如神倦乏力、胸闷气短、口干咽干、五心烦热、食欲不振、低热不退等。临床常选用太子参、西洋参、南沙参、玉竹、麦冬、石斛、功劳叶、仙鹤草等性味平和之品，养肺胃经之气阴。或以竹叶石膏汤、沙参麦冬汤加减。本证为虚实夹杂证，根据邪正盛衰，随时调整补药与祛邪药之比重，循序渐进，不可急于求成，投大剂滋补，反致邪恋不去，病情迁延。

2. 脾肾阳虚，邪毒留恋

主症：口、眼、外阴部溃疡，久不敛口，溃疡色淡，呈平塌凹陷状，伴疼痛，倦怠纳差，干呕便溏，腰酸畏寒等。或见低热，头晕头痛，肢体酸痛。舌淡红，苔白，脉象濡或沉滑。

治法：温阳健脾，清热除湿。

方药：甘草泻心汤加减。生甘草、炙甘草、党参、白术、土茯苓各 15g，大枣 3 枚，干姜、黄芩、胡黄连、半夏各 10g，白花蛇舌草 20g，生黄芪 30g。溃疡久不敛口者，加木蝴蝶 10g、马勃 6g；头晕头重，加石菖蒲、佩兰各 10g；腹胀纳差者，加枳壳 15g、焦三仙各 10g。

若脾肾阳虚，寒滞络脉明显，症见：溃疡散发，色淡、疼痛不著，皮肤结节无色或青紫，形寒肢冷，四末不温，双手遇冷变青紫苍白；或见肢体困倦，神疲欲寐，纳少，大便溏薄，小便清长，腰膝酸软，带下清稀，月经期错后或闭经，舌质嫩胖色暗淡，舌苔白，脉沉弱。此时治法：通阳化气，温络活血。常用方剂黄芪桂枝五物汤加减，药用：黄芪 30g，党参、苍术、白术、桂枝各 15g，肉桂、干姜各 5g，附片 8g，赤芍、白芍、丹参、甘草各 10g。

临床体会：本证病程一般较长，立法正确，应守方稳进，贵在坚持，方可达到正复邪祛，病渐康复。

3. 气血亏虚

主症：口、眼、外阴部溃疡，久不敛口，溃疡色淡，分泌物稀、色淡，溃疡处疼痛较轻，但迁延难愈，面色不华，倦怠纳差，气短懒言，心悸，口淡无味，便溏，小便清长，或易自汗，舌淡，苔白，脉濡或细弱等。

治法：益气养血。

方药：八珍汤加减。当归、白芍、川芎各 10g，熟地、党参、白术 15g，茯苓 12g，炙甘草 5g，白花蛇舌草 10g，生黄芪 30g。溃疡久不敛口者，加木蝴蝶 10g、马勃 6g；头晕头重，加石菖蒲、佩兰各 10g；腹胀纳差者，加枳壳 15g、焦三仙各 10g。

临床体会：本证多出现在疾病后期，虚为主，多见于女性。此方气血双补。生化气血为后天之本，脾气健运非常重要。脾气健运则化源充足，气血旺盛，四肢百骸得养，抗病力强；反之，脾虚失运，化源匮乏，气血无由以生，正气亏虚，无以抵抗外邪。本方以健脾益气药物配以养血和血，补气生血，和血益气，效果明显。

此外，对本病的辨证论治提出几点供临证参考。

（1）应分期论治，不必拘泥一证一方：本病早期多为湿热毒邪内蕴，中期可见肝郁脾虚，随着病情发展，后期病邪耗气伤阴，久必及阳，致肝肾阴虚、脾肾阳虚、气血亏虚，而瘀血阻滞则存在于疾病整个发展过程。

（2）临床上亦有很多医家建议此病可分三焦辨证施治：三焦辨证理论将人体划分为上、中、下三部，从而阐述疾病的病机变化、辨证纲领、传变规律，以及指导疾病的治疗大法和方药。根据中医三焦理论，上焦的部位，包括心肺两脏、头面部、上肢，上焦的生理功能特点，依据《灵枢·决气》的论述，以"开发""宣化"和"若雾露之溉"，因此可概括为"上焦如雾"；中焦之部位包括膈以下、脐以上的上腹部，中焦乃"泌糟粕，蒸津液"，升降之枢，气血生化之源，其生理功能可概括为"中焦如沤"；而胃以下的部位和脏器，包括肝肾、膀胱、大小肠以及下肢属于下焦的部位，其生理功能可概括为"下焦如渎"。若从其发病规律上看，白塞病多表现为上焦的口腔溃疡、眼部病变，中焦湿热毒蕴、胃肠变化以及下焦的下阴溃疡和下肢病变，恰对中医之三焦理论，上焦火毒当泻火排毒，治以釜底抽薪之法，湿热蕴结中焦，当治以辛开苦降，湿热下焦当分利湿热，下焦肝肾阴虚血热之证当滋阴清热之法，且用药过程中当结合"治上焦如羽，非轻不举；治中焦如衡，非平不安；治下焦如权，非重不沉"的治疗大法，从而因势利导，祛毒外出。

1) 上焦——火毒炽盛，攻于上焦

主症：口腔、咽喉溃疡，两目红赤如鸠眼，畏光羞明，伴有关节疼痛、肿胀，或有皮肤结节性红斑，小便黄赤，大便秘结，舌红，苔黄腻少津，脉象滑数。

治法：清热除湿，泻火解毒。

方药：升降散合甘草泻心汤化裁。生甘草、炙甘草、白蔹各15g，生黄芪、白芍、大青叶各30g，连翘、黄芩、僵蚕、蝉蜕各12g，大黄6g，黄连3g，片姜黄9g。

升降散为杨氏温疫十五方之首，后世评价甚高，犹如四时温病之银翘散。此升降散为主方，合而甘草泻心汤化裁。取僵蚕、蝉蜕，升阳中之清阳；姜黄、大黄，降阴中浊阴；连翘宣气分邪热，黄连、黄芩、大青叶、白蔹清内里之火，一升一降，内外通和，而杂气之流毒顿消矣。

2) 中焦——湿热蕴脾，胃肠积热

主症：口、眼、外阴溃破疼痛，大小不等，口腔尤甚，皮肤散在红色斑丘疹以四肢多见，口渴口臭，反酸嘈杂，牙龈肿痛，常伴有脘腹痞满，不思饮食，或饥不欲食，舌质红，苔黄，脉滑数。

治法：清热利湿，开痞散结。

方药：甘草泻心汤加减。生甘草、炙甘草、白蔹、苦参各15g，生黄芪、白芍、大青叶、生薏苡仁、土茯苓各30g，连翘、黄芩、法半夏各12g，黄连3g，雷公藤（先煎）9g。

其中雷公藤味苦、辛，性凉，大毒。归肝、肾经。功效祛风除湿、通络止痛、消肿止痛、解毒杀虫。它的主要有效成分雷公藤多苷，具有抗炎、免疫抑制、镇痛、镇静等多方面的药理作用。因其有毒性，使用时应注意。

3) 下焦

①湿热痰火，流注下焦

主症：外阴部溃疡，灼热、疼痛，女性或有白带量多质稠，味臭色黄；或下肢红斑、结节、关节疼痛、肿胀。伴有长期低热，肢体困重，舌质红，舌体胖大，苔黄腻，脉滑数。

治法：清热泻火，利湿解毒。

方药：龙胆泻肝汤或四妙勇安汤加减。生甘草、炙甘草、白蔹、柴胡、车前草、泽泻各 15g，生黄芪、白芍、大青叶、生地各 30g，连翘、龙胆草、栀子、黄芩、通草各 12g，玄参 24g。

根据临床体会，若下阴溃疡明显则偏用龙胆泻肝汤，若下肢皮肤病变明显则偏用四妙勇安汤，若湿热弥漫，下阴与下肢病变俱盛，则两方相合而用。方中药物寒凉居多，病去大半即止，防止损及脾胃阳气。

②肾阴亏虚，虚火夹湿

主症：口腔、外阴部溃疡，局部灼热、疼痛，目赤肿痛，畏光怕明，午后低热，五心烦热，口干尿赤，便干或秘结，舌质红绛或光红无苔，脉象细数。

治法：滋阴清热，泻火除湿。

方药：知柏地黄汤加减。生甘草、炙甘草、白蔹、知母、山药、泽泻各 15g，生黄芪、生地、白芍、土茯苓、大青叶各 30g，连翘、黄柏、丹皮各 12g，雷公藤（先煎）9g。

4）三焦同病——火热炽盛，毒燔三焦

主症：口腔、咽喉溃疡、肿胀、糜烂、红晕如斑，赤紫成片，疼痛，甚则气道阻塞，声哑气急，壮热，汗多，口渴，烦躁，伴有关节疼痛、肿胀，小便黄赤，大便秘结，舌质红绛，舌苔黄燥少津，脉象细数。

治法：清气凉营，解毒泻火。

方药：清瘟败毒散加减。生甘草、炙甘草、白蔹、知母、赤芍、丹皮各 15g，生黄芪、白芍、大青叶、生地各 30g，连翘、桔梗、黄芩、玄参各 12g，生石膏 30～60g，羚羊角粉 1g（冲），黄连、鲜竹叶各 6g，栀子 9g。

综上所述，治疗白塞病万变不离其宗。无论病情多么复杂，症见如何多端，中医临床当做到辨病、辨证相结合，从而找到正确的中医论治思路。以上方药，水煎服，每日 1 剂。

（二）特色专方

1. 张鏊梅教授常用大补阴丸方治疗白塞病　由生地黄、金银花、炒龟板各 12g，肥知母、川柏、京赤芍、粉丹皮各 9g，鲜茅根 30g，人中黄 4.5g，芦荟、生甘草各 3g 组成。清热解毒，滋阴降火。水煎服，日 1 剂。外用锡类散吹敷患处。加减续服 30 余剂。

2. 导阳归肾汤加味　由蒲黄、牛膝、紫草、石斛、龟板、生地、麦冬各 10g，黄连 5g，黄柏 3g，肉桂、细辛、生甘草各 6g，元参 15g，车前草 20g 组成。适合肝肾亏虚，虚火上炎证。水煎服，日 1 剂，忌辛辣、生冷、油腻。服 3 个月。

3. 赤小豆当归散　出自《金匮要略》，由赤小豆 50g，当归 15g 组成。

上 2 味，杵为散，每服 3～5g，日 3 服。

4. 连梅汤加味　出自《温病条辨》，由黄连、川椒各 10g，乌梅（去核）、麦冬、生地各 15g，阿胶 6g，防己、连翘、黄芪各 30g 组成。益气解毒祛湿。水煎服，日 1 剂。

（三）中药成药

1. 白芍总苷胶囊　白芍干燥根中的芍药苷、羟基芍药苷、芍药花苷、芍药内酯苷、苯甲酰芍药苷等具有生理功效成分的混合物，总称白芍总苷。其中，芍药苷的含量占总苷的 90％以上。常用剂量每次 600mg，每日 2～3 次，3 个月为 1 个疗程。本品能改善白塞病患者的病情，减轻患者的症状和体征，并能调节患者的免疫功能。毒副作用小，其不良反应有大便次数增多、轻度腹痛、食欲缺乏。

2. 复方甘草酸苷　甘草提取物，以甘草酸苷为主要成分的复方制剂，它具有抗变态反应、抗炎以及激素样作用，同时还具有免疫调节作用，可调节 T 细胞活化、诱导干扰素-γ 产生、活化 NK 细胞及抑制病毒增殖等作用。复方甘草酸苷联合雷公藤多苷治疗白塞病既避免了传统应用糖皮质激素的副作用，又较单用雷公藤多苷提高了疗效。在治疗中复方甘草酸苷是一种疗效显著、安全性高的药物。每片 25mg，成人通常每次 2～3 片，每日 3 次饭后口服。

3. 杞菊地黄丸　用于肝肾阴虚、头晕目眩、畏光流泪。每次 6g，每日 2 次，口服。

4. 水蛭胶囊　活血化瘀。将原生药粉末装入胶囊，每粒 0.5g，每次 2 粒，每日 2～3 次。

5. 血塞通注射液　能抑制血栓形成，血塞通注射液治疗该病，主要取其有活血、祛瘀之功效，效果良好。用法：400mg 加入 5％葡萄糖注射液或生理盐水 250ml 中静脉滴注，每日 1 次。

（四）单验方

1. 薄荷煎剂　由薄荷 15g，生甘草 6g 组成。加水适量，煎汤代茶，时时饮之，时时漱之。用于口腔溃疡者。

2. 玉竹陈皮粥　由玉竹 20g，陈皮（切碎）10g，小米 60g 组成。养阴润燥，行气和胃。将玉竹洗净煎汤去渣，与陈皮末、小米共煮粥，放入盐适量，稍煮即可，每日 2 次，早晚服用。

（五）针灸疗法

1. 毫针

（1）治疗取太溪：用因呼纳针（患者呼气时进针），轻而徐入，左旋行九阳数（拇指向前推动九次）乃至老阳数（即未得气可继续行九阳数之意），直至得气有如鱼吞钩饵之沉浮（有电击感及其反应），亦即气调。乃因吸而发针（即于患者吸气时出针），疾闭其孔。隔日 1 次。20 次为 1 个疗程。按：足少阴肾乃先天之本，受五脏六腑之精而藏之，滋肝木复贯中土而上济心肺，假卫气以温分肉，充皮肤，肥腠理而司开阖。肾者主蛰，乃封藏之本，肾失所藏则固密无权，是以感邪而发是病，故为之针刺太溪以调治。

（2）赤医针治疗：赤医穴（主穴）：两肩胛骨下角与脊柱作一连线，所得棘突往上数一个棘突（相当于第六胸椎棘突上缘），于皮下 30°进针，沿中线向下刺 1.5～2 寸。配合赤医Ⅰ穴（主穴上一个棘突上缘）、赤医Ⅱ穴（赤医穴下数七个棘突上缘），留针 40～120 分钟，10 次为 1 个疗程。赤医针能够疏通周身阳经，鼓动元阳之气，调节机体阴阳平和。

（3）常规取穴：虚证宜灸，常用穴位有气海、关元、三阴交、肾俞、脾俞等。

2. 耳针

（1）脾虚湿蕴证：取脾、肾、交感、内分泌、三焦等，每次留针 10～15分钟，隔日 1 次，3～5 次为 1 个疗程，以王不留行贴压，2～3 天 1 次，每次取 2～3 个穴位，轮换穴位。

（2）阴虚内热证：取神门、肾上腺、皮质下、内分泌等，每次留针10～15 分钟，隔日 1 次，3～5 次为 1 个疗程，以王不留行贴压，2～3 天 1次，每次取 2～3 个穴位，轮换穴位。

（六）其他特色疗法

1. 足反射按摩基础上加上足心敷贴中药　该操作分 3 步（具体见急性期特色疗法之足反射按摩基础上加上足心敷贴中药）。足心敷贴中药有：桃仁、红花、黄柏、肉桂、地榆、甘草等共研细末，取鸡蛋清调成糊状，每晚睡前敷贴双足心，每日换药 1 次，连敷贴 6 次休息 1 天，6 天为 1 个疗程，不愈者可继续敷用。

2. 外用熏洗方

（1）雄黄散：出自《金匮要略》，由雄黄 15g 组成，研末。烧令熏肛用。用艾叶作团，将雄黄粉撒于其上，然后用一铁筒或纸筒将火罩住，令患者蹲坐其上，针对肛门溃疡处熏之。熏前将肛门洗净，熏后保持局部清洁，每日 3～4 次。

（2）柳花散：由黄柏 30g、青黛 10g、肉桂 3g、冰片 1.5g 组成，共研为末。主治口腔溃疡，表面有白膜者。

（3）月白珍珠散：由轻粉（先研极细）30g、珍珠 3g、青黛 2g、冰片1g 组成，共研为末外用。主治外阴溃疡、下疳等证，缓解期亦适用。对汞过敏者禁用。

（4）月白散：由白铅粉 30g、珍珠 3g、青黛 2g、冰片 1g 组成，共研为末。主治外阴溃疡、下疳等证，缓解期亦适用。

（5）锡类散：由象牙屑（焙）（现已禁用）5g，珍珠 6g，青黛 12g，冰片 0.6g，壁钱 20 个，牛黄 1g，人指甲 1g 组成。共研细末，和匀备用。用于口、咽、外阴溃疡疼痛。缓解期亦适用。用吹药器喷入患处，每日 2～3 次。

（6）冰硼散：由元明粉（风化）10g，朱砂 1.2g，硼砂（炒）10g，冰片 0.8g 组成。共研细末，和匀备用。用于口、咽、外阴溃疡疼痛，缓解期亦适用。用吹药器喷入患处，每日 2～3 次。

（7）养阴生肌散：用此散吹敷患处，每日 4～6 次。适用于溃疡处长期不愈者。

3. 穴位注射疗法　缓解期使用膀胱经背部注射玻璃酸钠配合解毒活血汤治疗。经络治疗方法，病人俯伏坐位，针刺部位常规消毒。准备密闭无菌、内含玻璃酸钠注射液针管，选用心内注射 5 号粗细、5 寸长针头，150°刺入皮肤后，沿皮下浅肌层经脉平直前行，经过心俞→大杼段，脾俞→肝俞段，膀胱俞→肾俞段，得气后边退针边推注玻璃酸钠注射液，每经络段注射约 0.4ml，双侧共注射 6 段。每 4 周注射 1 次，1 次为 1 个疗程。共注射 2 个疗程。

4. 中频脉冲电治疗　正清风痛宁注射液等离子导入，穴位为病变部位附近的穴位，如外关、合谷、八邪、足三里、阳陵泉、昆仑、照海、肾俞；配合选用肿痛关节部位的阿是穴，每日或隔日 1 次，5～7 次为 1 个疗程，日 1 次。

5. 穴位激光照射疗法　主穴通常取溃疡处。寒偏重者加合谷、至阳、关元；有瘀象者加血海、膈俞、三阴交；肺脾气虚者加脾俞、足三里、魄户、膏肓、胸段华佗夹脊；脾肾两虚加肾俞、关元、足三里、身柱。照射方法用医疗氦-氖激光器或 CO_2 激光器均可，每次选取 1～2 个主穴位和 1～2 个配穴。照射距离 10cm 左右，单穴照射时间 5～10 分钟，每周连续照射 5 次，休息两天后进行下一周的治疗，4 周为 1 个疗程。氦-氖激光器对口腔溃疡、生殖器溃疡效果良好，大多数照射 1～3 次后疼痛显著减轻，渗液减少，溃疡愈合。

四、西药常规治疗

本病目前尚无公认的有效根治办法。多种药物均可能有效，但停药后易复发。治疗的目的在于控制现有症状，防治重要脏器损害，减缓疾病进展。治疗方案依临床表现不同而采取不同的方案。

（一）一般治疗

急性活动期应卧床休息。发作间歇期应注意预防复发，如控制口、咽部感染，避免进食刺激性食物，伴感染者可行相应的治疗。

（二）局部治疗

口腔溃疡可局部用糖皮质激素膏、冰硼散、锡类散等，生殖器溃疡用1：5000 高锰酸钾清洗后加用抗生素软膏；眼部损害需眼科医生协助治疗，结膜炎、角膜炎可应用糖皮质激素眼膏或滴眼液，眼色素膜炎须应用散瞳剂以防止炎症后粘连，重症眼炎者可在球结膜下注射糖皮质激素。

（三）全身药物治疗

1. 非甾体抗炎药（NSAIDs） 具消炎镇痛作用，对缓解发热、皮肤结节性红斑、生殖器溃疡疼痛及关节炎症状有一定疗效。多种 NSAIDs 可供选用（见类风湿关节炎治疗）。

2. 秋水仙碱（colchicine） 可抑制中性粒细胞趋化，对关节病变、结节性红斑、口腔和生殖器溃疡、眼色素膜炎均有一定的治疗作用，常用剂量为 0.5mg，每日 2～3 次。应注意肝肾损害、中性粒细胞减少等不良反应。

3. 沙利度胺（thalidomide） 用于治疗口腔、生殖器溃疡及皮肤病变。剂量为每次 25～50mg，每日 3 次。妊娠妇女禁用，可导致胎儿畸形，另外有引起神经轴索变性的不良反应。

4. 氨苯砜（dapsone） 具有抑菌及免疫抑制作用，抑制中性粒细胞趋化。用于治疗口腔、生殖器溃疡，假性毛囊炎，结节性红斑。常用剂量每日 100mg。不良反应有血红蛋白降低、肝损害、消化道反应等。

5. 糖皮质激素 根据脏器受累及病情的严重程度酌情使用，突然停药易导致疾病复发。重症患者如严重眼炎、中枢神经系统病变、严重血管炎患者可静脉应用大剂量甲泼尼龙冲击，每日 1000mg，3～5 日为 1 个疗程，与免疫抑制剂联合效果更好。长期应用糖皮质激素有不良反应。

6. 免疫抑制剂 重要脏器损害时应选用此类药，常与糖皮质激素联用。此类药物不良反应较大，用药期间应注意严密监测。

（1）硫唑嘌呤：是白塞病多系统病变的主要用药。用量为每日每千克体重 2～2.5mg，口服。可抑制口腔溃疡、眼部病变、关节炎和深静脉血栓，改善疾病的预后。停药后容易复发。可与其他免疫抑制剂联用，但不宜与干扰素-α 联用，以免骨髓抑制。应用期间应定期复查血常规和肝功能等。

（2）甲氨蝶呤：每周 7.5～15mg，口服或静脉注射。用于治疗神经系统、皮肤黏膜等病变，可长期小剂量服用。不良反应有骨髓抑制、肝损害及消化道症状等。

（3）环磷酰胺：在急性中枢神经系统损害或肺血管炎、眼炎时，与泼尼松联合使用，可口服或大剂量静脉冲击治疗（每次用量每体表面积 0.5～1.0g，每3～4周1次或每次0.6g，每2周1次）。使用时嘱患者大量饮水，以避免出血性膀胱炎的发生，此外可有消化道反应及白细胞减少等。

（4）环孢素 A：对秋水仙碱或其他免疫抑制剂疗效不佳的眼白塞病效果较好。剂量为每日每千克体重 3～5mg。因其神经毒性可导致中枢神经系统的病变，一般不用于白塞病合并中枢神经系统损害的患者。应用时注意监测血压，肾功能损害是其主要不良反应。

（5）柳氮磺吡啶：剂量每日 3～4g，分 3～4 次口服。可用于肠白塞病或关节炎患者，应注意药物的不良反应。

（6）苯丁酸氮芥：由于不良反应较大，目前应用较少。可用于治疗视网膜、中枢神经系统及血管病变。用法为2mg，每日3次。持续使用数月直至病情稳定后减量维持。眼损害应考虑用药 2～3 年以上，以免复发。不良反应有继发感染，长期应用有可能停经或精子减少、无精。

7. 生物制剂

（1）干扰素-α-2a：对关节损伤及皮肤黏膜病变有效率较高，有治疗难治性葡萄膜炎、视网膜血管炎患者疗效较好的报道。起始治疗为干扰素-α-2a 每日 600 万单位皮下注射，治疗有效后逐渐减量，维持量为 300 万单位每周 3 次，部分患者可停药。不良反应有抑郁和血细胞减少，避免与硫唑嘌呤联用。

（2）肿瘤坏死因子（TNF)-α 拮抗剂：英夫利西单抗（infliximab）、依那西普（etanercept）和阿达木单抗（adalimumab）均有治疗白塞病有效的报道。可用于 DMARDs 抵抗的白塞病患者的皮肤黏膜病变、葡萄膜炎和视网膜炎、关节炎、胃肠道损伤以及中枢神经系统受累等。TNF-α 拮抗剂起效迅速，但停药易复发，复发患者重新应用仍有效。要注意预防感染，尤其是结核感染。

8. 其他

（1）雷公藤制剂：可用于口腔溃疡、皮下结节、关节病、眼炎的治疗。对肠道症状疗效较差。

（2）抗血小板药物（阿司匹林、双嘧达莫）及抗纤维蛋白疗法（尿激酶、链激酶）：目前尚无直接证据可用于治疗白塞病的血栓疾病，使用时应谨慎，以免引起血管瘤破裂出血。明确诊断的新近形成的血栓可溶栓抗凝治疗。溶栓可静脉应用链激酶、尿激酶；抗凝可选用低分子肝素皮下注射或华法林每日 2～8mg 口服（需监测凝血酶原时间，维持国际标准化比值（INR）在 2～2.5)。有出血倾向、脑卒中、手术、未控制的高血压、肝功能、肾功能障碍、视网膜出血性病变等患者禁用溶栓抗凝治疗。

（3）抗结核治疗：如患者有结核病或有结核病史，结核菌素纯蛋白衍生物（PPD）皮试强阳性（5U 有水疱）时，可试行抗结核治疗（三联）至少 3 个月以上，并观察疗效。

（四）手术治疗

一般不主张手术治疗，动脉瘤具有破裂风险者可考虑手术治疗。慢性期患者应首先选用糖皮质激素联合环磷酰胺治疗。重症肠白塞病并发肠穿孔时可行急诊手术治疗，但术后复发率可高达 50％，故选择手术治疗应慎重。血管病变手术后也可于术后吻合处再次形成动脉瘤，采用介入治疗可减少手术并发症。手术后应继续应用免疫抑制剂可减少复发。眼失明伴持续疼痛者可手术摘除。

（五）白塞病主要器官受累的参考治疗方案

1. 眼病　任何白塞病炎症性眼病的治疗均需全身应用糖皮质激素和早期应用硫唑嘌呤。严重眼病视力下降≥2 级和（或）有视网膜病变建议糖皮质激素、硫唑嘌呤联合环孢素 A 或生物制剂治疗。需警惕糖皮质激素导致继发的白内障、青光眼等。

2. 大血管病变　目前尚无充分对照研究的证据指导白塞病大血管病变的治疗。急性深静脉血栓推荐使用糖皮质激素联合免疫抑制剂，如硫唑嘌呤、环磷酰胺、环孢素 A。周围动脉瘤有破裂风险，可采用手术联合免疫抑制剂治疗。肺动脉瘤手术病死率较高，主要用免疫抑制剂治疗，紧急情况可试行动脉瘤栓塞术。

3. 胃肠道病变　除急症需手术外，应首先使用糖皮质激素、SSZ、硫唑嘌呤。难治性病例可选用 TNF-α 拮抗剂或沙利度胺。必要时行回肠结肠部分切除术，但术后复发率和二次手术率高。硫唑嘌呤可用于术后的维持治疗以减少二次手术率。

4. 神经系统病变　脑实质损害可使用糖皮质激素、甲氨蝶呤、硫唑嘌呤、环磷酰胺、干扰素-α 和 TNF-α 拮抗剂。急性期需大剂量糖皮质激素冲击（常用静脉甲泼尼龙每日 1000mg 冲击 3～7 次）后口服糖皮质激素维持治疗 2～3 个月。联合应用免疫抑制剂可防止复发和减缓疾病进展。

5. 黏膜皮肤病变　可进行专科局部治疗。难治性皮肤黏膜病变可使用硫唑嘌呤、沙利度胺、生物制剂。

本病一般呈慢性，缓解与复发可持续数周或数年，甚至长达数十年。在病程中可发生失明、腔静脉阻塞及瘫痪等。本病由于中枢神经系统、心血管系统、胃肠道受累偶有致死。

【特色疗法述评】

1. 白塞病大多病情反复，复发和缓解常交替出现。累及多系统往往容易致残，因中枢神经系统、心血管系统、胃肠道受累偶有致死，危害较大。西医对白塞病的治疗主要有秋水仙碱、非甾体抗炎药、糖皮质激素、免疫抑制剂及生物制剂等。这些药物以不同的作用机制达到缓解病情的目的。但相对于西药长期应用的副作用以及经济负担等因素，越来越多的患者选择中医药治疗。近年来，随着中医药的发展，中医药治疗本病的疗效不断提高，治疗方法也不断增多。中医药治疗本病优势明显，既可增强疗效、改善患者生活质量，又能在一定程度上减少和抑制西药引起的副作用。

2. 根据中医理论、阅读大量文献，结合大量临证实践中的体会，中医认为"湿、热、火、毒、瘀、虚"是白塞病发生发展的病因关键。其中瘀血是本病的一个重要致病因素和病理产物，现代研究证实白塞病具有血液流变学、微循环、血流动力学、血管活性因子等多方面的异常，临床上本病患者多有微循环障碍。本病属于自身免疫性疾病，而中药调节免疫作用的有效治疗，也证实了本病的病理。应用扶正、清热除湿、活血等治法可取得满意疗效。归纳发现白塞病患者共同的中医证候特点，从而提出对应分期、分型辨治的思路，即分期辨证施治。若从病变位置看，白塞病亦可按照三焦辨证施治治疗。

3. 中药治疗白塞病的研究也取得了一定成果。如应用雷公藤治疗本病，疗效肯定，其机制与其抗炎镇痛、免疫抑制、增强肾上腺皮质功能、改善脂质代谢等作用有关。白芍总苷治疗白塞病具有抗炎镇痛、免疫调节、抗氧化作用等。在白塞病活动期可选用龙胆草、黄芩、黄连、黄柏、大青叶、雷公藤、青风藤、土茯苓、蒲公英、白花蛇舌草等祛湿清热止痹的药物，可起到镇静抗炎止痛、调节免疫类激素样效果；在疾病中后期，注意顾护脾胃，选用太子参、生黄芪、南沙参、麦冬、石斛、炒山药、炒白术、半夏、茵陈、枇杷叶、炒薏苡仁、百合、枳壳、盐知柏、女贞子、旱莲草、炙甘草。同时注意平补肝肾防止激素应用引起的骨质疏松。现代药理研究表明，清热除湿、活血化瘀之品可改善血液循环，调节内分泌紊乱，抑制病原体，抗炎、抗过敏、抗渗出，增强免疫力；通络止痛药具有抗菌、抗病毒、镇痛作用；补气养阴药可调节机体内分泌，提高免疫功能。诸药合用起到抑菌、抗组织变态反应、恢复机体正常生理功能作用。

4. 关于白塞病成方研究也有进展。对白塞病经典方甘草泻心汤的研究从未中断，该方也被广泛应用于临床。甘草泻心汤治疗本病效果肯定，复方甘草酸苷是以甘草酸苷为主要成分的复方制剂，有抗变态反应、抗炎、免疫调节、激素样作用。后经后代医家在此基础上衍变添减，朱老的土苓百合梅草汤、张老的解毒活血汤等无一不是甘草泻心汤的化裁，经过多年临床实践进一步证实其疗效确切。八黄合剂组方中诸药具备有抗炎、抗过敏、调节免疫功能的作用，研究治疗 36 例白塞病，总有效率达到 77.8%，且对于湿热毒结、肝脾湿热两型均有很好的疗效。狐惑汤治疗后改善微循环，改善血液黏滞度及调整免疫功能紊乱而达到治疗目的。使白塞病本质可从细胞及分子水平和生理、生化指标的检测结果得到部分证实，从而使中医的治法方药有所依据。

5. 随着中医学的发展，中医药治疗方法日趋多样，除中药内服外，还有中药外洗、外涂、针灸，穴位注射等方法，均取得了较为肯定的临床疗效。综合治疗是近年来普遍被各位医家认可的诊疗思路，充分体现了标本兼治、治未病的中医学术思想。现代研究表明针灸对免疫有着很强的调节作用，其调节作用可涉及体液免疫、细胞免疫等多个环节，可使异常增高的免疫球蛋白下降，并对 T 细胞亚群、NK 细胞等多种免疫细胞及因子产生影响，达到治疗效果。

6. 近年来中医药防治白塞病的研究，由于种种原因，存在着一定的局限性。对一些有效的复方或单味药的药理研究还不够深入，用中西医结合方法对辨证论治研究较少，对中药剂型和治疗方法的研究较少，不能充分发挥中医药治疗白塞病的优势。今后研究应注重客观性、科学性和可重复性，应结合现代免疫学、遗传学、分子生物学、药理学等多科知识，注重观察临床症状、免疫学指标与基因表达的相关性，检验结果及病情活动指标的相关性。在对疗效确切的复方或单味药的基础上进一步深入，科学而严谨的筛选有效成分。剂型的研究应当以方便、高效、低毒为主，以减少长期用药给患者带来的全身性的毒副反应为主。还可从中医学角度出发，开展白塞病的临床流行病学及证候治疗学研究。综合分析，寻找具有普适性及临床特色的疗法，并积极推进大规模的临床试验。探索和创新中医药治疗本病的方法，以辨证治疗结合其他疗法的综合治疗。

【主要参考文献】

1. 中华医学会．白塞病的诊断和治疗指南 ［J］．中华风湿病学杂志，2011，15 (5)：345-347.

2. 菲尔斯坦（美）．凯利风湿病学 ［M］．粟占国，唐福林，译．北京：北京大学医学出版社，2012：1563-1569.

3. 娄玉钤. 风湿病诊断治疗学［M］. 郑州：郑州大学出版社，2003：137-157.

4. 王承德，沈丕安，胡荫奇. 实用中医风湿病学［M］. 第 2 版. 北京：人民卫生出版社，2009.

5. 娄玉钤. 中医风湿病学［M］. 北京：人民卫生出版社，2010：299-304，315-321.

6. 张永强，张立亭. 膀胱经背部注射玻璃酸钠配合解毒活血汤治疗白塞病的临床研究［J］. 光明中医，2013，28（4）：758-760.

7. 王用峰. 甘草泻心汤研究现状［J］. 实用中医药杂志，2012，28（1）：61.

8. 冉青珍，路洁，路喜善. 国医大师路志正治疗狐惑病经验总结［J］. 国医论坛，2013，28（1）：11-12.

9. 娄俊东，梁辉，张立亭. 张鸣鹤教授治疗白塞病的经验［J］. 风湿病与关节炎，2013，2（1）：50-51.

10. 杨德才，郑新春，刘珍意，等. 八黄合剂治疗白塞氏综合征 36 例［J］. 中药药理与临床，2003，19（5）：45-46.

11. 毛宇湘. 路志正教授治疗白塞病临床经验管窥［J］. 世界中西医结合杂志，2012，7（4）：285-286.

（邱　侠　张燕英）

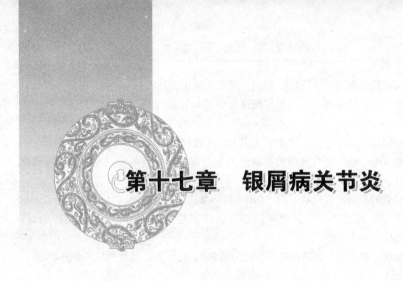

第十七章　银屑病关节炎

银屑病关节炎（psoriatic arthritis，PsA）是一种与银屑病相关的炎性关节病，病变可累及皮肤、关节、指（趾）甲及眼等组织。PsA 具有银屑病皮疹，关节病变可累及非对称性四肢小关节，骶髂关节和（或）脊柱，晚期关节可强直而致残。PsA 可发于任何年龄，但发病高峰为 30～50 岁。本病无性别差异，但脊柱受累以男性较多。PsA 在世界各地均有发病。在美国的患病率为 0.1%，在银屑病患者中的发病率为 5%～7%。初步统计我国 PsA 的患病率是 1.23‰。

根据 PsA 的临床表现，其关节病变与中医学痹病中的"尪痹""顽痹""骨痹""肾痹""历节"等相似；而其皮肤病变则属于中医学"白疕""疕风""松皮癣"等范畴。吴谦在《医宗金鉴》中描述："白疕，此证俗名蛇虱。生于皮肤，形如疹疥，色白而痒，搔起白皮。"对于本病治疗，在内则凉血清热、养阴润燥，在外则祛除风寒湿邪。中医治疗 PsA 历代医家积累了丰富的治疗经验，在临床治疗中发挥了重大作用。

近年来，随着中医、中西医结合研究的不断深入，中医药治疗 PsA 取得很大成就，对本病的研究也取得了一定的成果。

【病因病机】

一、中　医

1. 感受外邪　风寒湿之邪侵袭人体，三气相合与气血相搏，致气血瘀滞，故而发为白疕；风寒湿三邪滞留于肢体筋脉、关节、肌肉，经脉闭阻，不通则痛，而发为本病。隋·巢元方《诸病源候论》曰："风湿邪气，客于腠理，复值寒湿与气血相搏所生。若其风毒气多，湿气少，则风沈入深，为干癣也。"唐·王焘《外台秘要》云："病源干癣但有匡郭，皮枯索，痒搔之白屑出，是也，皆是风湿邪气客于腠理，复值寒湿与气血相搏所生"。而宋代《圣济总录》也认为："其病得之风湿客于腠理，搏于气血，气血否涩。"结合《黄帝内经》云："风寒湿三气杂至，合而为痹"，可以得出风寒湿三邪在本病的发生发展中起着重要作用。

2. 热毒致病　久居炎热潮湿之地，风湿热邪侵入，热入营血；热毒炽盛也可直中肌肤，侵袭关节；或过食膏粱厚味，热从内生，热盛于内，瘀而成毒，则斑疹隐隐，从而导致皮损的发生；而毒热痹阻，热壅成瘀，滞留于肢体、经络、关节，而发为热痹。宋·严用和《济生方》曰："肺毒热邪，生疮癣。"

3. 血分致病　人体的血分病变包括血虚、血燥、血热等。阴血亏虚，则易导致外邪风毒入侵而发病；而血燥、血热日久，血瘀痹阻；或病久气血耗伤，血虚而致气血运行受阻，以致瘀阻肌表而发为本病。明·李梴《医学入门》曰："疥癣皆血分热燥，以致风毒克于皮肤，浮浅者为疥，深沉者为癣。"陈实功《外科正宗》曰："此等总皆血燥风毒克于脾、肺二经。"

4. 肝郁气滞　情志内伤，气机郁滞，郁而化火，火热伤阴，阴虚血燥，既不能充润肌表而致皮损，又不能通利关节而致痹；或气滞血瘀，或肝血虚，瘀血痹阻，气血经络不通而致痹，故成本病。

总的来说，本病因于热者较多，因于寒者较少，然不论寒湿热邪都可致瘀，久病也可入络成瘀。因此血瘀成为致病的关键因素，并贯穿于病程始终。本病病位在肌肤、骨节、血脉。病性多为本虚标实，在本为血虚、血燥，在标为风湿热毒蕴结。基本病机为血热血燥、湿热毒邪流注关节、血燥生风、肌肤失濡养。

二、西　　医

PsA 的病因和发病机制尚未明确，皮肤和关节病变可能由相同的机制发生作用。一般认为，遗传、免疫、感染和环境因素是参与发病的重要因素。约 1/3 银屑病患者有阳性家族史。HLA 是一个重要的遗传标志，PsA 则与 HLA-B$_{27}$ 相关，尤其是银屑病脊柱炎。大多数患者血清 IgG 和 IgA 升高，IgA 免疫复合物见于所有类型的银屑病关节炎，以严重外周关节炎型的水平最高。有报告葡萄球菌 α-抗毒素滴定度高于银屑病和类风湿关节炎。另外精神因素、外伤、季节变化、内分泌改变、血液流变学的改变等均可诱发或使本病加重。

本病的基本病理改变是滑膜炎，早期可见滑膜水肿和充血，以后滑膜细胞轻度增生，滑膜肥厚，绒毛形成。炎症浸润以血管周围为主，主要是淋巴细胞和浆细胞浸润，浸润的淋巴细胞主要是 T 淋巴细胞。PsA 病程较长者纤维母细胞增生，纤维化较突出，滑膜下组织、脂肪组织及关节隐窝均可被纤维组织代替，最后关节腔也纤维化，关节强直。远端指间关节晚期表现为关节破坏、骨吸收及肌腱附着点炎的骨质增生。

【临床表现】

PsA 发病隐匿，但约 1/3 患者呈急性发作，起病前通常无明显的诱因，少数可先有关节外伤史。本病的临床特征是伴有银屑病，远端指间关节最易受累，而且关节受累不对称。约 75％的患者皮疹出现在关节炎之前，10％患者可先有关节炎，15％左右两者同时发病。部分成人及较多儿童的关节炎出现在皮肤、指甲改变之前。多数患者有银屑病家族史。

一、关节表现

关节症状多种多样，除四肢外周关节病变外，还可累及骶髂关节及脊柱。受累关节可出现疼痛、肿胀、晨僵，晚期可出现关节强直、畸形等而致残。根据受累关节分布通常分为以下 5 型，但 60％类型可相互转化，或合并交叉出现。

1. 非对称性少关节炎　此型临床上最常见，大约占 70％，多发生在银屑病之后。以累及远端指间关节为主，具有特征性；但也常累及近端指（趾）间关节、掌指关节、跖趾关节、膝关节及腕关节等四肢大小关节，分布常不对称，这是 PsA 中较具特征的一个类型。多表现为关节痛和晨僵，由于其病变为滑膜炎，可伴发腱鞘炎，因此病变手指（趾）可呈典型腊肠样，多数伴有指甲病变。1/3～1/2 患者可演变为多关节炎型。

2. 远端指（趾）间关节炎　占 5％～10％，为典型的 PsA。病变累及远端指（趾）间关节，通常与银屑病指（趾）甲病变有关。关节可有畸形，但无尺侧偏斜。

3. 残毁性关节炎　约占 5％，是 PsA 最严重、预后最差的类型。好发年龄 20～30 岁，受累的指骨、掌骨、跖骨等可发生严重的骨溶解。指节常有"套叠"现象及严重的短缩畸形，关节可强直畸形。常伴发热和骶髂关节炎，皮肤病变广泛而严重。

4. 对称性多关节炎　约占 15％，临床上与 RA 不易区分。关节受累以近端指（趾）间关节及掌指关节为主，其他大小关节也可受累，晚期可致残。关节受侵犯数目没有 RA 广泛，畸形程度也比 RA 轻。

5. 脊柱关节炎　约占 5％，以累及脊柱及骶髂关节为主，也常伴有周围关节炎。骶髂关节受累见于 20％～40％的 PsA 患者。与 AS 相比，银屑病脊柱炎临床上腰背痛及强直的症状较轻,脊柱和骶髂关节病变常不对称。脊柱炎表现为韧带骨赘形成,多发生在椎体前面和侧面。本型 46%～78% 的患者 HLA-B$_{27}$ 阳性。

二、皮　肤　表　现

PsA 皮损好发于头皮及四肢伸侧,尤其是肘、膝关节伸侧,重者可泛发全身。基本损害是红色丘疹,以后可扩大融合成大小不等的斑块,呈圆形或不规则形状,表面覆以多层银白色鳞屑,鳞屑刮去后可露出半透明的薄膜,刮去此膜可有点状出血(Auspitz 征)。关节症状和银屑病皮损的程度无直接关系,仅 35% 两者相关。值得注意的是,银屑疹可以是不明显的一小片,或在头皮、会阴、臀等不易觉察的部位。临床上银屑病主要有 4 种类型:寻常型、红皮病型、脓疱型及关节病型。

三、指　(趾)　甲　病　变

指(趾)甲异常是 PsA 的特征性改变,见于 80% 的患者,尤见于远端指间关节受累者,而且关节炎较严重的患者甲损害也较重,尤其是伴有脊柱炎者。而无关节炎的寻常型银屑病患者仅 20% 伴有甲损害。甲损害主要的表现为甲板增厚,浑浊,失去光泽,色泽发乌或有白甲,表面常高低不平,有横沟及纵嵴,常有甲下角质增生,重者可有甲剥离。有时可形成匙形甲,病变较轻时甲表面可仅有顶针状凹陷。

四、其　他　表　现

PsA 少数伴有发热、体重减轻、贫血等症状。系统性损害主要为眼部的炎症,约占 30%,可见结膜炎、虹膜炎、巩膜外层炎和干燥性角结膜炎。其他少见的表现包括主动脉瓣关闭不全、上肺纤维化和淀粉样变性。附着点炎见于跟腱和跖腱膜附着部位。

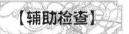

【辅助检查】

一、实验室检查

PsA 无特征性的检查,病情活动时有 ESR、CRP 的增高,IgG 和 IgA 增高。关节液呈非特异性炎症改变。类风湿因子多阴性,少数可阳性;抗 CCP 抗体阳性者 8%～16%,见于骨质破坏和多关节型患者。另外,伴有骶髂关节炎的患者 HLA-B$_{27}$ 阳性率可达 60%～90%。

二、影像学检查

1. X线 可表现为：①手和足的小关节骨性强直，指间关节破坏伴关节间隙增宽，末节指骨基底的骨性增生及末节指骨吸收；②近端指骨变尖和远端指骨骨性增生，两者兼有的变化，造成"带帽铅笔"样畸形，脊柱炎的竹节状韧带骨化不同；③长骨骨干"绒毛状"骨膜炎；④骶髂关节受累多为单侧；⑤伴有骨桥的不典型脊柱炎。

2. MRI 可显示早期病变关节面下骨髓腔内和关节周围肌腱附着点炎。

【诊断与鉴别诊断】

一、诊断标准

一般认为具有银屑病皮损，并有炎性关节炎的表现即可诊断。目前有 2 个分类诊断标准可参考。

1. Moll 和 Wright 的银屑病分类标准 至少有 1 个关节炎并持续 3 个月以上；至少有银屑病皮损和（或）20 个以上顶针样凹陷指（趾）甲改变或甲剥离；血清 IgM 型类风湿因子阴性（滴度<1：80）。满足以上 3 条即可诊断为银屑病关节炎，其中关节类型可以是 PsA 中的任何一型。

2. CASPAR 分类标准 在（CASPAR）研究小组的国际合作努力下，制定了一个新的分类标准。炎性关节病（炎）加以下表现：①银屑病：现在（2分）；过去史（1分）；家族史（1分，在患者的一级亲属中有银屑病患者）；指甲萎缩（1分）；②类风湿因子阴性（1分）；③指趾炎：现在（1分）；过去史（1分，风湿病专家记录的）；④放射线上手足关节旁骨质的新骨形成（1分，除外骨赘形成）。诊断：满足分类标准必须具备炎性关节病以及其他表现的积分≥3分，该标准的特异性是 98.7%，敏感性为 91.4%。

二、鉴别诊断

1. 西医 本病应与类风湿关节炎、骨关节炎以及强直性脊柱炎、瑞特综合征等其他脊柱关节病等相鉴别。

2. 中医 本病当与大偻、尪痹等相鉴别。

（1）大偻：两者均可见骨节变形之状。大偻是以脊背及关节沉重、疼痛，甚则强直畸形，屈伸或转动不利为特点，涉及脏腑主要在肾。而本病则以关节肿大、变形、僵硬，不能屈伸，具有典型皮损为特点，两者不难鉴别。

（2）尪痹：两者病甚可见骨关节肿大僵硬或畸形，身体尪羸，骨质受损等。而尪痹则以关节肿大变形、僵硬，不能屈伸，筋缩肉卷为特点；而本病除关节病变外，具有典型银屑病皮损，故两者不难鉴别。

【治疗】

一、一 般 措 施

1. PsA病程长，难以治愈，易反复发作，所以要做好宣教工作，增加患者对疾病的认识，以便积极配合治疗。

2. 避免不良情志刺激，使患者保持乐观情绪，心情平稳。

3. 居住环境宜洁净，床铺保持清洁，湿温度适中，气候变化时注意及时更换衣物。

4. 保持皮肤卫生，应穿着宽松、柔软、棉质的衣裤，勤沐浴，不要搔抓皮损。

5. 注意休息，保证睡眠，生活规律，避免过度劳累。

6. 饮食宜低脂肪、高蛋白、高纤维素食物，多吃蔬菜、水果，忌食海鲜及辛辣刺激物。

7. 坚持进行适当的功能锻炼，增强机体免疫力并预防肌肉萎缩和关节畸形的发生。

8. 避免本病诱发因素如上呼吸道感染，某些药物、可能致敏的化妆品、染发剂等，吸烟，饮酒及外伤等。

二、中 医 治 疗

（一）辨证论治

1. 风寒阻络

主症：皮损红斑不显，鳞屑色白而厚，皮损多散见于头皮或四肢，冬季易加重或复发，夏季多减轻或消退，关节疼痛游走不定，遇风冷则加重，得热则舒；舌质淡红，苔薄白，脉弦紧。

治法：祛风散寒，活血通络。

方药：黄芪桂枝五物汤（《金匮要略》）合身痛逐瘀汤（《医林改错》）加减。黄芪20g，桂枝、当归、川芎各15g，芍药30g，桃仁、红花、五灵脂各9g，川牛膝18g，制没药6g，生姜3片，大枣6枚。上药合用，共奏祛风散寒，活血通络之效。若风邪偏重者，加防风15g，防己9g；产后或月经之后症状明显者，可加益母草、鸡血藤各30g。

本证多见于儿童或初发病例。感受外邪所致,风寒阻络。治以祛风散寒,活血通络。

2. 风热血燥

主症:皮损遍及躯干四肢,且不断有新的皮损出现。皮损基底部皮色鲜红,鳞屑增厚,瘙痒,夏季加重,常有低热,关节红肿发热,疼痛较为固定,得热痛增,大便干结,小便黄赤。舌质红,苔黄,脉弦细而数。

治法:散风清热,凉血润燥。

方药:消风散(《外科正宗》)合解毒养阴汤(《赵炳南临床经验集》)加减。生地、生石膏各30g,金银花、蒲公英、丹皮、赤芍、丹参、地肤子各20g,石斛、知母各15g,苦参12g,蝉蜕10g。全方共奏散风清热,凉血润燥的功效。若阴虚明显者,加麦冬、玄参各12g;低热明显者,加地骨皮、青蒿各20g。

3. 湿热蕴结

主症:皮损多发于掌关节屈侧和皮肤皱褶处,皮损发红,表皮湿烂或起脓疱,低热,关节红肿,灼热疼痛,下肢浮肿或有关节积液,阴雨天症状加重,神疲乏力,纳呆,下肢酸胀沉重;舌质暗红,苔黄腻,脉滑数。

治法:清热利湿,祛风活血。

方药:四妙散(《丹溪心法》)加减。土茯苓30g,川牛膝、白鲜皮、生薏仁各20g,猪苓、虎杖、秦艽、羌活各15g,黄柏、苦参各12g,苍术、红花、丹参各10g。上述药物合用,共奏清热利湿,祛风活血之功。若皮损烂湿者,加车前草30g,竹叶15g;关节肿胀明显者,加萆薢20g,五加皮15g。

4. 热毒炽盛

主症:全身皮肤鲜红或呈暗红色,或有表皮剥脱,或有密集小脓点,皮肤发热,体温增高或有高热,口渴喜冷饮,便干,尿黄赤,四肢大小关节疼痛剧烈,不敢屈伸;舌质红绛,苔少,脉象洪大而数。

治法:清热解毒,凉血活血。

方药:清瘟败毒饮(《疫疹一得》)加减。石膏、忍冬藤各30g,玄参、丹皮、知母各20g,黄连9g,黄芩12g,赤芍15g,栀子、连翘、生地各18g。诸药合用,共奏清热解毒,凉血通络之功。若肿痛者,加防己9g,桑枝20g,苍术15g;高热神昏谵语者,加服安宫牛黄丸。

本证多为急性活动期,发热、皮疹,关节肿痛明显。可配合清开灵注射液,必要时加用西药,尽快控制病情。

5. 肝肾亏虚

主症:病程较长,迁延不愈,皮损红斑色淡,大多融合成片,鳞屑不厚,腰背强直变形,腰酸肢软,头晕耳鸣,男子多有遗精阳痿,妇女月经量少色淡或经期错后；舌质暗红，苔白，脉象沉缓，两尺脉弱。

治法：补益肝肾，祛风活血。

方药：独活寄生汤（《备急千金要方》）加减。熟地、秦艽、川牛膝各20g，葛根18g，羌活、土鳖虫、杜仲各15g，桃仁、红花各12g，乳香6g。全方共奏补益肝肾，祛风活血之功。若骨蒸潮热，自汗盗汗者，加金银花20g，丹皮15g，知母12g，熟地黄改用生地黄；恶寒肢冷，得热痛减者，加桂枝12g，川椒9g，熟附子3g。

本证属于疾病晚期，关节疼痛变形，治当补益肝肾为主。

6. 瘀血痹阻

主症：皮损呈暗红色，鳞屑较厚，肢体关节疼痛如针刺、刀割样，固定不移，压痛明显，局部皮色紫暗，或顽痹不愈，或关节肿大变形，肌肤甲错；舌质紫暗有瘀斑，脉弦涩。

治法：活血化瘀，祛风通络。

方药：化瘀通痹汤（《娄多峰论治风湿病》）加减。透骨草、丹参各30g，鸡血藤21g，地肤子20g，当归18g，制乳香、制没药各9g，延胡索、香附、白鲜皮各12g，红花10g。诸药相合，共达活血化瘀，祛风通络之目的。若偏寒者，加桂枝12g，制川乌9g；偏热者，加败酱草30g，丹皮15g；气虚者，加黄芪30g；血虚者，加首乌、生地各20g；关节畸形者，加炒山甲9g，乌梢蛇18g，全虫15g。

本病关节病变的发病机制，除了风寒阻络证以外，不同于RA。因此，不宜过用祛风散寒胜湿的药物，以免化燥、助热、伤阴，加重病情。经络瘀滞的现象则较为普遍。因瘀血贯穿于疾病的始终，故活血化瘀，疏经通络的治法适用于各个证型，只是所占的比重有所不同。

以上方药，水煎服，每日1剂；重症每日可连服2剂。

（二）特色专方

1. 四妙勇安汤加味　由金银花、玄参、生地、当归各30g，生甘草、山慈菇各10g，虎杖、鹿衔草各15g，白花蛇舌草、白芍各20g组成。水煎服，日1剂。若关节疼痛明显，关节僵硬，可加蜈蚣、全蝎等虫类药穿筋透骨，逐瘀止痛；关节红肿明显，皮疹色红，脱屑多可加苦参、龙胆草；瘙痒明显者，可加白蒺藜、白鲜皮。

2. 消银汤　由生地20g，生槐米40g，土茯苓、白鲜皮、紫草根、芦根各30g，茜草根、玄参各15g，制大黄、木香、升麻各10g组成。水煎服，每日1剂。运用该方治疗本病60例，总有效率95%。

3. 抗银方　由大青叶、板蓝根、白花蛇舌草、苦参、紫草、草河车、丹参、黄芩、生甘草组成。上药做成冲剂，口服。治疗本病48例，设56例口服复方青黛丸对照，结果"冲剂"组总有效率92.3%，随访2～6年，复发率59%；对照组总有效率82%，两组比较差异显著（$P<0.01$）。

4. 乌头通痹汤　由麻黄5g，桂枝、苍术、防风、蜂房各15g，制附片（先煎）、制川乌（先煎）各10～20g，威灵仙、雷公藤（先煎）各20g，菝葜、鬼箭羽、鸡血藤、络石藤各30g，防己6g，全蝎、生甘草（先煎）各10g组成。先煎药物加蜜先煮1小时。水煎服，日1剂。

5. 活血祛风汤　由当归、麦门冬、白鲜皮各15g，川芎6g，赤芍药、生地黄、荆芥、防风、玄参、夜交藤各10g，土茯苓20g组成。活血祛风通络。适应于PsA瘀血明显者。水煎服，日1剂。

6. 羌活三根汤合紫草去屑汤加减　由羌活、生地黄、黄芩、白鲜皮、土茯苓、金雀根、虎杖、制川乌（先煎）、白附子、补骨脂各30g，紫草15g，姜黄、紫苏、独活各12g，黄连9g，甘草3g组成。清热祛风，凉血化瘀。适用于PsA风热明显者。水煎服，每日1剂。

（三）中药成药

1. 雷公藤多苷片　雷公藤制剂。片剂，每片10mg，每日1～1.5mg/kg，分3次饭后服用。雷公藤具有镇痛作用和类似糖皮质激素的抗炎和免疫抑制作用，对银屑病及银屑病关节炎均有效。应注意不良反应，可引起闭经、白细胞减低或一过性转氨酶升高等副作用。

2. 血府逐瘀丸　由当归、赤芍、桃仁、红花、川芎、地黄、牛膝、枳壳（麸炒）、桔梗、柴胡、甘草组成。丸剂，每丸9g，空腹，用红糖水送服，1次1～2丸，1日2次。适用于PsA瘀血痹阻证。

3. 昆明山海棠片　每片含昆明山海棠干浸膏0.25g；口服，每次2片，每日3次。药理研究本药具有抗炎、解热、镇痛、免疫抑制等作用。

4. 银屑灵冲剂　由白鲜皮、蝉蜕、赤芍、当归、防风、甘草、黄柏、金银花、苦参、连翘、生地黄、土茯苓等组成。每袋15g，每次1袋，每日2～3次，开水冲服。适用于PsA湿热痹阻证。

5. 复方青黛丸　由青黛、建曲、山楂（焦）、贯众各9g，乌梅、土茯苓、马齿苋各30g，蒲公英、紫草、白芷、丹参、白鲜皮、五味子（酒）、萆薢各15g组成。口服，每次6g，每日3次。适用于PsA风热血燥证。

6. 清开灵注射液　由牛黄、郁金、黄连、黄芩、山栀、朱砂等组成。20～30ml加入生理盐水或葡糖糖注射液250ml静滴，每日1次。适用于PsA毒热炽盛，发热明显者。

7. 肿节风注射液　2ml肌注，每日1次；或静脉滴注2～8ml，10天为1个疗程。清热解毒，消肿散结。适用于PsA热毒壅盛，皮损、关节肿胀明显者。研究表明，本药具有抗菌消炎、免疫调节作用。

（四）针灸疗法

1. 毫针

（1）一般取穴：取穴足三里、风池、合谷、外关、尺泽、阳溪、大椎、肾俞、腰阳关、居髎、悬钟、阳陵泉、血海、三阴交、申脉、照海等，每次 5～6 穴，采用平补平泻手法，留针 20～30 分钟。

（2）辨证取穴：①风寒阻络：取风池、肺俞、曲池、血海、三阴交，平补平泻法；②风热血燥：大椎、曲池、合谷、血海、三阴交、足三里、耳尖（放血 3～5 滴），针用泻法；③湿热蕴结：合谷、曲池、血海、三阴交、足三里、阴陵泉，针用泻法；④热毒炽盛：大椎、曲池、血海、合谷（放血）、三阴交、华佗夹脊，针用泻法；⑤肝肾亏虚：血海、肝俞、肾俞、膈俞、三阴交、足三里，针用补法；⑥瘀血痹阻取膈俞、血海、气海、阿是穴，平补平泻法。以上针刺每日 1 次，除肝肾亏虚证留针 15～20 分钟外，其余留针均为 20～25 分钟；除热毒炽盛证 7 日为 1 个疗程外，其余均 10 日为 1 个疗程。

2. 耳针　①风寒阻络：取肺、神门、内分泌、血海、心；②风热血燥：肺、心、三焦、神门、大肠；③湿热蕴结：脾、肺、上耳背、神门、三焦、肾上腺；④热毒炽盛：心、大肠、耳尖、肺、神门、上耳背；⑤肝肾亏虚：肝、脾、肾、神门、三焦、肾上腺。以上针刺间日 1 次，留针 10～15 分钟，3～5 次为 1 个疗程。

3. 三棱针　用三棱针挑刺耳垂或耳轮，放出少量血液，每日或隔日 1 次。适用于本病热毒炽盛证。

（五）外治法

1. 祛风活血洗药（山东中医学院附院处方）　由蛇床子、地肤子、苦参、黄柏、透骨草各 15g，大黄、白鲜皮、乳香、没药、苏木、红花、大枫子各 10g 组成。水煎 500ml，熏洗四肢关节及皮损，每日 1 次。

2. 普连膏　黄芩末 1 份，黄柏末 1 份，凡士林 8 份组成。均匀涂于皮损，每日 2 次。适用于银屑病进行期或血热型。

3. 镇银膏　由白鲜皮、黄连、花椒、知母、麻油等组成。外涂皮损，后用聚乙烯塑料薄膜包封，5 天换药 1 次，2 个月为 1 个疗程。

4. 外洗方（赵炳南经验方）　用楮桃叶或侧柏叶适量煮水泡浴，对皮损治疗有卓效。

三、西药常规治疗

1. 非甾体抗炎药　是控制 PsA 炎症表现的首选药物。常用的有双氯芬酸钠、吲哚美辛（消炎痛）或布洛芬等。使用本类药物时应注意药物的不良反应。

2. 改善病情药物 对于病情严重，一般药物难以控制病情时可考虑用本类药物，不仅对银屑病有效，对关节炎也有明显的疗效。治疗期间要注意检测血、尿常规和肝、肾功能。

（1）甲氨蝶呤：对皮损和关节炎均有效，可作为首选药物。开始每周7.5～10mg 口服或静脉滴注，无不良反应者可逐渐增加剂量至每周 20～25mg，治疗 4～6 周起效。待病情控制后再逐渐减量至每周 5～10mg 维持一个时期。

（2）柳氮磺吡啶：对外周关节和皮肤病变有效，常规治疗量，口服，每次 1.0g，每日 2 次，可从小剂量每周递增到治疗量。治疗量大于 RA，最大量可达 3.0～4.0g/d，其主要的副作用是恶心、腹泻及药物过敏，治疗过程中约 1/4 患者因副作用而中断治疗。

（3）其他：环孢素 A 对各型银屑病也均有不同程度的疗效，剂量为3～5mg/（kg·d），维持量 2～3mg/（kg·d），根据病情的轻重而定，随着病情的好转可逐渐减至最小维持量，骤然停药容易复发。硫唑嘌呤常用剂量 1～2mg/（kg·d），一般 100mg/d，维持量 50mg/d；来氟米特 20mg/d。

3. 糖皮质激素 对病情活动，伴关节红肿、发热、红细胞沉降率快而用一般治疗不能控制症状的患者可以用。一般不主张长期大剂量使用激素。急性少关节炎时可行关节腔局部注射治疗，但单一关节不宜反复应用。

4. 生物制剂 主要是肿瘤坏死因子-α 拮抗剂。肿瘤坏死因子-α 是各种炎性关节炎中最重要的介导炎症的细胞因子，是目前最主要的生物治疗靶点。目前使用的有依那西普、英夫利昔单抗、阿达木单抗，对 PsA 的皮肤、关节和肌腱病变均有效。用药前需排除活动性感染如结核、肝炎等。

【特色疗法述评】

1. 银屑病关节炎是一种难治性风湿病，西药对本病的关节症状缓解明显，但副作用大，患者往往不能耐受而停药，并且西药对银屑病皮损无明显控制作用，有些药物甚至会出现加重皮损的副作用。中医药治疗本病通过辨证施治，配合中药外用，治疗方法多样化，疗效显著。

2. 研究证明，桃红四物汤治疗本病对血液流变学性质及心血管系统有一定的影响，可改善高黏度的血流，对血小板聚集有拮抗作用，目前常用于瘀血痹阻证 PsA 的治疗；另外，血府逐瘀丸加减应用治疗本病有显著效果，研究表明本方对微循环和血液流变性均有影响，并可增强免疫功能。这也证实了本病瘀血的病理。另外，中医认为感受外邪是本病的一个重要发病原因；而现代研究表明，感染因素被认为是参与 PsA 发病过程的重要因素。临床应用祛邪药物治疗本病可取得显著效果，而药理研究证实，雷公藤、土茯苓、大黄、甘草、白花蛇舌草等药具有很强的抗感染作用，清除或抑制病原微生物，可阻断 PsA 发病的触发环节，进而减少抗原对机体的刺激，防止发生免疫损伤。

3. 中医药治疗本病的研究进展很快。在中医辨证论治的基础上，中药的辨病治疗也很重要，在临床用药时，可加入疗效确切的具有免疫抑制和抗炎作用的中药。临床上应用桃红四物汤、沙参麦冬汤、地黄饮子、麻杏苡甘汤、白虎加人参汤、清营汤等历代名方治疗本病积累了一些经验，并进行了相关的基础研究。另外，对血府逐瘀丸、雷公藤多苷片等中成药治疗本病的研究，也发现了治疗 PsA 的作用机制。

4. 中医药辨证治疗 PsA，对银屑病皮损的缓解疗效突出，关节症状的缓解和疾病整体控制方面缺乏稳定性。今后研究应该侧重于中西医结合治疗 PsA，西医的病因研究十分重要，中医药的古籍名方依然是中医研究的重点。中西药结合治疗 PsA 在临床研究方面，需要进一步规范辨证和辨病相结合治疗，通过规范的临床观察和疗效评价，摸索疗效确切且不良反应小的治疗方案；在实验研究方面，进一步加强有效单味药的药理研究，寻找有效成分。

【主要参考文献】

1. 娄玉钤．中国风湿病学［M］．北京：人民卫生出版社，2001：2295-2301.
2. 吴启富，叶志中．风湿病中医特色治疗［M］．沈阳：辽宁科学技术出版社，2002：168-174.
3. 娄玉钤．风湿病诊断治疗学［M］．郑州：郑州大学出版社，2003：325-331.
4. 中华医学会．临床诊疗指南·风湿病分册［M］．北京：人民卫生出版社，2005：34-39.
5. 王承德，沈丕安，胡荫奇．实用中医风湿病学［M］．第 2 版．北京：人民卫生出版社，2009：705-714.
6. 娄玉钤．中医风湿病学［M］．北京：人民卫生出版社，2010：89-95.
7. 北京协和医院．北京协和医院医疗诊疗常规·风湿免疫科诊疗常规［M］．北京：人民卫生出版社，2012：89-91.
8. 张奉春．风湿免疫科诊疗常规［M］．北京：中国医药科技出版社，2012：48-51.
9. 祁玉军，王佳晶．房定亚用四妙勇安汤加味治疗银屑病关节炎［J］．北京中医，2002，21（2）：80-81.

(李满意　陈小朋)

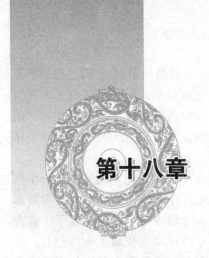

第十八章　幼年特发性关节炎

幼年特发性关节炎（juvenile idiopathic arthritis，JIA）是指 16 岁以下儿童不明原因关节肿胀，持续 6 周以上的一组关节炎疾病。本病是儿童时期常见的结缔组织病，以慢性关节炎为其主要特征，并伴有全身多系统的受累。本病临床表现差异很大，可发生于儿童期的任何年龄；另从转归看，有的患者痊愈，或长期缓解，有的则发展成为幼年强直性脊柱炎（JAS），有的则成为幼年类风湿关节炎（JRA）等。北京儿童医院曾对住院的 1950 名 14 岁以下儿童风湿性疾病进行分析，JIA 占 19.6%，男女之比为 1.9∶1，男性患儿占多数。

根据 JIA 的发病年龄和临床表现，当属中医学"小儿痹病"范畴，其临床特点与痹病中行痹、痛痹、着痹、顽痹、历节风、鹤膝风等相似。对于小儿痹病，金·张从正《儒门事亲》有明确论述，其曰："小儿风寒湿之气合而为痹，及手足麻痹不仁……可用郁金汤吐之，次服导水丸轻寒之药泄之。泄后，次以辛温之剂发散。汗出后，常服当归、芍药、乌附、乳、没行经和血之药则愈矣。"对小儿痹病的症状、治法进行了描述；并且这种先散火实，后补荣虚的治则在当今儿科临床上仍具有一定的指导意义。其后明·秦昌遇《幼科金针》论治小儿痹病"初用舒筋活血之品服之，后用药渣煎汤熏洗，令其汗出，俟少减，即进当归拈痛汤，燥脾行血必愈。"提出内服外敷相结合的治疗方法，有助于疗效的提高。

近年来，随着中医对本病研究的不断深入，在临床经验积累方面，取得了一定的成果，中医药治疗本病具有明显的优势和特点。

【病因病机】

一、中　医

儿童痹病同其他成人痹病一样，也主要是风寒湿热等外邪在人体正气虚弱、营卫失和之时侵入所致。其发病机制是外邪阻滞经络，气血运行受阻，筋脉关节失于濡养而致痹。

1. 正气亏虚　小儿禀赋不足，肝肾亏虚，正气偏虚，腠理不密，卫外不固，是引起本病的内在因素。正气亏虚，易感受外邪，且正虚无力驱散，邪留经络，气血痹阻而致痹病。如宋·严用和《济生方》曰："皆因体虚，腠理空疏，受风寒湿气而成痹也。"清·喻昌《医门法律》曰："……小儿非必为风寒湿所痹，多因先天所禀，肾气衰薄，随寒凝聚于腰膝而不解……"

2. 感受外邪　风寒湿热等外邪由腠理而入，经输不利，营卫失和，气血阻滞脉络，经脉痹阻，不通则为痹。如《素问·痹论》云："所谓痹者，各以其时，重感于风寒湿之气也。"小儿为稚阳之体，若感受热邪，或风、寒、湿邪郁滞化热，故关节灼热，疼痛肿胀；风为百病之长，善行数变，以风邪为重者，关节疼痛游走不定；寒邪凝滞，郁阻经络而"不通则痛"，遇冷加重；湿邪为重者，关节沉重，肿胀明显。

3. 痰浊瘀血　若病情较重，或失治误治等原因，病久不愈，使气血津液运行不畅，血脉瘀阻，津液凝聚，以致瘀血痰浊痹阻经络，出现皮肤瘀斑，关节周围结节，关节肿大，屈伸不利等；迁延日久，气血耗损，肝肾亏虚，邪入骨骱，瘀滞关节，造成畸形，如鹤膝、指（趾）如鼓槌，甚至尻以代踵，脊以代头，终成残疾。

小儿先天禀赋不足，元气不充，气血亏虚，卫外不固，或久病耗伤正气，腠理空虚，风寒湿热等邪乘虚而入。正邪搏结于肌肤而发热、出疹；郁闭经络则关节肿痛。小儿脏腑娇嫩，邪易内传而致五脏痹，其中尤以心痹最为常见，可因心脉痹阻而致心悸、气促，甚至水肿等。本病初起多属实，久则正虚邪实，形成虚实夹杂。

二、西　医

JIA 的病因及发病机制尚不十分清楚，可能与免疫、感染和遗传因素等有关。多数观点认为本病是遗传因素、感染因素和自身免疫等各种因素综合的结果，在寒冷、潮湿、创伤和精神刺激等诱因的作用下而发病。本病的病理主要以关节慢性非化脓性滑膜炎为特征，但血管翳形成、关节软骨和邻近骨骼破坏等比成年 RA 出现晚，早期由于滑膜内免疫复合物沉积，大量白细胞聚集，释放出多种炎性介质，引起滑膜炎症反应，出现充血、水肿、滑膜细胞增生、肥厚；晚期可见滑膜中血管增殖、增厚，形成血管翳，软骨吸收，关节腔逐渐为纤维组织所替代，从而导致关节纤维性强直和畸形。此外，全身型患儿常发生非特异性纤维素性浆膜炎，包括胸膜、腹膜和心包膜均可受累，也可侵犯心肌、心瓣膜；皮下结节和血管炎可发生于全身，也可发生于浅表层；部分患儿发生虹膜睫状体炎，偶见肺内肉芽肿性结节。

【临床表现】

JIA 主要表现有关节肿痛、发热、皮疹、皮下结节、肝脾肿大等。其症状随患儿年龄大小和不同的临床类型而有很大差异。本病临床分为 6 大类型。

一、全身型幼年特发性关节炎

本型以全身性急性起病为特征，男女之比大致相等，可在儿童期的任何年龄段发病。

1. 发热　常为本型的首发症状。弛张型高热是其特点，一日内可出现 1～2 次高峰，每日可波动于 37～41℃之间，伴有寒战、全身不适、食欲低下，以幼儿更为明显。少数呈不规则低热，以年长患儿较多见。发热可持续数月或数年。

2. 皮疹　是本型典型症状，具有诊断意义。多呈一过性向心性橙红色斑丘疹，常随高热而出现，热退而消隐。皮疹大小不一，可融合成片，全身各处均可出现。

3. 关节症状　关节痛和关节炎也是本病主要症状之一，发生率在 80% 以上。患儿在发病时可出现一过性关节炎，但疼痛症状往往被全身症状所掩盖。多数患儿在发病数周至数月甚至数年后出现慢性多发性关节炎；少数在成年后仍反复出现全身症状和慢性持续性关节炎，大小关节均可受累，但以大关节为多见，多呈对称性。

4. 其他系统症状　约有半数以上出现多系统损害，持续数天到数月不等，甚至多年后仍可复发。其主要表现有肝、脾及周身淋巴结肿大，肝功能异常。少数可出现心包炎、心肌炎、胸膜炎，并有心包、胸腔积液，其他可有间质性肺炎、肌痛、白细胞增多、贫血、体重下降等。

二、少关节型幼年特发性关节炎

发病最初 6 个月，受累关节不超过 4 个，多以大关节为主，可分为两个亚型。

1. 持续性少关节型 JIA（Ⅰ型）　关节肿痛，整个疾病过程中受累关节不超过 4 个，以男孩多见，主要侵犯下肢大关节，但双腕关节受累也常见。

2. 扩展性少关节型 JIA（Ⅱ型）　关节肿痛，发病最初受累关节不超过 4 个，而病程 6 个月后，受累关节超过 4 个或更多，以女孩多见，常 6 岁之前发病，累及膝、肘和腕关节。这些关节虽有慢性滑膜炎，但对关节功能影响很少，因此致残很少。

三、多关节型幼年特发性关节炎

以多关节起病，发病最初 6 个月 5 个以上关节受累，按类风湿因子阴性和阳性可分为两个亚型。

1. RF 阴性多关节型 JIA（Ⅰ型）　没有明显的全身症状，可发生于儿童各龄期，其破坏性、致残性发生率占 10%～15%。关节肿痛，局部发热，时有晨僵，活动不利。化验类风湿因子呈阴性。

2. RF 阳性多关节型 JIA（Ⅱ型）　多见于年长儿童期女孩，其破坏性、致残性的发生率高达 50%，发病经过极似一般成人起病的 RA，化验类风湿因子呈阳性，只有本型患儿沿用 JRA。

（1）关节表现：关节僵硬、肿痛、局部发热，受累关节≥5 个，多从大关节开始，逐渐累及小关节，尤以指（趾）关节为突出，并逐渐形成梭状指。约半数患儿颈椎受累。部分患儿由于炎症对骨骺生长局部的损害，致长管骨及关节增生或发育不全，导致患儿生长阻滞。一些晚期患儿引起骨质破坏，关节僵直变形，附近肌肉萎缩，终致关节畸形、功能障碍。

（2）全身症状：表现有低热、乏力、纳差、轻度贫血及肝、脾、淋巴结肿大等。类风湿结节、心包炎、心肌炎和胸膜炎以及虹膜睫状体炎等罕见。

四、银屑病性幼年特发性关节炎

1. 关节炎　常累及指（趾）关节、掌指关节、跖趾关节等，以手足小关节为主，也可累及腕、肘、膝等四肢大关节，少数可累及骶髂关节及脊柱。受累关节常不对称，时有关节红肿、晨僵。

2. 皮肤表现　银屑病皮损好发于头皮及四肢伸侧，尤其肘关节伸侧，重者可泛发全身。多数患者先有银屑病，后有关节炎；部分患者先有关节炎后有银屑病，或关节炎同银屑病同时出现。

3. 其他　本型常伴有指（趾）甲病变，尤以远端指间关节受累者多见，甲损害主要表现为甲板增厚、浑浊、失去光泽，表面凹陷，重者可有甲剥离。另外，本型 15% 的患者可发生葡萄膜炎。

五、与附着点炎症相关的关节炎

本型以 6 岁以上男孩多见，以骶髂关节、脊柱和四肢大关节的慢性炎症为主，以附着点炎为主要特点。常有强直性脊柱炎、与附着点炎症相关的关节炎、色素膜炎或骶髂关节炎等 HLA-B_{27} 相关疾病的家族史。有 $10\%\sim20\%$ 患儿发生急性自限性虹膜睫状体炎。此类型半数以上与 HLA-B_{27} 有关，RF 与抗核抗体均阴性。本型部分患儿发展符合 AS 者，可沿用 JAS。

六、未定类的幼年特发性关节炎

临床表现不符合以上 5 种类型中任何一种或同时符合上述 2 种以上类型的关节炎。

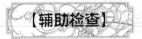

【辅助检查】

一、一 般 检 查

活动期有轻、中度贫血，白细胞增多，有时出现白血病样反应，有中毒颗粒，血小板增高；红细胞沉降率明显增快，C-反应蛋白大多阳性；白蛋白减少，α_2、γ 球蛋白增高。

二、类风湿因子

JIA 的类风湿因子阳性率很低，全身型和少关节型一般都是阴性，只有多关节型患儿约 15% 阳性。

三、抗 核 抗 体

多关节型抗核抗体阳性率为 $25\%\sim40\%$，并与类风湿因子阳性或阴性无关。少关节Ⅱ型抗核抗体为阳性，少关节Ⅰ型和全身型为阴性。

四、免疫球蛋白及补体

血清 IgG、IgM 及 IgA 增高，补体正常或增高。全身型患者可测出循环免疫复合物。

五、HLA-B_{27}

与附着点炎症相关的关节炎约 75% 以上可检出 HLA-B_{27} 阳性。

六、关节滑膜液检查

呈炎性渗出液改变，外观混浊，白细胞增高，可达（5～80）×10^9/L，蛋白质增多，应用免疫荧光技术可见免疫复合物沉积，其成分含有 1～3 种免疫球蛋白及 C_3。有条件可做关节镜检查。

七、影像学检查

X 线检查早期表现为病变关节附近软组织和关节囊肿胀，骨骺部骨质疏松、脱钙、骨膜增生，出现层状、花边状或羽毛状致密阴影，继而间隙模糊，关节腔变窄，骨质破坏，关节面边缘有虫样侵蚀，可形成假性囊肿；并使骨骺两侧被压缩变薄，破碎呈碎块状或多囊状破坏区；骨骺增大变形，骨干收缩变细甚至弯曲，骨髓腔变窄。CT、MRI 检查可以发现病变部位和性质。

【诊断与鉴别诊断】

一、诊 断 标 准

1. 分类标准　国际风湿病学联盟儿科常委专家组于 2001 年制定分类标准。

（1）发病年龄在 16 岁以下。

（2）不明原因的关节炎。关节炎定义为关节肿胀、积液，或存在下列体征中的 2 项或 2 项以上：①活动受限；②关节触痛；③关节活动时疼痛；④关节表面皮温增高，并除外其他疾病所致。

（3）病程在 6 周以上。

本病的诊断主要依据临床表现。凡全身症状或关节病变持续 6 周以上，符合以上条件并能排除其他疾病者，可诊断本病。

2. 具体分型

（1）全身型幼年特发性关节炎：每日发热持续至少 2 周以上，伴有关节炎，同时伴随以下 1 项或更多症状：①短暂的、非固定的红斑样皮疹；②全身淋巴结肿大；③肝脾肿大；④浆膜炎。应排除下列情况：①银屑病患者；②8 岁以上 HLA-B_{27} 阳性的男性关节炎患儿；③家族史中一级亲属有 HLA-B_{27} 相关的疾病（强直性脊柱炎、与附着点炎症相关的关节炎、急性前色素膜炎或骶髂关节炎）；④2 次类风湿因子阳性，2 次间隔为 3 个月。

（2）少关节型幼年特发性关节炎：发病最初 6 个月 1～4 个关节受累。

有两个亚型：①持续性少关节型 JIA，整个疾病过程中关节受累数≤4 个。②扩展性少关节型 JIA，病程 6 个月后关节受累数≥5 个。应排除下列情况：①银屑病患者；②8 岁以上 HLA-B$_{27}$ 阳性的男性关节炎患儿；③家族史中一级亲属有 HLA-B$_{27}$ 相关的疾病（强直性脊柱炎、与附着点炎症相关的关节炎、急性前色素膜炎或骶髂关节炎）；④2 次类风湿因子阳性，2 次间隔为 3 个月；⑤全身型 JIA。

（3）多关节型幼年特发性关节炎：发病最初 6 个月 5 个以上关节受累。有两个亚型：①RF 阴性多关节型 JIA；②RF 阳性多关节型 JIA。应排除下列情况：①银屑病患者；②8 岁以上 HLA-B$_{27}$ 阳性的男性关节炎患儿；③家族史中一级亲属有 HLA-B$_{27}$ 相关的疾病（强直性脊柱炎、与附着点炎症相关的关节炎、急性前色素膜炎或骶髂关节炎）；④全身型 JIA；⑤RF 阴性多关节型 JIA 要排除：2 次类风湿因子阳性，2 次间隔为 3 个月。

（4）银屑病性幼年特发性关节炎：①1 个或更多的关节炎合并银屑病；②关节炎合并以下任何 2 项：a. 指（趾）炎；b. 指甲凹陷或指甲脱离；c. 家族史中一级亲属有银屑病。应排除下列情况：①8 岁以上 HLA-B$_{27}$ 阳性的男性关节炎患儿；②家族史中一级亲属有 HLA-B$_{27}$ 相关的疾病（强直性脊柱炎、与附着点炎症相关的关节炎、急性前色素膜炎或骶髂关节炎）；③2 次类风湿因子阳性，2 次间隔为 3 个月；④全身型 JIA。

（5）与附着点炎症相关的关节炎：①关节炎合并附着点炎症或②关节炎或附着点炎症，伴有下列情况中至少 2 项：骶髂关节压痛或炎症性腰骶部及脊柱疼痛，而不局限在颈椎；HLA-B$_{27}$ 阳性；8 岁以上发病男性患儿；家族史中一级亲属有 HLA-B$_{27}$ 相关的疾病（强直性脊柱炎、与附着点炎症相关的关节炎、色素膜炎或骶髂关节炎）。应排除下列情况：①银屑病患者；②2 次类风湿因子阳性，2 次间隔为 3 个月；③全身型 JIA。

（6）未定类的幼年特发性关节炎：不符合上述任何 1 项或符合上述 2 项以上类别的关节炎。

二、鉴别诊断

1. 西医　本病需与化脓性关节炎、关节结核、风湿热、莱姆关节炎、系统性红斑狼疮、血液病、免疫缺陷病以及全身感染和恶性疾病等相鉴别。

2. 中医　本病应与骨痹、肌痹等疾病相鉴别。

（1）骨痹：两者均可见骨节变形之状。骨痹是以四肢关节沉重、疼痛，甚则畸形，屈伸或转动不利为特点，病变部位在骨，涉及脏腑主要在肾。而本病则以关节肿大、晚期变形、僵硬，不能屈伸，身体尪羸，病变部位涉及全身肌肉筋骨关节，主要累及脏腑在肝肾；且本病为儿童发病，故两者不难鉴别。

（2）肌痹：两者都可出现肌肉症状。本病以肢体关节病变为主，可涉及肌肉，儿童发病；而肌痹病变主要在肌肉，表现为肌肉疼痛无力，酸楚麻木、肢体怠惰，严重者可见肌肉瘦削、四肢痿软。两者不难鉴别。

【治疗】

一、一般措施

1. 避免风寒湿等外邪的侵袭，住室干燥，注意保暖，勿受凉，勿冒雨涉水，避免感冒等不良因素的影响。

2. 防止剧烈运动，避免外伤及过度疲劳，积极配合治疗。

3. 对发热患儿应嘱其多饮水，防止电解质紊乱。

4. 让患儿养成良好的坐卧立行姿势，同时应加强关节的功能锻炼，防止关节强直或变形。

二、中 医 治 疗

（一）辨证论治

由于小儿体质不同，感受风寒湿热之气偏盛不一，加之病情发作或缓解相互转化夹杂，因此证候错综复杂，辨证论治时要抓住标本缓急及寒热虚实。风寒湿热之邪是病之标，肝肾亏虚、气血不足是病之本。早期多属实证，宜祛邪为主；日久损及肝肾，气血不足，邪气留恋，宜扶正为主。

1. 风邪痹阻

主症：肢体关节酸痛，游走不定，关节屈伸不利，或见恶风发热；舌质淡红，苔薄白，脉浮。

治法：祛风除湿，温通经络。

方药：防风汤（《宣明论方》）加减。防风、黄芩各 9g，当归、秦艽各 12g，葛根 15g，赤茯苓（去皮）10g，杏仁（去皮，炒熟）、官桂、麻黄（去节）、甘草各 6g。若疼痛游走在上肢关节者，加羌活 12g，姜黄 9g，威灵仙 15g；疼痛游走以下肢关节为主者，加独活 15g，牛膝 10g，木瓜 12g；全身关节疼痛者，加鸡血藤 15g，丝瓜络 12g，忍冬藤 18g；痛甚不愈，并有心悸气短脉结者，加赤芍 9g，五味子 3g，丹参 15g；关节肿痛久不愈者，加全蝎 9g，乌梢蛇 12g，地龙 10g。

风为阳邪，易以化火，故辛燥温烈之味不可多用久用，还当本"治风先治血，血行风自灭"之意，在祛风药中佐以养血之品。

2. 寒邪痹阻

主症：肢体关节疼痛较剧，痛有定处，得热痛减，遇寒痛增，关节不可屈伸，局部皮色不红，触之不热；舌质淡，苔薄白，脉弦紧。

治法：温经散寒，祛风除湿。

方药：乌头汤（《金匮要略》）加减。芍药 15g，黄芪 18g，麻黄、炙甘草、制川乌各 6g。若痛不能止者，加制乳香、制没药各 9g；汗出恶寒去麻黄，加桂枝 9g；关节僵硬不利者，加秦艽 12g，姜黄、海桐皮各 9g。

寒为阴邪，主收引、凝滞，寒邪入侵，气血痹阻，故见关节剧痛，屈伸不利；阳气被寒湿所遏，关节失于温煦则冷痛，触之发凉。治疗以温经散寒为主，祛风除湿为辅。

3. 湿邪痹阻

主症：肢体关节重着、酸痛，或有肿胀，痛有定处，手足沉重，活动不利，肌肤麻木不仁，或胸脘痞闷，泛恶纳少；舌淡红，苔白腻，脉濡缓。

治法：化湿通络，祛风散寒。

方药：薏苡仁汤（《重订严氏济生方》）加减。薏苡仁 20g，当归 18g，苍术 12g，官桂、炙甘草各 6g，芍药、羌活、独活各 15g，麻黄、防风、川芎各 9g。若小便不利身肿者，加泽泻、猪苓各 12g，茯苓 15g；肌肤不仁者，加海桐皮 9g，路路通 12g。

本证多见于多关节型。湿为阴邪，重着黏滞，湿邪痹阻则关节肿胀、肌肉疼痛、重着。本证临床多见，治疗以化湿通络为主，祛风散寒为辅。

4. 热邪痹阻

主症：关节疼痛，局部灼热红肿，得冷稍舒，痛不可触，可累及一个或多个关节，多兼有发热，恶风，口渴，烦闷不安，皮疹等全身症状；舌质红，苔黄燥，脉滑数。

治法：清热通络，祛风除湿。

方药：白虎加桂枝汤（《金匮要略》）加味。石膏 20g，知母 15g，粳米、黄芩各 10g，甘草、桂枝各 6g，忍冬藤 30g，连翘、虎杖各 12g，黄连、黄柏各 9g。若关节肿胀者，加薏苡仁 25g，防己、威灵仙各 10g，桑枝 12g；大便秘结者，加制大黄 6g；胸闷苔腻者，加藿香 10g，佩兰、晚蚕沙各 9g，薏苡仁 12g；口渴多饮，热盛津伤者，加天花粉 9g，葛根 12g，鲜石斛 15g；出现环形红斑或皮下结节者，加水牛角 20g，赤芍 12g，丹皮 10g，地龙 18g。

本证为实证，多为湿热疫毒之邪，热盛化火，转入气分，透进营血，邪热炽盛出现高热、皮疹。邪热痹阻经络故关节红肿热痛。多见于病程极期，为全身型起病。当以清热解毒凉血为主，也有一些病情反复发作者，邪热日久耗伤津液，表现阴虚内热之象，临床应予鉴别。

5. 瘀血痹阻

主症：病程日久，筋肉萎缩，关节变形，僵硬不利，肿大灼热，疼痛顽固或刺痛，痛处固定不移，拒按，或有瘀斑，兼有肌肤干燥，口干不欲饮，舌紫暗或夹瘀斑，脉沉细涩。

治法：益气养血，化瘀通络。

方药：桂枝芍药知母汤（《金匮要略》）加减。黄芪 20g，当归、知母、桂枝、丹参各 12g，黄柏、甘草各 9g，地鳖虫、赤芍各 10g，秦艽、晚蚕沙、蜈蚣各 9g，海风藤 15g。若四肢关节痛甚者，加全蝎 9g；兼形寒肢冷，皮下结节者，加白芥子 6g，制附子 5g，鹿角霜 12g，乌梢蛇 9g；腰膝酸痛明显者，加杜仲、何首乌各 12g，牛膝 9g，木瓜 6g；身体尪羸者，加紫河车 10g，黄精 15g，枸杞子 12g。

6. 肝肾亏虚

主症：肢体关节肿大，甚则僵硬畸形，局部肌肉萎缩，屈伸不利，伴倦怠无力，腰膝酸软，口干苦，头晕耳鸣，或有低热等；舌淡红，苔薄黄，脉细数。

治法：壮肾养血，搜风活络。

方药：独活寄生汤（《备急千金要方》）加减。独活、桑寄生、茯苓各 15g，淫羊藿、当归、杜仲、牛膝各 12g，细辛 3g，川芎、秦艽各 9g，人参、芍药、干地黄各 10g，肉桂心、防风、甘草各 6g。若阳虚怕冷者，加巴戟天 15g；关节痛甚、变形者，加全蝎、蜈蚣各 6g，白花蛇 12g。

本证表明病程日久，内舍肝肾；邪热久灼，耗气伤阴。肝肾亏虚，阴血不足，无以濡养筋骨，故关节畸形，挛缩僵硬。治疗较为困难，应以滋补肝肾，强筋壮骨，尽量恢复关节功能活动为主。

以上方药，水煎服，每日 1 剂；病情严重者每日 2 剂。

（二）特色专方

1. 白虎汤（《伤寒论》）　由知母 18g，石膏（碎）20g，炙甘草 6g，粳米 9g 组成。水煎服，日 1 剂。适用于本病热痹，阳明气分热盛，症见关节热痛，壮热面赤，烦渴引饮，大汗出，脉洪大有力或滑数。研究发现，本方具有解热、抗病毒、抗炎、增强免疫功能等作用。

2. 竹叶石膏汤（《伤寒论》）　由竹叶 15g，石膏 30g，半夏（洗）9g，麦门冬（去心）20g，人参 12g，炙甘草 6g，粳米 10g 组成。水煎服，日 1 剂。清热生津，益气和胃。适用于 JIA 余热未清，气津两伤者。

3. 清营汤（《温病条辨》）　由犀角（水牛角代之）30g，生地黄 15g，银花、麦冬、玄参各 9g，竹叶心 3g，黄连 5g，丹参、连翘各 6g 组成。水煎服，日 1 剂。清营解毒，透热养阴。用于 JIA 热炽气营、发热较甚者，症见身热夜甚，神烦少寐，时有谵语，目常喜开或喜闭，口渴或不渴，斑疹隐隐，脉数，舌绛而干等。

4. 羌活胜湿汤（《内外伤辨》） 由羌活、独活各 18g，藁本、防风、炙甘草、川芎各 9g，蔓荆子 6g 组成。水煎服，日 1 剂。用于 JIA 风湿痹阻者，症见头痛项强，腰背重痛，一身尽痛，难以转侧，恶寒发热，脉浮。

5. 蠲痹汤（《医学心悟》） 由羌活、独活各 18g，桑枝、秦艽各 12g，当归 20g，川芎、炙甘草、桂心各 9g，海风藤 15g，乳香、木香各 6g 组成。风气胜者，加秦艽、防风；寒气胜者，加附子；湿气胜者，加防己、萆薢、薏苡仁。痛在上者，去独活，加荆芥；痛在下者，加牛膝；间有湿热者，其人舌干、喜冷、口渴、溺赤、肿处热辣，此寒久变热也，去肉桂，加黄柏。水煎服，日 1 剂。用于 JIA 风寒湿三气合而成痹者。

6. 桂枝芍药知母汤加减 由赤芍、知母各 15g，桂枝、羌活、川芎、白术、防风各 12g，土茯苓 30g，牡丹皮 20g，麻黄、甘草各 6g 组成。若关节红肿热痛甚，加金银花、蒲公英、板蓝根；怕风怕冷明显，加生黄芪、制川乌、制草乌。水煎服，日 1 剂。适用于 JIA 寒热错杂证，症见关节灼痛，或有红肿、低热，形寒肢凉，怕风怕冷，阴雨天疼痛加重，得温则舒，舌质红，苔白，脉弦细或数。

（三）中药成药

1. 正清风痛宁片 有效成分为青藤碱，是从中药青风藤中提取的一种生物碱，具有较强的抗炎、消肿、止痛、免疫抑制与调节作用。每片 20mg，每次 2～3 片，每日 3 次，口服，2 个月为 1 个疗程。针剂每支 2ml，含盐酸青藤碱 50mg，开始每次 25mg，每日 2～3 次，若无不良反应，改为 50mg，可用肌注局部压痛点、关节穴位，或离子导入等方法给药。如出现皮疹，或少数患者发生白细胞减少等副作用时，停药后即可消失。祛风除湿，散寒通络。用于本病症见肌肉酸痛，关节肿胀，疼痛，屈伸不利，麻木僵硬等。

2. 白芍总苷胶囊 主要成分为白芍干燥根中的芍药苷。口服，每次 0.6g（2 粒），每日 2～3 次，3 个月为 1 个疗程。本品能改善 JIA 患者的病情，减轻症状和体征，并能调节免疫功能。

3. 昆明山海棠片 祛风除湿，舒筋活络，清热解毒。本药具有抗炎、免疫抑制作用。用于本病各型。每片 50mg，每次 1～2 片，每日 3 次，饭后服。肝、肾功能不全者慎用。

4. 尪痹片 由制川乌、豨莶草、老鹳草、青风藤、寻骨风、威灵仙、制马钱子、蜂房、蜈蚣、白芥子、土鳖虫、川芎、黄芪、白芍、续断组成。

温经散寒，除湿祛瘀，养血扶正。用于 JIA 晚期，症见久痹体虚，关节疼痛，局部肿大、僵硬畸形，屈伸不利者。

5. 四妙丸　由苍术、牛膝、黄柏、薏苡仁组成。祛湿清热。用于本病湿热明显者，症见下肢肿胀，筋骨疼痛等。水丸，每次 2～6，每日 3 次。药理表明，本药可以抑制膝骨关节炎软骨细胞的凋亡，改善软骨病变；对软骨细胞增殖无明显影响；其作用途径可能和抑制滑膜炎症、减少 IL-1β 释放、上调 bcl-2 基因、下调 Bax 基因有关。

6. 香丹注射液　主要成分丹参、降香。10～20ml 加入 5％葡萄糖注射液 250ml 稀释后，静脉滴注，每日 1 次，1 个疗程 10～15 天。扩张血管，增进冠状动脉血流量。用于本病瘀血痹阻者。本药具有调节免疫、激活 SOD 活性、降低血黏度的作用。

7. 双黄连注射液　由金银花、黄芩、连翘等组成。口服，每次 20ml，每日 3 次；静脉滴注，10～20ml 加入 5％葡萄糖注射液或 0.9％氯化钠注射液 250ml 稀释后，静脉滴注，每日 1 次，1 个疗程 10～15 天。清热解毒，适用于本病热邪痹阻，发热为主者，可起到加强抗炎和抗病毒作用。

8. 黄芪注射液　主要成分黄芪。10～20ml 加入 5％葡萄糖注射液 250ml 稀释后，静脉滴注，每日 1 次，10～15 天为 1 个疗程。益气养元，扶正祛邪，养心通脉，健脾利湿。用于本病气虚、阳虚明显者。本药有提高机体免疫力的作用。

（四）单验方

1. 威灵仙 12g　水煎服。用于风湿痹痛。

2. 虎杖 30g，白酒 1 匙　酒水同煎，每日 1 剂。用于风寒湿热诸痹。

3. 良种蚂蚁（拟黑多刺蚁、黄惊蚁等）　烘干粉碎，蜜丸。每次 2～5g，每日 3 次，3 个月为 1 个疗程。用于风寒湿诸痹。

4. 土茯苓 30～40g　水煎服。治疗湿热者。

5. 菟丝子 30～50g　水煎服，30 天为 1 个疗程。治疗肾虚痹者。

6. 生地 30～50g　浓煎，分 2～3 次服。适用本病阴虚伤津者。

（五）针灸疗法

1. 针灸综合　上肢取肩髃、曲池、外关、列缺、合谷等穴。下肢取环跳、承扶、梁丘、膝眼、阳陵泉、丘墟、昆仑。腰背部取大椎、身柱、腰阳关。行痹加膈俞、血海；痛痹加肾俞、关元；着痹加足三里、商丘；热痹加大椎、曲池。行痹、热痹以针为主，并可用皮肤针叩刺；痛痹多灸，痛剧可用隔姜灸；着痹宜针灸并施，或用温针、皮肤针、拔罐等法。

2. 电针疗法

（1）风邪痹阻：膈俞、血海、阿是穴，用平补平泻法，留针 15～25 分钟，每日 1 次，10 次为 1 个疗程。

（2）寒邪痹阻：肾俞、关元、阿是穴，每日 1 次，7 日为 1 个疗程。

（3）湿邪痹阻：阴陵泉、足三里、阿是穴，每日 1 次，7 日为 1 个疗程。

（4）热邪痹阻：大椎、曲池、阿是穴，针用泻法，每日 1 次，7 日为 1 个疗程。

（5）肝肾亏虚：肾俞、阳陵泉、阿是穴，每日 1 次，7 日为 1 个疗程。

3. 灸法

（1）隔姜灸：把鲜姜切成直径 2～3cm、厚 0.2～0.3cm 的薄片，中间以针刺数孔，然后将姜片置于应灸的腧穴部位或患处（穴位选取参照电针灸处方），再将艾炷放在姜片上点燃施灸。当艾炷燃尽，再易炷施灸。每次 3～5 壮，以皮肤红润而不起泡为度。适用于本病怕风畏寒者。

（2）温针灸：是针刺与艾灸结合应用的一种方法。操作：将针刺入腧穴得气后，予适当补泻手法而留针，然后将纯净细软的艾绒捏在针尾上，或用艾条一段长 2cm 左右，插在针柄上，点燃施灸。待艾绒或艾条烧完后，除去灰烬，取出针。本法适用于 JIA 的膝、踝、腕等关节酸沉、冷痛、屈伸不利以及颈背腰髋部僵硬、酸困、冷痛者等。

4. 埋针疗法　先将皮内针、镊子和埋针部位皮肤消毒。用镊子夹针柄，对准腧穴，沿皮下横向刺入，针刺方向与肌纤维走向垂直。针身可刺入 0.5～0.8cm，针柄留于皮外。用胶布顺着针身进入的方向粘贴固定。皮内针可根据病情决定其留针时间的长短，一般为 1 天。若天气炎热，留针时间不宜过长，以防感染。在留针期间可每隔 4 小时用手按压埋针处 1～2 分钟，以加强刺激，提高疗效。埋针隔日 1 次，10 次为 1 个疗程，一般 3～5 次显效。适用于 JIA 与附着点炎症相关的关节炎。

5. 穴位埋线　取穴：外关、阳池、后溪、三阴交、昆仑、解溪。除上述穴位可以埋线外，还可以选用病变累及关节附近的敏感点，一般每周可以埋 1 次。适用于本病部位较多，针刺治疗不能兼顾者，可以埋线以代替针刺。本法适应证同针刺，但其作用时间比针刺更持久，可达 1 周。

（六）外治法

1. 瘀血追风膏　川乌、草乌、乳香、没药、白芥子、巴豆、威灵仙、黄芪、防风、秦皮、肉桂各等分，用食油加樟丹煎熬制成膏，摊于纸上，先用热姜汤将患处擦洗充血发红，外敷 7～14g 膏药。用于本病风寒痹痛及血瘀痹痛。

2. 生地 15g，黄柏、丝瓜络各 9g，木通 6g。水煎，趁热浸泡，每日 2～3 次，每次 30 分钟。用于热痹。

3. 蕲艾、老鹳草、伸筋草各 50g，红花、姜黄各 30g。煎汤外洗患处，每日 1 次。适用于本病四肢关节病变者。

4. 食盐 500g，小茴香 125g，炒热，加适量白酒，装入布袋，趁热熨患处。用于风寒湿痹。

5. 生川乌头 3 个，去皮脐为散，醋调，涂布上贴局部。用于关节痛甚者。

6. 桑树根（树龄 5 年以上）250g。清水洗净，放在陶瓷罐内，加水 1500ml，文火煮沸 30 分钟。取下瓷罐，将双手或双足放在瓷罐上方（手心或足心向下）熏蒸约 10 分钟，再取白纱布 1 块，用温暖桑树根水洗涤双手或双足，至桑树根水变冷为止。每日 1～2 次，15 日为 1 个疗程。用于本病手足关节痹痛变形者。

（七）其他特色疗法

1. 拔罐疗法　用镊子夹住乙醇棉球，点燃后在火罐内壁中段绕 1～2 圈，或稍作短暂停留后，迅速退出并及时将罐扣在施术部位上，须注意操作时不要烧到罐口，以免灼伤皮肤。火罐一般留置 5～15 分钟，夏季及肌肤薄处时间宜短，以免起泡。病变范围小的部位或压痛点可用单罐法；范围较广泛的可用多罐法；起罐时用一手拿住火罐，另一手将火罐口边缘的皮肤轻轻按下，待空气缓缓进入罐内后，罐即落下，切不可硬拔，以免损伤皮肤。本法适应于 JIA 之颈腰部僵硬疼痛、功能受限，肩、膝关节冷痛、沉重、屈伸不利者。结合临床，配合其他疗法进行综合治疗，可以提高临床疗效。

2. 药浴疗法　牛膝 50g，乳香、没药、川乌、草乌、地龙、桃仁、红花、防己、木瓜各 30g，全蝎、南星各 15g。水煎，全身泡浴。祛风散寒，活血通络。用于风寒湿痹。本法通过皮肤作用于机体，发挥药物和物理温热作用。

3. 中药离子导入　寒证方：制附子、桂枝、桃仁、红花、乳香、没药各 9g，川乌、草乌各 6g；热证方：忍冬藤、海风藤各 30g，威灵仙 12g，乳香、没药、防己、木瓜各 9g。水煎取汁。使用药物离子导入机将中药离子成分借助电流渗入皮肤、关节等处，每日 1 次，每次 20 分钟，30 次为 1 个疗程。

4. 穴位注射　注射物：蜂毒注射液 2ml/支。选穴：上肢，曲池、外关、合谷；下肢，阳陵泉、外溪；腰脊部，大椎、身柱、至阳、阳关。每次选 2～3 个穴位，每个穴位注射蜂毒针 0.5ml，每日或隔日 1 次，10 次为 1 个疗程。

三、西药常规治疗

1. 非甾体抗炎药（NSAIDs） 可酌情选用：①萘普生：每日剂量为 15～20mg/kg，每日 2 次；②布洛芬：每日剂量为 30～40mg/kg，分 4 次口服；③托美丁：每日剂量为 25～30mg/kg，分 3 次口服；④双氯芬酸钠：每日剂量为 0.5～3mg/kg，分 3～4 次口服；⑤吲哚美辛：每日剂量为 1～3mg/kg，分 3～4 次口服。对控制全身型发热有效。但副作用大，不宜长期使用。

2. 缓解病情抗风湿药物（DMARDs） 本类药物作用缓慢，常需数周至数月方能见效。应用时应定期监测血常规和肝肾功能。

（1）羟氯喹：每日剂量为 5～6mg/kg，最大剂量不超过 200mg/d，一次顿服。长期服药应监测视力及血常规，注意有无白细胞减少。

（2）柳氮磺吡啶：每日剂量为 50mg/kg，最大剂量不超过 2g/d。开始时为避免过敏反应宜从小剂量每日 10mg/kg 起始，在 1～2 周内加至足量。副作用包括头痛、皮疹、恶心、呕吐、溶血以及抑制骨髓等，故用药过程中应定期复查血常规。

（3）甲氨蝶呤（MTX）：剂量为每周 10～15mg/m² 体表面积，口服；如口服效果不好或出现恶心、呕吐，可改为皮下注射。对治疗多关节型有效。

（4）环孢素：剂量为每日 3～5mg/kg，分 2 次服用。

3. 肾上腺皮质激素

（1）多关节型：对非甾体抗炎药和缓解病情抗风湿药物未能控制的严重患儿加用小剂量泼尼松 0.1～0.2mg/(kg·d)，分次口服。

（2）全身型：若足量非甾体抗炎药物不能控制发热和关节炎，可加用泼尼松 0.5～1mg/(kg·d)（<40mg/d），一次顿服或分次口服。一旦得到控制时即逐渐减量直至停药。合并心包炎则需大量泼尼松治疗，剂量为 2mg/d，分 3～4 次口服，待控制后逐渐减量至停用；或甲泼尼龙冲击，剂量为 10～30mg/(kg·d)，每日 1 次，连续 3 日，效果较好。

（3）少关节型：一般不主张用激素全身治疗，大关节如膝关节大量积液的患儿，可在关节腔内抽液后，注入倍他米松（得宝松）或醋酸曲安奈德。

（4）虹膜睫状体炎：轻者可用扩瞳剂及激素类眼药水滴眼。对严重影响视力患者，除局部注射激素外，需加用泼尼松每日口服，继以隔日顿服。虹膜睫状体炎一般对泼尼松很敏感，无需服用大剂量，一些患儿服用 2～4mg/d 即能见效。

4. 生物制剂　肿瘤坏死因子抑制剂，IL-1 抑制剂及 IL-6 抑制剂可用于治疗多关节型和全身型 JIA，效果较好。在国外伊那西普和阿达木单抗已经被批准治疗多关节型 JIA。伊那西普儿童剂量为每周 0.8mg/kg 到每周 50mg，英夫利昔单抗的用量为 6mg/kg，可以改善生活质量和疾病活动度。

【特色疗法述评】

1. 目前，对于幼年特发性关节炎的治疗，仍以西药为多，通常选用非甾体抗炎药，病情重者加用羟氯喹、柳氮磺吡啶等缓解病情抗风湿药，对多关节型、全身型及伴有虹膜睫状体炎的 JIA 可加用肾上腺皮质激素。这些药物可在短时间内缓解症状，减轻痛苦，易被患儿及家属接受，但是随着时间的推移，其副作用逐渐出现，由于患者为幼儿，身体发育尚未完善，因此病人及家属难以继续坚持治疗。随着中医药的发展，中医药治疗本病的疗效不断提高，而且能避免西药的副作用，越来越多的患者选用中医药治疗。

2. 中医药治疗 JIA 的研究取得了一些成果。如研究表明，白芍总苷治疗本病具有抗炎镇痛、免疫调节、抗氧化作用等。淫羊藿治疗本病具有抗炎镇痛、调节免疫，改善骨质疏松等作用。研究显示，应用清热利湿为主的方药治疗本病，具有很强的抗炎作用，可以抑制、杀灭病毒，抑制体液免疫、增强抑制 T 淋巴细胞的功能，清除免疫复合物及自由基，减轻胶原酶及蛋白水解酶对滑膜、关节软骨的破坏，利于迅速控制病情。药理研究表明，清热除湿、活血化瘀之品可改善血液循环，调节内分泌紊乱，抑制病原体，增强免疫力；通络止痛药具有抗菌、抗病毒、镇痛作用。

3. 近年来，虽然中医药治疗 JIA 取得了明显的进展，但对于本病的中医药研究仍存在很多问题。如中医药治疗本病的临床报道较少，且大多局限于临床疗效观察或临床经验总结；缺乏统一的疗效评价标准；中西医结合对本病病因病机的研究更少；缺乏前瞻性强、大样本、多中心、对照盲法试验研究等等。因此，在以后的中医药研究中，应注重观察临床症状、免疫学指标与基因表达的相关性，检验结果及病情活动指标的相关性；对疗效确切的复方或单味药要进一步深入研究，科学而严谨的筛选有效成分。总之要突出中医优势，发挥中医药特色，提高临床疗效，使中医药治疗本病的前景更为广阔。

【主要参考文献】

1. 娄玉钤. 中国风湿病学 [M]. 北京：人民卫生出版社，2001：2110-2117.

2. 吴启富，叶志中. 风湿病中医特色治疗 [M]. 沈阳：辽宁科学技术出版社，2002：144-149.

3. 娄玉钤. 风湿病诊断治疗学 [M]. 郑州：郑州大学出版社，2003：157-166.

4. 王承德，沈丕安，胡荫奇. 实用中医风湿病学 [M]. 第 2 版. 北京：人民卫生出版社，2009：834-844.

5. 娄玉钤. 中医风湿病学 [M]. 北京：人民卫生出版社，2010：45-79.

6. 张奉春. 风湿免疫科诊疗常规 [M]. 北京：中国医药科技出版社，2012：32-35.

7. 曹兰芳，何珂骏. 幼年特发性关节炎的病因及发病机制研究进展 [J]. 实用儿科临床杂志，2009，24（21）：1625-1628.

8. 曹忠贞. 尪痹片治疗幼年型类风湿关节炎 60 例 [J]. 实用中医杂志，2003，19（4）：197.

9. 赵品，郭静波，崔丽华，等. 耳压联合自拟中药方和双氯芬酸钠治疗幼年特发性关节炎 60 例 [J]. 风湿病与关节炎，2013，2（6）：12-14，25.

（李满意　王颂歌）

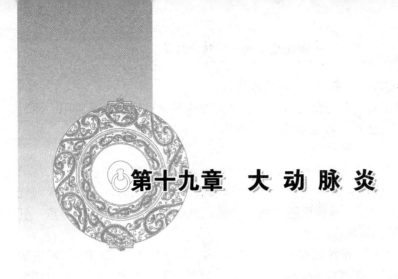

第十九章　大　动　脉　炎

大动脉炎（Takayasu arteritis，TA）是一种主动脉及其主要分支受累的慢性进行性非特异性炎性疾病。其病变亦可累及肺动脉、冠状动脉以及更远的外周动脉如腋动脉、肱动脉、股总动脉和股浅动脉等。受累动脉管腔呈节段性狭窄甚至闭塞，可继发血栓形成。该病常引起两组临床症状和体征，包括发热、乏力、高血压等全身表现和血管狭窄或闭塞后导致组织或器官的缺血表现。据初步统计，TA 在我国等亚洲国家发病率较高，如日本的发病率为 150/百万；而西欧和北美发病率低，约为（0.2～2.6)/百万。TA 好发于年轻女性，男女比例约 1∶8；发病年龄多在 5～45 岁，30 岁以下起病为 90％，40 岁以后发病较少。

根据本病的临床表现，一般将其归类于中医学"眩晕""脉痹""血痹"等范畴。如累及肢体动脉，狭窄严重或闭塞而致严重缺血出现肢端坏疽者，可归属"坏疽"。《普济方论》曰："血痹之状，形体肌肤，如被微风所吹者，盖血为阴，邪入于血而痹，谓之血痹。"又曰："夫血性得温则宣流，得寒则凝涩，凝涩不行，则皮毛萎悴。"《黄帝内经》曰："以夏遇此者为脉痹，则血凝不流可知也。"古人所论，多以血脉痹阻为主，血滞则瘀，津停痰生，故瘀血痰浊是贯穿本病始终的重要病理因素，痰瘀互结是本病缠绵难愈的主要原因。因此，活血化瘀、通络除痹为治疗总则，再依病因不同、正邪虚实及阴阳气血偏颇分证论治。常用祛邪法如散寒祛湿、清热解毒、活血通脉、涤痰开窍等，扶正法有温补阳气、益气养血、健脾补肾等。

【病因病机】

一、中　医

本病多因先天禀赋不足或后天失调，致气血阴阳不足，复感外邪，留于经脉，气血运行不畅导致脉络瘀阻所致。

1. 禀赋薄弱　先天禀赋不足，形体失充或劳累过度，耗竭肾阳。而肾阳为一身阳气之本，肾阳虚衰，阴寒内胜，心阳（气）推动无力，脾阳（气）运化失职，导致寒凝血脉，滞涩不通，发为本病。

2. 气血不足　久病或妊娠妇女及产后出血过多，气血两伤；或久伤阳热之邪，耗气伤阴；或内热久蕴，气血内耗。气虚则无力运血，血虚则气化乏源，经脉空虚，导致瘀阻经络，血脉闭塞，遂发本病。病久不愈，气血耗竭，常使病情逐渐加重。

3. 正虚感邪　正常情况下，"正气存内，邪不可干"。反之，"邪之所凑，其气必虚"，正气虚弱，气血失调，外感风、寒、湿邪，正气无力祛邪外出，化生毒热，阻于脉络；或外感风、寒、湿邪，闭阻经脉，郁而化热，闭塞脉道；或素体阳胜，复感湿热毒邪，蕴结脉络，壅滞闭塞而发病；或热邪炽盛，灼伤阴液；或肝郁化火，耗损阴液；或久病伤阴，肝肾阴虚，阴不制阳，水火不济，热蕴脏腑、经脉，导致本病。

4. 气血郁滞　怒则伤肝，肝郁气滞日久；或术后、产后、外伤后，久卧伤气，气机失调，则运血无力，而致气郁血瘀之脉痹。

5. 痰浊瘀阻　素体脾虚，或膏粱厚味，运化失司，谷不化精，痰浊内生；或情志失调，肝气久郁，气郁生痰。痰浊流注经脉，气血运行受阻而成本病。

可见，本病以正气不足，六淫之邪乘虚而入，邪气久恋化生瘀血痰浊为其主要病机。虚损、瘀滞为其病机特点，而瘀阻脉络贯穿整个疾病过程。气血阴阳不足为本，热毒、痰浊、瘀血为标。在脏腑方面，与心（脉）、肝、脾、肾关系密切。疾病早期以湿热毒瘀等邪实为主；后期则正气耗伤，气血不足，或肝肾阴虚，肝阳上亢，或脾肾阳虚，寒凝血瘀。

二、西　　医

该病的病因及发病机制尚不明确，但目前研究认为其病因与细菌（如分枝杆菌等）、病毒感染及遗传因素有关；其发病机制则与炎性细胞因子和免疫学异常等有关。

【临床表现】

一、全　身　表　现

在疾病早期，部分患者可出现易疲劳、发热、食欲不振、恶心、出汗、肌痛、关节炎和结节红斑等全身不适症状，可急性发作，也可隐匿起病；全身症状可随局部症状或体征的出现而逐渐减轻或消失。无脉症或左右脉搏不对称、血管杂音、间歇跛行等临床体征多在疾病后期出现。约50%的患者出现不对称的上肢血压，双侧上肢收缩压差＞10mmHg。

二、局部缺血表现

按受累血管区域不同，出现相应器官缺血的症状与体征，如头晕、头痛、晕厥、卒中、视力减退、四肢间歇性活动疲劳，肱动脉或股动脉搏动减弱或消失，颈部、锁骨上下区、上腹部、肾区出现血管杂音。

根据病变部位，大致可将本病分为4种类型：头臂动脉型（主动脉弓综合征）、胸-腹主动脉型、广泛型和肺动脉型。

1. 头臂动脉型　常引起脑部不同程度的缺血，出现头昏、眩晕、头痛，记忆力减退，单侧或双侧视物有黑点，视力减退，视野缩小甚至失明，咀嚼肌无力和咀嚼疼痛，由颈动脉和椎动脉狭窄和闭塞造成。少数患者因局部缺血产生鼻中隔穿孔，上腭及耳郭溃疡，牙齿脱落和面肌萎缩。脑缺血严重者可有反复晕厥、抽搐、失语、偏瘫或昏迷。上肢缺血可出现单侧或双侧上肢无力、发凉、酸痛、麻木，甚至肌肉萎缩。颈动脉、桡动脉和肱动脉搏动减弱或消失（无脉症）。约半数患者于颈部或锁骨部可听到Ⅱ级以上收缩期血管杂音，少数伴有震颤，但杂音响度与狭窄程度之间并非完全成比例，轻度狭窄或完全闭塞的动脉，杂音不明显。血流经过扩大弯曲的侧支循环时，可以产生连续性血管杂音。

2. 胸-腹主动脉型　由于缺血，下肢出现无力、酸痛、皮肤发凉和间歇性跛行等症状，尤其是累及髂动脉时症状最明显，累及肾动脉出现高血压，可有头痛、头晕、心悸。本型的一项重要临床表现为高血压，尤以舒张压升高明显，主要是肾动脉狭窄引起的肾血管性高血压；此外胸主动脉严重狭窄，使心排出血液大部分流向上肢，可引起上肢血压升高；主动脉瓣关闭不全导致收缩期高血压等。

部分患者胸骨旁或背部脊柱两侧可闻及收缩期血管杂音，其杂音部位有助于判定主动脉狭窄的部位及范围。如胸主动脉严重狭窄，于胸壁可见浅表动脉搏动，血压上肢高于下肢。大约80%患者于上腹部可闻及Ⅱ级以上高调收缩期血管杂音，在主动脉瓣区可闻及舒张期杂音（主动脉瓣反流）。主动脉瓣反流是一个重要问题，其常进展而导致左心室扩张、继发性二尖瓣反流和充血性心力衰竭。

3. 广泛型　具有上述2种类型的特征，属多发性病变，多数患者病情较重、预后较差。

4. **肺动脉型** 本病约 50％的患者合并肺动脉受累。上述 3 种不同类型均可合并肺动脉病变，而单纯肺动脉受累者罕见。约 1/4 患者可出现肺动脉高压，多为晚期并发症，且轻度或中度为多，重度者少见。临床可表现为活动后心悸、胸闷、气短，重者出现心功能不全；听诊肺动脉瓣区可闻及收缩期杂音和肺动脉瓣第 2 心音亢进等。

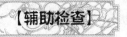

【辅助检查】

一、实验室检查

TA 目前尚无特异性实验室指标。

1. **红细胞沉降率（ESR）** ESR 可反应本病疾病活动情况。疾病活动时 ESR 可增快，病情稳定后 ESR 可恢复正常。约 80％TA 患者 ESR 增快。

2. **C-反应蛋白（CRP）** 与 ESR 意义相似，也是反应疾病活动的指标之一。但 CRP 增高的异常率较 ESR 为低，约为 50％。

3. **趋化因子和细胞因子** 单核细胞趋化蛋白-1（MCP-1）和人类 T 细胞激活和分泌调节因子（hRANTES）是对单核细胞具有强化学诱导效能的趋化因子，研究表明其可能与疾病活动性有关。

4. **抗内皮细胞抗体** 研究表明，抗内皮细胞抗体（AECA）诱导的细胞毒性反应在 TA 血管结构和功能的破坏中起重要作用，有可能作为 TA 活动期的预测指标之一。

5. **可溶性血管内皮细胞黏附因子** 在 TA 的发生和发展过程中，可溶性血管内皮细胞黏附因子表达上调，以利于浸润淋巴细胞的识别和黏附。发现 TA 患者这些指标的血浆浓度增高，但与疾病活动度无明显相关性。

6. **结核菌素试验（PPD）** 我国的资料提示，约 40％的患者有活动性结核。如发现活动性结核灶应抗结核治疗。对结核菌素强阳性反应的患者，在经过仔细检查后，仍不能除外结核感染者，应试验性抗结核治疗。

7. **血常规** 白细胞计数通常正常或轻度增高；约 1/3 患者血小板计数增高，为炎症活动的反应之一。部分患者可表现轻度贫血。

8. **免疫球蛋白** 高丙种球蛋白血症比较常见。

二、影像学检查

1. **彩色多普勒超声检查** 可探查主动脉及其分支狭窄或闭塞（颈动脉、锁骨下动脉、肾动脉等），但对其远端分支探查较困难。患者声像图表现为病变血管壁的正常形态改变，呈不规则增厚，回声不均匀（主动脉分支增厚常较均匀），管腔不同程度狭窄以至完全闭塞。病变处血流分布状态异常，通过狭窄区的血流呈五彩镶嵌色或色彩倒错的紊乱状态。

2. 血管造影检查　①数字减影血管造影（DSA）：是一种数字图像处理系统，为一项较好的筛选方法，本法优点为操作简单易行，检查时间短，对患者负担小，反差分辨率高，对低反差区域病变也可显示。对头颅部动脉、颈动脉、腹腔主动脉、肾动脉、四肢动脉、肺动脉及心腔等均可进行此项检查。本法缺点是对脏器内小动脉，如肾内小动脉分支显示不清，必要时仍需进行选择性动脉造影。②动脉造影：可直接显示受累血管管腔变化，管径的大小，管壁光滑度，受累血管的范围和长度等。血管造影是准确描绘 TA 血管狭窄、血管闭塞和血管瘤等特征性表现的"金标准"。

3. 电子计算机扫描（CT）及磁共振（MRI）　增强 CT 可显示部分受累血管的病变，增强 CT 扫描，发现管壁强化和环状低密度影提示为病变活动期。特别是 MRI 能显示出受累血管壁的水肿情况，以助判断疾病是否活动，并可发现早期血管管壁增厚等变化。

4. F18-FDG-PET　在 TA 患者中，动脉壁内聚集的炎性细胞大量摄取FDG，扫描时可发现病变的位置并估计炎症的活动强度。目前，PET 扫描在 TA 的应用价值尚未完全确定。

【诊断与鉴别诊断】

一、临 床 诊 断

典型临床表现者诊断并不困难。40 岁以下女性，具有下列表现一项以上者，应怀疑本病。

1. 单侧或双侧肢体出现缺血症状，表现为动脉搏动减弱或消失，血压降低或测不出。

2. 脑动脉缺血症状，表现为单侧或双侧颈动脉搏动减弱或消失，以及颈部血管杂音。

3. 近期出现的高血压或顽固性高血压，伴有上腹部二级以上高调血管杂音。

4. 不明原因低热，闻及背部脊柱两侧、或胸骨旁、脐旁等部位或肾区的血管杂音，脉搏有异常改变者。

5. 无脉及有眼底病变者。

二、诊断标准

一般采用美国风湿病学会（ACR）1990 年制定的分类标准：

1. 发病年龄≤40 岁　出现症状或体征时年龄＜40 岁。

2. 肢体间歇性运动障碍　活动时一个或更多肢体出现乏力、不适或症状加重，尤以上肢明显。

3. 肱动脉搏动减弱　一侧或双侧肱动脉搏动减弱。

4. 血压差＞10mmHg　双侧上肢收缩压差＞10mmHg。

5. 锁骨下动脉或主动脉杂音　一侧或双侧锁骨下动脉或腹主动脉闻及杂音。

6. 动脉造影异常　主动脉一级分支或上下肢近端的大动脉狭窄或闭塞，病变常为局灶或节段性，且不是由动脉硬化、纤维肌发育不良或类似原因引起。

符合上述 6 项中的 3 项者可诊断本病。此分类标准临床诊断的敏感性和特异性分别是 90.5％和 97.8％。

三、鉴别诊断

1. 西医　主要与先天性主动脉狭窄、动脉粥样硬化、血栓闭塞性脉管炎、白塞病、结节性多动脉炎等疾病鉴别。

2. 中医　主要是与痛痹、着痹、热痹、皮痹、肌痹、掉眩等疾病相鉴别。

（1）痛痹：痛痹有关节肌肉冷痛、痛楚固定、遇冷发病或加重等特点，与脉痹之因于寒者易于混淆。但痛痹肢体疼痛可于活动后减轻，患处皮肤无色泽改变，肢体一般无肿胀，即使病重也只是出现身重难举，关节屈伸受限之症。

（2）着痹：以关节肌肉肿胀、重着、疼痛，部位固定不一，或肩部麻木不仁，病程缠绵为特征，不伴有皮肤色泽改变，病程长、缠绵难愈，进一步发展也只出现关节肿大、僵硬等症状，无脉痹的征象。

（3）热痹：热痹以关节肌肉灼热肿胀而痛，触痛明显，常伴有身热、口渴为特征，与脉痹湿热瘀阻者有相似之处，尤其与湿热脉痹急性发病很相似。但脉痹病在血脉，无论湿热瘀阻证见于脉痹早期或病程中晚期，都有四肢或躯干的脉络热灼疼痛或出现索条状物，按之则痛的特点，而热痹则始终没有此种征象。但湿热脉痹急性起病初期，有的病例脉络瘀阻之证常不明显，故临证应仔细辨识，动态观察。

（4）皮痹：皮痹可见皮色淡紫，甚至指端逆冷、发绀等症，与脉痹有共同之处，但皮痹起病既有皮肤不仁、板硬等皮肤受病的症状，进一步发展也主要出现皮肤硬化和脏器受累的症状、始终不出现脉痹的征象。

（5）肌痹：急性肌痹常兼肢体疼痛，慢性肌痹可见肢体红肿，手足紫冷，似与脉痹有相同见证。但肌痹均以肌肉酸痛、肢倦无力、活动艰难，甚至肌肉萎缩不用为特征。

（6）掉眩：临床以周身颤抖、头重脚轻、头目眩晕，手足麻木之感，睡眠易惊醒，血压偏高。无颈动脉、桡动脉和肱动脉搏动减弱或消失的征象。

【治疗】

一、中 医 治 疗

（一）辨证论治

本病总属本虚标实之证，因虚致瘀为其根本病机。本虚是指脏腑气血阴阳不足，以热毒、瘀血、痰浊等实邪为标。本病可分为急性期和慢性期，急性期以邪实为主，应用散寒祛湿、清热解毒、养阴清热、活血通脉、开窍通络法等，可缓解急性炎症反应。慢性期以脾肾阳虚、气血双亏为主，治以温补阳气、益气养血涤痰、健脾补肾益精、活血化瘀、扶正固本、改善血运等方法，可利于改善预后。

1. 外邪阻络

主症：恶寒发热，周身乏力，关节酸痛或有肌肉疼痛，肌肤出现红斑，四肢发凉，脉细弱或沉细而缓，甚或无脉，舌尖淡，苔薄白。多见于本病初期，多由风寒湿闭阻脉络，导致气血运行不畅。

治法：散寒祛湿，益气活血通脉。

方药：柴葛解肌汤合黄芪桂枝汤加减。柴胡、葛根、黄芩、羌活、白芷、赤芍、白芍、苍术、薏苡仁、防风、蝉蜕、川芎、鸡血藤各 10g，生黄芪 15g，青风藤、海风藤各 12g，桂枝 8g，炙甘草 6g。头晕眼花者，加野菊花、连翘各 12g；口干渴、少津加石斛 10g，生石膏（先煎）20g；四肢疼痛明显者，加络石藤、虎杖各 12g；脉沉细似有似无或无脉加丹参、太子参各 15g。

2. 湿热瘀痹

主症：身热，寒热起伏，身重困倦，四肢酸楚，关节红肿、疼痛，无脉或微数，舌质红，微腻苔。多见于本病的活动期，因外感风寒湿邪，闭阻经脉，郁而化热，湿热交阻，闭塞脉道而致。

治法：清热化湿，活血通脉。

方药：宣痹汤合下瘀血汤加减。黄芪、赤芍、白芍各15g，羌活、独活、防风、姜黄、当归、连翘、金银花各12g，桃仁10g，大黄（后下）、䗪虫各9g，炙甘草6g。热重者，加生石膏（先煎）30g，淡竹叶12g；头痛头晕者，加白蒺藜、川芎、蔓荆子各12g；关节痛重者，加海风藤、青风藤各15g，丹皮、延胡索各12g。

3. 热毒瘀阻

主症：发热，口干喜饮、烦躁，肌肉关节酸痛，或患侧肢体发凉、无脉、麻木、大便干、小便黄赤，舌红苔黄或薄黄，脉数或无脉。多见于大动脉炎活动期和慢性炎症期。

治法：清热解毒，活血化瘀。

方药：五味消毒饮合桃红四物汤加减。金银花、蒲公英、紫花地丁、鸡血藤各30g，虎杖、赤芍各20g，野菊花、丹参、川芎各15g，桃仁、当归各12g，红花10g。心悸者，加生龙齿30g，指端冷痛重者，加细辛3～6g。

4. 瘀毒交盛，内犯营血

主症：高热不退，持续数周，全身肌肉疼痛，皮疹红斑，肢体酸楚无力，关节红肿热痛，头痛，心烦失眠，焦躁，口干喜冷饮，大便干，小便黄，甚至神昏谵语，舌尖红绛，苔黄腻，脉微细数或无脉。多见于大动脉炎的活动期。

治法：清热凉血，解毒通脉。

方药：犀角地黄汤合三黄石膏汤加减。水牛角20g，生石膏（先煎）30g，黄芩、赤芍、生地黄、连翘、白茅根、芦根各12g，丹皮、川黄连、黄柏、金银花各10g，丹参15g，生甘草6g。邪热不退，心慌气短者，去芦根加西洋参12g，麦冬12g，北沙参15g；或加紫雪散，羚羊角15g；昏厥抽动，加安宫牛黄丸；头痛明显者，加白蒺藜、川芎、蔓荆子各12g；小便赤涩者，加猪苓、泽泻各12g；全身疼痛，加全蝎10g，虎杖12g；兼斑疹者，加玄参、麦冬各12g，茜草10g；神昏谵语，加安宫牛黄丸、天竺黄12g，生地黄、石菖蒲各12g。

5. 气滞痰阻

主症：精神抑郁，或精神失常，甚则昏厥神昏，头晕目眩，头痛眼花，视力减退，视物不清如雾中看花，或有上肢酸胀，麻木，胸闷，善太息，面色无华，舌体胖大，舌质淡，脉沉细弱，或无脉。多因病程持久，缠绵不愈，血瘀痰浊内生，闭阻心窍所致。

治法：益气涤痰，开窍通络。

方药：蠲痹汤合通窍活血汤加减。黄芪 15g，羌活、防风、当归、赤芍、白芍、茯苓、法半夏、桃仁、红花、降香（加酒浸后适量水煎）、地龙各 12g，姜黄、桔梗、川芎、乌梢蛇各 10g，炙甘草 6g。精神抑郁者，加柴胡、香附、郁金各 12g；失眠者，加炒栀子、首乌藤各 12g；胁痛者，加青皮、陈皮各 10g；眩晕者，加珍珠母（先下）30g，天麻、野菊花各 12g；急躁易怒者，加天麻、草决明各 12g，钩藤 10g；胃胀痛者，加淡竹茹、茯苓各 12g，枇杷叶、法半夏各 10g。

6. 寒凝中脘

主症：腹胀腹痛，肢厥畏寒，四肢酸软无力，或麻木疼痛；或间接跛行，腰酸膝软；或有头晕头痛失明，舌质淡，寸口脉或趺阳脉微欲绝，或无脉。因腹部血脉闭阻，气血不能运转行于腹中所致。

治法：温阳散寒，化瘀通脉。

方药：黄芪桂枝五物汤合血府逐瘀汤加减。炙黄芪 30g，生地黄、赤芍、白芍各 15g，桃仁、红花、当归、枳壳、川牛膝各 12g，川芎、桂枝、桔梗、柴胡各 10g，制附子（先煎）8g，炙甘草 6g。面色不华，气虚乏力，加人参、太子参各 10g；余热未清，加生地黄 12g，玄参 15g；关节疼痛，加威灵仙、羌活、青风藤、海风藤各 12g。

7. 脾肾阳虚

主症：形寒肢冷，腰膝酸软，头晕气短，面色无华，食少纳呆，倦怠乏力，肢体麻木，舌淡，舌体胖大有齿痕，脉沉细或无脉。

治法：温肾健脾，散寒活血。

方药：肾气丸合阳和汤加减。熟地黄、黄芪、鸡血藤各 30g，山药 20g，党参、山萸肉、赤芍、怀牛膝各 15g，地龙 12g，干姜、白芥子、熟附子、鹿角胶（烊化）、炙甘草各 10g，肉桂、麻黄各 6g。腰酸痛重者，加炒杜仲、川牛膝、补骨脂各 12g；肢冷浮肿、尿少者，加茯苓、猪苓各 12g，泽泻 10g，车前子（包）15g；唇青舌紫者，加田三七、蒲黄、五灵脂各 10g；纳呆，加鸡内金 10g；肢冷疼痛者，加穿山甲粉 8g，土鳖虫 10g；便溏者，加肉豆蔻 12g，苍术 10g。

8. 气血瘀阻

主症：四肢麻木，肢体倦怠，胸背胀痛，头痛目眩，胸闷，善太息，或女子月经不调，经行腹痛而有血块，舌质暗，或有瘀点瘀斑，苔薄白，脉弦或无脉。

治法：疏肝理气，活血化瘀。

方药：血府逐瘀汤加减。鸡血藤 30g，生地黄、川芎、赤芍、牛膝、丹参各 15g，桃仁、红花、柴胡、枳壳、当归、土鳖虫各 10g，水蛭、甘草各

6g。短气乏力者，加人参 5g、炒白术、麦冬各 12g；胸闷，心前区疼痛，加瓜蒌 12g、薤白、丹参各 15g；四肢畏寒，加制附子 8g，细辛 3g；腹胀尿少，加大腹皮、车前子（包）各 12g；关节疼痛者，加络石藤、青风藤、海风藤各 12g；上肢肩痛，加威灵仙 12g，片姜黄 10g；四肢颤动，加僵蚕、蝉蜕各 12g，蜈蚣 3 条。

9. 气血两亏

主症：面色㿠白，神疲乏力，精神萎靡，肢体麻木，四肢厥冷，心悸气短，呼吸困难，胸闷，头晕目眩，动则尤甚，失眠多梦，舌质淡，少苔，脉微欲绝，或无脉。本病处于长期不愈，危重时期，气血双亏，元气暗耗。

治法：固本扶元，双补气血。

方药：十全大补汤合龟鹿二仙丸加减。制黄芪 30g，杭白芍、熟地黄各 15g，当归、枸杞子、鹿角胶（烊化）、龟板胶（烊化）、阿胶（烊化）、菟丝子、制何首乌、炒白术、茯苓各 12g，川芎、人参（另煎）各 10g，肉桂 8g。若失眠心烦，去熟地黄，加远志、炒柏子仁、酸枣仁各 12g；腹胀便溏者，去熟地黄、白芍，加大腹皮 12g，肉豆蔻 10g；周身酸痛，去熟地黄，加地龙、络石藤各 12g，虎杖 10g；食少纳呆，加鸡内金 12g、焦三仙各 12g。

以上方药的用法均为：水煎服，每日 1 剂，分 2～3 次服用。重症者每日可连服 2 剂。

（二）特色专方

1. 路志正经验方　①由菊花 10g，丹参、夜交藤各 15g，草决明 9g，赤白芍各 6g，甘草 5g 等组成。清热养阴，活血通络。主治：大动脉炎阴虚郁热者。用法：水煎代茶饮。②由金银花、白茅根各 20g，连翘、牛蒡子、赤芍、白芍各 10g，赤小豆（打）、丹参、七叶一枝花各 15g，芦根 30g 组成。清热解毒，活血通络。主治：热结痹阻型大动脉炎。用法：水煎服。

2. 益气补血解毒方　由黄芪、石斛、当归、金银花、牛膝各 30g，人参、甘草各 9g，菊花、蒲公英各 15g 组成。益气补血，清热解毒。主治：大动脉炎气血两虚，热邪内盛，面色萎黄，神倦乏力者。用法：水煎服。

3. 益气回阳活血通络方　由人参、川附片、生黄芪、当归、川芎、茯苓、枸杞子、陈皮、山萸肉各 3g，木香、甘草、紫草、厚朴、炒苍术、红花、独活各 1.5g，煨姜 3 片，皂角根白皮 6g 组成。益气回阳，活血通络。主治：大动脉炎属脾肾阳虚者。用法：水煎 2 次，共 400ml，入酒 30ml，饭后分 2 次温服。

4. 新加天麻钩藤方　由天麻、炒栀子、黄芩、炒杜仲、益母草、桑寄生、朱茯神、夜交藤各 9g，生石决明 20g（先煎），钩藤（后下）、川牛膝各

12g组成。清热潜阳，平肝息风。主治：大动脉炎眩晕头痛，烦躁易怒者。用法：水煎服。

5. 健脾补血养心方 由炒白术、茯神、生黄芪、龙眼肉、炒酸枣仁各30g，人参、木香各15g，炙甘草6组成。健脾益气，补血养心。主治：大动脉炎后期气血两虚，形体消瘦，倦怠乏力，面色无华，舌淡脉弱。用法：上药共为粗末，每服12g。先将粗粉末用纱布包裹，用水250ml浸泡20分钟，加入生姜5片，大枣1枚，煎至150ml去渣温服。每日2次。

6. 散寒活血通络方 由生黄芪、生苡米、茯苓、鸡血藤各15g，炒苍术、羌活、防风、当归、赤芍、白芍各10g，桂枝、川芎各6g，生姜2片，大枣5枚组成。温阳散寒，活血通痹。主治：风寒湿痹阻型大动脉炎。用法：水煎服。

7. 清热利湿活血方 由茵陈、滑石、生苡米、丹参各15g，黄芩、连翘、苏梗（后下）、菖蒲、郁金、路路通各10g，木通5g组成。清热利湿，活血通脉。主治：湿热郁阻型大动脉炎。用法：水煎服。

（三）中成药

1. 雷公藤多苷片 本片具有抗炎和免疫抑制作用，每次10～20mg，每日3次，口服，3个月为1个疗程。本制剂有一定毒性，服药期间需定期复查血常规和肝功能；有生育要求者慎用。

2. 白芍总苷胶囊 具有调节免疫的作用。每次0.6g，每日3次，口服。

3. 炎琥宁注射液 5%葡萄糖注射液或生理盐水500ml中加入320～400mg的炎琥宁，静滴，每日1次，10～15日为1个疗程。用于大动脉炎急性活动期。

4. 清开灵注射液 含牛黄、郁金、黄连、黄芩、山栀、朱砂等。每次20～40ml加入5%葡萄糖注射液250ml～500ml静滴，每日1次。适用于大动脉炎的急性活动期。

5. 脉炎消注射液 将40～60ml脉炎消加入5%葡萄糖注射液中静滴，每日1次，15日为1个疗程，可连续应用2～4个疗程。

6. 复方丹参注射液 20ml加入5%葡萄糖注射液500ml中静滴，每日1次，15日为1个疗程，停7天后再用第2个疗程。

7. 黄芪注射液 40ml加入5%葡萄糖或生理盐水500ml中静滴，每日1次，15日为1个疗程，疗程间隔5～7天后应用第2个疗程，应用3个疗程。

8. 血栓通注射液 每次2～5ml，用5%葡萄糖注射液250～500ml稀释后静脉滴注，每日1次，2周为1个疗程，连用2～4个疗程。

（四）针灸疗法

1. 实证 常用穴位有曲池、内关、合谷、太渊、尺泽、足三里、三阴交、血海、阳陵泉、太冲、气海等。得气后，留针 30 分钟，每日或隔日 1 次。30 次为 1 个疗程。对于以上肢无脉症为主的多取主穴：内关、太渊、尺泽；配穴：曲池、合谷、通里、肩井、手三里。以下肢无脉症为主取足三里、三阴交、太冲、太溪。手法：强刺激，留针 30 分钟，每日 1 次。30 次为 1 个疗程。头针：取血管舒缓区、运动区（上肢和下肢部分），每日针 1 次，每次留针 30 分钟。30 次为 1 个疗程。

2. 耳穴 选穴：心、交感、肺、皮质下、内分泌、肾上腺、缘中。方法：用探棒测得所选耳穴的敏感点，并稍加压力，使之留下压痕，然后用 75％酒精棉球常规消毒，用 0.5 寸毫针直刺入皮肤，针刺直达耳软骨为度，捻转针柄，使针感扩散整个耳郭，留针 1 小时，其间 10 分钟捻转针柄一次以加强刺激，提高疗效，针刺 10 次为 1 个疗程，每天 1 次，每次一侧耳郭，两耳交替使用，间隔 5 天进行第 2 个疗程，也可视病情选用电针治疗、埋针或王不留行压穴。

3. 电针疗法 针刺治疗取患侧太渊、内关、尺泽、足三里、血海、三阴交。直刺进针 0.8～1.5 寸，平补平泻法得气后接电脉冲仪，频率 100Hz，通电 30 分钟，强度以病人能够耐受为度。每日治疗 1 次，10 天为 1 个疗程，连用 3 个疗程。

4. 灸法 虚证宜灸，常用穴位有曲池、太渊、尺泽、足三里、三阴交、血海、阳陵泉、太冲、气海、关元、膏肓、神阙、肾俞、命门等。气血亏虚证，取主穴百会、心俞、膈俞、气海、关元、足三里，配穴根据辨证选穴，艾灸，每次选穴 8～10 个，每日 1 次，10 天为 1 个疗程。

（五）其他特色疗法

1. 穴位注射疗法 临床常用药物有：维生素 B_1、维生素 B_{12}、654-2、胸腺肽、转移因子等。根据药物的特点、经络理论和病情取穴，按常规方法进行穴位注射。该疗法是临床上常被采用的治疗的有效手段，它是基于中医学"治脏者，治其俞"的原则，将中医学针刺疗法同现代注射疗法有机地结合起来，从而达到一定治疗效果的一种方法。常用穴位有曲池、足三里、三阴交。患肢穴位注射，每日 1 次，疗程一般 4～8 周为佳。

2. 拔罐疗法 取膈俞、脾俞、血海、丰隆等，刺络拔罐，每周 1～2 次。适用于痰浊瘀阻证。

3. 刺血疗法 常适用于气郁血瘀证，取委中、委阳、足临泣或患肢相关穴位，用三棱针刺入穴位部小静脉，使其自然出血，每 1～2 周治疗 1 次，3～5 次为 1 个疗程。适用于气血瘀滞证。

4. 按摩疗法　点穴：常用穴位背部肝俞、肾俞、关元俞、八髎、秩边；下肢可点环跳、承扶、殷门、委中、承山、昆仑、伏兔、鹤顶、膝眼、足三里、太溪、内庭、三阴交；上肢可点肩井、肩髎、肩贞、曲池、外关、内关、合谷。用强刺激手法，然后停留镇定手法。推拿：自八髎开始，沿夹脊两线上至大椎，采用捏脊舒筋法，以深透为主，推捏3遍，后沿膀胱经各推捏3遍。

5. 外治法

（1）熏洗法：①先用回阳止痛洗药熏洗，再贴阳和解凝膏。每日1次，适用于阳虚寒凝证。②用鲜马齿苋、鱼腥草煎汤，热熏洗患处，洗后可贴敷黄金膏、紫金锭轮换敷患处。③用活血止痛散（金银花、蒲公英各30g，苦参、黄柏、连翘、木鳖、白芷、赤芍、丹皮、甘草各10g）煎汤，熏洗患处，每日2次，适用于慢性脉痹。

（2）外擦法：用外灵酒揉擦患肢，每次20分钟，每日2次。适用于阳虚寒凝证。

（3）贴敷法：附子、干姜、吴茱萸各等分，研末蜜调，贴敷涌泉穴，每日1次。适用于阳虚寒凝证。

（4）离子透入：干姜、桂枝、赤芍、当归各2g，葛根、川芎、海桐皮、姜黄、乳香各1g，装入约25cm×15cm的袋中，每袋重9～12g，缝口置蒸锅内加热药味透出布袋，取出稍降温至40°～42°，热敷患处，直流电导入，常用于寒凝血瘀证。

二、西医治疗

本病具有一定的自限性，约占20%。在发现时疾病已稳定，对这类患者如无合并症可随访观察。有诱因的，应积极消除诱因，如发病早期有上呼吸道、肺部或其他脏器感染因素存在，应有效地控制感染，对防止病情的发展可能有一定的意义。如高度怀疑有结核菌感染者，应治疗本病同时积极进行抗结核治疗。常用的药物有糖皮质激素和免疫抑制剂，其治疗方法与其他系统性血管炎治疗相同。新近开发的生物制剂如肿瘤坏死因子抑制剂英夫利昔单抗和抗白细胞介素-6受体抗体托西珠单抗可能有助于病情的控制。另外，扩血管、抗血小板药物亦可在一定程度上改善TA患者的器官缺血，减少缺血现象的发生。

1. 糖皮质激素　激素对本病活动期仍是主要的治疗药物，及时用药可有效改善症状，缓解病情。一般口服泼尼松每日1mg/kg，早晨顿服或分次服用，维持3～4周后逐渐减量，每10～15天减总量的5%～10%，通常以红细胞沉降率和C-反应蛋白下降趋于正常为减量的指标，剂量减至每日

5～10mg 时，应长期维持一段时间。如用常规剂量泼尼松无效，可改用其他剂型，危重者可大剂量甲泼尼龙静脉冲击治疗。应用时注意激素引起的库欣综合征、易感染、继发高血压、糖尿病、精神症状和胃肠道出血等不良反应，长期使用要预防骨质疏松。

2. 免疫抑制剂　免疫抑制剂与糖皮质激素合用，能增强疗效。最常用的免疫抑制剂为环磷酰胺、硫唑嘌呤和甲氨蝶呤等。环磷酰胺可冲击治疗，每 3～4 周 0.5～1.0g/m^2 体表面积。每周甲氨蝶呤 5～25mg，静脉或肌注或口服。新一代的免疫抑制剂，如环孢霉素 A、霉酚酸脂、来氟米特等疗效有待证实。在免疫抑制剂使用过程中应注意查血、尿常规和肝肾功能，以防止不良反应出现。

3. 生物制剂　糖皮质激素和免疫抑制剂在控制 TA 临床症状和病变进展上疗效较好，但这些药物均具有明显的不良反应。近年来，一些新开发的生物制剂尝试应用于 TA 患者的治疗，取得了一定的效果。例如：肿瘤坏死因子拮抗剂英夫利昔单抗及抗白细胞介素-6 受体抗体托西珠单抗可控制大动脉炎的病情活动，获得满意的临床效果。

4. 扩血管及抗凝疗法　使用扩血管、抗凝药物治疗，能部分改善因血管狭窄较明显所致的一些临床症状，如地巴唑 20mg，每日 3 次；妥拉唑林 25～50mg、阿司匹林 75～100mg，每日 1 次，双嘧达莫 25mg，每日 3 次。对高血压患者应积极控制血压。

5. 经皮腔内血管成形术　经皮腔内血管成形术为 TA 的治疗开辟了一条新的途径。目前已用于治疗肾动脉狭窄及腹主动脉、锁骨下动脉狭窄等，获得较好的临床疗效。

6. 外科手术治疗　手术目的主要是解决肾血管性高血压及脑缺血。

【特色疗法述评】

1. TA 是一种在我国及东南亚地区较常见的原因不明的慢性免疫性血管炎性疾病，其病变广泛，并发症多，危害严重。研究发现，多数 TA 患者呈复发、缓解或进展的病程，2/3 的患者血管造影出现新的损害。因此，针对 TA 应早发现、早诊断、早治疗。目前，国内外西医药治疗该病活动期主要以激素、霉酚酸脂、环磷酰胺等为主，近年来发现 TNF-α 抑制剂等生物制剂已有较好近期疗效。但这些治疗方法毒副作用多，疗效不稳定，或价格昂贵，患者依从性差。

2. 近年来，我国学者采用中医学传统理论探索 TA 的病因病机及其治疗方法，在 TA 血瘀证病因病机分析等方面获得一定进展。

（1）毒热血瘀：一般认为，TA急性期以邪气实为主，邪不外乎湿毒热瘀之扰；慢性期以正气虚为主，虚不外乎气血阴阳亏虚之患。如患者素体阳盛，复感外邪，邪气从阳化热；或嗜食肥甘厚味，湿热内生；或情志不遂，气机瘀滞，气有余便为火，火热内生，均可致"阳盛则阴病"，阴液暗耗，火邪益炽，火之盛则为毒，火毒内生；热毒煎津灼液，则血行涩滞不畅甚或闭塞，发为本病。TA急性期多为疾病的活动期，实验室检查多见白细胞、抗链球菌溶血素"O"增高，红细胞沉降率增快，抗主动脉抗体和抗核抗体效价增高等。治疗宜宗《黄帝内经》"实则泻之"之旨，以清热解毒、活血化瘀为主。临床观察提示，该治疗方法对TA活动期具有较好疗效。

（2）因虚致瘀：TA的病机关键为脉络瘀痹。瘀痹虽属实证，然诸虚均可致瘀。如脾肾阳虚、气血两虚、肝肾阴虚等。肾为先天之本，藏元精而寓元阳，若素体禀赋阳虚，或病程迁延日久，或房劳过度，或热邪伤阴，阴液亏虚，阴虚及阳；阳气不足，失于温养，经脉失于温煦，阴寒内盛，寒凝血脉，痹阻不通，而发本病。气血两虚多由久病亏虚；或妇女妊娠及产后出血过多，气血两伤；或外邪久恋不去，气血内耗；气虚无以推动，运血无力，血虚脉细，流行失畅，均致脉道瘀痹，发为本病。肝肾阴虚多因阴虚体质，或肝郁化火，灼伤阴液，或久病暗伤，肝肾阴虚，阴不制阳，水火不济，阳亢于上，阴亏于下；阴虚脉络涩滞，加之虚热灼伤脉道，导致血瘀络痹，而发本病。TA慢性期的治疗，在活血化瘀通脉的同时，针对诸虚随证遣方用药，常可提高临床效果。

3. TA作为一种免疫性炎性疾病，迄今仍为世界性难治病。国内外许多研究证实，糖皮质激素对TA活动期具有明确疗效，但病情缓解后减量过程中复发率高。在西药辨病治疗的基础上结合辨证论治的中西医结合疗法越来越受到关注，并且其疗效得到一些临床研究的验证。这种辨证与辨病相结合的治疗方案在针对TA现代治疗中安全减少糖皮质激素用量和副作用这一重大问题方面的作用亦显示出良好前景，有待进一步循证研究的证实。临床可参考的辨证分型和代表方剂如下：①热毒阻络：治以清热解毒、活血通络，方为四妙勇安汤加减；②阴虚内热：治以养阴清热、活血通络，方为养阴活血汤加减；③脾肾阳虚：治以温肾健脾、散寒活血，方为阳和汤加减；④气血两虚：治以补气养血、活血通络，方为黄芪桂枝五物汤加减；⑤肝肾阴虚、肝阳上亢：治以平肝潜阳，方为镇肝熄风汤加减；⑥气滞（虚）血瘀：治以活血化瘀、行气养血止痛，方为血府逐瘀汤加减。

4. 应该注意的是，目前的药物治疗几乎不能减少或逆转TA的血管狭窄性病变。对主要为脑部、肾脏和肢体明显缺血及动脉瘤病变者，可采用手术治疗以恢复缺血肢体、脑、肾脏及其他重要脏器的血供，切除动脉瘤，处理并发症。近期研究显示，经皮血管腔内成形术和支架置入术亦能有效地消除 TA 所致大血管狭窄，缓解临床症状。但手术及介入治疗除具有一定术中风险外，还存在远期疗效不明确、介入等治疗后再狭窄等问题。因此，针对血管狭窄性病变的中西医结合研究值得重视，特别是在减少术后再狭窄率、改善长期预后等方面的中西医结合基础与临床研究亟待开展。流行病学研究显示，TA 的 10 年生存率为 87.2%，20 年生存率为 73.5%。充血性心力衰竭和肾功能不全是最常见的致死原因。可见，探索 TA 的新的治疗策略及药物等治疗方法仍是对国际医学界的一项挑战。

【主要参考文献】

1. 王承德，沈丕安，胡荫奇. 实用中医风湿病学［M］. 第 2 版. 北京：人民卫生出版社，2009：619-629.

2. 陈灏珠，林果为. 实用内科学［M］. 第 13 版. 北京：人民卫生出版社，2010：2736-2737.

3. 菲尔斯坦（美）. 凯利风湿病学［M］. 粟占国，唐福林，译. 北京：北京大学医学出版社，2011：1505-1511.

4. 中华医学会风湿病学分会. 大动脉炎诊断及治疗指南［J］. 中华风湿病学杂志，2012，15（2）：119-120.

5. 吴东海，王国春. 实用临床风湿病学［M］. 北京：中国医药科技出版社，2001：420-432.

6. 段学忠，熊传架，傅新利. 风湿病学-中西医结合专科病诊疗大系［M］. 太原：山西科学技术出版社，1997：297-315.

7. 吴广明. 风湿病单验方大全［M］. 北京：中国中医药出版社，1996：100-107.

8. 王晓东，于慧敏. 张凤山教授治疗多发性大动脉炎的经验［J］. 中医药学报，2012，40（2）：125-126.

9. 周涛，刘春梅，孙连庆，等. 中西医结合治疗多发性大动脉炎 48 例［J］. 山东中医药大学学报，2002，26（6）：430-431.

10. 孟毅. 大动脉炎的中医治疗五法［J］. 新中医，2009，41（5）：105-106.

（李振彬）

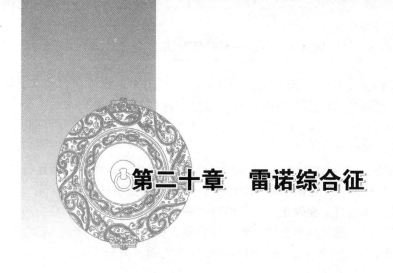

第二十章　雷诺综合征

雷诺综合征（Raynoud's syndrome，RS）是肢体远端细小动脉因寒凉刺激或精神紧张等原因导致突发痉挛或闭塞，指（趾）端皮肤出现阵发性苍白→紫绀→潮红序列改变，伴局部发冷及疼痛等症状的一种临床综合征。其中约半数患者原因不明，为良性、特发性且不伴有任何原发疾病，称为雷诺病；也有部分继发于某一诊断明确的疾病，如系统性硬化症（硬皮病）、动脉硬化及心力衰竭，称为雷诺现象。多发生于寒冷季节，以青年女性多见，男女比例约1∶10，与欧美地区相比我国发病率相对较低。

传统中医学虽无此病名，但根据本病的临床表现，一般将其归类于中医"脉痹、血痹、厥证、阴疽"等范畴。关于其病机、临床证治及治疗，文献多有记载。如清代《医宗金鉴》云："脉痹，脉中血不和而色变也。"汉代张仲景《伤寒杂病论》载"手足厥冷，脉细欲绝者，当归四逆汤主之"。

近年来，随着本病研究的不断深入，无论在基础理论研究，还是临床经验的积累方面，均取得了一定的进展。针对本病的中西医结合治疗，特别是运用特色疗法结合现代科技手段，具有较明显的自身优势和特点，获得了较好的临床效果。

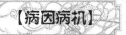

【病因病机】

一、中　医

中医学认为，"正气存内，邪不可干；邪之所凑，其气必虚"。本病发病的主要因素为正气不足，血瘀寒盛，且常与感受风寒或情志内伤等刺激有关。上述因素导致气血运行不畅，阳气不达四肢末端而发病，其中阳虚、寒盛、气郁是本病的主要发病基础。

1. **素体阳虚**　元阳主温煦，营血主滋养，若平素体质偏于阳虚，易致内寒中生，体内元阳不足，温煦乏力，寒自内生，阴寒偏盛则血行凝滞，四肢末端失于温煦营养，而出现四肢厥逆不温，血行不畅，发为本病。如《素问·厥论》指出："气因于中，阳气衰，不能渗营其经络，阳气日损，阴气独在，故手足为之寒也。"

2. 气虚血瘀　气为血之帅，气行则血行。素体气虚，运血无力致血行不畅，从而发生瘀滞，瘀血阻络而发为本病。诚如清代王清任所言："元气即虚，必不能达于血管，血管无气，必停留而瘀"；又有精血亏虚，身失所养，气虚卫外不固，感受风寒邪气，致肌肤痹阻。此即《黄帝内经》所谓："卧出而风吹之，血凝于肤者为痹；虚邪搏于皮肤之间，留而不去则痹，卫气不行，则为不仁"。

3. 寒邪外侵　寒邪之为病，其性收引，克于肌表，致使血行凝滞而不畅，气血阻滞于脉络则发为本病。正如《素问·举痛论》所云："寒气入经而稽迟，泣而不行，客于脉外则血少，客于脉中则气不通，故卒然而痛。"

4. 情志内伤　感受情志之不良刺激，致使肝气郁滞，条达不畅，失于疏泄，木郁乘土，肝脾不和，阳气内郁，不达四肢末端而发为本病。正如前人所论："盖肝木作祟，脾不敢当其锋，气散于四肢，结而不伸，所以作楚。"

本虚标实为本病主要特点，气虚阳虚为本，气滞血瘀为标。而气虚血滞、寒凝经脉、瘀血阻络，则是雷诺综合征的基本病机。

二、西　医

病因目前仍不完全明确。寒冷刺激、情绪激素或精神紧张是主要的激发因素。一般认为与下列因素有关。

1. 寒冷刺激　对寒冷刺激极为敏感，怕冷是病人普遍的主诉。此病在寒冷地区的发病率比较高。在疾病初期，雷诺现象多在寒冷季节出现，而在温热季节临床表现常会好转或消失。晚期病人，由于引起动脉痉挛的临界温度上升，所以在夏季阴雨时也有轻度的皮色变化。早在1929年，Lewis曾提出此病的血管起因学说：指（趾）血管局部缺陷，是末梢动脉平滑肌对寒冷刺激产生敏感的一个原因。

2. 神经兴奋　该病患者多属交感神经兴奋类型，中枢神经功能多处于紊乱状态。此即雷诺1862年提出的神经起因学说。他认为，病人的血管运动神经中枢极不稳定，属异常活动型，同时交感神经异常兴奋也是小动脉对寒冷刺激敏感的重要条件。1978年Nielubowicz等提出，雷诺现象的起因之一可能是由于动静脉吻合支开放所致，上肢末梢的动静脉吻合支开放与颈神经根或末梢混合神经损害有关。

3. 内分泌紊乱　虽然迄今尚未提出内分泌因素的可靠依据，但临床资料提示本病与内分泌紊乱可能有某些联系。例如：与性激素的关系，表现在女性病人约占 2/3 以上；还有些患者的病情在月经期加重，妊娠期减轻；有研究发现丙酸睾丸酮、甲基雄烯二醇和甲状腺素治疗可使症状获得改善。

4. 其他因素　RS 患者常有家族史，可能与遗传有关。近来，血液黏滞性增高与此病发生的关系引起关注，应用降低血液黏滞性的药物也获得一定效果；但血液黏滞性增高是许多心血管疾病共有的血液变化，所以还不能肯定其与 RS 发生的关系。

应注意排除系统性硬化症（硬皮病）、系统性红斑狼疮、皮肌炎及动脉闭塞性疾病等可出现雷诺现象的相关疾病，同时避免相关诱发因素。

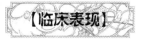

【临床表现】

一、症　　状

20～30 岁女性多见，缓慢起病，主要症状不明显，常因患者无意间发现皮肤异常而就诊。表现为间歇性肢端（指或趾部位，以手指为主）对称性麻木、蚁行感和疼痛等感觉障碍症状。发作频率和持续时间不定，但一般常可持续数分钟至数小时不等。此类发作亦可见于鼻尖和耳郭。寒冷作为诱发因素见于所有患者。冬季和居住寒冷地区人群多发，部分患者情绪变化时可诱发。

二、体　　征

发作时肢端呈暂时缺血状态，对称性皮温降低，皮肤对称性发白、发绀及潮红。发作可分为三期。

1. 缺血期　遇冷后，出现从指（趾）尖开始并可逐渐扩及手指（脚趾）、手掌（脚掌）的对称性发白、发凉、皮温降低、出冷汗，并伴有麻木、蚁行感和疼痛等感觉障碍症状。体检可有感觉减退。发作频率和持续时间不定，但一般常可持续数分钟至数小时不等。此类发作亦可见于鼻尖和耳郭，系因该处小动脉和毛细血管相继痉挛所致。

2. 缺氧期　仍有皮温降低和感觉减退，肢端呈青紫色或蜡状，界限明显，受压时消失，伴疼痛。一般持续数小时至数天不等。系因毛细血管扩张淤血和缺氧所致。发作时有时一指发绀，另一指却发白，提示缺血、缺氧的并存。

3. 充血期　此期皮温上升，皮色潮红，然后恢复正常。系因动脉痉挛

335

解除,毛细血管供血恢复正常的一种表现。

部分患者病情可进行性加重,发作较频繁,可伴有指(趾)水肿,常需要温水浸泡手足才能使发作终止。10％～20％病人因长期患病可出现肢端皮肤局限性硬化。极少数严重患者频频发作而无间隙期,指(趾)端出现持续发绀、水疱,甚至发生肢端溃疡,皮肤变黑并向深部发展和形成干性坏疽。骨和软骨可有轻度萎缩。

【辅助检查】

一、激发试验

1. 冷水试验 将双手浸入 4℃左右冷水中 1 分钟,可诱发上述雷诺现象典型发作。

2. 握拳试验 令患者握拳 1 分钟后,在屈曲状态下松开手指,亦可诱发症状出现。

3. 将手指浸泡在 10～15℃水中,全身于寒冷环境下裸露更易激发上述现象。

二、指动脉压力测定

用光电容积描记法测定指动脉压力,如指动脉压力低于肱动脉压 5.33kPa(40mmHg),应考虑有动脉阻塞性病变。亦可做冷水试验后测定动脉压,压力降低＞20％为阳性。

三、指温与指动脉压关系测定

随温度降低指动脉压轻度下降为正常,至触发温度指动脉压突然下降为痉挛,在常温下指动脉压明显低于正常为梗阻。

四、指温恢复时间测定

病人坐在室温(24±2)℃的房间内 20～30 分钟,用热敏电阻探头测定手指温度后,将手浸于冰块和水的混合液内 20 秒,予以擦干,然后再每分钟测量手指温度一次,直至温度恢复到原来水平,正常人手指温度恢复时间在 15 分钟内,而大多数雷诺病人则长于 20 分钟。轻微的病人本试验的恢复时间可正常。本方法可用来估计手指血流情况,也可对治疗效果和确立诊断进行客观估计。

五、指动脉造影和低温指动脉造影

可对肢端动脉是否存在器质性病变进行鉴别，但不宜作为常规检查项目。

六、甲皱微循环检查

有助于区分是雷诺病还是继发性雷诺征。在间歇期与发作期的 3 个不同阶段微循环变化均有所不同，非发作期轻症患者可无异常所见。轻者有微血管迂曲扭转、缠绕、管袢减少；重者毛细血管周围有散在红细胞渗出，偶见小出血点，管袢内血流缓慢瘀滞，毛细血管大多扩张，呈环状或不规则卷曲状。如为结缔组织病引起的雷诺现象，可见袢顶显著膨大或微血管口径极度扩张形成"巨型管袢"，管袢周围有成层排列的出血点。

七、其　　他

手部 X 线检查有利于类风湿关节炎诊断；食管钡透有利于硬皮病诊断，测定上肢神经传导速度有助于发现腕管综合征，自身抗体及免疫学功能测定可与系统性硬化症相鉴别。

【诊断与鉴别诊断】

一、诊 断 标 准

1. 具有典型雷诺征发作　即在寒冷刺激或情绪激动时，肢端皮肤出现有规律性的颜色变化，由苍白→发绀→潮红→正常。

2. 多呈对称性，好发于 20～40 岁女性。

3. 即使少数重症病人的指（趾）动脉闭塞，而上肢桡、尺动脉，下肢胫后及足背动脉搏动良好。

4. 严重病人指（趾）发生皮肤营养障碍，皮肤弹性降低，浅溃疡和坏疽只限于指尖。

5. 雷诺病患者体检时一般无异常所见，雷诺现象者则同时伴有某种原发病的临床表现。可进一步做相关的实验室检查与辅助检查以确立原发病。

6. 对缺少典型发作的病人可采用辅助检查中之 1～2 项确定诊断。

二、鉴 别 诊 断

1. 西医　本病须与结缔组织病（如系统性硬化症、类风湿关节炎、系统性红斑狼疮、皮肌炎或多发性肌炎等）、手足发绀症、冻疮综合征、网状青斑症、冷球蛋白血症、腕管综合征、原发性肺动脉高压、阻塞性动脉疾病（如四肢动脉粥样硬化、血栓性脉管炎、急性动脉阻塞）等相鉴别。

2. 中医　主要与寒痹、着痹、皮痹、肌痹、胸痹心痛、冻疮、厥逆等疾病相鉴别。

（1）寒痹：本病常表现为关节肌肉冷痛、痛处固定、遇冷发病或加重、得温痛减等特点，与脉痹之因于寒者易于混淆。但痛痹肢痛可于活动后减轻，且患处无皮肤色泽改变，常见身重难举、关节屈伸不利之症。

（2）着痹：本病以关节肌肉肿胀、重着疼痛，部位固定不一，或麻木不仁，病程缠绵为特征，无皮肤色泽改变，病虽缠绵难愈，进一步发展也只出现关节肿大、僵硬等症状，并不出现脉痹的征象。

（3）皮痹：本病可见皮色淡紫，甚至指端逆冷、发绀等症，与脉痹有共同之处，但皮痹起病即有皮肤不仁、变硬等皮肤症状，进一步发展即出现皮肤硬化及脏腑受累。

（4）肌痹：慢性肌痹可见肢体红肿，手足紫冷，似与脉痹有相同症。但肌痹主要表现为肌肉酸痛、肢倦无力、活动艰难，甚至肌肉萎缩不用。

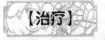

【治疗】

一、一般措施

1. 注意保暖，避免寒冷刺激。切忌不可用热水，因患病时皮肤感觉不灵敏，用热水可导致皮肤烫伤。

2. 调畅情志，避免剧烈的情绪波动和精神紧张。

3. 戒除吸烟等生活不良嗜好。

4. 注意保护皮肤，避免创伤。

二、中医治疗

雷诺综合征发作期的中医病因病机，近年来国内中医界亦进行了广泛的研究。传统中医学理论认为：本病的发生，常因患者先天不足、元阳亏虚的基础上兼有外感寒邪，痹阻经脉，属正虚邪盛、本虚标实的病理证候。中医学有"治病求本"之说，因此，本病应当重在"活血通脉，舒筋活络"的治疗原则基础上，兼用扶正固本（培补元阳为主）之品，方与病因病机相合。

（一）辨证论治

1. 血虚寒凝

主症：肢端发凉、冰冷，呈苍白或淡红色，受寒冷或情绪刺激即刻引起发病，冬季明显加重，夏季缓解，苔薄白，舌质淡，脉微细。

治法：养血散寒，温经化瘀。

方药：当归四逆汤加味。桂枝、当归、桃仁、片姜黄各10g，芍药15g，通草、甘草各6g，细辛3g，大枣5枚。本方证由营血虚弱，寒凝经脉，血行不利所致。素体血虚经脉受寒，寒邪凝滞，血行不利，阳气不能达于四末，营血不能充盈血脉，遂呈手足厥寒、脉细欲绝之相。若内寒较重者，加吴茱萸3g，生姜3片温中散寒止痛。

临证体会：成无己曾精确简要地对当归四逆汤的辨证用药加以论述："手足厥寒者，阳气外虚，不温四末，脉细欲绝者，阴血内弱，与此汤复阳生阴。"于临证时既要看到内有久寒时的阳虚有寒，而又要看到本证阴虚血弱，病在厥阴。故不用附子、干姜之辛热，防其反能耗伤阴液，而选加吴茱萸、生姜来增强温中散寒之作用。

2. 阳虚寒凝

主症：肢端厥冷，肤色苍白，发作频繁，寒冬季节为甚，面色㿠白，畏寒喜暖，小便清利，口不渴，舌质淡，苔白，脉迟细或沉细。

治法：温补和阳，散寒通滞。

方药：阳和汤加味。熟地黄15g，鹿角胶（烊化）、姜炭、白芥子、党参、淫羊藿各10g，肉桂、麻黄各5g，细辛3g。疼痛明显者，可加制乳香、制没药各10g，鸡血藤、丹参各30g散瘀止痛。

临证体会：本方功效犹如阳光普照，阴霾四散，故以"阳和"，阳证或半阴半阳证者均不可用。总之，除以局部症状为依据外，当服用汤药症状缓解后，可服用参茸卫生丸以巩固疗效。

3. 气虚血瘀

主症：间歇性发作，手足指（趾）苍白发冷，渐转青紫，伴有麻木、刺痛感，得温缓解，苔白，舌质淡红，脉细弱。

治法：益气温阳，活血通络。

方药：黄芪桂枝五物汤加味。黄芪30g，桂枝、当归、地龙各10g，白芍12g，生姜3片，大枣5枚。若指（趾）瘀肿，舌质紫暗有瘀斑者，加丹参30g，制乳香、制没药各10g，蜈蚣2条。

临证体会：指（趾）端末梢出现的寒凉麻木为阳气不能通达四末而至，若辅以行气之药，则可获事半功倍之效。

4. 四末失荣

主症：发作呈持续状态，患肢皮肤干燥、脱屑、萎缩或增厚，指甲呈纵向弯曲、畸形，指垫消瘦，末节指骨脱钙，指尖溃疡，延及指甲下，引起指甲和甲床分离，疼痛剧烈，甚则指端坏疽，舌暗紫而淡，边有瘀斑，脉涩而沉。

治法：益气养血，逐瘀通络。

方药：十全大补汤加味。人参（可用党参）、白术、当归、川芎、姜黄、红花各10g，茯苓、生地黄各15g，白芍12g，黄芪30g，肉桂3g，甘草6g。疼痛剧烈，酌加制乳香、制没药、延胡索各10g，鸡血藤30g。若溃疡久不愈合可配合外敷生肌解毒之品如生肌玉红膏等。

临证体会：此型系气虚血瘀之重症，因反复持续发作使局部组织产生营养缺失所致。因此辨为气虚血瘀之证时，应及时选用益气活血养血之品，以改善这种营养障碍。

5. 瘀血毒热

主症：血瘀日久化热，热聚生毒而致手指或足趾局部发生轻浅溃疡，甚或发生局部坏疽，其指、趾发热、发红、肿胀疼痛，舌质红，苔黄腻，脉弦涩。

治法：清热凉血，化瘀通络。

方药：四妙勇安汤加味。金银花20g，当归、紫花地丁各10g，玄参、连翘各12g，甘草6g，蒲公英30g。若患处皮肤紫红，酌加牡丹皮、地龙各10g，赤芍12g，忍冬藤30g。

临证体会：瘀血毒热型患者除应服用清热凉血，化瘀通络之品外，还应注意患处局部的用药和保护，可用金银花、蒲公英、紫花地丁、赤芍、黄柏煎水泡洗患处后外敷如意金黄散或三黄膏。且忌食辛辣、肥甘之品。

6. 气郁血瘀

主症：情绪激动或稍事活动，则现肢体皮色苍白或青紫、潮红，肢体胀满，胸胁痞满而痛，太息，纳呆，大便不调，日久肢体肿痛、皮色紫红加重，或午后潮热，月经不调，经行腹痛而有血块，舌紫瘀，苔薄白或薄黄，脉弦涩。

治法：疏肝理气，活血散瘀。

方药：血府逐瘀汤或膈下逐瘀汤加减。柴胡、川芎、赤芍、丹参、延胡索、牛膝各15g，香附、枳壳、乌药、当归、五灵脂各10g，红花、桃仁各6g，甘草3g。可加桂枝、白芍各15g以调和营卫；加僵蚕、全蝎、地龙各10g以息风解痉。

临证体会：郁怒伤肝，肝郁气滞日久，或术后、产后、外伤后长期卧床伤气，均可因气机郁滞，血行迟缓，瘀阻血脉而生是证。肝气疏泄不及，四末血少，脉络空虚，故本证可现患肢疼痛、麻木、皮肤苍白发凉；疏泄太过，血不归藏，留着四肢，故时而又现患肢肿胀、皮肤潮红、发热；疏泄复常，则诸症又可暂时缓解。若日久血瘀较甚，则肢体肿痛加重，皮肤现瘀斑或浅表络脉显露，甚者跗阳脉、太溪脉搏动微弱或消失。本证以青年女性发病居多，病情变化与情志影响关系密切，治疗中应嘱患者注意情志调养，保持心情舒畅，切忌忧郁恼怒。

7. 寒凝血瘀

主症：患肢发凉、麻木、疼痛较甚，日较夜重，皮肤苍白或潮红、紫斑，甚至皮肤干燥脱屑、皲裂，汗毛脱落，少汗或无汗，指（趾）甲增厚、脆硬、变形，肌肉萎缩，顽麻不仁，跗阳脉或太溪脉搏动消失，舌质紫暗，苔薄白，脉沉涩。

治法：温经散寒，活血通痹。

方药：乌头汤合身痛逐瘀汤加减。制乌头（先煎）、麻黄、桂枝、赤芍、制附片（先煎）、川芎各 15g，当归、五灵脂各 10g，桃仁、红花、甘草、没药各 6g，细辛 5g。经脉拘急者，加全蝎、僵蚕各 10g；血瘀甚者，加䗪虫、水蛭各 10g；气虚甚者，加黄芪、党参各 15g；痛甚者，加乳香 10g，延胡索 15g。本证多见于脉痹中期和恢复期，因寒凝不散，经脉瘀阻已成，治疗宜在温经散寒的同时，重加活血化瘀、通络止痛药，且疗程宜长。

临证体会：严冬涉水，步履冰雪，或久居湿地，复遇寒凉，寒湿外侵，客于经络，日久则气血凝聚而血瘀；或阳虚寒凝久而血瘀，均可致脉络闭阻不通而成脉痹。故此类脉痹除现四肢发凉、麻木等肢体失于温养之症外，尚以寒湿凝聚，经脉瘀滞，血涩不通，致患肢肿胀、皮色紫黯、肢体疼痛、屈伸不利为特点。

8. 脾肾阳虚证

主症：肢体冷痛，腰膝酸软，手足逆冷，皮色晦黯或青紫、瘀斑，肌肤萎缩或皮肤增厚，畏寒，神疲乏力，面色苍白，食少，大便稀溏，小便多，舌淡胖苔薄白，脉沉细无力或脉微欲绝。

治法：温补脾肾，散寒活血。

方药：滋阴来复汤加减。鹿茸（冲）、枸杞子、补骨脂、干姜、当归、熟地黄各 10g，制附片、菟丝子、川芎、牛膝各 15g，肉桂 6g。阳虚肢冷甚者，加巴戟天、胡芦巴、淫羊藿各 15g。

临证体会：脉痹日久不愈，复感于邪，内舍脏腑，穷必及肾，致元阳虚衰、脾土失温，则成脾肾阳虚之证。脾肾阳气不足，不能温养肢体，故本证常现肢体冷痛，皮色晦黯、皮肤变薄、萎缩，肢厥身冷之症；脾不散精，"四肢不得禀水谷之气，气日以衰，脉道不利"，复遇寒湿客于经脉，气血凝涩，故上述诸症又常与皮色青紫、皮肤瘀斑或增厚并见。本证多见于后期，脾肾阳气虚衰，病及根本，治当辛热温通，其痹方可日渐恢复。

以上方药，水煎服，每日 1 剂。

（二）特色专方

1. 程运文验方 由桂枝、巴戟天、熟附片、生黄芪、山萸肉、白芥子、姜半夏、浙贝母、当归、丹参、白芍各10g，制南星、白附子、制乳香、制没药各5g，细辛、生姜各3g组成。温阳益气，祛瘀化痰。主治：阳气亏损、痰瘀滞脉型雷诺症。用法：水煎服，每日1剂，分2次温服。

2. 唐祖宣外治验方 由川椒、川芎、红花、乳香、没药各15g，刘寄奴、炮附片、伸筋草、透骨草各30g组成。活血通络，消肿止痛。主治：寒邪内侵、气滞血瘀型雷诺症。用法：将药物装在纱布袋内缝好或扎好，放在砂锅内加水煎煮30分钟，然后将煎好的药汤倒入盆内，将患肢架于盆上，用布单将患肢及盆口围盖严密，进行熏蒸；待药汤温热不烫时，将患足及小腿浸于药汤中泡洗，若药液变凉，可加热后再洗，每次30～50分钟，每日1次。1剂熏洗药可用2天，第2天加温后即可使用。

3. 路立然验方 由金银花、当归、丹参、赤芍、川芎各30g，葛根、白芍各20g，地龙、乌梢蛇、甘草各15g，全蝎10g，蜈蚣3条组成。清热养阴，活血化瘀，解痉通络。主治：血热型雷诺综合征。用法：水煎服，每日1剂，分2次温服。

4. 马振东验方 由熟地、制附子（先煎）各30g，桂枝20g，炮姜15g，鹿角胶、麻黄、甘草各10g，细辛5g，全蝎3g（研末）组成。温经通阳，散寒止痛。主治：虚寒型雷诺症。用法：水煎服，每日1剂，分2次温服。

5. 黄礼周验方 由黄芪30g、白术20g、白芍15g、当归20g、鸡血藤20g、桂枝15g、川芎15g、肉桂10g、干姜15g、地龙10g、甘草10g、细辛5g组成。温经通脉。主治：雷诺病。用法：水煎服，每日1剂，分2次温服。

6. 葛梅凌验方 由川芎20g、陈皮10g、三棱10g、红花15g、黄芪30g、桂枝15g、当归20g、肉桂10g、制附子10g、丹参30g组成。益气活血，温经通络止痛。主治：气虚寒凝血滞型雷诺病。用法：水煎服，每日1剂，分2次温服。

7. 陈学连验方 由壁虎、丹参各50g组成。活血通络。主治：早期雷诺症。用法：焙干研成细末，拌匀装胶丸内，日10丸，分3次口服。

（三）中药成药

1. 毛冬青片 毛冬青片能有效裂解凝血块，逐步瓦解静脉血栓，使静脉血液回流加快，肿胀、疼痛、肢体麻木随之减轻。同时能修复受损脉管，使下肢变形、损坏、生腐的血液循环逐渐恢复正常，表皮组织细胞获得再生，长出新的肌肉，皮肤色素、硬皮能有效改善，从而使病损下肢逐步恢复。用法：每次5片，每日3次口服。

2. 毛冬青针剂　清热解毒，活血通络，消炎止痛。用法：每次 2～4ml，肌内注射，每日 2 次。

3. 丹参片　药理作用极其广泛，包括心肌保护、扩张血管、抗动脉粥样硬化、抗血栓、改善微循环、调节组织修复和再生、抗菌消炎等作用，近来发现其具有抗肿瘤、抗氧化等作用。用法：每次 5 片，每日 3 次口服。

4. 血塞通软胶囊　活血祛瘀，通脉活络，抑制血小板聚集和改善微循环。用法：每次 2 粒，每日 3 次口服。

5. 血塞通注射液　能抑制血栓形成，提高 T-PA 活性；延长凝血时间，对缺氧所致的脑损伤具有保护作用；增加脑血管流量，扩张脑血管，改善血流动力学，对脑缺血后海马 CA1 区的迟发性神经元损伤有明显的保护作用。用法：400mg 加入 5% 葡萄糖注射液或生理盐水 250ml 中静脉滴注，每日 1 次。

6. 丹参注射液　具有活血化瘀，通脉养心作用。用法：30ml 加入 5% 葡萄糖注射液或生理盐水 250ml 中静脉滴注，每日 1 次。

7. 舒筋活血片　舒筋活络，活血散瘀。用于筋骨疼痛，肢体拘挛，腰酸背痛，跌打损伤。用法：每次 5 片，每日 3 次口服。

8. 红花注射液　活血化瘀，消肿止痛。主要用于治疗外伤，闭塞性脑血管疾病，冠心病，心肌梗死，脉管炎等。对抗凝血，抑制血栓形成，抑制血管内皮细胞过度增殖，稳定血管内膜，治疗血管增殖性疾病。每次 15ml，用 10% 葡萄糖注射液 250～500ml 稀释后静脉滴注，每日 1 次。15～20 次为 1 个疗程。

（四）针灸疗法

1. 针刺疗法

（1）毫针：①合谷、八邪、手三里、外关、八风、三阴交、足三里、绝骨。②中脘、关元、脾俞、肾俞。两组穴位轮换，温针治疗。隔日 1 次，30 次为 1 个疗程。

（2）耳针：阳虚寒凝者取心、肺、脾、肾穴，配病变相应部位针刺，间日 1 次，3～5 次为 1 个疗程；湿热瘀结者取心、肾、皮质下、交感、内分泌，每周 1～2 次，每次留针 10～15 分钟，耳穴压丸亦可。

2. 灸法　取穴：①大椎、至阳、命门、上脘、中脘。②足三里、膈俞、脾俞、胃俞、肾俞。每次①组穴位选灸 2 穴，②组穴位选灸 1 穴。小艾炷灸或隔附子饼灸，间日 1 次，每次灸 7～9 壮。

3. 药物穴位注射疗法　取穴：上肢取曲池、尺泽、外关、内关，下肢取足三里、三阴交、绝骨、血海。药物：丹参注射液、红花注射液或川芎嗪注射液 2ml。治法：轮流取患肢 2 个穴位，针刺穴位得气后注射药液，每日 1 次，30 次为 1 个疗程。

4. 穴位贴敷法　附子、干姜、吴茱萸各等分，研末蜜调，敷足底涌泉穴，每日 1 次。用于阳虚寒凝证。

（五）其他特色疗法

1. 外治法　生肌玉红膏、紫草膏、如意金黄散等配合外用，局部溃疡坏死者，疗效更佳。

2. 熏洗疗法　主要是借助水的温热及药物本身的功效作用于指（趾）皮肤，对皮肤产生刺激和透入作用。可改善血液循环、加速皮肤代谢、消除或减轻局部病灶。药物选用花椒、艾叶、透骨草、寻骨风、红花等装入纱布袋内，或根据证型选用中药外洗方，放在搪瓷盆中加水烧开后，待水温降至 50℃左右时，先将病变手或足浸泡在药液中熏洗，至水温不热时结束。每日 2 次，每 3～4 天更换 1 次药袋，10 天为 1 个疗程。

外洗方 1：由透骨草、威灵仙、五加皮、元胡、川牛膝、红花、归尾、乳香、没药、土茯苓、姜黄、羌活、川椒、白芷、海桐皮、苏木各 10g 组成。功效：益气活血止痛。主治：气虚血痛及四末失荣型雷诺症。

外洗方 2：由透骨草 30g，当归、赤芍、川椒、苏木各 15g，生南星、生半夏、生川乌、生草乌、川牛膝、香白芷、海桐皮各 10g 组成。功效：回阳止痛。主治：阳虚寒凝型雷诺症。

（六）民间验方

1. 白花丹参酒（《中医外科学》）　白花丹参根，晒干，粉碎，用 55 度白酒浸泡 15 天，配成浓度为 5%～10% 的药酒。无饮酒习惯者，每次温服 20～30ml，每日 3 次；能饮酒者，每次服 50～60ml，每日 3 次。2～3 个月为 1 个疗程。适用于瘀血阻滞证。

2. 止痛药酒（《中医外科学》）　罂粟壳 60g，川乌、水蛭（焙黄）、炒地龙各 9g，红花 15g，黄酒 1250ml，将诸药放入酒内，浸泡 7 天后过滤去渣，取浸出液，痛时服用，每次 6～10ml。宜用于寒凝血瘀证。

3. 鲜鹅掌黄皮阴干，烧存性为末，掺之极效。有利湿通络之功，用于湿热型雷诺症。（《外科证治全书》）

4. 蜈蚣、全蝎、地龙、土鳖虫各等分，共研细末，水泛为丸，每次 3g，每日 2～3 次口服。本方有搜风通络散寒之功，适用于风寒阻络之雷诺症。

5. 甘遂、甘草各 30g，以上 2 味加水 600ml，煎煮至沸，熏洗患处。功用清热解毒，逐水消肿。适用于湿毒瘀结之雷诺症。

三、西药常规治疗

1. 钙通道阻断剂　可舒张外周血管阻力，降低外周阻力，如硝苯地平，从小剂量开始服用，一般起始剂量为每次 10mg，每日 3 次口服。用药后需监测血压，过量可致低血压。

2. 影响交感神经活性药物　反复发作或症状比较严重，但尚无指尖萎缩者，可加用钙拮抗剂。反复发作，伴指尖萎缩，但无开放性溃疡发生者，除用钙拮抗剂外，可加用影响交感神经活性的药物，用交感神经阻滞剂及其他血管扩张剂，以解除血管痉挛，降低周围血管对寒冷刺激的反应。

（1）盐酸妥拉苏林：口服，开始每次 25mg，每日 4～6 次。根据患者的反应调节剂量，局部有疼痛和溃疡形成者，如患者耐受，每次剂量可增至 50～100mg。肌注，剂量为每次 25～100mg。

（2）盐酸酚苄明（苯苄胺）：每次 10～20mg，每日 2～3 次。

（3）氢化麦角碱：舌下含服，每次 0.5mg，每日数次。口服，1mg，每日 3 次。根据病情调整剂量。

3. 血管扩张药物　反复发作且缺血严重、皮肤呈青色、指（趾）端开放性溃疡或坏死者，可应用血管扩张药。

（1）前列腺素类药物：如贝前列素钠片，40μg，每日 3 次口服，连用 6 周为 1 个疗程。其具有强力抗血小板凝集作用和血管扩张作用。注射用前列地尔具有抑制血小板聚集、血栓素 A2 生成、动脉粥样脂质斑块形成及免疫复合物的作用，并能扩张外周和冠脉血管。每日剂量 100～200μg，溶于 250ml 或 500ml0.9％氯化钠注射液或 5％葡萄糖注射液中静脉滴注。

（2）硝酸酯类：硝酸甘油注射液用 5％葡萄糖注射液或氯化钠注射液稀释后静脉滴注，开始剂量为 5μg/min，最好用输液泵恒速输入。患者对本药的个体差异很大，静脉滴注无固定适合剂量，应根据个体的血压、心率和其他血流动力学参数来调整用量。

4. 血管紧张素受体拮抗剂　如洛沙坦（losartan）50mg，每日 1 次，治疗 3～6 周后达到最大抗高血压效应。在部分病人中，每天剂量可增加到 100mg。血容量不足的病人（例如应用大量利尿剂）起始剂量应该为 25mg，每日 1 次。需要注意的是儿童，妊娠和哺乳妇女禁用。

5. 血浆交换疗法　可降低血液黏滞度。每次用人造血浆 2～2.5L，每周 1 次，共 5 次，疗效至少可维持 6 周。

6. 其他疗法　其他尚有肢体负压疗法、交感神经节切除术、诱导血管扩张疗法、生物反馈疗法等。

【特色疗法述评】

1. 中医病机探索　鉴于 RS 的病因尚未完全明确，中医"病机"研究在临床诊断和治疗中显得愈加重要。中医辨证和辨病治疗的关键即在于审机论治。近年来，结合传统理论和临床经验，提出了多种 RS 病机假说，为中西医结合基础和临床研究提供了新的参考。①"伏邪"理论：认为此病乃外邪入里，郁久化热，与瘀血相搏而发，加之气血不足，无力抗邪外出，故缠绵难愈。②本虚标实说：气血失荣失畅为本，寒邪痹阻经络为标，标本相合导致四肢末端经络痹阻、失于温养。③正邪交争说：此病肢端颜色变化为正邪交争、邪正往复的表现。邪胜正衰，阳气郁闭，血脉不畅，则肢端苍白，直至紫绀；正盛邪退，郁极而通，血脉渐通，则转为潮红。④肝失疏泄说：情志失调或外邪刺激，肝失疏泄，少阳气机不利，藏血失调，故导致肢端皮肤颜色呈"寒热往来"的临床表现：苍白→紫绀→潮红→正常依次循环出现的症状特点。上述病机假说为中医和中西医结合研究提供了新的思路，有待采用中西医结合手段和方法进行基础与临床分析、验证，为 RS 的临床治疗策略和方案的制订提供现代依据。

2. 重用虫药通络　RS 临床表现为肢端缺血性改变，严重者可致溃疡乃至坏死。一般认为，鉴于 RS 寒凝、脉痹，需大剂温阳益气之品方可祛除沉寒，临床上往往非单用植物药所能及，每需加入诸如地龙、蜈蚣、全蝎、水蛭、虻虫、守宫、乌梢蛇等虫类药物，以活血破瘀、消肿散结、搜风通络。现代研究发现，该类虫药可促进血液循环，解除血管痉挛。临床经验提示，对继发性雷诺综合征在针对原发病治疗的基础上，采用经典成方如黄芪桂枝五物汤、通脉四逆汤、补阳还五汤及当归四逆汤加用虫类药物，常可获得良效。

3. 针灸彰显疗效　近年来，针灸治疗 RS 日渐引起关注。临床研究表明，采用循经选穴，温针灸刺激，配合中药熏洗或耳穴贴压治疗 RS，取得满意疗效；采用电针夹脊穴疗法，取颈髓段夹脊穴，配合合谷、外关，使用毫针分别斜刺颈髓、颈椎棘突下穴位，以平补平泻手法接电针仪治疗 RS 取得良好疗效。针对该疗法，应采用中西医结合方法，参考交感神经节理论进行深入的基础与临床研究。

4. 守方稳定病情　近期研究发现，中医药在改善人体体质状况方面具有一定作用。针对 RS 病情缠绵难愈，且患者多有禀赋不足，在短期强化治疗取效的基础上，采用中药守方治疗可能具有改善体质、稳定病情、巩固疗效的作用。目前国内医家在体质辨证方面，或主张从肝论治，认为肝阳充足升发条达，气血才得以通畅，对 RS 应调解少阳，温补肝阳，方用柴胡桂枝汤加减；或主张从肾论治，运用滋肾阴、补肾阳、柔肝养肝之地黄饮子等。这种关注远期疗效的研究值得临床重视。

【主要参考文献】

1. 陆再英，钟南山 . 内科学［M］. 7 版 . 北京：人民卫生出版社，2010：900-902.

2. 王承德，沈丕安，胡荫奇 . 实用中医风湿病学［M］. 2 版 . 北京：人民卫生出版社，2009：353-365，655-664.

3. 吴广明 . 风湿病单验方大全［M］. 北京：中国中医药出版社，1997：153-166.

4. 高京宏，高京荣 . 雷诺氏病的病机与辨证治疗［J］. 北京中医药大学学报（中医临床版）2008，15（6）：40.

5. 唐希文 . 雷诺现象的中西医研究进展［J］. 现代临床医学，2012，38（5）：323-324.

6. 刘辉，张宏亮 . 雷诺病辨证治疗体会［J］. 中医研究，2011，24（11）：54-56.

7. 王玉涛，刘明 . 中医药治疗雷诺综合征近况［J］. 山东中医杂志，2012，31（7）：532-533.

（李振彬）